YOGA

Reinhard Bögle

YOGA

Ein Weg für Dich
Einblick in die Yoga-Lehre

Reinhard Bögle

BECHTERMÜNZ VERLAG

Die Yoga-Übungen haben Giovanna Wunderlich, Christina Rachl, München, und Peter Luft, Regensburg, ausgeführt.

Wer an Yoga-Unterricht, Ausbildung und Fortbildung für Yoga-Lehrer und Yoga-Lehrerinnen interessiert ist, kann sich an die Adresse des Autors wenden:
Reinhard Bögle, Steinstraße 42, 81667 München

Genehmigte Lizenzausgabe der
OESCH VERLAG AG, Zürich für den
Bechtermünz Verlag im
Weltbild Verlag GmbH, Augsburg 1996
Gestaltung und Zeichnungen: Albert Barth, München
Fotos: Foto Wagner, Pfaffenhofen
Umschlagmotiv: Mauritius, Mittenwald (E. Gebhardt)
Umschlaggestaltung: Adolf Bachmann, Reischach
Gesamtherstellung: Westermann Druck, Zwickau
Printed in Germany
ISBN 3-86047-370-0

Inhaltsverzeichnis

0

EINLEITUNG

Dieses Buch habe ich nach 16 Jahren Yoga-Unterrichtspraxis für Menschen geschrieben, die Yoga selbst praktisch betreiben wollen oder bereits betreiben, und für Menschen, die sich für die Theorie des Yoga interessieren. Das Buch soll einen Einblick in das große und komplexe Gebiet Yoga vermitteln. Bei der Auswahl der Themen und Übungen habe ich mich von den Fragen meiner Schülerinnen und Schüler, den Wissenslücken und Fragen meiner an Yoga interessierten und selber nicht Yoga betreibenden Gesprächspartner und den Ideen des Yoga leiten lassen. Sie werden in diesem Buch einen detaillierten und gezielten Einblick in diese alte und heute nach wie vor aktuelle »Kunst« bekommen.

An wichtigen Schwerpunkten werde ich aufzeigen, was Yoga ist. Das Buch umfaßt zwei Teile: In Kapitel 1 bis 5 werden Einblicke in die für Yoga nötige Theorie gegeben. Kapitel 6 leitet zur Übungspraxis über. Die Kapitel 6 bis 15 erläutern die Praxis. Kapitel 16 verknüpft die Praxis mit dem Alltag. Im Anhang gebe ich einen kurzen Überblick zum Thema Yoga. Zwei Fachleute gehen auf das Verhältnis von Yoga zur Gesundheitsförderung (Roland Lüthi) und zur Psychotherapie (Heinz Strauß) ein. Die indischen Fachausdrücke werden erläutert, und die Übungsprogramme sind im Überblick zusammengefaßt.

Das Buch bietet Information und Übungsanregung. Wieviel Sie aus dem Buch herausholen, wird zu einem guten Teil von Ihnen abhängen. Sie können es von vorne bis hinten durcharbeiten oder sich die Kapitel herausgreifen, die Sie am meisten interessieren. Für Übungsanfänger und Menschen, die sich neu mit Yoga beschäftigen, wird das Buch einen guten und wertvollen Einstieg bieten. Aber auch geübte Yoga-Praktiker und Yoga-Kenner, ja selbst Lehrer und Übende ähnlicher Disziplinen bekommen Anregungen und können Informationen und Übungshinweise aufgreifen. Was an einfachen Übungen beschrieben ist, läßt sich leicht auf die schwierigeren Übungen, die Sie möglicherweise kennen, übertragen. Was an grundlegenden Yoga-Kenntnissen und Vorgehensweisen dargelegt ist, gehört zu dem Fundus an objektivem Wissen über Yoga, der in der westlichen Welt zunehmend bekannter und bedeutsamer wird. Autor und Verlag wünschen Ihnen viel Spaß und Erfolg auf Ihrem persönlichen Yoga-Lernweg.

1

VERGESSENE KULTUR DER YOGIS

Ein kulturgeschichtlicher Abriß zu Yoga

Die Wurzeln des Yoga finden sich bereits in den Stammeskulturen der Jäger und Sammler und in der frühen Hochkultur im Industal. Trotz mehrfacher Eroberung Indiens hat sich die damals begonnene Yoga-Tradition bis heute weiterentwickeln und halten können, allerdings als Minderheitenkultur. Sie ist im Westen auf Interesse gestoßen und setzt sich nun, ebenfalls als Minderheitenkultur, bei uns fort. Es wird in diesem Kapitel der geschichtliche Ablauf, wie er sich unter Einbezug der neueren Erkenntnisse darstellt, beschrieben. Allein schon aus der geschichtlichen Betrachtung wird deutlich, daß es konzeptuelle Unterschiede zwischen der Minderheitentradition und der brahmanisch-hinduistischen Mehrheitstradition gibt, die beide verwirrenderweise unter dem Namen Yoga bekannt geworden sind. Einige der grundlegenden Unterschiede werden zum Abschluß erläutert. Die indische Kultur hat außergewöhnliche philosophische Konzepte und psychosomatische Erfahrungen beschrieben und eingeübt. Sie wird oft als eine durch Mystik und Metaphysik stark geprägte Kultur bezeichnet. Vieles scheint uns Europäerinnen und Europäern unklar und verworren, besonders die Kultur der Yoginis und Yogis: Die mehr als dreitausend Jahre alte Tradition hat sich in vielen Bereichen bis heute lebendig erhalten. Zum uns verwirrenden Bild haben frühe Ethnologen, Historiker und Missionare mit ihren griechischen und christlichen Idealen ebenso ihren Teil beigetragen wie deren Informationsquellen, die brahmanischen Priester. Die Brahmanen waren, wie Thapar und Spear schreiben, »die anerkannten Bewahrer der alten Tradition, die behaupteten, diese Tradition sei in den Sanskrit-Quellen erhalten geblieben, mit denen sie allein vertraut waren«.[1] Die Texte brahmanischer Autoren und ihre Interpreten waren »voreingenommen zugunsten der Herrschenden und neigten im allgemeinen zur brahmanischen Interpretation der Vergangenheit, ohne Rücksicht auf historische Wahrheit«.

Typisches Beispiel dafür ist das brahmanische Kastensystem mit seiner Gliederung in vier Kasten: Brahmanen (Priester, Gelehrte), Kshatriyas (Krieger), Vaishyas (Bauern) und Shudras (Handwerker). Dieses System, das unter der Führung der Brahmanen zu Integration verhelfen sollte, wurde in Wirklichkeit nie so aufgefunden. Max Weber[2] berichtet von vielen verschiedenen Kasten, die im Wettstreit miteinander lagen. Ein weiterer Interpretationsfehler ist die Gleichsetzung von »alt« mit

»Hindu«. So wird etwa eine Figur, die im Lotussitz sitzt, die Arme auf den Knien liegend, im nachhinein als Proto-Shiva gedeutet, der Herr der Tiere und wichtige Gottheit im Hinduismus ist. Auch wenn es oft suggeriert oder dargestellt wird: »Religion war keineswegs der beherrschende Faktor der Veränderungen in der indischen Geschichte«, schreiben Thapar und Spear, »sondern sie war eine in der Reihe von vielen Kräften.«[3] Diese Verwirrung um die indische Kultur illustriert nicht zuletzt ein Zitat von Marco Polo, der vieles gesehen hatte, aber damit nicht viel anzufangen wußte: »Vernehmet nun einen weiteren merkwürdigen Brauch: Der König, die Fürsten und alle anderen Leute sitzen am Boden. Wenn man sie fragt, warum sie nicht würdigere Sitze haben, dann antworten sie, es sei ehrenvoll, auf der Erde zu sitzen ... «[4] Heute können wir mehr mit Indien anfangen als Marco Polo und auch als andere frühe Forscher und Yoga-Interessierte.

Die historische Forschung hat sich in den letzten Jahrzehnten stark gewandelt und in Richtung Sozialwissenschaft entwickelt: Immer mehr werden die Zusammenhänge zwischen sozialen Verhältnissen, politischen Systemen, ökonomischer Struktur und religiösen und philosophischen Ideen berücksichtigt. Neuere anthropologische und ethnologische Erkenntnisse sowie archäologische Funde ergänzen die historische Forschung.

Im Zusammenhang mit Yoga haben drei Forschungsbereiche neue Erkenntnisse gebracht: die Erforschung der Induskultur, die Untersuchungen zu Stammesgesellschaften und die Aufarbeitung der verschiedenen Kulturen und Subkulturen Indiens.

Yoga hat seine Wurzeln zum einen in den Stammeskulturen des alten Indien und zum anderen in den ältesten Stadtkulturen der Menschheit am Indus. Beide wurden im Laufe der Geschichte im Vergleich zu der oft in den Vordergrund gerückten brahmanisch-hinduistischen Kultur zu Minderheitenkulturen.

1.1 Elemente aus der Induskultur

Die ältesten Funde, die auf Yoga schließen lassen, stammen aus der Induskultur, die im heutigen Pakistan am Fluß Indus angesiedelt war. An der Erforschung der Industalkultur wird in den letzten Jahren unter der Regie der UNESCO wieder verstärkt gearbeitet. Die Überreste und Ausgrabungen sind durch Hochwasser bedroht. Entdeckt in den zwanziger Jahren unseres Jahrhunderts, haben sich durch die neuen Forschungen Kenntnisse und Betrachtungsweise dieser alten Kultur stark geändert: Es gilt als gesichert, daß die Induskultur eine hochentwickelte Stadtkultur mit einem hohen Grad handwerklicher Spezialisierung war. Die Häuser bestanden aus gebrannten Ziegeln und hatten meist einen eigenen Brunnen und ein eigenes Bad. In diesen Städten wohnten bereits 3000 v. Chr. ca. 50000 Frauen und Männer. Ein reger Handel und Gütertausch machte sie zu Drehscheiben der Verbindungen nach Mesopotamien, Arabien und Indien. In diesen Zentren trafen die

Lebensweisen von Jägern und Sammlerinnen, Ackerbäuerinnen und Viehzüchtern mit der entwickelten städtischen Lebensform zusammen. Sie kannten Reis und Hirse aus Afrika und Datteln und Kamele aus Arabien. Weizen und Gerste wurden in diesem Raum bereits seit 6000 v. Chr. kultiviert. Fernhandel und Kommunikation führten sie bis nach Mesopotamien, woher sie wahrscheinlich auch Lebensmittel bezogen,[5] worauf u. a. Siegelsteinfunde hinweisen. Das komplexe Brunnen- und Abwassersystem ist besonders erwähnenswert.
Die neuesten Erkenntnisse machen deutlich, daß es sich um einen starken, nach innen und nach außen streng kontrollierenden Nationalstaat gehandelt haben muß.[6] Soziologisch gesehen, handelte es sich um eine wohlorganisierte und stabile Gesellschaft mit verschiedenen Schichten, die ethnisch und kulturell unterschiedliche Gruppen umfaßte.[7] Zeitlich wird die Induskultur um ca. 7000 v. Chr. angesetzt, ihren Höhepunkt hatte sie um 2500 v. Chr. und dauerte bis zum Untergang ca. 2000 v. Chr. Über Philosophie und Religion der Induskultur ist wenig bekannt; so ist z. B. nach wie vor unklar, wozu die Siegelsteine dienten, und die Schrift der Induskultur ist bis heute nicht entziffert. Die Indusmenschen schufen aber Grundmuster charakteristischer Denk- und Lebensformen, die sich in Südasien heute noch finden: Dazu gehört ohne Zweifel die charakteristische Sitzhaltung, die Asana-Haltung, die heute noch als Sitz- und Meditationshaltung lebendig ist. Auch die zweirädrigen Ochsenwagen, Boote, die Töpfertechnik mit Töpferscheibe, architektonische Elemente etc. gehören dazu. Vieles davon findet sich in bildhafter Form im Yoga. Ob diese Bilder auf die Induskultur zurückgehen oder späteren Ursprungs sind, wird möglicherweise nie herausgefunden werden. Elemente der sogenannten Ureinwohner Indiens müssen wohl in die Induskultur eingeflossen ein. Solche Elemente sind noch heute bei den Stämmen Südindiens zu finden.[8]

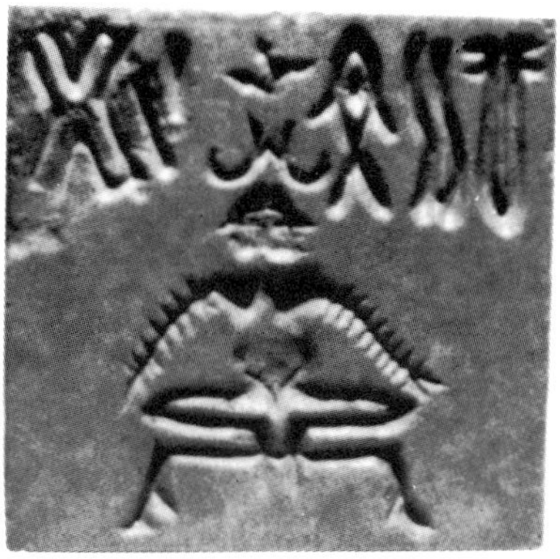

Sigelstein mit Figur in Yogasitzhaltung

1.2 Elemente aus den Stammeskulturen

Diese Stämme der Ureinwohner lebten in anderen Teilen des Subkontinents. Sie bilden die älteste und wahrscheinlich die wichtigste Quelle des Yoga. Zentrale Figuren dieser Stämme waren die sogenannten Schamanen. Schamanen waren Medizinmänner und -frauen, Helfer und Heilerinnen in den frühen Stammeskulturen, die »nebenberuflich« dieser Tätigkeit nachgingen und hauptberuflich Bäuerinnen oder Jäger waren, wie die anderen Stammesmitglieder auch.
Aus diesen Tätigkeiten haben sich in späteren beruflich differenzierten Gesellschaften Ärzte, Gelehrte, Philosophen, Psychotherapeuten, Pflanzenkundige, Priester und Yogis herausgebildet.
Alle Autoren sind sich darüber einig, daß der historische Ursprung von

Yoga bei den Schamanen zu suchen ist. Die von uns heute als Schamanen bezeichneten Personen hießen in Indien früher Keshi oder Muni, vielleicht auch Kamru etc.[9] In Nepal z. B. heißen die Schamanen Jagri, diejenigen, die wach sind, die Licht in das von Blindheit geschlagene Land und seine Menschen bringen können,[10] die Einsicht in die Ursachen des Unheils haben.

Die heutige Bezeichnung Schamanen leitet sich von der tungusischen Bezeichnung »samman« ab. Sie waren nicht, wie lange Zeit angenommen wurde, Geisteskranke, sondern, wie Eliade sagt,[11] aus eigener Erfahrung »Kenner der Krankheit« und daher Gesunde, die nach einem teilweise jahrelangen Lern- und Selbsterfahrungsprozeß gelernt haben, Gesundheit und Krankheit genau zu unterscheiden. Lévi-Strauss[12] erklärt die Tätigkeit des Schamanen folgendermaßen: Durch eigene körperliche Erfahrung kann der Schamane psychosomatische Zustände bei anderen Menschen wahrnehmen und ist in der Lage, diese symbolisch zu interpretieren und die Ursache der Krankheit aufzudecken. Nach Lommel hat er die »Fähigkeit, sich selbst zu heilen und aus einem sagen wir ›negativen‹ psychischen Zustand zu einem ›positiven‹ und produktiven zu gelangen«.[13]

Von den Schamanen stammen auch frühe Felsbilder. Die Schamanen sind nicht nur Heilende mit z. T. priesterlichen Funktionen, sondern sie sind vor allem schöpferische Menschen. Von Medizinmännern und -frauen unterscheiden sich die Schamanen nach Lommel u. a. dadurch, daß sie stärker mit »Geistern« zu tun haben, also mit den Vorstellungen des Menschen, mit Bildern der Psyche, mit kollektiven und tradierten Inhalten.

Neben den individuellen Funktionen der Heilung und Hilfe zur Selbstheilung haben die Schamanen auch soziale Funktionen, die vor allem darin bestehen, »daß durch Verlebendigung und Intensivierung der weltanschaulichen Vorstellungen eine psychische Beruhigung und Sicherheit in der Stammesgemeinschaft eintritt«.[14] Die sozialen Funktionen üben die Schamanen nicht auf der Basis von Macht aus (was beim Medizinmann stärker ist), sondern aufgrund ihres eigenen psychosomatischen Gleichgewichts, dem Ergebnis ihrer persönlichen Entwicklung. Besessenheit oder die Erfahrung als Medium ist nicht notwendigerweise ein Element des Schamanismus. Wichtig ist vielmehr ihre Fähigkeit, mit »Dämonen« (Kräfte, die den menschlichen Geist beeinflussen, Angst und autonome Körperreaktionen auslösen, z. B. der Dämon »Todesfurcht«) zu kämpfen und dadurch die psychische Integrität des Stammes zu verteidigen. Die Schamanen repräsentieren, so Eliade, die Sicherheit, daß menschliche Wesen nicht allein sind in der fremden Welt. Sie repräsentieren die Möglichkeit, daß einer oder eine von ihnen in der Lage ist, in kritischen Situationen, die von unsichtbaren Kräften erzeugt werden, zu helfen. Es gibt Trost, Zufriedenheit, Ausgeglichenheit und innere Ruhe, zu wissen, daß jemand der Gruppe »sieht«, was versteckt und geheimnisvoll ist, und in der Lage ist, diesem gültige Informationen abzugewinnen.[15] Doch wie kommen die Schamanen zu diesen »gültigen Informationen«? Wie haben sie sich dieses Wissen angeeignet? Der Biologe Ruppert Riedl[16] geht davon aus, daß schöpferisches Lernen immer eine Mischung aus Langzeit- und Kurzzeiterfahrung ist. Grundlagen, die sich in der biologischen Evolution entwickelt haben, wie etwa das Sinnesorgan Auge, bleiben auch bei der Flut von Kurzzeiterfahrungen, wie wir sie mit unseren Augen ständig machen, erhalten. Genetisches oder mutatives Lernen ist somit die Voraussetzung für individuelles, somatisches und assoziatives Lernen. Nach und nach haben sich im Laufe der Evolution genetische Codes, unbedingte Regelkreise, Reflexe, Instinkte, angeborene Auslösemechanismen und ein vernunftähnlicher Apparat, den Riedl als »stammesgeschichtliche Grundlage der Vernunft« bezeichnet, herausgebildet (Stamm im biologischen Sinn). Soweit die Langzeiterfahrung. Danach folgen die kulturellen Lernfortschritte, die in Jahrhunderten und nicht mehr in Jahrmillionen ablaufen. Bewußtes und kulturelles Lernen mit sozialen Wahrheiten, wie Einstellungen, Überzeugungen und Selbstverständlichkeiten, rückt ins Zentrum. Was ist nun an den vernunftähnlichen biologischen Vorläufern der Vernunft das Vernünftige? Riedl schreibt: »Im Bereich aller erblichen Anleitungen betrachtet der Biologe jene Entscheidungshilfen als vernunftsverwandt, welche zunächst dazu beitragen, die Überlebenschancen eines Organismus zu vergrößern, Schmerz und Unheil zu vermeiden sowie Enttäuschung und Frustration zu reduzieren, kurz: lebensfördernd, erfolgs- und befindlichkeitsfördernd zu wirken. Und das leisten jene Programme allesamt.«[17] Schamanen nun scheinen in der Lage gewesen zu sein, sich diesen Grundlagen ihrer Vernunft in ihren meditativen Zuständen zu nähern, von dort aus schöpferische Lern- und Erfahrungsprozesse einzuleiten und damit im Zirkel von Langzeit- und Kurzzeiterfahrung, oft auf poetische Art, aus innerer Erfahrung Erkenntnisse zu entwickeln. Darauf verweist auch die Nähe der schamanischen Erfahrung zur Tierwelt wie überhaupt die Nähe der Jäger- und Sammlerkultur zur Tier- und Pflanzenwelt.

Allgemein gesagt, erleben und erfahren die Schamanen ihre »wilden« Aspekte, ihre »Tiernatur«, und lernen, indem sie u. a. in die Wildnis hinausgehen, ihre Kultur verstehen. Dieses Preisgeben der eigenen Kultur hat auch etwas mit »Leer-Sein« zu tun, mit dem Herankommen an die Grenze zum Tod, wo sich für den Lernenden die Welt neu zusammensetzt. Die Schamanen entdecken sozusagen die »Seele«, die über das Instinktive hinausgeht, und interessieren sich für das subjektive Befinden des einzelnen, auf das sie in einer Art Gruppenpsychotherapie eingehen. Die Schamanen versuchen eine als problematisch erlebte, soziopsychosomatische Situation neu zu gestalten. Ein nepalesisches Beispiel: Der Schamane bringt die gesamte Familie eines Fischers, der sich bei einem Unfall verletzt hat, unter einem großen Fischernetz zusammen. Er macht dies, um sie zu schützen und um die Gefahren in ähnlichen Situationen durch seine Aktionen zu bannen. Schmidbauer bezeichnet dies als eine Mischung zwischen aufdeckender und zudeckender Psychotherapie. Die schamanische Lehrzeit verhilft dem Lernenden, am ehesten vergleichbar mit der Ausbildung eines

Psychotherapeuten, wenn auch in anderen Modalitäten, »zu einer breiteren Kontaktfläche zwischen Bewußtsein und Unbewußtem«.[18]
Den Sammlerinnen und Jägern sind erstaunliche Leistungen beim Erlegen und Domestizieren wilder Tiere gelungen. Wolfgang Schmidbauer beschreibt das reiche Wissen der Jäger über die Lebens- und Reaktionsweisen ihrer Beutetiere, bei weitgehendem Verzicht auf jagdtechnische Verbesserungen.[19] Die steinzeitlichen Jäger verfügten über Kenntnisse in vergleichender Anatomie und konnten Tiere z. T. so imitieren, daß sie sich ihnen unbemerkt nähern konnten.
Wilde Tiere zu domestizieren und als Haustiere zu halten setzt intensive Kenntnis der Verhaltensgewohnheiten und Lebensräume der Tiere voraus. Vergegenwärtigen wir uns dies und beachten im weiteren, daß die Kinder lange gestillt und in ihrem Bewegungsdrang kaum frustiert wurden, durch das Herumtragen in engem, warmem Kontakt mit ihren Müttern waren, Sauberkeitserziehung weniger wichtig und Prügelstrafe den meisten Jägern und Sammlerinnen unbekannt war, so können wir uns vorstellen, daß auch die körperliche Erlebniswelt und das soziopsychosomatische Zusammenspiel dieser Menschen noch sehr unmittelbar waren. Der Jäger- und Sammlermensch hat freilich nicht nur naturwissenschaftlich logisch gedacht, aber das tut der heutige Mensch auch nicht. Nach heutiger Erkenntnis geht das auch gar nicht. Die kreativen Vorgänge beim Lösen von Problemen etwa lassen sich nicht bewußt verfolgen, da sie in Teilen des Gehirns ablaufen, die, ähnlich wie beim Traum, dem Bewußtsein und dem sprachlichen Formulierungsvermögen weitgehend entzogen sind. »Sie werden im Dunkel des Nicht-Bewußten geschaffen und begegnen fertig dem Bewußtsein, wie von fremder Hand, als die bekannten ›Aha! - Erlebnisse‹.«[20] Diese Fähigkeit der menschlichen Psyche haben die Schamanen genutzt, und das machte sie zu Führungsfiguren über mehr als 30 000 Jahre Menschheitsgeschichte.

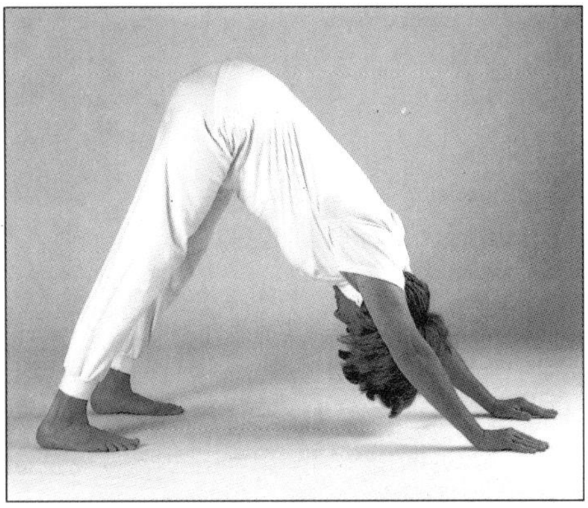

Shvanasana (Hundehaltung)

Die Jäger und Sammlerinnen haben sicherlich auch bemerkt, daß Tiere, außer sich ernähren, fortpflanzen und schlafen etc., eine Art »Gymnastik« ausführen, die, wie z. B. das Recken und Strecken bei Hunden und Katzen, der Regeneration dient. Die Lebensform der jagenden und sammelnden Stämme, die unter günstigen ökologischen Bedingungen Überfluß ermöglichte und durch Sorglosigkeit und Vertrauen in die Zukunft geprägt war, schuf die idealen Bedingungen dafür, daß die Menschen sich der intensiven Beobachtung der äußeren wie der inneren Natur zuwenden konnten. Ihre Lebensform war nicht geprägt von Ausbeutung: Weder die Natur, mit der sie eng verbunden lebten, noch die Menschen, mit denen sie zusammenlebten und die sie verstanden, wurden geschädigt. So brachten die Jäger etwa die Knochen der erlegten Tiere wieder an den Jagdplatz zurück, sie betrachteten sie nur als geliehen. Auch mit

Ereignissen der inneren Welt wurde so umgegangen: Wenn sie von einem anderen Menschen der Sippe träumten, machten sie diesem ein Geschenk. Dabei geht es nicht um »mystische Partizipation« an menschlichem und tierischem Leben, wie früher angenommen wurde. Spätestens seit Lévi-Strauss ist bekannt, daß es lediglich eine andere Art wissenschaftlichen Denkens war, das im Gegensatz zu modernem wissenschaftlichem Denken näher an Wahrnehmung und sinnlicher Intuition oder, anders gesagt, konkreter war.
In Yoga ist vieles aus dem Schamanismus in weiterentwickelter Form zu finden. Eine ganze Reihe von Yoga-Stellungen haben z. B. Tiernamen: Krokodil, Hund, Kobra, Fisch. Es werden jedoch nicht direkt Tierbewegungen imitiert, sondern eher situative Erlebniskomplexe: Die Übungen haben oft mit der Wirbelsäule zu tun und machen das Bequeme, Leichte, »Fischhafte« an der eigenen Wirbelsäule sinnlich wahrnehmbar. Kann der Mensch eine solche »natürliche« Beziehung zu seiner Wirbelsäule im täglichen Leben aufrechterhalten, so hat er nicht nur keine Rückenschmerzen, sondern darüber hinaus eine von der inneren Natur geprägte, kulturelle Kenntnis. Darauf zielt Yoga ab. Wie wir noch sehen werden, spielt die Fähigkeit, Schmerz wahrzunehmen und ihn zu Ende zu leben, dabei eine wichtige Rolle. Diese Fähigkeit scheint ein ganz wesentlicher Teil der Vorbereitung auf den Erwachsenenalltag solcher Stammeskulturen gewesen zu sein. Das geht aus den zahlreichen Initiationsbeschreibungen hervor, bei denen bewußtes Schmerzerleben und Aufklärung über zentrale Denkweisen des Stammes parallel auftauchen. Das leidende Individuum wird nicht wie heute ausgeschlossen, sondern im Gegenteil in die Stammesgemeinschaft integriert. Dabei vollzieht sich nicht nur die soziale Einordnung als erwachsenes Mitglied in den Stamm, sondern auch die Unterordnung unter Gebräuche und Normen des Stammes.

1.3 Elemente aus der Kultur der arischen Eroberer

Hier komme ich nun zum dritten der anfangs erwähnten Punkte, die im Zusammenhang mit Yoga wichtig sind. Zwischen 1 500 und 800 v. Chr. sind vom Westen her Arier nach Indien eingewandert.[21] Im Industal trafen sie auf Reste der erwähnten Indushochkultur und zerstörten diese. In anderen Teilen Indiens, etwa im Gangestal oder Dekhan, lebten Stammeskulturen, die am Übergang zwischen Jäger/Sammlerinnen- und Ackerbaukulturen waren. Die Arier trafen auf fünf verschiedene ethnische Gruppen, die sie sich letztlich alle unterwarfen. Im Laufe der Jahrhunderte haben sie die kleinen Stammesreiche zu einem großindischen Reich vereinigt.
Die Arier kannten bereits eine ausgebildete Priesterschicht, die Brahmanen. Diese haben sich, ermöglicht durch die kriegsbedingte lange Abwesenheit der Führer, in den Dörfern zur einflußreichsten Schicht entwickelt und das Kastensystem eingeführt.

Wir wissen heute mehr und können es uns besser vorstellen, wie die kleinen Stammeskulturen durch die große hinduistisch-brahmanische Kultur überlagert worden sind. Da diese Überlagerungen für das Verständnis von Yoga außerordentlich wichtig sind, werde ich etwas ausführlicher darauf eingehen. Der berühmte Indologe Heinrich Zimmer hat die beiden Traditionen deutlich auseinandergehalten. Er schreibt über Samkhya und Yoga: »Diese Ideen gehören nicht zum Grundstock vedisch-brahmanischer Überlieferung. Auch findet sich unter den Hauptlehren von Samkhya und Yoga nicht der geringste Hinweis auf einen Pantheon göttlicher Olympier, die über allen Wechselfällen irdischer Gebundenheit gleich den vedischen Göttern thronen.« Beide Traditionen sind »ganz verschiedenen Ursprungs« und lassen sich »zu einem fernen, nichtvedischen urindischen Altertum zurückverfolgen. Die Grundideen von Samkhya und Yoga müssen also uralt sein. Und doch treten sie erst verhältnismäßig spät in den orthodoxen indischen Texten auf – nämlich vor allem in den jüngeren Upanishaden und der Bhagavadgita, wo sie bereits mit den Grundideen der vedischen Philosophie vermischt und in Einklang gebracht worden sind. Nach einer langen Periode starren Widerstandes schloß sich der exclusive, esoterische Geist der arisch-brahmanischen Eroberer endlich den Anregungen und Einflüssen der einheimischen Kultur auf. Das Ergebnis war eine Verschmelzung der beiden Traditionen. Und daraus entstanden im Laufe der Zeit die großartigen einheitlichen Systeme des mittelalterlichen und neuzeitlichen indischen Denkens.«[22] In bezug auf Yoga haben wir es also nicht mit einer, sondern mit zwei indischen Traditionen und mit verschiedenen Misch- und Spezialformen zu tun.

1.4 Die brahmanische Tradition

Im Rig-Veda, dem ersten großen Buch der Brahmanen und dem wohl ältesten Buch der Menschheit, wird eine Kernidee der arisch-brahmanischen Tradition beschrieben: Der mythische Urmensch wurde zerstückelt; aus seinem Mund sind die Brahmanen, aus den Armen die Ksatriyas, aus seinen Schenkeln die Vaishyas und aus den Füßen die Sudras entstanden.

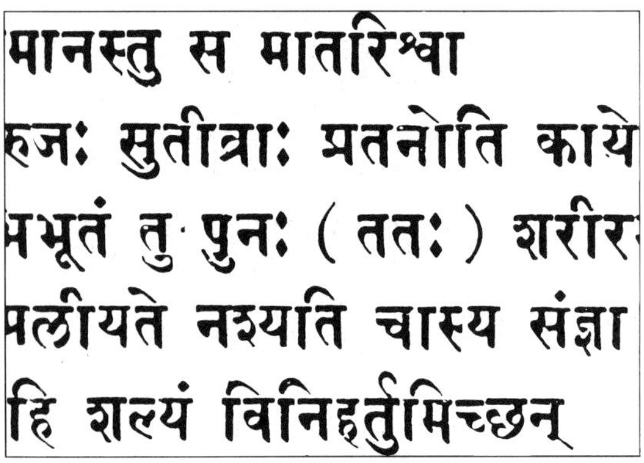
मानस्तु स मातरिश्वा
जः सुतीव्राः प्रतनोति काये
भूतं तु·पुनः (ततः) शरीर
लीयते नश्यति चास्य संज्ञा
हि शल्यं विनिहर्तुमिच्छन्

Sanskrit, die Sprache und Schrift der Brahmanen

Darin ist eine gesellschaftliche Neuordnung enthalten: Die alten Stammesfürsten werden zumindest ideologisch durch eine Führung der Brahmanen ersetzt. Im Gegensatz zur Stammesgesellschaft, wo alle über das Schmerzerlebnis zu Gleichen wurden, wird hier der Schmerz auf verschiedene gesellschaftliche Gruppen verteilt. Die Brahmanen selbst gelten als heilig und unverletzlich. Darin liegt soziale Ungleichheit. Der einzelne tritt nicht mehr mit der äußeren und seiner inneren Natur direkt in Kontakt, sondern dies geschieht durch die Vermittlungsinstanz des Opfers, das nur die Brahmanen ausführen können. Im Rahmen der Ausbildung zum brahmanischen Priester lernt dieser Rituale auszuführen, Worte (Mantras) richtig auszusprechen, um ein gewünschtes Ergebnis zu erreichen, und vieles mehr. Als Abschluß seiner Ausbildung stehen der rituelle Tod und die rituelle Wiedergeburt, die hier keine individuelle Lebensform und Lebenserfahrung braucht, sondern eine festgefügte Form hat. Der Brahmanenschüler ist das leere Gefäß, das während der Ausbildung gefüllt wird. Das Übernehmen tradierter Norm- und Moralvorstellungen ist in rituelle Handlungen eingebettet bzw. wird durch sie unterstützt und führt zur Integration in die Kaste der Zweimalgeborenen (der Brahmanen). Durch das Erlernen der Texte und Praktiken kommt der Schüler in intensiven Kontakt mit der brahmanischen Tradition: Das eigene Leben und das eigene Ich werden überwunden, und durch die rituelle Wiedergeburt als Kastenmitglied wird gesellschaftlich-soziale Unsterblichkeit erlangt. Der Brahmane ist die bevorzugte Kontaktperson zu den allgemeinen Symbolen, Normen und Werten der Gesellschaft. Die brahmanische Priesterschaft hat im Laufe der indischen Geschichte eine überragende Stellung eingenommen und die kulturellen Traditionen Indiens maßgeblich geprägt.

1.5 Die schamanische Tradition

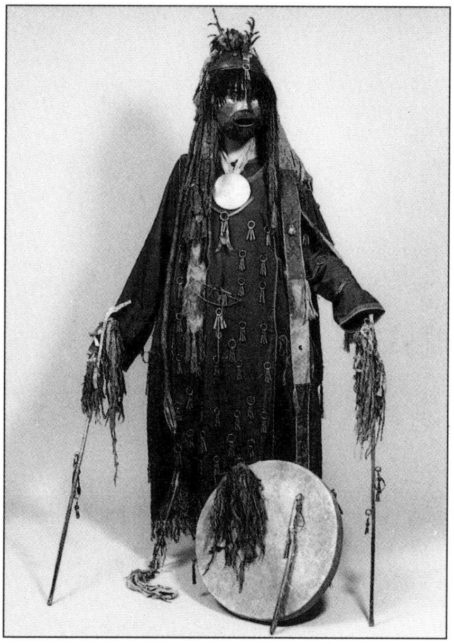

Ein mongolischer Schamane

Wie bereits erwähnt, verlief die Initiation der Schamanen anders und hatte andere Ziele. Menschen mit besonders hoher Sensibilität und Intelligenz wurden auserwählt. Zentral waren körpernahes Erleben und Miterleben und der Erwerb der Fähigkeit zur Deutung und Interpretation dieser Erlebnisse. Es wurden keine »rituellen« Schmerzen von außen her zugefügt, da der Lernprozeß an sich genug schmerzhafte Situationen mit sich brachte: Es ging ja darum, eine Art »sozialen Tod« zu sterben, also frei zu werden von den sozialen Rollen und an die Grenze zwischen Leben und Tod heranzukommen. Ziel war, »sozial neu geboren« zu werden. Die Erlebniswelt der Kandidaten sollte neu geordnet werden mit der Absicht, zum Mittelpunkt der eigenen Erlebniswelt zu gelangen. Die schamanische Initiation bringt, wie Hans Peter Duerr es formuliert, nicht Menschen der Einheit hervor: »Aber sie hatten noch ein deutliches Bewußtsein der zerbrochenen Einheit, aus der heraus sie lebten. Und sie wußten, daß dieser Bruch die Bedingung von Schmerz und Glück zumal war und daß die Erkenntnis der Wahrheit Leid und

Freude bedeutet.«[23] Die schamanische Tradition wurde im Laufe der Jahrhunderte weiterentwickelt und rationalisiert und hat sich als eigene kleine Kultur erhalten.

1.6 Altindische Texte, den beiden Traditionen zugeordnet

Im Hinblick auf Yoga möchte ich noch einmal festhalten, daß wir es also nicht mit einer Abfolge von Texten und Dokumenten innerhalb einer Tradition, sondern mit (mindestens) zwei Traditionen und entsprechenden Mischformen zu tun haben. Es läßt sich eine große, deutlich sichtbare Tradition der arisch-brahmanischen Eroberer und eine kleine, schwerer sichtbare Tradition der indischen Urbevölkerung unterscheiden. Die entsprechenden Textgruppen sind dazu in zwei Spalten eingetragen.

Das Schema[24] gibt einen groben Einblick in die Sachlage, Details würden hier zu weit führen. Das Vehikel aller Texte ist die Sprache der

Schamanische Tradition	Vedisch-brahmanische Tradition
Schamanen der frühen urindischen Kulturen erwähnt als Muni, Keshi, Ekavratya, Yati, Vratya (ca. ab 8000 v. Chr.?) Industalkultur (Beginn um 7000 v. Chr.? Höhepunkt 3500 – 1500 v. Chr.) Atharva-Veda Upanischaden verschmolzen mit schamanischem Yoga (besonders die zweite Gruppe, z. B. Katha-, Shvetashvatara-, Maitrayani-, Chandogya-Up. ab 500 v. Chr.) Jainas (600 v. Chr. ?) Buddha (563 – 483 v. Chr.) Samkhya (ab ca. 500 v. Chr. ?) Kapila (ca. 300 n. Chr.) Sushruta (ca. 200 – 300 n. Chr.) Samkhyakarika (350 – 450 n. Chr.) Yogasutras (Patanjali) (ca. 300 – 500 n. Chr.?) Tantra (ab 4. Jh., Höhepunkt 700 – 1200 n. Chr.) ab 527 Zen-Buddhismus ab 800 Yoga als eines der 6 Systeme Hatha-Yoga-Texte (ab 12. Jh.) Arthur Avalon, Theos Bernard, Krishnamacharya, Iyengar, Desikachar u. a. (19. / 20. Jh.) und moderne Yoga-Lehrerinnen und -Lehrer	Arische Eroberung (ca. 1500 v. Chr. bis 100 v. Chr.) Vedismus, Rig-Veda, Yajur-Veda, Sama-Veda (1200 – 900 v. Chr.) Brahmanas Upanischaden (ab 800 v. Chr.) Sutras (500 v. – 500 n. Chr.) Charaka (ca. 200 – 100 v. Chr.) Bhagavadgita (200 v. – 200 n. Chr.) Brahma-Sutras Vedanta (Shankara) (ca. 788 – 820/50?) (Die 6 Systeme der indischen Philosophie) Vedanta in Europa und Amerika (ab Ende 18. Jh.), aufgegriffen von W. Jones, Schopenhauer, Nietzsche, Emerson, Toureau Theosophische Gesellschaft (1875 gegründet von Blavatsky) Ramakrishna (1836 – 1886) Vivekananda (besonders nach dem Weltreligionskongreß 1893 in Chicago) Aurobindo, Yogananda und andere moderne Gurus

Arier; schon daher wird deutlich, daß die Texte der schamanischen Tradition, wie schon gesagt, nicht die gesamte Tradition wiedergeben, sondern oft nur wichtige Informationen aus ihr enthalten. (So ist z. B. die Shiva-Samhita zwar ein Hatha-Yoga-Text, jedoch deutlich vedantisch beeinflußt.) Liest man das Schema quer zu den Spalten, so wird das Hin und Her zwischen den Traditionen sichtbar: Im Laufe der Geschichte erlangte die kleine schamanische Minderheitenkultur immer wieder eine gewisse Bedeutung, was teilweise durch Sektenbildung möglich war. Manche Autoren schreiben gar, daß die Beiträge der Nichtarier ähnlich wichtig waren wie die der Arier.

Die schamanische Kultur brachte wichtige Erkenntnisse hervor, die die Entwicklung der indischen Wissenschaften beeinflußten. Zwei davon will ich erwähnen: Die eine ist das Samkhya-Zahlensystem. Es handelt sich um ein Zehnersystem mit der Ziffer 0. Über das Industal kam es nach Arabien und von dort zu uns. Das andere sind die anatomischen Kenntnisse, die Sushruta (4. Jh. n. Chr.) zusammenfaßt. Er berichtet von Leichensezierungen, operierte selbst und stellte ein System vitaler Stellen (Marmas) auf.

Im Gegensatz zur schamanischen Tradition hat sich die brahmanische Tradition zu einer religiös-philosophischen Anthropologie, zu einer Opferritualistik, kurz: zu einer Gesellschafts- und Morallehre entwikkelt. Die Brahmanen haben aber immer wieder yogisches (schamanisches) Wissen in ihre Texte und Opferrituale integriert, wie z. B. die Pranayama-(Atem-)Technik, die minuziös beschrieben wurde. In der brahmanischen Version wird sie jedoch nicht vom Übenden selbst, sondern vom Opferpriester in ritualisierter Form ausgeführt.

1.7 Yoga in der kleinen und in der großen Tradition

Den strukturellen Unterschied zwischen dem, was unter Yoga in der kleinen, und dem, was darunter in der großen Tradition verstanden wird, möchte ich, ohne alle Differenzierungen, die es im einzelnen zu berücksichtigen gäbe, wie im Schema S. 22 abgebildet, darstellen.

Die Samkhya-Philosophie gilt als sehr rationale Philosophie. Ihr Ausgangspunkt ist die Tatsache, daß es Leiden und Schmerz gibt. Vergangenes Leiden kann nicht mehr verhindert werden, zukünftiges nur zum Teil. Hier setzt die für den einzelnen Menschen formulierte Zielsetzung des Yoga an. Sie heißt nicht: »Ich leide, also bin ich«, sondern: »Schmerz und Leiden sind Gegebenheiten des Lebens; wie kann ich damit gezielt umgehen?« Dieser Umgang gestaltet sich in einem komplexen Lernprozeß, der dem einzelnen die Lebensform ermöglichen soll, die auf seiner Erfahrung fußt und darüber hinausgehend Freiheit für zukünftige Erfahrung bringt. Für viele mag dieser Ausgangspunkt eine eher unangenehme oder unerwartete Vorstellung sein. Es ist jedoch niemandem möglich, die Yoga-Übungen auszuführen, ohne auch einmal unangenehme oder schmerzhafte Erfahrungen zu machen. So gesehen ist das Ziel der Samkhya-Philosophie, das auch das Yoga-Ziel ist, sehr einleuchtend: Vermeidbares Leiden vermeiden. Auf die Samkhya-Philosophie werde ich in Kapitel 5 noch näher eingehen.

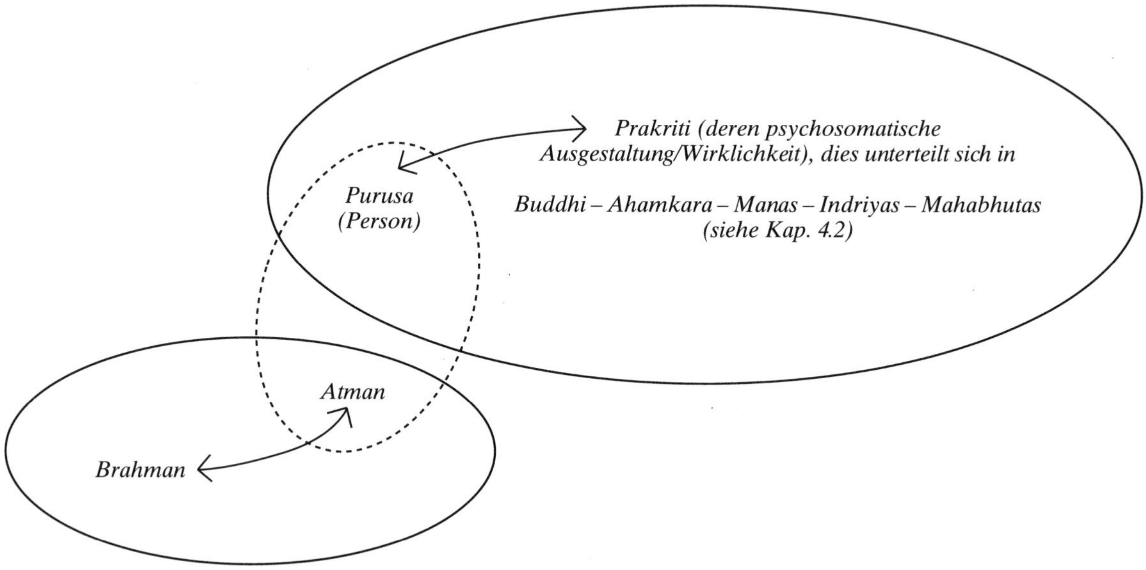

Das brahmanische und später hinduistische religiöse Verständnis von Yoga ist vorrangig am Verhältnis Atman - Brahman, am Kontakt zum höheren, wahren Selbst, zu Gott, interessiert. Besonders im Vedanta, wo die Erlösung in der Vereinigung der Einzelseele mit der Allseele gesucht wird. Dies wird als Yoga oder als Raja-Yoga bezeichnet (linkes Feld). Der Rest (großes rechtes Feld) wird als Hatha-Yoga bezeichnet, als etwas, wo der Körper, das niedrige Selbst, eine Rolle spielt und von dem es sich zu entfernen gilt. Das heißt, innerlich sollen die Ursachen allen Leidens aufgelöst werden, von denen derjenige sich befreit, der die Verbindung zu Brahman (Gott) hat.

Die Samkhya/Yoga/Ayurveda-Sicht bezeichnet das Kennenlernen und Umgehen mit Prakriti als Hatha-Yoga (nur hier kann etwas geübt/gelernt werden). Als wünschenswertes Ergebnis wird der Mensch »Herr im eigenen Haus« (Raja-Yoga). Hatha heißt Kraft, entschlossenes Bemühen, Gewalt und kann so verstanden werden, daß die verschiedenen Gewalten des Menschen als Ganzes wahrgenommen und daher vereint werden. Raja heißt König, Herrscher. Ein Raja-Yogi ist demnach ein Mensch, der sein soziales Leben nicht nur passiv miterlebt, sondern weitgehend inszeniert, der handelt und somit souverän und autonom ist. Vermeidbares Leiden soll vermieden werden. Das linke Feld gibt es in der Samkhya-Aufzählung der Welt nicht. Sie kommt, wie auch moderne Erkenntnistheorien, ohne Gott aus. Yoga beschäftigt sich mit diesem Gebiet nicht, überläßt es jedem einzelnen, ob er weiter darauf eingehen will. Für Ayurveda stellt sich die Frage nach der Religion ebenfalls nicht. Es ist für die medizinisch-soziale Betreuung des Kranken zuständig, egal welcher Religion er ist.

1.8 Zusammenfassung

Historisch gesehen ist der Schamanismus auf der Stufe der frühen Jägerkulturen anzusiedeln. Elemente aus frühen Ackerbaukulturen scheinen jedoch mit enthalten zu sein, so daß beim Schamanismus vom Ergebnis einer Integration von Ackerbau- und Viehzuchtkultur ausgegangen werden kann. In beiden Kulturen haben Frauen eine wichtige Rolle gespielt. In Indien hat sich die schamanische Tradition in zwei Linien weiterentwickelt: Die eine geht von der Medizinmanntradition zur traditionellen indischen Medizin und Biologie, zu Ayurveda, der Lehre vom vollen und langen Leben; die andere ist die traditionelle Linie, die uns heute verwirrenderweise unter dem Namen Yoga (von anjochen, anschirren, miteinander in Verbindung bringen) bekannt ist. Ich sage »verwirrenderweise«, weil der Begriff »Yoga« von den Brahmanen, also den Priestergelehrten der patriarchalen arischen Eroberer, stammt, die eine eigene religiös motivierte Yoga-Tradition entwickelt haben. Diese ist teilweise vermischt mit Elementen der ursprünglichen Yoga-Tradition, teilweise umgedeutet und verändert. Im traditionellen Yoga geht es um die Verbindung verschiedener Anteile im Menschen, wobei der ganze Mensch mit einem Ochsenkarren verglichen wird, der nur fährt und zu steuern ist, wenn alle Teile zusammenwirken und der Wagenlenker wachsam ist (Integrations-Yoga). Im religiös motivierten Yoga dagegen geht es um die Verbindung zwischen dem einzelnen Menschen und Gott, alles andere wird unbedeutend (Unterdrückungs-Yoga). Spätestens seit der Zeit der arischen Eroberung war das traditionelle Yoga eine Minderheiten-Tradition, der die Mehrheitstradition des religiös motivierten brahmanisch-hinduistischen Yoga gegenüberstand. Yoga wurde immer mehr »rationalisiert«. Das heißt, es wurde einerseits entwickelter, genauer und rationeller, andererseits theoretisch besser fundiert und von der suggestiven und hypnotischen Komponente befreit. Jeder Mensch, nicht nur der Schamane, kann, so Yoga, in sich die Basis und Balance finden, die nötig ist, um die eigene psychosomatische Integrität zu verteidigen, um mit Krankheit, Tod und den »Dämonen« der Welt zu kämpfen. Die Präsenz dieser Erfahrung ermöglicht es dem Yoga-Treibenden, innere Ruhe und Zufriedenheit zu finden.

Die kleine Yoga-Tradition, die in der alten Induskultur und den Stammesgemeinschaften ihre Wurzeln hat, sich über Jahrhunderte in Indien halten konnte und nun im Westen auf Interesse gestoßen ist, wird Gegenstand dieses Buches sein.

2

DER HARTE KERN VON YOGA: ASANA BIS SAMADHI

Aus den verschiedenen Texten des Yoga, der Upanishaden, der Yoga-Sutren, der Hatha-Yoga-Texte und vielen mehr lassen sich sechs Elemente als »harter Kern« des Yoga herauskristallisieren:

Asana
Pranayama
Pratyahara
Dharana
Dhyana
Samadhi

2.1 Asana

Asanas, die Körperhaltungen des Yoga, haben sicher viele schon abgebildet gesehen. Yoga geht von der unumstößlichen Tatsache aus, daß wir, solange wir leben, immer eine Körperhaltung einnehmen, egal, ob bewußt oder nicht. Oder anders gesagt, wir können nie keine Körperhaltung einnehmen.

Asanas beinhalten den systematischen Umgang mit Körperhaltung. Das Ziel ist, die Grundlagen, auf denen die eigenen Haltungen entstehen, so gut kennenzulernen, daß es gelingt, sie zu optimieren, was sich in den Yoga-Haltungen dann erfahren und zeigen läßt.

Praktisch haben Sie sich das ungefähr wie folgt vorzustellen. Sie nehmen eine bestimmte Haltung ein und wollen erleben, wie es Ihnen in den verschiedensten Positionen – nach vorne, nach hinten gebeugt, nach oben gestreckt – innerlich ergeht: Kommen Sie ins Schwitzen, haben Sie kalte Füße, haben Sie Schmerzen, oder erleben Sie die Haltung als bequem und stabil? Anders ausgedrückt: Erleben Sie Unterstützung von Ihrem Organismus? Haben Sie ein sinnvolles Konzept im Umgang mit Ihrem Körper, so daß es Ihnen leichtfällt und angenehm ist, die Haltung auszuführen? Oder haben Sie es mit Fehlhaltungen und Fehlkonzepten im Umgang mit dem Körper zu tun, so daß Ihnen die Haltung unbequem oder schwierig erscheint?

In den Asanas wird mit einfachen Grundwahrnehmungsgrößen des

Menschen gearbeitet: Körpergewicht (schwer/leicht), Temperatur (warm/kalt), Druck (Belastung/Entlastung), Spannung (Anspannung/Verspannung/Entspannung) und Gefühl (schmerzhaft/angenehm). Die Tore für die Wahrnehmung dieser Grundempfindungen werden durch Aufmerksamkeitsverlagerung, die mit dem Ausführen der Haltungen einhergeht, geöffnet. Das Stehen auf einem Bein über eine gewisse Zeit hinweg z. B. ermöglicht Ihnen, das Körpergewicht auf dem Standbein wahrzunehmen. Viele Asanas werden über einen längeren Zeitraum hinweg gehalten, damit Sie Zeit haben, wahrzunehmen, Probleme zu erkennen, Kreativität zu entwickeln und leichte Veränderungen vorzunehmen, das heißt, etwas Positives daraus zu machen.
Schmerzhafte, unangenehme, mit Unlustgefühlen einhergehende Wahrnehmungen sind bei den Asanas im Vordergrund des Interesses. Auch wenn Ihnen nicht warm genug ist oder zu warm, so läuft dies unter dem Oberbegriff ›schmerzhaft‹. Kurz gesagt ist Asana das Einnehmen eines Platzes, Ortes, einer Haltung, wo und in der es Ihnen überwiegend angenehm ist.

Marmas und Asanas

Unter dem Gesichtspunkt der Marmas sind Asanas Haltungen, die die besonders bedeutsamen Stellen des menschlichen Körpers, eben die Marmas, in den Vordergrund stellen und so nach außen hin sichtbar und von innen her erlebbar machen. Je schwieriger die Asanas sind, desto mehr und schwieriger zu erreichende Marmas sind in die Haltung einbezogen. Wenn Sie auf dem Kopf stehen und sich in einer angenehmen Abstufung in der Dimension leicht und schwer wahrnehmen, so wird das für Sie etwas Bedeutsameres sein, als sich auf beiden Füßen stehend zu erleben.
Berücksichtigen wir die Grundwahrnehmungen und die Marmas mit, so ist Körperhaltung nicht einfach mehr Körperhaltung. Jeder Mensch hat Erwartungen, wie er die Haltung erleben will. Sie wollen z. B. in einer Haltung, ganz gleich, ob im Alltag oder in Yoga, möglichst keine Schmerzen haben. Das Üben von Asanas beschäftigt sich nun mit der Spannung, die zwischen Erwartung und Erlebtem entsteht. Schon allein diese Spannung, wie auch immer die einzelnen Haltungen und Erwartungen sind, wird aus der Sicht von Yoga als schmerzhaft bezeichnet. Sie wird als Behinderung gesehen, dient aber auch als Orientierung. Denn letztlich geht es darum, diese Spannung so zu überbrücken, daß sie sich auflöst und Entspannung eintritt. Die Erwartung, daß eine Haltung nicht schmerzhaft ist, trifft mit der Zeit in den verschiedenen Yoga-Haltungen tatsächlich zu. Das heißt: Die Haltung gibt Halt und glückt. Sind Behinderungen da, ist ein »Stein im Schuh«, so ist es sinnvoll, die »Mühe« auf sich zu nehmen und ihn aus dem Weg zu räumen. Ich setze »Mühe« bewußt in Anführungszeichen, denn Menschen, die gelernt haben, Schmerzen nicht nur als negativ, sondern auch als wertvolle Orientierung zu verstehen, erleben den Prozeß nicht als mühsam. In diesem Sinne sind Marmas Orte, an denen häufig Behinde-

rungen auftreten und sich besonders störend auswirken. Es gilt, sich innerlich einen Weg zu bahnen zu den Marmas, die Marmas zu beobachten und herauszufinden, wie ihre Eigenaktivität ist, aber eine ganz deutliche Beziehung aufzubauen, wie sie Tier- und Pflanzenkenner – wie ich die frühen Jäger und Sammlerinnen lieber nennen möchte – zu den Tieren hatten, und auf diesem Hintergrund zu erkennen, wie die einzelnen Marmas die Haltung unterstützen.

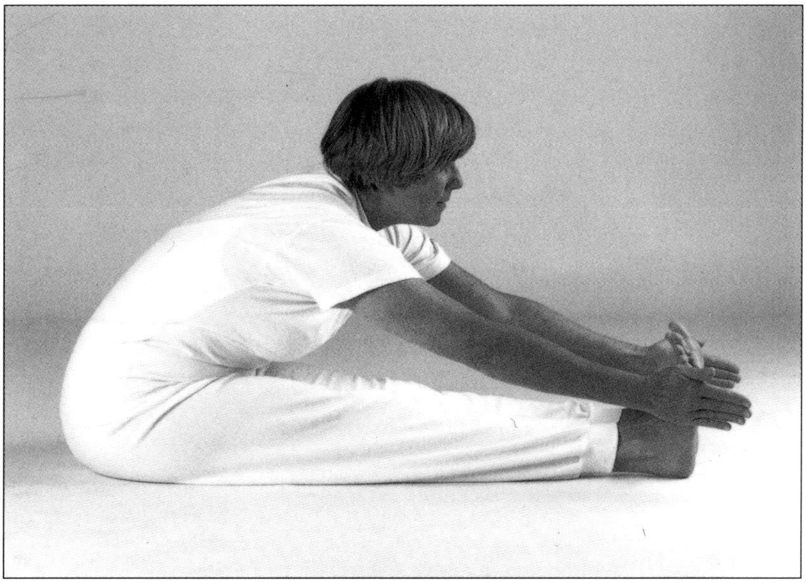

Der Ablauf ist, kurz zusammengefaßt, folgender: Sie nehmen eine Haltung ein. Sie erleben »Behinderungen« und suchen nach einer Lösung. Sie können sich eine Lösung vorstellen, probieren sie aus, erleben eine mögliche Lösung. Sie erfahren, wie es Ihnen leichtfällt, in der Haltung zu sein und zu bleiben, und erleben, wie Ihre Atmung Sie dabei unterstützt.

2.2 Pranayama

Pranayama, die Atemtechnik der Yogis, baut auf den Erfahrungen der Asanas auf. Ähnlich wie bei den Asanas die Tatsache der Haltung, ist hier der Ausgangspunkt die Tatsache, daß ein lebendiger Mensch atmet. Es gibt verschiedene Atmungsarten, z. B. flach oder tief. Pranayama ist der systematische Umgang mit dieser Gegebenheit des Menschen. Es zielt auf eine Erweiterung der Erfahrung mit Hilfe feiner und leichter Atmungsregulationen, die die Voraussetzungen zu einer Optimierung der Atmung schaffen. Sie erleben, ob die Atmung Sie unterstützt oder nicht, ob Sie schnell oder langsam, voll oder flach, unruhig oder ruhig atmen.
Aus der Sicht der Wahrnehmung steht die Atmung am Übergang zwischen den Grundwahrnehmungen und den sogenannten höheren Sinnen wie Auge, Ohr etc. Aus Yoga-Sicht und der Sicht der indischen

Medizin ist Pranayama nicht direkt eine Atemschulung. Es geht nicht um die Atmung selbst. In der Atmung sind die fünf verschiedenen Pranas (Körperkräfte) besonders leicht zu erfahren und können über sie etwas beeinflußt werden. Pranas bezeichnen die biologischen Faktoren, die Bewegung steuern und ermöglichen, und sind damit aus indischer Sicht eine der wichtigsten Grundlagen, die Leben ermöglichen. Prana ermöglicht das Schlagen des Herzens, die Sinneswahrnehmung und das Denken, die Verdauungstätigkeit und das Augenzwinkern. Es ist nicht dasselbe, aber grob vergleichbar mit der westlichen Vorstellung vom Nervensystem. Die Pranas, diese grundlegenden biologischen Größen, und ihre Relation zueinander steuern u. a. auch fünf verschiedene Anteile der Atmung. Sie können besonders leicht bei der Atmung erlebt werden, und deshalb machen die Yogis Atemübungen.

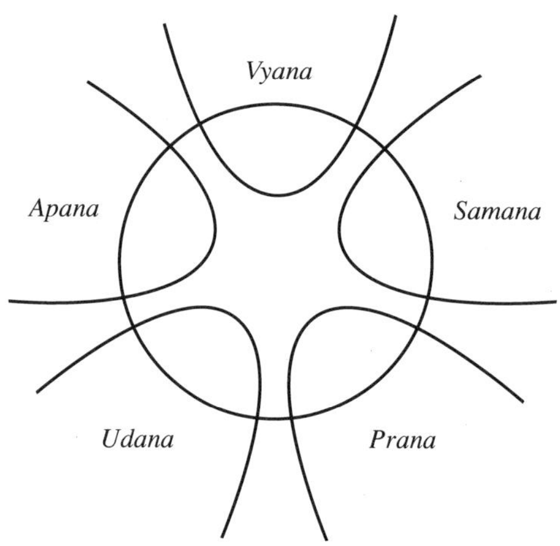

Balance der 5 Pranas in der Atmung (Kreis)

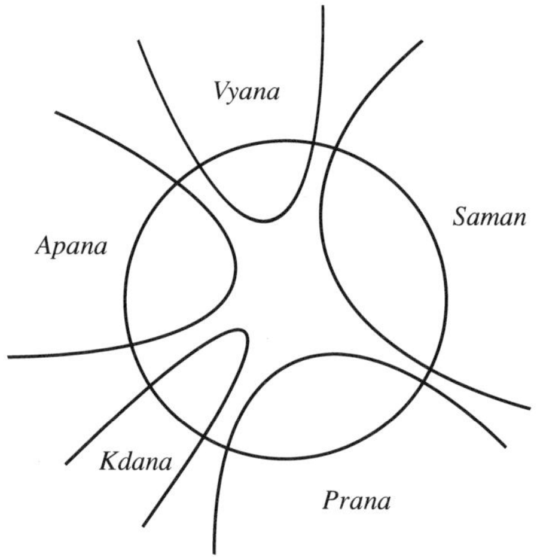

Ungleichgewicht

Das Wort Prana wird sowohl als Überbegriff für die fünf Pranas als auch als Unterbegriff für ein bestimmtes dieser fünf verwendet. In frühen Darstellungen von Yoga, in denen es den Autoren an Fachkenntnissen über die indische Biologie mangelte, wird Prana oft nur sehr allgemein als Leben überhaupt verwendet. Der Anteil, der hier Prana genannt wird, ist jedoch die biologische Steuergröße für eine ganze Summe von Funktionen: die Bewegung der Augenlider, das Einatmen, die Tätigkeit der Sinne, das Bewußtsein und vieles mehr. Apana z. B. steuert die Ausatmung, die Ausscheidung von Stuhl und Urin, die Sexual- und Fortpflanzungsrhythmen bei Mann und Frau und damit auch die Menstruation. Vyana etwa reguliert den Gang des Pulses und Herzens, den Kreislauf, das Augenzwinkern.

Wir nehmen an dieser Stelle einfach als gegeben, daß die indische Medizin gute Gründe hat, die körperlichen Funktionen so zusammenzustellen. In der indischen Medizin sind z. B. Einatmen oder erleichtertes Aufatmen nicht einfach reine Atemvorgänge, wie im westlichen Denken, sondern weitergehende psychosomatische Gegebenheiten. Über die Beobachtung der Atmung in Körperhaltungen, in denen die

Atmung ungehindert fließen kann und daher Behinderungen deutlich spürbar werden, ist es möglich, Intensität und Art und Weise der eigenen Atmung zu erkennen und zu lernen, wie man eingreifen und leichte Impulse anbringen kann. Aufbauend auf dem Interesse des Körpers nach Selbstregulation – was konkret heißt, das Bedürfnis, Luft ein- und auszuatmen, voll zuzulassen und beides tief zu erleben – bringt das Übungsatmen des Pranayama auf einer zweiten Ebene nach den Asanas eine psychosomatische Feinabstimmung zwischen dem, was faktisch abläuft und erlebt wird, und dem, was an Erwartungen und wünschenswerten Vorstellungen vorhanden ist.
Haben Sie keine Erfahrung in den Asanas, so machen Sie in Pranayama sehr leicht alles verkehrt. Es ist daher wichtig, die Reihenfolge 1. Asana, 2. Pranayama einzuhalten. Die Erfahrungen bei den Asanas – stärkeres rhythmisches Atmen, Veränderung der Atmung über die Zeitspanne, in der eine Haltung eingenommen wird, stärker und schwächer werdendes Atmen, erleichtertes Aufatmen, ruhiges Atmen in sehr aktiven Haltungen usw. – schaffen eine Basis, auf der die etwas schwierigeren Aufgaben des Pranayama angegangen und selbst gelöst werden können. Es geht darum, so fein zu steuern, daß die Steuerung die Erfahrungsbedingungen nicht überlagert. Ähnlich, wie Fehlhaltungen in Asanas die normalen Haltungsimpulse überlagern können, können Fehlatmungsimpulse die normalen und im Vergleich dazu schwächeren Atmungsimpulse überdecken. Nach einem von außen oder von Ihnen selbst vorgegebenen Atemrhythmus zu atmen widerspricht daher der Pranayama-Technik. Eines der fünf Pranas würde in diesem Fall die anderen verdrängen. Diese Art zu steuern ist verkehrt und löst leicht Unlustgefühle aus. Wer nicht in den Asanas gelernt hat, sofort auf solche Unlustgefühle einzugehen, wird sie in Pranayama übergehen und insofern seine Zeit mit Verkehrtem vertrödeln.
In Pranayama ist es zunächst wichtig, die normalen Atmungsimpulse deutlich wahrzunehmen. Damit schaffen Sie sich die Voraussetzung, um sinnvolle, leichte Steuerungen vorzunehmen. Dies führen Sie weiter bis hin zum geglückten Ausgleich unter den fünf verschiedenen Pranas. Diesen Ausgleich erleben Sie anhand der Atmung relativ einfach. In den Yoga-Sutren heißt es über das Ergebnis von Pranayama: Manas (das Denkvermögen) ist dann bereit zur Konzentration.[25] Das heißt, der Anteil von Citta,[26] der die Wahrnehmungen sammelt, ist dann so vorbereitet, daß Sie frei wählen können, worauf Sie sich konzentrieren wollen. Mit anderen Worten: Ihre Aufmerksamkeit ist stabil geworden.
Die Idee einer natürlichen Atmung, etwa der eines Kindes, gibt es in Yoga nicht. Die fünf Pranas sind nicht nur biologische, sondern auch psychosomatische Größen, die durch äußere Einwirkungen mit beeinflußt werden. Die Balance zwischen den Pranas zu erstellen wird daher mit dem Erschaffen eines Kunstwerks verglichen. Es ist ein durch das handelnde Subjekt aktiv herbeigeführtes Gleichgewicht. Die verschiedenen natürlichen Funktionen werden durch eine persönliche, kulturelle Leistung integriert. Auch wenn der klare Einbezug der eigenen inneren Natur zentral ist, so ist dies doch verbunden mit der Absicht, den

verschiedenen Teilen der eigenen Natur einen persönlichen, gegenwartsbezogenen Platz zu ermöglichen.

2.3 Pratyahara

Pratyahara nun ist der Einbezug der Sinne, also von Augen, Ohren, Geruch, Geschmack, Berührung, in die bisher beschriebenen Lernschritte. Es ist z. B. wichtig, ob Sie sich beim Stehen auf einem Bein mit den Augen an einem Punkt außen im Raum orientieren und sich sozusagen festhalten oder Orientierung und Gleichgewicht von innen her errichten und Ihre Sinne deutlich auf diese inneren Vorgänge lenken können. Die Atmung kann z. B. mittels des inneren Teils des Ohrs gehört werden, was alle, die schon einmal in der Badewanne untergetaucht sind, kennen. Dies ist jedoch auch ohne Badewanne möglich und hat damit zu tun, wie stark die Aufmerksamkeit auf das Geschehen der Außenwelt oder das der Innenwelt gerichtet ist. Ich beschreibe Pratyahara nicht negativ – wie es häufig gemacht wird – als Zurückziehen der Sinne von der Außenwelt. Vielmehr übt Pratyahara die Fähigkeit, den Schwerpunkt der sinnlichen Aufmerksamkeit auf die von innen kommenden Wahrnehmungsmöglichkeiten zu verlagern und zu richten und in einem weiteren Schritt die Sinne zu entspannen.
Bei Pranayama wird der Übergang zu dieser Ebene der Sinneswahrnehmung schon angedeutet: Die Luft strömt durch das Sinnesorgan Nase, das Schwergewicht liegt jedoch bei der Erfahrung des Bewegungsflusses der Luft und nicht beim Riechen; wir erfahren, ob die Nase innen trocken ist oder brennend, ob die Atemwege voll geöffnet sind und ungehinderten Luftfluß ermöglichen oder ob sie eingeengt sind. Auch wenn bei Pranayama das Riechen selbstverständlich schon eine Rolle spielt – riecht die Luft unangenehm, so haben wir automatisch die Tendenz, wenig einzuatmen oder die Luft anzuhalten; angenehme Düfte, wie z. B. Blütenduft, regen die Atmung an –, ist es noch nicht Schwerpunkt des systematischen Lernens.
Schon in den Asanas ist Pratyahara mit dabei. Es ist wichtig, an einem Ort zu üben, wo die Luftqualität Sie zum Atmen anregt. Auch erleben Sie in den Übungen den eigenen Körpergeruch. Wenn Sie z. B. viel Knoblauch gegessen oder ein gewisses Quantum an Alkohol getrunken haben, so dünsten Sie das über die Haut in den Übungen aus. Können Sie sich selber riechen? Wenn Sie regelmäßig üben, sind Sie daran interessiert, daß Ihr Körper einen Ihnen angenehmen Geruch absondert. Sie werden Ihr Essen und Trinken so gestalten, daß es Ihnen nicht nur schmeckt, sondern Sie sich auch während und nach der Verdauung riechen mögen. Parfüme, Cremen und alle von außen auf den Körper aufgetragenen Düfte oder Duftöle, Räucherstäbchen oder Blumen in der nahen Umgebung sind dann eine Erweiterung und nicht ein Überdecken des eigenen Geruchs. Das Beispiel zeigt, wie komplex der Einbezug der Sinne ist und was es heißt, sich von den Objekten der Sinne unabhängig zu machen. Pratyahara zielt auf eine spezifische

Freiheit der Sinne ab. Der Mensch ist frei zu genießen, was immer er liebt. Er ist nicht abhängig vom Genuß. Es gibt Menschen, die nach intensiven Asana- und Pranayama-Seminaren das Rauchen aufgegeben haben. Interessanterweise jedoch nicht mit einer starken Willensentscheidung, sondern einfach deshalb, weil sie keine Lust mehr hatten. Eine Lehrerin hat mir nach einem Pranayama-Wochenende berichtet: »Ich hatte Zigaretten zu Hause, hatte mir auch nicht vorgenommen, nicht zu rauchen. Es war für mich selber zunächst eigentümlich, aber ich hatte einfach keine Lust.«

Es gibt viele Abhängigkeiten, von denen es sich zu befreien lohnt: von Müttern und Vätern, von anderen Männern oder Frauen, von Vorgesetzten, von Medikamenten, von Arbeit, von Drogen wie Alkohol, Heroin usw. Die Befreiung wird oft als etwas »Höheres« bezeichnet oder als »höhere Kontrolle«. Aus der Sicht von Yoga hat dies jedoch mit intellektueller Kontrolle gar nichts zu tun. Vielmehr ist es die intensive Beziehung zwischen den Sinnen und der Aufmerksamkeit, die bei Pratyahara intensiver wird als die Beziehung zwischen den Sinnen und den Objekten, die frei macht und es ermöglicht, ohne Abhängigkeit zu genießen.

2.4 Dharana

Der Übergang von Pratyahara zu Dharana wird als Schritt bezeichnet, bei dem die Beschäftigung mit den Anteilen, die mit der Außenwelt viel zu tun haben (Bahiranga), übergeht in die Beschäftigung mit den Anteilen, die mit dem eigenen Inneren zu tun haben (Antaranga). Dieser Übergang ist ein entscheidender Wendepunkt. Ihn zu erreichen setzt Yoga-Praxis auf den vorhergehenden Ebenen Asana, Pranayama und Pratyahara voraus.

Dharana wird landläufig mit Konzentration übersetzt. Es meint jedoch weniger sich hinsetzen und die Stirn in Falten legen als vielmehr konzentriert sein. Ein Beispiel als Illustration: Wenn Sie ein kaputtes Radio haben und nicht gerade Radiomechaniker sind, hilft es Ihnen wenig, sich vor das Radio hinzusetzen und sich zu konzentrieren. Sie können wahrscheinlich noch so lang und noch so konzentriert dasitzen, Sie werden den Fehler nicht finden und beheben können. Ein erfahrener Radiomechaniker wird jedoch konzentriert und kreativ sein, das heißt, er kann das, was er gelernt hat, anwenden, seine Erfahrung einbringen und so den Fehler finden. Ähnlich ist es mit Dharana. Mit der Erfahrung in Asanas und Pranayama werden Sie immer häufiger beobachten können, daß Sie konzentriert sind. Das heißt, Sie können mit Ihrem Körper so umgehen, daß durch eine leichte Gewichtsverlagerung oder eine gezielte Veränderung der Haltung Ihres Beckens Korrekturen möglich werden: Und schon fällt es Ihnen leichter, auf einem Bein zu stehen. Sie greifen auf Ihre Erfahrung und auf das, was Sie bereits gelernt haben, zurück und können aus sich heraus, ohne Hilfe, auf einem Bein stehen. Oder Sie machen die Erfahrung, daß Sie plötzlich und ohne

Anstrengung einen »Geistesblitz« haben und eine Aufgabe lösen können, die die Übungen mit sich gebracht haben. Das kann eine zündende Idee sein, wie Sie es anpacken müssen, oder eine Bewegung, die Sie wie »zufällig« erstmals ausführen, bei der Ihnen Ihr Körper gleichsam eine Lösung vor Augen führt.

Diese konzentrierte und kreative Wachsamkeit ist Zeichen einer Erfahrungsebene, die oft als innere Ruhe bezeichnet wird und von der aus Sie ein anderes Gefühl für das eigene Sein entwickeln als dasjenige, das aus der Beschäftigung mit den äußeren Dingen entsteht. In den Yoga-Sutren heißt es, Citta, also die Aufmerksamkeit, ist deshabandhah[27]; das heißt, sie ruht sich an einem geeigneten Ort, in einer geeigneten Gegend aus.

Die Gegend setzt sich natürlich – das werden Sie vielleicht schon bemerkt haben – idealerweise aus den Marmas, den zentralen Orten psychosomatischen Geschehens, zusammen. Ausruhen kann sich die Aufmerksamkeit dort, wenn die Haltung, die Atmung usw. so geglückt sind, daß von den Marmas keine Behinderungen mehr registriert werden. Die Tätigkeit des Registrierens, die sonst willkürlich und unwillkürlich ständig im Gange ist, kann zur Ruhe kommen und still werden. In diesem Sinne ist Dharana von der ersten Übung an, die Sie in Yoga machen, mit dabei, denn es ist immer auch ein Ziel der Übungen. Weil anfänglich jedoch viele andere Dinge Ihre Aufmerksamkeit beanspruchen, kann Dharana höchstwahrscheinlich noch nicht klar wahrgenommen werden. Viele Anfänger und Anfängerinnen berichten, daß ihnen alle möglichen Gedanken durch den Kopf gehen, manche schlafen am Ende der Übungen ein; wieder andere strengen sich im Hinblick auf die Entspannung zu sehr an, wobei sie gerade durch die überstarke Intensität die Entspannung zum Teil verhindern. Sehr viele Yoga-Übende machen jedoch von Anfang an die Erfahrung, daß sie sich nach einer Übungsstunde erfrischter, ruhiger und energiegeladener als vorher fühlen; das ist u. a. Dharana zuzuschreiben. Wenn Sie den Yoga-Lernprozeß über Monate oder Jahre in Gang halten, so wird diese Erfahrung mit der Zeit immer deutlicher und klarer. Die körperlichen Grundlagen Ihres eigenen Lebens, Erlebens, Denkens und Handelns grenzen Sie immer weniger aus, viele Schwierigkeiten bei den Übungen haben Sie mit der Zeit gemeistert, oder Sie können sie schneller und direkter angehen. Es braucht keine langen »inneren Dialoge« mehr, wie die innere Unruhe oft auch genannt wird, Sie können auch mal Pause machen und gelangen zu Ergebnissen.

Beständigkeit in der Erfahrung der inneren dynamischen Ruhe, Kreativität und Konzentration zu erlangen wird natürlich nicht nur mit Yoga-Üben erreicht; es bedingt auch einen anderen Umgang mit den Problemen des eigenen Lebens: Sortieren Sie, belassen Sie sie an den Orten, wo sie herkommen und hingehören, und gehen Sie dort mit ihnen adäquat um, bis Sie die Probleme mehr und mehr zu einem Ende bringen.

Wichtig ist mir auch noch folgendes: Bei Dharana geht es nicht darum, sich aus der Welt in esoterische Innerlichkeit zurückzuziehen, im

Gegenteil. Das Üben von Dharana – salopp gesagt also: in geeigneter Haltung mit freier Atmung für 10 bis 15 Minuten am Tag grundlos nichts zu tun – zielt darauf ab, auch für den Rest des Tages die nötige Grundlage zu schaffen, um die Aufgaben des Alltags anzugehen. Dharana zielt auf den Ekagryan genannten Zustand, bei dem es gelingt, die Aufmerksamkeit auf einem Punkt zu sammeln.
Fälschlicherweise wird dieser Punkt mitunter außerhalb angesetzt, und es wird empfohlen, eine Kerze vor sich aufzustellen und sie anzuschauen. Das würde im vorigen Beispiel des Radiomechanikers die Beziehung zwischen dem Mechaniker und dem Radio charakterisieren, wenn er sich vor das Radio setzt, es anschaut und sich konzentriert. Ähnlich verkehrt wäre es, sich hinzusetzen und sich auf die Stirn oder andere Orte des Körpers, auf irgendwelche Bilder oder anderes zu konzentrieren. Der Mechaniker, der sich auskennt, ist konzentriert. Er braucht dazu nichts mehr zu tun, sonst wäre er kein Mechaniker bei der Arbeit. Die Aufmerksamkeit für die eigenen Angelegenheiten ist souverän. Andernfalls haben Sie nicht nur ein Problem, sondern Sie haben auch noch ein Problem, daß Sie ein Problem haben. Sie haben ein Doppelproblem, oder, in bezug auf die Konzentration, Sie machen einen Doppelfehler. So kommen Sie in Yoga aber sicherlich nicht weiter. Nehmen wir als Beispiel die Ebene der Asanas: Natürlich können Sie hier Probleme haben oder Fehler machen. Das ist in gewissem Umfang normal und gibt wichtige Hinweise auf das, was es für Sie zu lernen gilt. Haben Sie jedoch Probleme, weil Sie Probleme mit den Asanas haben, so können Sie nicht mehr üben. Sie wären also im Yoga-Lernprozeß wieder in die Phase vor dem Übungsbeginn zurückversetzt. Das kommt vor, darf jedoch nicht mit Dharana verwechselt werden.

2.5 Dhyana

Dhyana wird in aller Regel als Meditation übersetzt. Bleiben wir beim Bild des Radiomechanikers: Wenn er nun den Fehler gefunden und das Gerät repariert hat, so kann er sich zurücklehnen und zufrieden sein. Auch wenn es nur ein Augenblick ist, er kann ihn genießen oder übergehen und sich gleich in die nächste Arbeit stürzen. Die Wahrnehmung solcher Augenblicke des Glücks hat viel mit Meditation zu tun. »Da freut man sich hinterher.« Auf diese kurze Formel hat es eine Schülerin gebracht. Freuen Sie sich, wenn Ihnen etwas geglückt ist?
Genaugenommen können Sie Meditation nicht üben, sie ist das Ergebnis dessen, was Sie mittels Konzentration, der Asanas, Pranayama usw. erreicht haben. Wichtig ist nur, daß Sie nicht aus Unruhe oder irgendwelchen Ideen heraus, durch vermeintlichen oder realen Druck von außen sich diese Erlebnisse verbauen. Innerlich ist etwas zur Ruhe gekommen, und diese Ruhe kann Kontinuität erreichen. In Yoga wird sie allerdings nicht als ruhige, sondern als fließende Ruhe beschrieben. Sie haben nicht Ihre Ruhe, sondern die Ruhe wird beständig. Die Ruhe ist ausgedehnt (ekatanata) wie der harmonische Ton eines Liedes und

die totale Aufmerksamkeit nicht unterbrochen. Es gibt über einen längeren Zeitraum hinweg keine innere Unruhe, das heißt, es gibt nur das eine zu der einen Zeit. Dhyana ist die Vertiefung der Erfahrung, daß Sie nur eine Sache zu einer Zeit machen können. Das kennen Sie aus dem Bereich der Sinneswahrnehmung und des Handelns. Jetzt steht die Aufmerksamkeit selber ohne Handeln oder Sinneswahrnehmung im Mittelpunkt.

Eka heißt eins und Ekata Einheit, Identität, Gleichzeitigkeit, Vereinigung. Dhyana wird daher oft auch als Einssein mit sich bezeichnet. Schon am Anfang können Sie von dieser Erlebnisqualität etwas mitbekommen: z. B. wenn Sie auf einem Bein stehen, leicht in Bewegung sind, aber nicht wackeln, und erleben, wie der Körper selbst die Balance erstellt und Sie im Körper einschließlich des Kopfs wach, konzentriert und dennoch entspannt sind. Beim Üben der Asanas können Sie auch die Erfahrung machen, daß Ihnen die Haltung glückt und Sie das Gefühl haben, ewig in dieser Haltung bleiben zu können. Dieses Ewigkeitsgefühl und die Augenblicke, in denen Sie eins mit sich sind, können häufiger werden, länger andauern und in immer schwierigeren Übungen möglich werden, so daß sie mit der Zeit auch in einer der dafür besonders geeigneten Sitzhaltungen eintreten.

Der inflationäre Gebrauch des Begriffs Meditation hat einige Verwirrung gestiftet. Was früher andere Bezeichnungen hatte, wird heute oft mit dem Wort Meditation versehen. Aus einem Orgelkonzert wird eine Orgelmeditation, aus einer Bild- oder Textbetrachtung eine Bildmeditation oder eine Textmeditation. Dies sind allenfalls nicht notwendige Vorstufen zu dem, was in Yoga unter Meditation verstanden wird. Auch im indischen Leben gibt es vergleichbare Meditationen: der Hausvater etwa, der das heilige Feuer im Haus mit einer Feuermeditation bewahrt, das Betrachten von religiösen Bildern oder das Murmeln heiliger Laute, wie das hinduistische Om oder das buddhistische Om mani padme hum. In religiösen Zusammenhängen wird Meditation oft in diesem sehr weiten Sinn verwendet. Das Feuer im Haus, das wie das Sonnenfeuer im Kosmos oder das Feuer des Lebens immer brennen soll, ist ein Assoziationsphänomen, ähnlich wie die persönlichen Assoziationen und Eindrücke, die einem in Zusammenhang mit der Betrachtung eines Bilds kommen.

Es gibt auch die Dissoziationsphänomene. Von ihnen berichten etwa Langstreckenläufer. Wenn sie glauben, nicht mehr weiter zu können, versuchen sie von ihrem körperlichen Erleben wegzugehen, sich abzutrennen, zu dissoziieren. Sie versuchen sich z. B. an die Kindheit oder die Schulzeit zu erinnern, um die körperliche Überlastung nicht mehr wahrzunehmen und weiterlaufen zu können. Weder diese Assoziations- noch die Dissoziationsphänomene umschreiben das, was in Yoga unter Dhyana, Meditation, verstanden wird.

Hilfsmittel, wie Hocker oder Kissen, die manche Menschen mitunter zur Meditation benützen, sind ebenfalls eher Irritationsfaktoren. Die Erlebnisse, die Sie haben, wenn Sie auf Hockern sitzen, täuschen Sie möglicherweise darüber hinweg, daß Sie beim Sitzen am Boden

Schmerzen bekommen würden. Sie übersehen dann, daß Ihr psychosomatisches Zusammenspiel Sie noch vor Aufgaben stellt. Eine Meditationshaltung, wie etwa den Lotussitz, so einnehmen zu können, daß Sie auch nach längerer Zeit keine Schmerzen verspüren, ist nicht die Übungsaufgabe an sich, sondern das angenehme Ergebnis des vorangegangenen Übungs- und Lernprozesses und Voraussetzung für vertieftes Üben. Es ist normal, daß Sie dazu einige Jahre benötigen. Der schnell konsumierbare Erfolg stellt sich mit Yoga nicht ein. Die Frage ist, ob Sie sich auf einen längerfristigen Lernprozeß einlassen wollen. Tritt beim Versuchen eines Lotussitzes keine angenehme Körperwahrnehmung ein, so läßt sich das, auch ohne akuten Schmerz, aus Yoga-Sicht bereits als Schmerz beschreiben, der noch nicht zu Ende gelebt ist. Hier liegt der Anknüpfungspunkt für den Weg des Lernens und nicht im Üben von Meditation. Bildlich gesprochen, wäre das wie an einem verschlossenen Schloß herumzuwürgen, anstatt sich auf die Suche nach dem Schlüssel zu machen. Die Beziehung der Asanas zum Ziel von Yoga ist wie die Beziehung vom Schlüssel zum Schloß. Die Asanas sind der Schlüssel zum Öffnen des Schlosses, zum Beseitigen der Behinderungen.

Yoga stellt es jedem Menschen frei, religiöse Vorstellungen zur Yoga-Meditation hinzuzunehmen, es braucht sie aus Yoga-Sicht jedoch nicht. Schlagwörter, die in Zusammenhang mit Meditation immer wieder auftauchen, sind: Freiheit, Großherzigkeit, Erwachsensein, Autonomie. Meditation in diesem Sinn ist nicht ohne weiteres möglich. Sie ist, wie es in einem Yoga-Text heißt, nur möglich in einer Gesellschaft, in der alle Menschen glücklich sind. Das ist aus der Kultur, aus der Yoga kommt, ohne weiteres verständlich: Die Menschen damals haben sich nicht als isolierte Individuen verstanden, sondern es war ihnen eine Selbstverständlichkeit, daß sie sich aufeinander bezogen, einander brauchten und sich gegenseitig bereicherten.

Insofern ist es im heutigen Indien wie auch bei uns nur graduell möglich zu meditieren. Meditation heißt nicht, die Augen vor Hunger, Streß, Kriegsbedrohung, Natur- und anderen Katastrophen, Unrecht usw. zu verschließen. Früher waren Schamanen und Yogis die Berater von Häuptlingen und Königen gewesen. Der gänzliche Rückzug aus dem Leben ist aus Yoga-Sicht ein Fehler. Sich zeitweise zurückzuziehen, um dann wieder gezielt aktiv zu werden, ergibt Sinn, andernfalls wird das Üben mit dem Alltag verwechselt. Das Wort »Dhyana« hängt übrigens mit dem Wort »Zen« zusammen. Buddha hat sich ja bekanntlich bei den Yogis seiner Zeit umgeschaut, dort gelernt und vieles aus dem Yoga in seine Lehren übernommen.

2.6 Samadhi

Samadhi, das letzte der sechs Elemente, ist die Erfahrung der eigenen Grenzen, der Klarheit über momentane Grenzen. Was sich in Dharana und Dhyana schon angedeutet hat, steht jetzt im Vordergrund. Das

Beispiel mit dem Radiomechaniker läßt sich hier zu Ende führen. Ein erfahrener Radiomechaniker weiß relativ genau, was er reparieren kann und was nicht, er kennt seine Grenzen und seine Fähigkeiten. Da er Spaß an der Sache hat, versucht er sich mitunter auch an aussichtslos erscheinenden Aufgaben, nimmt größere und schwierigere Herausforderungen an. Er lernt weiter, erprobt Neues, weiß, daß er mit Kreativität und Phantasie auf der Grundlage seiner erworbenen Fähigkeiten etwas entwickeln und möglicherweise auch ganz andere Aufgaben und neue Rollen wagen kann. Er erlebt sich als aktiver und dynamischer Teil von Systemen, von Zusammenhängen und Beziehungen. Durchblick, innere Ruhe und Gelassenheit sind die Begriffe, die in Zusammenhang mit Samadhi oft genannt werden.
Dieses dynamische Verständnis der Grenze ist grundsätzlich verschieden von dem statischen Verständnis, das es im Indischen auch gibt. Es wird vom Samadhi Gandhis gesprochen, das ist der Ort, an dem Gandhi begraben ist, seine Grabplatte, sein letzter Ruheplatz. Diese Ruhe ist es nicht, die angestrebt wird. Sondern ein Mensch, der seine Lebensdynamik klar sieht, der sich der mitunter schmerzlichen und anstrengenden Aufgabe stellt, seine Ziele und Wünsche im Leben zu Ergebnissen zu bringen, und daher innere Ruhe erlebt. Das ist jedoch bei keinem Menschen ein kontinuierliches Erlebnis; außer es werden Wünsche unterdrückt, was aber letztlich wiederum ein Leben mit Schmerzen bedeutet und nicht eines, bei dem die Schmerzen zu Ende gelebt werden. Im Zusammenhang mit der Meditationshaltung in Yoga heißt Samadhi, Körper und Sinne sind ruhig wie im Tiefschlaf, die Haltung ist erlebniserfüllt wie im Traum, doch das Wachbewußtsein ist, unabhängig von einseitigen Beeinflussungen durch Inhalt und Bedeutung, lebendig und klar.
Es ist gerade dieses Freisein von Färbungen durch Inhalte und Bedeutungen, das die klare Wahrnehmung ausmacht: die Erfahrungen zusammenfügen, die das eigene Leben ausmachen, und sich doch auf keine absolute Wahrheit oder Bedeutung festlegen. Samadhi steht eine Ebene höher als Dhyana, wo es darum ging, die eigene Erfahrung gelten zu lassen. Samadhi ist der Höhepunkt der Reorganisation der Erfahrung. Da Sie nie wissen, was noch alles auf Sie zukommt bzw. was aus der Erinnerung an frühere Erfahrungen, in Träumen oder durch Alltagsgegebenheiten neu entsteht, gehört zu Samadhi die Offenheit für weitere und neue Erfahrungen. Selbst wenn Sie von sich denken, Sie hätten alle Probleme gelöst oder würden alle eigenen Probleme kennen, so tauchen doch immer wieder neue auf. Es »regnet« Erfahrung, dadurch wird die Luft klar, könnte man in Anlehnung an ein Yoga-Bild sagen. Samadhi wird noch weniger als Dhyana geübt. Es ist vielmehr der andauernde Prozeß der Reintegration vergangener und neuer Erfahrungen mit zukunftsorientierter Intensität, ein nie endender Prozeß: die Bereitschaft, sozusagen immer auch wieder bei Null anzufangen. In den Asanas werden Sie diese Erfahrung machen können. Sie meinen, Sie seien nun beweglich in Ihren Gelenken, und einige Jahre später taucht das »altbekannte« Problem auf einem neuen Niveau als »neues« Pro-

blem wieder auf. Es werden viele sehr hohe, oft religiöse Erwartungen mit Samadhi verknüpft. Erlösung, Erleuchtung, Frieden, ewige Gelassenheit, totale Gesundheit, Ganzsein oder absolutes Wissen. Sicherlich hat jeder von uns schon einmal etwas als erlösend erlebt oder die Erfahrung gemacht, daß ihm ein Licht aufgeht. Dies läßt sich zweifellos auf wichtige Bereiche des Lebens und Erlebens ausdehnen. Solche Erwartungen sind jedoch meiner Kenntnis und Erfahrung nach bei weitem überhöht und Zeichen einer starken Spannung zwischen Wünschen und erlebter Wirklichkeit. Diese Spannung braucht eine Lösung. Sie beschreibt eine Phase des Lernprozesses, aber nicht Samadhi.
Zum Thema Grenzen gibt es viele Diskussionen. Hans Peter Duerr hat in seinem Buch »Traumzeit. Über die Grenze zwischen Wildnis und Zivilisation« einige Standpunkte aufgezeigt: Die einen gehen davon aus, die eigenen Grenzen zu erweitern, der Relativist zielt darauf ab, auf der Grenze zu sitzen, der Dogmatiker verstärkt die Mauern, und der Skeptiker fordert auf, über die Mauer zu schauen. Duerr selbst argumentiert, daß die Lebensform zwar der Rahmen für die Erfahrung sei, sie aber nicht determiniere: »Denn der Rahmen ist nur durch die Erfahrungen, und diese Erfahrungen sind nicht auf irgendeine Weise festgelegt.« Das scheint mir genau zum Thema Yoga zu passen. Weiter schreibt er: »Daß die Fragen nach Wahrheit und Bedeutung stets über das hinausgreifen, was innerhalb einer jeweiligen Lebensform oder Zivilisation erfahrbar ist, war den archaischen Menschen viel bewußter... Aber sie hatten auch ein deutliches Bewußtsein der zerbrochenen Einheit, aus der heraus sie lebten. Und sie wußten, daß dieser Bruch die Bedingung von Schmerz und Glück zumal war und daß die Erkenntnis der Wahrheit Leid und Freude bedeutet.«[28] Die eigenen Grenzen erkennen und akzeptieren, so würde ich es aus der Sicht von Yoga formulieren, ist etwas, das vom Herzen kommt, also emotional und intellektuell ist. Die Grenzen sind transparent, so daß wir das Drinnen und Draußen kennen, wir wissen, daß wir Menschen mit Grenzen, Fehlern, Ecken und Kanten sind, machen trotzdem weiter und haben grenzenlose Phantasien. Eines der schmerzverursachenden Hindernisse[29] auf diesem Weg ist die Angst vor dem eigenen Tod. »Ruhig werden« im Sinn von Samadhi kann nur, wer sich auch mit dieser Frage beschäftigt. Für viele Menschen ändert sich die Bedeutung alltäglicher Ereignisse deutlich, wenn sie sich überlegen, daß sie bald sterben. Solche Fragen gehören ebenso zum Thema und machen die Samadhi-Ebene verständlicher.

2.7 Das Stufenmodell

Diese sechs Elemente des harten Kerns von Yoga werden häufig als Stufen angegeben.
Die Frage liegt nahe: Weshalb dann nicht große Schritte machen und gleich auf die gewünschte Stufe gehen? Ich finde die Stufendarstellung (Abb. A) irreführend. Im Indischen heißen die beschriebenen Elemente

Abb. A

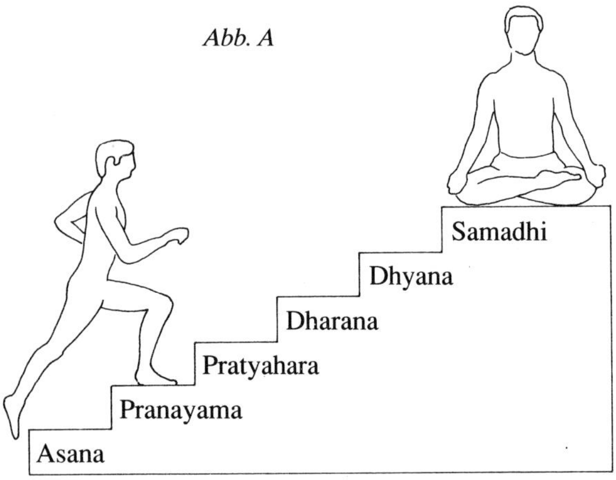

Abb. B

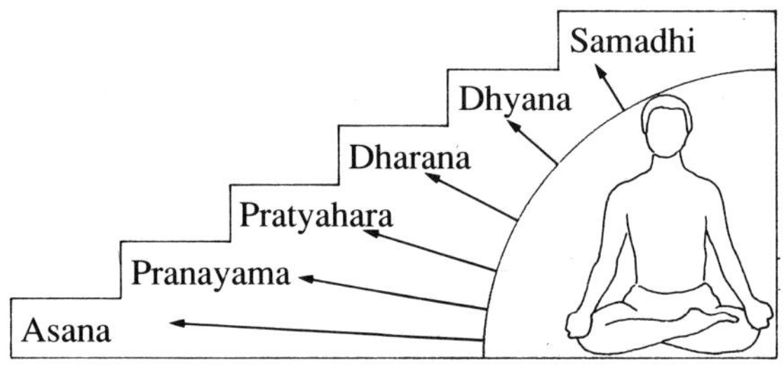

Angas, also Glieder; das hilft weiter. Das Stufenmodell läßt offen, wo Sie sich befinden. Richtigerweise müßte das wie in Abb. B dargestellt werden. Es ist also ein Ineinandergreifen verschiedener Glieder, wobei das systematische Erlernen und das Wissen darüber, wie Sie zu den einzelnen Gliedern kommen und was sie genau ausmacht, unbedingt erforderlich sind. Die Erlebnisse, die Ihnen andernfalls zuteil werden, sind zufällig und irreführend und haben wenig Bedeutung.

2.8 Yama und Niyama

Nicht selten werden den bisher erwähnten noch zwei weitere »Stufen« vorangestellt: Yama und Niyama. Nach allgemeiner Interpretation umfassen sie eine Reihe ethischer Regeln. Yama beinhaltet Ahimsa (nicht töten, Friedfertigkeit, Gewaltlosigkeit), Satya (Wahrheit), Asteya (nicht stehlen), Brahmacarya (Enthaltsamkeit), Aparigraha (Begierdelosigkeit). Niyama umfaßt Verhaltensregeln, die sich auf die persönliche Disziplin beziehen: Shauca (Reinheit), Santosha (Zufriedenheit, Gleichmut), Tapas (Enthaltsamkeit und Gleichgültigkeit gegenüber körperlichen Bedürfnissen, Begierden und Beschwerden), Svadhyaya (Erforschung des Selbst), Ishvara Pranidhana (Hingabe an Gott). Einige dieser Regeln erinnern stark an Regeln der brahmanisch-hinduistischen Religion. Wer das erste Kapitel aufmerksam gelesen hat, dem ist klar, daß es sich hierbei um Einflüsse aus der brahmanischen Tradition handelt und um Zugeständnisse an diese dominierende Kultur Indiens. Brahmacarya z. B., die sexuelle Enthaltsamkeit, ist für den Priesteranwärter ein wichtiges Gebot. Die Nähe zu Ordensregeln, wie wir sie aus dem christlichen Bereich kennen, ist offensichtlich.
Daneben beinhalten aber Yama und Niyama nicht nur Regeln, sondern auch Notwendigkeiten in bezug auf das Yoga-Üben und wichtige Vorgehenshinweise. Iyengar sagt unter »Shauca« (Reinheit) über den Übungsort, daß er frei von Insekten, vor den Elementen geschützt sein soll und daß auf eine angenehme Umgebung geachtet werden soll. »Ideal sind die Ufer eines Sees, Flusses oder die Meeresküste. Es ist

heute schwer, solche idealen Orte zu finden, aber man kann zumindest eine Ecke in seinem Zimmer einrichten, die für die Übungen geeignet ist.«[30] Yama und Niyama sind die zwei Glieder des Yoga, die am meisten Differenzierung und Interpretation brauchen. Sie gehören zu einem an den harten Kern angelagerten Teil, bei dem es Sinn macht, genau zu unterscheiden, was religiös-brahmanische Regeln, was Übungsvoraussetzungen, was Hinweise auf Lerngegebenheiten und Lernschritte, was kulturelle Entscheidungen und was Normen und Werte von Gruppen der indischen Gesellschaft sind.

2.9 Yoga und Religion

Für die Menschen in Indien ist die Verknüpfung ihres Alltags mit der Religion und dem Hinduismus häufig ähnlich selbstverständlich, wie es dies für Europäer im Mittelalter mit christlichen Vorstellungen war. B. K. S. Iyengar schreibt 1966: »Erst vor kurzem haben in Indien diese Künste und Wissenschaften begonnen, sich vom Göttlichen frei zu machen. Dies aber geschieht mit gebührender Ehrfurcht. Denn eine Emanzipation des menschlichen Willens, der sich vom Göttlichen absondert, verlangt nach unserer indischen Auffassung auch weiterhin die Reinheit des Zwecks, die Bescheidenheit der Arbeit und die Selbstlosigkeit, die das Vermächtnis unserer langen Bindung an Gott ist.«[31] Gerade dieser Umbruch ermöglicht es, die alte indische Tradition auch in Europa zu verwenden. Denn Yoga hat zwar vom Hinduismus eine religiöse Komponente bekommen, ist aber letztlich eine Wissenschaft wie viele andere.
Dem modernen indischen Prozeß der Ablösung von Gott – die Samkhya-Philosophie und andere indische Denkrichtungen waren ja schon immer nichttheistisch gewesen – steht die Esoterisierung und Wiedereinführung brahmanisch inspirierter Gottesvorstellungen in Europa und besonders auch in Amerika gegenüber, die z. T. auch unter der Bezeichnung Yoga verbreitet werden. Eine paradoxe Situation! Der Begründer des Autogenen Trainings, Schulz, hat in den zwanziger Jahren die Hoffnung und Zielsetzung ausgesprochen, »den Realbestand der Yoga-Tradition« zu erobern, wodurch es möglich würde, diese alte Tradition auch in Europa zu erlernen. Statt dessen scheint aber immer mehr das Interesse an metaphysischem Gedankengut und Religion im Vordergrund zu stehen. Dazu läßt sich folgendes sagen: Entweder steht Yoga über allen Religionen, oder Yoga steht neben den Religionen. Im ersten Fall ist Yoga mehr als eine Religion, eine Art Überreligion. Auf dieser Ebene läuft die brahmanische Argumentation und ähnlich die der Theosophie und der modernen Esoterik. Im zweiten Fall steht Yoga neben den Religionen, wie etwa Wissenschaften und Künste, und beschäftigt sich mit seinem speziellen Gegenstand. Auf dieser Ebene läuft die Argumentation des traditionellen Yoga und dieses Buchs.

2.10 Zum Ziel von Yoga

Folgen wir den Yoga-Sutren, so ist das Ziel von Yoga: citta-vritti-nirodhan[32], das Citta zur Ruhe bringen. Citta ist die Aufmerksamkeit, das Wahrnehmen, Denken und Fühlen. Es wird beschrieben, daß es häufig cala, also in Bewegung, unruhig, unsicher, wechselhaft, schnell ist. Der Kontakt zu sich selbst, zu seinen eigenen inneren und äußeren Wahrnehmungen ist zu locker. Aufmerksam für alles mögliche, nehmen wir uns selbst zu wenig wahr. Die unruhige Aufmerksamkeit wird oft mit einer flackernden Kerze im Wind verglichen. Beruhigung der Aufmerksamkeit ist dann eingetreten, wenn die Kerze ruhig brennt.
Solche Bilder werden oft mißverstanden. Es geht hier aber nicht darum, frei zu assoziieren, um nicht zu sagen: zu phantasieren. Solche Bilder haben einen klaren Stellenwert. Der Anthropologe Claude Lévi-Strauss[33] hat darauf aufmerksam gemacht, daß die Übereinstimmung im Gesamtsystem nicht von den Beziehungen auf die Begriffe verlagert werden dürfe. Das heißt, die Beziehung zwischen Unruhe und Aufmerksamkeit ist wie die Beziehung zwischen dem Wind, der bläst, und der Kerzenflamme; die Beziehung zwischen Aufmerksamkeit und Erlebnis der Ruhe wie die zwischen Flamme und Windstille (Abb. A). Falsch wäre es zu sagen, die Aufmerksamkeit ist wie eine Kerze (Abb. B.).

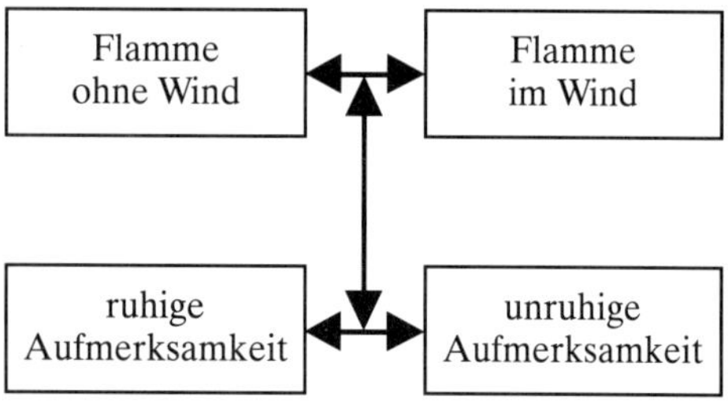

Abb. A

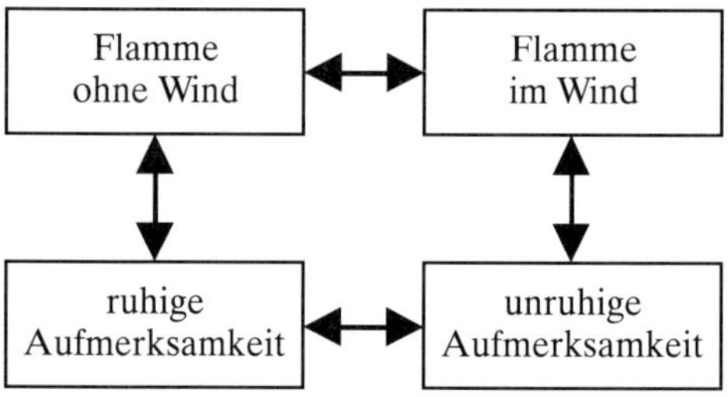

Abb. B

Ebenso falsch ist es, die Ebene des Konkreten zu verlassen und abstrakte Assoziationen an Bilder zu knüpfen; sich etwa eine Kerze in seinem Innern vorzustellen, wie sie leuchtet oder wie sie rußt und alles verdreckt. Denken Sie immer daran: Die Beziehung ist wie... und nicht: die Aufmerksamkeit ist wie... Wenn Sie sagen: »Mir geht ein Licht auf!«, so denken Sie auch nicht, daß wirklich konkret ein Licht angegangen ist. Wenn Sie sagen: »Ich tappe im dunkeln!«, so denken Sie auch nicht, daß im Kopf eine Glühbirne ausgeschaltet ist.
In der Samkhya-Philosophie gibt es eine weitere Vorstellung für die Unruhe der Aufmerksamkeit und das Unverständnis, das damit zusammenhängt. Wegen der unmittelbaren Nähe von Purusha und Prakriti (der Mensch und seine psychosomatische Natur, Näheres im 4. Kapitel) werde, so heißt es, Purusha mit Prakriti verwechselt. Purusha ist immer ruhig, ist Aufmerksamkeit, Prakriti ist immer unruhig, solange die Art der stabilen Beziehung zwischen beiden noch nicht klar ist. Die Bezie-

hung zwischen Purusha und Prakriti ist wie die zwischen einem Zuschauer im Zuschauerraum und einer Tänzerin auf der Bühne. Der aufmerksame und ruhige Zuschauer nimmt die sich bewegende Darstellerin wahr. Er ist ganz gefangen und gefesselt von der Darbietung und merkt gar nicht mehr, daß er Zuschauer ist. In diesem Bild drückt sich die Verwechslungsbeziehung aus, die als grundlegendes Mißverständnis aufgelöst werden soll. Das heißt nicht, daß Purusha oder Prakriti sich auflösen oder unwichtig werden, sondern nur, daß die Verwechslung zwischen beiden aufgeklärt wird.

3

DIE MARMA-LEHRE

oder

Die Kunst, den Nagel auf den Kopf zu treffen

Auf die Frage »Was ist das Zentrale von Yoga?« könnte ich antworten: die Marmas. Zunächst wäre das nicht mehr als eine Tautologie, denn Marman heißt u. a. der Kern, das Herz einer Sache. Ein Marmajna ist ein Marma-Kenner, eine Person, die die Essenz, den Kern einer Wissenschaft oder Kunst kennt. Marma ist auch das, was versteckt, geheim, »mysteriös«, das heißt nur den Kennern verständlich, ist. In der Umgangssprache heißt Marma etwa »den Nagel auf den Kopf treffen«, und es wird verwendet, wenn jemand etwas Zentrales, Bedeutsames gesagt hat.

Marmas gibt es bei Menschen, bei Tieren, bei Häusern, bei Statuen, in der Sprache, in der Medizin etc. In der ayurvedischen Biologie und Medizin sind es die zentralen Stellen am menschlichen Körper, die sensitiv, verletzbar sind, sie liegen offen da und sind durch Unfälle, Krankheit oder Angriffe besonders gefährdet, weil dort Verletzungen lebensbedrohlich oder todbringend sind und bei deren (auch vermeintlicher) Bedrohung Ängste bis hin zu Todesängsten auftreten können.

Die Marmas sind zentrale soziale und psychophysische Stellen. Die Existenz der Marmas ist in der Praxis des Yoga schon seit Jahrtausenden bekannt; in Ayurveda (indische Medizin) wurden sie später genauestens beschrieben. Der älteste der drei wichtigsten Autoren des Ayurveda, Charaka (ca. 300 v. Chr.), hat drei Marmas erwähnt: Hrdaya (oberflächlich übersetzt: Herz), Shira (oberflächlich übersetzt: Gehirn), Basti (oberflächlich übersetzt: Blasengegend). Ausführlich wurden die Marmas vom Chirurgen Sushruta (ca. 150 v. Chr.) beschrieben, der diesem Thema ein umfangreiches Kapitel seines Werkes gewidmet hat. Sushruta gilt als Begründer der Chirurgie: Er hat bereits Leichen seziert, operiert und ein für damalige Verhältnisse äußerst genaues Wissen über die Anatomie besessen. Sushruta wandte sich vom religiösen Opfer und den magischen Praktiken in der Medizin ab. Die Legende erzählt, daß Yajna, der Gott des Opfers, enthauptet und von den Asvins, den mythologischen Chirurgen, wieder zusammengesetzt wurde. Geschichtlich belegt ist, daß Sushruta Arzt am Königshof war, in einer sehr schlachtenreichen Zeit. Aus der Behandlung der vielen Kampfverletzungen erklärt sich seine umfassende Kenntnis der vitalen Stellen.

Aber nicht nur indische Mediziner und Massagespezialisten arbeiten direkt mit und an den Marmas. Auch in den asiatischen Kampfkünsten kommt das Wissen um die Marmas zur Anwendung. Die Kämpfenden

lernen, die eigenen Marmas zu schützen und die gegnerischen anzugreifen.
Nach heutiger Kenntnis brachten buddhistische Mönche und Begleiter, die mit den Handelskarawanen zu deren Schutz mitzogen, dieses Wissen nach China. Das Shaolin-Kloster und dessen berühmtester Mönch Bodhidharma gelten als wichtige Schaltstelle für die Weitergabe der Kenntnisse über die Marmas. Bodhidharma ist wahrscheinlich 520 n. Chr. in Kanchipuram nahe Madras in Südindien geboren worden und reiste nach China. Der Legende nach ist er der Begründer des Shaolin-Tempel-Boxens (Kung-Fu) und des Cha'n (Zen-Buddhismus). Auch in Japan gilt er als Patron der Kampfkünste und wird dort Dharuma genannt.

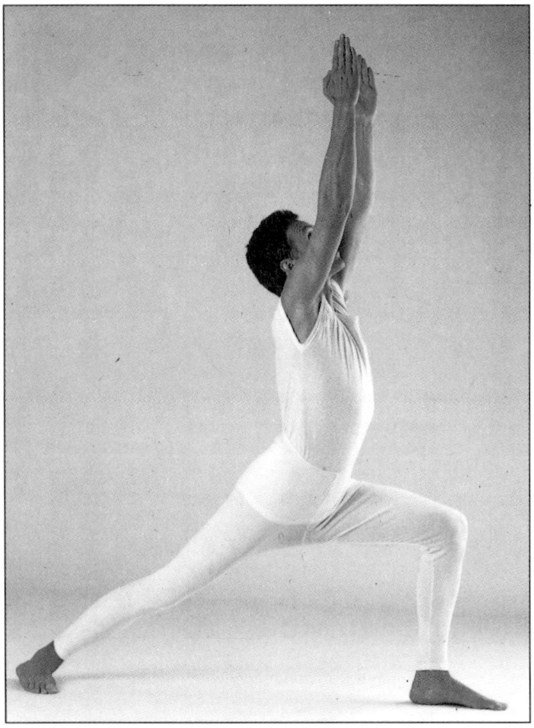

Virabhadra-(Kämpfer-, Helden-) Asana

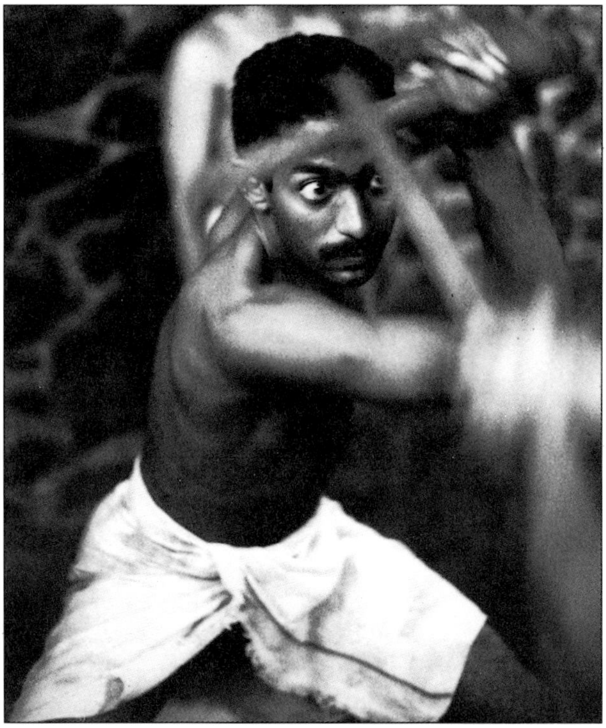

Kalarippayat-Übung

Die genauen geschichtlichen Ereignisse sind bis heute nicht bekannt; sicher ist jedoch, daß dieses indische Wissen nach China gelangt ist, sich nach Japan, Korea, Thailand, Indonesien, Malaysia ausgebreitet hat und auch in Burma zu finden ist. Es sind verschiedene in Theorie und Praxis sehr verwandte Techniken mit jeweils regionalen Abwandlungen und Schwerpunkten entstanden. Sie sind heute unter den Namen Kalarippayat (Indien), Kung-Fu, T'ai Chi (China), Taekwon-Do (Korea), Judo, Aikido, Sumo, Kendo, Karate (Japan) – um nur die wichtigsten zu nennen – bekannt. Vieles deutet darauf hin, daß früher Meditation, Yoga-Übungen und Kampfkunst zusammengehörten und parallel geübt wurden.
In den buddhistischen Klöstern, etwa dem Shaolin-Tempel, war es üblich, die Mönche sowohl in »Gymnastik« wie in Kampf- und Medi-

tationstechniken auszubilden. Yoga-Haltungen und Haltungen in der indischen Kampfkunst Kalarippayat sind sich z. T. sehr ähnlich, etwa Stehübungen oder das Üben von Bogenstellungen, die es dem auf dem Rücken liegenden Kämpfer ermöglichen, mittels einer Bogenstellung aufzustehen und gleichzeitig anzugreifen. Der Mythos, der zu den Stehübungen des Yoga überliefert wird, erzählt vom Krieger Virabhadra (nach dem die Virabhadra-Asanas benannt sind), der gegen die Brahmanen kämpft. Interessanterweise hat dieser Kampf seinen sehr brisanten, vitalen Ursprung im sozialen Bereich: Daksa, der Brahmane und Schwiegervater Shivas, hatte Shiva und dessen Frau nicht zu einem Opferfest eingeladen. Shivas Frau ging aus Familienliebe dennoch hin. Daksha beleidigte seine eigene Tochter und warf sie hinaus. Dadurch fühlte sich der friedfertige Shiva in seiner Meditation gestört, ärgerte sich und schuf in seiner Wut den Kämpfer Virabhadra. Yoga hat also durchaus auch kämpferische Aspekte.
Die meditative Seite des Umgangs mit sich und seinem Körper, der friedliche Aspekt und nicht der Kampf, steht bei Yoga jedoch im Vordergrund. Für Yoga sind die Marmas deshalb wichtige Stellen, die Ihnen zeigen, ob Sie im Kampf mit sich selbst, Ihrer Um- und Mitwelt stehen oder stehen sollten oder ob sie friedlich und glücklich leben.

3.1 Der Körper in Yoga und Ayurveda

Yoga und Ayurveda verstehen den Menschen, solange er lebendig ist, als dynamisches Feld (Kshetra), zu dem auch das Selbst gehört, das als Kenner des Feldes (Kshetrajna) bezeichnet wird. Das Selbst und die lebendige Körpergestalt sind räumlich und zeitlich voneinander durchdrungen. Dadurch ist es möglich, daß Leid und Krankheit, aber auch das positive Äquivalent des Selbst erfahren werden können. Innerhalb dieses Feldes, des Körpers, gibt es 107 besonders bedeutsame vitale Orte – die Marmas. Sie werden in fünf große Gruppen eingeteilt: Sandhi-, Snayu-, Asthi-, Mamsa- und Sira-Marmas.
Diese Gruppennamen lassen sich nur sehr ungenau übersetzen, da das gesamte Konzept, wie der Körper verstanden wird, sich wesentlich unterscheidet von der Vorstellung, die westlich geprägte Menschen normalerweise im Kopf haben. Gelenk-, Sehnen-, Knochen-, Muskel- und Blutgefäß-Marmas sind solche ungenauen Übersetzungen, da das dahinterstehende Konzept nicht deutlich wird. Ich möchte Ihnen das dynamische Feld, von dem schon die Rede war, und die damit zusammenhängende Frage, wie die indischen Gedanken sprachlich am besten ausgedrückt werden können, noch etwas erläutern. Die Marmas sind u. a. deshalb bedeutende Orte, da hier Verschiedenes zusammentrifft. So bezeichnet etwa ein Mamsa-Marma nicht nur wichtige Muskeln, sondern umfaßt weitere wichtige Strukturen des Körpers, die immer mitgedacht sind, aber im Wort »Muskel-Marma« keinen Ausdruck finden. Es verhält sich ähnlich, wie wenn Sie »Bohnensuppe« sagen. Man weiß, daß außer Bohnen auch noch Wasser, Salz, Pfeffer, Tomaten

etc. drin sind; das wird aus der Verbindung mit dem Wort »Suppe« klar. Der Indologe Heinrich Zimmer hat diese Besonderheit indischen Denkens beschrieben.[34] Ich übertrage seine Darstellung auf unser Beispiel:

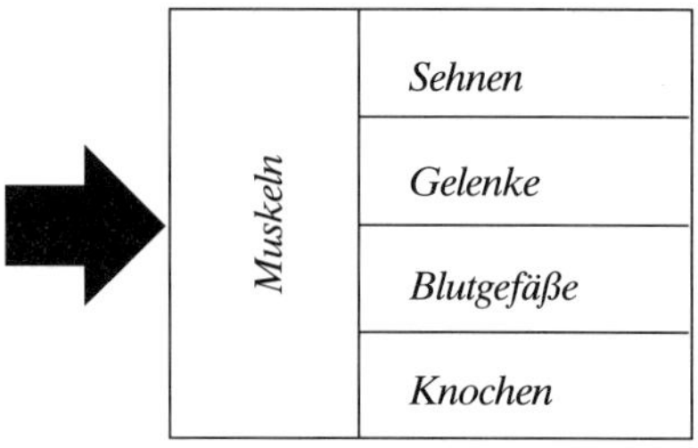

Muskeln sind das Auffälligste, das, wonach das Marma bezeichnet ist, an dieser Stelle finden sich auch Knochen, Blutgefäße und vieles mehr, das immer mit dazugehört.
Die Abbildung verdeutlicht, daß es keine Frage von richtig oder falsch, sondern der Blickrichtung und des Konzepts ist, ob Sie einen Muskel nur als Muskel und sonst nichts ansehen oder ob Sie den Muskel in einem größeren Zusammenhang verstehen, wie das die Vorstellung bei Mamsa-Marma ist.
Ein Marma ist durch sieben zentrale, das Leben ausmachende Faktoren (Pranas) bestimmt: Vata, Pitta, Kapha: die drei Grundgrößen der ayurvedischen Biologie, Physiologie und Psychosomatik (Doshas); Sattva, Rajas und Tamas: die drei Grundgrößen der Psychologie in Yoga, der Samkhya-Philosophie und Ayurveda (Gunas); Atman: das Selbst oder der subjektive Faktor.
Die drei Doshas und die drei Gunas sind unter dem Begriff Prakriti, die Natur des Menschen, zusammengefaßt. Die Prakriti gilt als ganz persönliche Natur jedes einzelnen Menschen. Das heißt, jeder Mensch hat sein ganz persönliches Prakriti, psychosomatisches Zusammenspiel, das er z. B. mittels Yoga-Übungen kennenlernen kann. Die Beziehung zwischen Purusha oder Atman und Prakriti zeigt sich an den Marmas besonders deutlich. Yoga ist, wie erwähnt, ein Schlüssel zum Schloß: ein Schlüssel, um das eigene Prakriti und die Beziehung Purusha – Prakriti kennenzulernen. Die Marmas sind die verschiedenen Schlüssellöcher, die in den Yoga-Übungen gezielt benützt werden. Mit der Arbeit an den Marmas kann die Kontinuität des eigenen Lebens bzw. die Kontinuität des Verhaltens und der Erfahrung erlebt werden. Wenn ein Marma verletzt oder traumatisiert worden ist, so ist die Kontinuität der Erfahrung unterbrochen, und das spüren Sie direkt oder vielleicht nur unterschwellig, möglicherweise auch gar nicht.
An all diesen 107 Stellen kann die Kontinuität des eigenen Erfahrungsprozesses gestört sein, und es ist interessant, die Marmas auch dann zu beachten, wenn das eigene Leben nicht unmittelbar bedroht ist. Gerade das macht Yoga als Übungsmethode spannend, aber auch schwierig.

3.2 Sharira

Diese Betrachtungsweise des Verhältnisses Körper – Psyche ist am Anfang vielleicht etwas verwirrend, weil in diesem erfahrungsorientierten Konzept nicht davon ausgegangen wird, daß das Gehirn der einzige Ort ist, an dem die Beziehung Körper – Psyche abläuft. Vielmehr findet die Umsetzung von psychischem in körperliches Geschehen am ganzen Körper mit seinen 107 zentralen Marmas statt. In den

meisten westlichen Auffassungen ist der Körper relativ weit von der Psyche entfernt. Moderne Forschungen versuchen dem unter dem Stichwort Psychosomatik etwas entgegenzusteuern. In Yoga und Ayurveda dagegen sind Körper und Psyche viel näher zusammen gedacht. Sharira heißt, ungenau übersetzt, Körper, genauer ist es etwas, das sich in einem ständigen Veränderungsprozeß befindet, ein andauerndes Vergehen und Neuentstehen, ein Sterben und Gebären von Leben, immer wiederkehrender Auf- und Abbau.
Sharira umfaßt 3 Ebenen: Sthula, Sukshma, Karana.

Sthula

Sthula (wörtlich: grob, dick, breit) ist die Ebene der einfachen, genauen Lagebestimmungen am Körper, die in anatomischen Begriffen und Erfahrungsbeschreibungen angegeben werden können. Ist es genau die Wade, die sich jetzt dehnt, oder ist es etwas höher in der Kniekehle? Wo ist die Dehnung, der Schmerz genau zu spüren? Ist es die Muskelgegend der Wade oder die Gelenkgegend des Knies? Welche Funktion hat diese Stelle, wozu brauche ich sie, wozu hilft sie mit? Versuchen Sie jetzt als kleine Vorübung auf der Sthula-Ebene nicht ihren Körper, sondern den Ort, an dem Sie sich befinden, grob zu beschreiben.

Sukshma

Sukshma (wörtlich: subtil, klein, dünn, kurz). Auf dieser Ebene wird das komplexe Geschehen, das mit dem körperlichen Ort zusammenhängt, beschrieben. Das können physiologische, chronobiologische und emotionale Prozesse sein, die mit dieser Stelle zusammenhängen. Auf dieser Ebene beobachten Sie in den Übungen, wie sich das, was Sie, grob ausgedrückt, am Knie spüren, jetzt genau anfühlt. Ist es rutschig, gleitend, eher steif oder blockiert. Ist der Schmerz ziehend oder stechend? Haben Sie den Eindruck, er werde schwächer, wenn Sie leicht dehnen, oder wird er stärker? Hier geht es um die komplexe subtile Erfahrung und deren Beschreibung. Führen Sie das Beispiel mit dem Ort, an dem Sie das Buch lesen, weiter. Wie warm oder kühl ist es da? Lesen Sie an einem lauen Sommertag im Park unter Bäumen oder an einem kühlen Winterabend, eingewickelt in eine Decke?

Karana

Karana (wörtlich Ursache, Grund, Motiv, literarisch auch Körper). Hier ist der Aspekt des Selbst (Purusha), des subjektiven Faktors, berücksichtigt, der mitunter auch der unsichtbare »Herr des Körpers« genannt wird. Auf dieser Ebene setzt sich das Subjekt mit den Motiven und Ursachen für seine Wahrnehmung und sein Handeln auseinander. Auf der Karana-Ebene besteht die Möglichkeit, über das, was bereits verursacht ist, hinauszugehen, klare Unterscheidungen und Änderungen vorzunehmen und daher aus bisherigen Ursache-Wirkungs-Zusammenhängen herauszutreten. Das Beispiel weitergeführt, können Sie jetzt herauszufinden versuchen, was es für Sie bedeutet, ein Buch über Yoga zu lesen. Ob Sie gerade Spaß dran haben, ob Sie etwas Bestimmtes erfahren oder wissen wollen, ob Sie z. B. etwas gegen Rückenschmerzen suchen.

Das Zusammenspiel

Auf der Sthula-Ebene läßt sich ein recht direkter Zusammenhang von Ursache und Wirkung erkennen. Beispiel: Die Wade ist in den Muskeln hart und angespannt; sie läßt sich kaum dehnen, und deshalb kann auch das Fußgelenk nicht optimal gedreht werden. Auf dem Sukshma-Niveau ist kein direkter Zusammenhang für Ursache und Wirkung festzustellen, es lassen sich keine Rückschlüsse ziehen. Es gilt, die Situation im Gesamtzusammenhang zu erfassen, um Aussagen machen zu können. Auf dem Karana-Niveau suchen Sie auch nach Lösungen, denn Sie sind ja »Herr im eigenen Haus«. Dies ist für Hatha-Yoga die wichtigste Ebene. Sie können etwas veranlassen, etwas beitragen, die Situation gestalten. Es steht Ihnen frei, die Wade mit aller Kraft zu dehnen mit dem Ergebnis, daß sie etwas weiter dehnen können, und mit der Folge, daß sie am nächsten Tag Muskelkater haben. Es steht ihnen aber auch frei, nur ganz leicht zu dehnen, im Moment weniger weit zu kommen, am nächsten Tag jedoch ohne Muskelkater weiterzuüben. An diesem Beispiel sehen Sie das Zusammenspiel der drei Ebenen des Körpers.
Die drei Körperebenen, oder kurz gesagt, die drei Körper, sind verschiedensten Einflüssen ausgesetzt: Auf der Ebene des Sthula-Sharira von konstitutionellen Schwächen bis hin zu körperlichen Überlastungen durch einseitige Anforderungen, auf der Ebene des Sukshma-Sharira von klimatischen Bedingungen bis zu schädigenden Verhaltensgewohnheiten auch in sozialen Situationen und auf der Ebene des Karana-Sharira von habitueller und spontaner Handlungssicherheit und Gelassenheit bis hin zu Verhaltens- und Entscheidungsunsicherheit. Stabilität und Gleichgewicht innerhalb und zwischen diesen Ebenen herzustellen ist in Yoga die Aufgabe. Sich äußere Faktoren persönlich anzulasten, körperliche Regungen nicht zu beachten oder sie überzubewerten sind Beispiele für Sackgassen auf dem Weg zur Stabilisierung. Dieses Konzept, bei dem der Körper auf den drei Ebenen betrachtet wird, beeinhaltet in sich, was westliche Konzeptionen verschiedenen Bereichen in Medizin, Biologie, Psychologie und Psychosomatik zuordnen. Das Sharira-Konzept lässt die Beziehung zwischen dem subjektiven Fluß der Erfahrung und den materiellen Gegebenheiten bestehen; mit anderen Worten: Es ist eine Philosophie, bei der die Unterscheidungen subjektiv – objektiv, Körper – Geist usw. nicht greifen. Die Marmas sind sowohl einer subjektiven als auch einer objektiven Betrachtung zugänglich. Und genau diese Möglichkeit wird in Yoga genützt. In der Yoga-Technik signalisieren die eigenen Marmas dem Übenden, wie es um diese vitalen Stellen steht (Sthula- und Sukshma-Ebene). Können Sie die Stellen erreichen, schmerzen sie, oder sind sie

schmerzfrei? Das sind Fragen, mit denen Sie sich auseinanderzusetzen haben. So finden Sie die Ursachen für die Schmerzen und Mittel, die Schmerzen zu einem Ende zu führen (Karana-Ebene). Grundsätzlich lassen sich drei Empfindungen an den Marmas unterscheiden: Entweder Sie fühlen nichts, was Entfremdung, Verwirrung, Unklarheit oder Unkenntnis bedeutet (moha), oder Sie empfinden Schmerz, Unwohlsein, Frustration, das heißt etwas tendenziell Unangenehmes (duhkha), oder Sie haben ein angenehmes, entspannendes Gefühl (sukha).

3.3 Der Schmerz in Samkhya und Yoga

Die Ethik, die sich in der Samkhya- und Yoga-Philosophie verbirgt, ist interessant. Zentraler Ausgangspunkt ist die Frage, ob es Mittel und Wege gibt, Schmerz und Frustration zu einem Ende zu bringen. Dieses Bedürfnis entspringt in einem Individuum als Folge von Leidenserfahrung und gilt daher als Anlaß und Ausgangspunkt jeder Philosophie, die die Möglichkeit zu Freiheit und Beendigung des Leidens eröffnen will. Es gibt drei Arten des Leidens, die auf Grund ihrer Ursachen unterschieden werden:
innere Ursachen (Adhyatmika), physische, das heißt ein Ungleichgewicht in den drei Doshas Kapha, Pitta und Vata, oder psychische, das heißt ein Ungleichgewicht in den drei Gunas Sattva, Rajas und Tamas, z. B. Wünsche, Ärger etc.;
äußere Ursachen, (Adhibhautika) wie Mitmenschen, Tiere, unbelebte Objekte, Mahabhutas;
darüber hinausgehende externe Ursachen (Adhidaivika) wie kosmische Einflüsse, Hitze, Kälte, Wind und Regen, mythologisch beschrieben als Einflüsse durch Dämonen oder Götter.

Medizin, Diplomatie, religiöse oder magische Rituale betrachtet die Samkhya-Philosophie als ungeeignet oder zweischneidig: Sie mögen von einem Leiden befreien oder zu befreien vorgeben, helfen jedoch nicht ausreichend vorbeugen. Aus diesem Grund beschäftigt sich Samkhya-Yoga mit der Frage nach der Struktur menschlicher Erfahrung. Das Kontinuum von Befriedigung-Schmerz-Konfusion bezieht sich auf drei Konstituenten des Erfahrbaren: reflektierende Intelligenz (Sattva), nach außen gerichtete Aktivität und Mangel an Reaktionsvermögen (Rajas) und Orientierungslosigkeit (Tamas). Die Grundidee des Samkhya-Yoga ist es nun, über die dem Schmerz zugrunde liegende Struktur nachzudenken, das heißt, nicht nur den konkreten Schmerz anzuschauen, sondern die Struktur, die zu Schmerz führt, herauszufinden und zu verlassen. Da, wie oben angegeben, selbst Sattva, also richtige Erkenntnis, zu Schmerz führen kann, besteht in Samkhya-Yoga die Lösung darin, auch diese Erfahrung zu relativieren und das Selbst, den Kenner des gesamten Felds menschlicher Erfahrung (Purusha, Atman oder Jnata), zu erkennen und vom Feld (Prakriti) unterscheiden zu lernen. Die Gegebenheit, daß sich jeder Mensch seine Schmerzen, sein

Leiden, sein Unglück mehr oder weniger stark zu Herzen nimmt, wird vorausgesetzt. Auf dieser Basis gibt es verschiedene Möglichkeiten, damit umzugehen: die Schmerzen ignorieren oder, was Yoga vorschlägt, nach einer Lösung suchen.
Für manche von Ihnen mag diese sehr weitgehende Auffassung von Schmerz überraschend sein. Denn sogar die Befriedigung von Bedürfnissen wird als Schmerz verstanden, insofern sie den Wunsch nach weiterer Befriedigung in derselben Weise einschließt. Sie können – um ein Beispiel dafür zu geben – sich fragen, ob Ihre Konsumwünsche ständig steigen oder ob die Orientierung an Wachstum und ständigem Zuwachs, wie sie zur Zeit in unserer Gesellschaft vorherrscht, tatsächlich eine Lösung für Leiden ist.
Der Unterschied zwischen Samkhya und Yoga ist der folgende: Samkhya ist eine Erkenntnistheorie, die sich damit beschäftigt, ob und wie Schmerz und Leiden zu einem Ende geführt werden können. Ihr Ziel: eine klare Unterscheidung zwischen Purusha und Prakriti. Yoga dagegen legt das Schwergewicht auf eine systematische übende Praxis, die die Voraussetzungen für diese Unterscheidung zwischen Purusha und Prakriti schaffen will.

Die fünf Kleshas

Samkhya wie auch Yoga kennen fünf sogenannte fundamentale Mißkonzeptionen und Blockierungen, die nach Samkhya zur Unterdrükkung von Qualitäten und damit zu Schmerz führen. In Samkhya (S) heißen sie Viparyayas, in Yoga (Y) Kleshas.[35]

Avidya (Y), Tamas (S)
Mißverständnisse, Mißinterpretationen, wirre Meinungen, Auffassungen, Bewertungen, unbegründete Abneigungen, oft auch übersetzt als Ignoranz. Es bezeichnet auch die Identifizierung des Purusha (Selbst) mit Buddhi (intuitive Intelligenz), Ahamkara (Ich-Bewußtsein), Manas (Denkfähigkeit) oder den Tanmatras (die stofflichen Entsprechungen der fünf Sinneserfahrungen).

Asmita (Y), Moha (S)
Falsche Identität, die daraus resultiert, daß wir Wertvorstellungen oder Einstellungen als Ursache von Wahrnehmungen annehmen und sie nicht als veränderlich betrachten. Das, was wir wahrnehmen, ist schon durch Vorstellungen von seiner eigenen Identität bestimmt, z. B. Größenwahn, Minderwertigkeit, Herrschsucht.

Raga (Y), Mahamoha (S)
Anhänglichkeit, in Beschlag genommen sein von etwas, das zunächst zu Befriedigung führt, dann aber sehr hohe Kosten mit sich bringen kann: ein sinnlicher Genuß, eine Beziehung zu Vater, Mutter oder Lebenspartner. Der Wunsch, etwas zu haben, ob wir es brauchen oder nicht.

Dvesha (Y), Tamisra (S)
Abneigungen, Ärger, Haß, Zynismus, Schwermut auf Grund früherer unangenehmer Erfahrungen oder Verletzungen in Zusammenhang mit bestimmten sozialen Beziehungen, Situationen oder Objekten. Wenn Dinge schlecht gelaufen sind, so mögen wir sie nicht mehr.

Abhinivesha (Y), Adhatamisra (S)
Angst, Furcht, besonders vor dem Tod, auch vor Verlust von etwas Bedeutsamem, vor der Zukunft, was uns möglicherweise zynisch werden läßt bezüglich des sozialen und materiellen Lebens, obwohl wir eisern und beharrlich daran festhalten.

Gerade die letztgenannte Mißkonzeption, die als eine der schwersten gilt, dürfte Ihnen den Bezug zu den Marmas besonders augenfällig machen. Die Marmas, deren Bedrohung oder Verletzung der Definition nach zum Tod führt, Todesängste oder den Wunsch zu sterben auslöst, werden in Yoga benützt. Avidya (Mißverständnisse, Mißkonzeptionen) gilt auch als Oberbegriff für alle fünf schmerzerzeugenden Strukturen. Vidya, das Gegenteil von Avidya (A = nicht), ist das unterscheidende Wissen, die Weisheit und die klare Wahrnehmung. Obwohl Vidya im Alltag vorkommen mag, ist es nicht alltäglich. Die eigene Natur (Prakriti) hilft mit, zu Vidya zu kommen, d. h., der eigene Körper und die eigene Psyche unterstützen uns dabei. Es ist aber auch eine Frage der Zeit und des Glücks, ob wir zu Vidya gelangen.
Kommen wir noch einmal auf die bereits angeführte Definition in den Yoga-Sutren des Patanjali zurück: Cittavritti-nirodhah. Es existieren dazu viele Interpretationen; ich halte mich an diejenige von Desikachar, Sohn des berühmten Yoga-Lehrers Krishnamacharya: »Yoga ist die Fähigkeit, die Aufmerksamkeit ausschließlich auf ein Objekt zu richten und ohne jegliche Ablenkung aufrechtzuerhalten.«[36] Es gibt die Aufmerksamkeit aber auch ohne ein Objekt, eine potentiell zielgerichtete Aufmerksamkeit sozusagen, was als »Wolke des Wertvollen« bezeichnet wird. Mit dieser Aufmerksamkeit sind Sie offen für neue Einsichten; Verstehen, Begreifen, Erleben sind als Fähigkeiten lebendig.

4

DER ZUSAMMENHANG VON PSYCHE UND KÖRPER

Ayurvedischer und moderner Hintergrund

Eine spezielle Psychosomatik gibt es in Ayurveda nicht. Beschreibungen, Begriffe, Vorgehensweisen, Sichtweisen des Menschen und des menschlichen Körpers usw. sind aus unserer Sicht sozusagen von vornherein psychosomatisch angelegt. Auch die moderne westliche Medizin, Sportmedizin und Streßforschung geben interessante Hinweise auf die Zusammenhänge von Psyche und Körper. Für Yoga-Übende ist es wichtig, einige grundlegende Überlegungen zu kennen. Es wird dadurch leichter, in den Übungen voranzukommen und eine Vorstellung von dem zu haben, was Sie machen und machen wollen.

4.1 Die Begriffspaare in Ayurveda und Yoga

Ayurveda und Yoga arbeiten mit zehn Begriffspaaren, um etwas zu beschreiben. Mit diesen Begriffen lassen sich sowohl Gegenstände der äußeren Welt als auch Situationen und Erfahrungen der inneren Welt beschreiben. Diese Begriffspaare orientieren sich direkt an der Erfahrung und führen keine abstrakten Denkkategorien ein. Sie sind deshalb allgemein verständlich:

guru/schwer	–	laghu/leicht
shita/kühl	–	ushna/heiß
snigdha/ölig	–	ruksha/trocken
manda/langsam	–	tikshna/schnell, scharf
sthira/stabil	–	sara/fließend, beweglich
kathina/hart	–	mridu/weich
pichchila/zäh	–	vishada/klar
shlakshna/weich	–	khara/locker, lose
sthula/grob	–	sukshma/subtil, komplex
sandra/halbfest	–	drava/flüssig

Damit Ihnen diese Begriffe geläufiger und klarer werden, erläutere ich sie anhand von Beispielen auf verschiedenen Ebenen.

guru/schwer – laghu/leicht

Sie fühlen sich morgens leicht und haben Spaß aufzustehen, oder sie fühlen sich abends, wenn Sie müde sind, schwer, können den Kopf kaum mehr aufrecht halten und legen sich schlafen. Sie gehen abends mit Freunden aus, oder Sie arbeiten an einer interessanten Aufgabe, und Sie fühlen sich leicht. Dieselbe Einkaufstasche, dasselbe Gewicht: mal nehmen Sie es als schwer wahr, mal als leicht. Essen kann schwer sein, wenn es Ihnen noch lange im Magen liegt; es kann aber auch leicht sein, und Sie spüren, wie Ihr Körper es mit Leichtigkeit verdaut. Sicher kommen Ihnen diese Eigenschaften und ihre wechselhafte Wahrnehmung bekannt vor.

shita/kühl – ushna/heiß

Diese Begriffe brauchen Sie wahrscheinlich sehr oft, um etwas zu beschreiben. Es ist Ihnen kalt oder heiß. Sie haben kalte Füße, oder Sie haben eine heiße Stirn. Sie haben Lust, etwas Wärmendes zu trinken, oder Lust auf etwas Kühlendes. Wir sind es gewohnt, auf diese Wahrnehmungen zu reagieren: Sie ziehen die Jacke aus, oder Sie hüllen sich in eine wärmende Decke. In vielen Fällen läuft das psychosomatische Zusammenspiel so einfach ab. Es gibt aber auch Menschen, in deren Nähe Ihnen warm wird, und bei anderen läuft es Ihnen eiskalt den Rücken hinunter.

snigdha/ölig – ruksha/trocken

Die Eigenschaften der Haut, trocken oder ölig, kennen Sie sicherlich. Auch das Gefühl, wenn einem der Mund austrocknet, wenn man etwas vortragen soll. Im Gegensatz dazu Situationen, in denen einem das Wasser im Mund zusammenläuft, beim Anblick einer guten Mahlzeit beispielsweise. Ähnliches können Sie in den Augen beobachten: Sie können trocken oder rauh sein oder mit Flüssigkeit geschmiert. Auch Gelenke sollen wie geschmiert laufen. Speisen können sehr ölig oder trocken sein. Selbst Weine beurteilen wir danach, ob wir sie als trocken oder ölig-süß wahrnehmen.

manda/langsam, träge, stabil – tikshna/schnell, scharf

Reaktionen eines Zuhörers in einem Gespräch können schnell oder langsam sein. Im Arbeitsleben etwa, aber auch im persönlichen Kontakt gibt es viele Menschen, die die Eigenschaften schnell, scharf, präzise, besonders in der Kombination mit klar, schätzen. Bei schweren und komplexen Sachverhalten bevorzugen Sie möglicherweise ein langsames Vorgehen. Ein scharfer Verstand kann in manchen Situationen von Vorteil sein, in anderen sind es die gemächlichen Überlegungen. Bei Bewegungen läßt sich schnell und langsam am klarsten unterscheiden: Taekwon-Do z. B. hat viele schnelle Bewegungen, Yoga viele langsame. Aber auch bei Nahrungsmitteln: Manche halten lange vor, und Sie bekommen nur langsam wieder Hunger, andere sind schnell verbraucht.

sthira/stabil – sara/fließend beweglich

Asanas sollen, so die Beschreibung in den Yoga-Texten, fest und stabil sein: Das heißt, Sie sind dabei nicht so leicht aus dem Gleichgewicht zu bringen. Die Knochen sind dafür wesentlich. Im intensiven Kontakt mit den eigenen Knochen erleben Sie sich als stabil. Angespannte oder verspannte Muskeln machen starr, wackelig und instabil. Gleichzeitig zu der vorherrschenden Eigenschaft stabil erwartet man in Asanas auch die Eigenschaft fliessend. Die Bewegung in der Übungshaltung kann fliessend sein. Die Übungshaltung selber kann als andauernder Bewegungsfluss erlebt werden. Die Atmung in der Übungshaltung soll frei fliessend sein, wodurch sie etwas Stabiles bekommt. Die Erfahrung in den Blutgefäss-Marmas und an der Haut sollte ebenfalls fliessend sein. Bei Durchfall versuchen wir die Verhältnisse im Darm wieder zu stabilisieren, indem wir z. B. fasten. Umgekehrt bei Verstopfung, da wollen wir die Darmtätigkeit wieder ins Fließen bringen. Beziehungen können stabil sein; überstabile, starr gewordene lassen sich mittels Kommunikation wieder ins Fließen bringen. Institutionen und Organisationen fehlt oft die Eigenschaft »fließend«. Auch Bewegungen können fließend sein; so etwa die Atmung in den Yoga-Haltungen. Achten Sie einmal auf das Verhältnis von fester zu flüssiger Nahrung, die Sie zu sich nehmen. Bergsteiger und Bildhauer berühren gerne festes Material wie Stein, Fels etc. Andere gehen lieber schwimmen, damit sie Fließendes, Flüssiges um sich spüren.

kathina/hart – mridu/weich

Emotional unterscheiden wir oft zwischen Menschen, die hart oder verhärtet, und solchen, die weich sind. Ein harter Brustkorb ist unbeweglich und verhindert ein weiches Fließen der Atmung. Verhandlungspartner sind mitunter steinhart. Alle kennen das Gefühl, wenn einem die Knie weich werden.

pichchila/zäh, trüb – vishada/klar

Bei Föhn in München können Sie die Berge klar sehen. Wenn Sie schlecht sehen, gestreßt sind oder zu lange auf den Bildschirm geschaut haben, sehen Sie verschwommen. Eine Situation kann klar, aber auch zäh und verschwommen sein. Es gibt Menschen, die drängen auf klare Verhältnisse, andere halten es gut in verschwommenen Situationen aus. Auch Flüssigkeiten lassen sich nach klar oder zäh, schleimig unterscheiden, z. B. kann Ihr Urin klar oder trübe sein.

shlakshna/weich – khara/locker, lose

Reis ist ein Paradebeispiel für den Unterschied von zusammenhaltend und locker: Vor dem Kochen ist er locker, lose und rauh, danach weich und klebrig. Wie spüren Sie Ihre Gelenke? Locker und rauh, so daß es beim Bewegen knackt, oder sind sie weich und klebrig zusammengehalten? Das Klima an Ihrem Arbeitsplatz kann rauh sein, oder es besteht ein kollegialer Zusammenhalt. Wird locker auf jemanden verzichtet oder gekündigt? Kleben die Mitarbeiter auch noch in der Freizeit zusammen? Eine Arbeit, die Sie ausführen, kann an einem Stück erledigt werden, oder Sie können es mit lauter unzusammenhängenden Teilen zu tun haben. Dadurch wird die Arbeit rauh, sie ist unterbrochen, läuft nicht weich ab. Können Sie an einer Arbeit dranbleiben, kleben bleiben, oder werden Sie ständig weggerissen und abgelenkt?

sthula/grob – sukshma/subtil, komplex

Kartoffeln können Sie in ganz anderen Mengen essen als Pfeffer oder Salz. Salz ist so fein, daß es durch die Poren der Haut beim Schwitzen abgegeben wird oder Ihren Blutdruck erhöhen kann, während Kartoffeln in großen Mengen Sie dick machen. Manche Menschen lieben grobe Materialien, andere bevorzugen fein gewobene Stoffe. Sie können sich massiv, groß, dick fühlen oder fein, zierlich, schmal, dünn. Auch sogenannte dicke Menschen können exakte, zierliche, ästhetische Bewegungen machen, und dünne oder kleine Menschen können trampelig und ungraziös umherlaufen. Erleben Sie Ihr Körpergewicht als eher unbedeutend oder als massiv und schwerfällig, wenn Sie sich bewegen? Bringen Sie Ihr ganzes Gewicht in eine Bewegung hinein, wodurch sie massiv und wuchtig wird, oder bringen Sie es nur in unbedeutenden Randbereichen in Bewegung? In den Yoga-Übungen können Sie herausfinden, ob Ihnen beides gleichzeitig gelingt: Ihr ganzes Gewicht und Volumen in einer Übung erlebbar und sichtbar zu machen und dabei gleichzeitig komplexe, feine Bewegungen auszuführen, die am Bewegungsursprung unbedeutend erscheinen, aber den ganzen Körper durchdringen.
In der zwischenmenschlichen Kommunikation können Sie etwas grob und unpräzise, ohne Details ausdrücken oder klar, exakt und präzise auch komplexe Zusammenhänge ansprechen. Ebenso gibt es für Situationen oder Gesprächspartner diese beiden Pole. Haben Sie den Eindruck, Sie kommen in irgendeinem Bereich Ihres Lebens zu kurz, oder machen Sie sich massiv breit? Wie gehen Sie mit Ihrer Zeit um? Sie kann Ihnen wie Sand durch die Finger rinnen, oder Sie haben den Eindruck, Zeit sei genug vorhanden.

sandra/halbfest – drava/flüssig

Viele Gewürze riechen wenig im trockenen Zustand, wenn sie jedoch gekocht oder in Öl erhitzt werden, so wird ihr Geschmack intensiver, er wird »verflüssigt«. Trocknen macht die Gewürze fest. Werden Sie fein gemahlen, so verflüssigen sie sich ganz. Umgekehrt wird ein flüssiger oder zähfließender Teig durch Kochen oder Backen halbfest. Ihren Speichel können Sie als dünnflüssig, zäh oder als zusammengezogen erleben. Auch Blut kann sehr dünn oder eher dickflüssig sein. Körperliche Bewegung macht das Blut dünnflüssig, bei langem Sitzen wird es dickflüssig. Die Kommunikation in Partnerbeziehungen, in Betrieben etc. kann ins Stocken geraten, am Arbeitsplatz können sich die Aufgaben stapeln. Es kann aber gelingen, sie wieder zu verflüssigen: Sie können etwas abarbeiten oder durch kreative Ideen oder eine Aussprache die Kommunikation wieder verflüssigen. Empfinden Sie Vorgänge als schwerfällig, als eng und gepreßt? Oder geht es Ihnen zu schnell? Fließt Ihre Arbeit, Ihre Partnerbeziehung oder andere Beziehungen? In den Yoga-Übungen können Sie manchmal schnell vorankommen, und es kann Phasen geben, wo es Ihnen als undurchdringlich, zäh erscheint.

Die Beschreibung mit diesen zehn Begriffspaaren beinhaltet kein Werturteil. Es ist eine qualitative Beschreibung, das heißt, es werden Eigenschaften beschrieben. So kann ein Mensch einen kühlen Wintertag als angenehm empfinden, ein anderer leidet unter der Kälte. Ebenso schätzen Sie mitunter Menschen, die kühl und beruhigend wirken, ein anderes Mal wünschen Sie sich eher mitfühlende Wärme. Ebensowenig können Sie aus der Beschreibung auf die Ursachen schließen. Ein Mensch kann kühl sein, weil er gerade seine Überhitzung bekämpft, weil er im Moment unzufrieden ist, weil ihm zuvor etwas Unangenehmes passiert ist oder einfach weil er Zeit braucht, um sich anzuwärmen. Wie Sie mit der Wahrnehmung umgehen, ob Sie sie einfach zur Kenntnis nehmen und es dabei belassen, oder ob sie nach Ursachen suchen oder darauf reagieren, dazu bedarf es weiterer Entscheidungen. Um diese Zusammenhänge besser zu verstehen, ist ein Blick auf die Samkhya-Theorie der Erkenntnis nötig. Dieses umfangreiche, komplexe philosophische Thema kann ich in diesem Rahmen nur kurz und daher notgedrungen sehr dicht und etwas vereinfacht vorstellen. Diejenigen Leserinnen und Leser, die sich damit schwertun oder die sich nicht für Philosophie interessieren, können zumindest zur Kenntnis nehmen, daß umfangreiche Überlegungen dieser Art auch zu Yoga gehören: Ihre Bedeutung liegt darin, bei der Beurteilung der Erfahrungen keine Fehler zu machen. Ein scharfer Verstand etwa fällt nicht auf den Seiltrick indischer Fakire herein, nichtsdestotrotz kann er sich natürlich über das Können dieser Menschen freuen.

4.2 Die Samkhya-Philosophie der Erkenntnis

Es geht in Samkhya darum, Wissen bereitzustellen, das dazu verhilft, die Ursachen von Leiden zu beseitigen. Dabei werden, wie in Kapitel 3 schon erwähnt, drei Leiden auf Grund ihrer Ursachen unterschieden.

Adhyatmika: Leiden, das mit dem Menschen selbst zusammenhängt, von ihm selbst, das heißt von seiner Psyche, seinem Körper, verursacht ist.
Adhibhautika: Leiden, das von anderen Menschen, Tieren oder Objekten verursacht ist.

Adhidaivika: Leiden, das von den Jahreszeiten, Naturereignissen etc. verursacht ist.

Grundidee von Samkhya ist folgende: Es gibt keine Medizin gegen das Leiden, die es auch in Zukunft ausschließen kann; genausowenig, wie es ein Essen gibt, das auch in Zukunft satt macht. Deshalb ist es wichtig, nach Wissen und Kenntnissen zu suchen, die die Ursachen von Leiden beseitigen können. Wäre Leiden ein generelles Attribut des Subjekts, so wäre es sinnlos, weiter über die mögliche Aufhebung von Leiden nachzudenken. Da es aber offensichtlich nicht so ist, so der ethische Kerngedanke der Samkhya-Philosophie, ist es möglich, sich Gedanken zu machen und vermeidbares Leiden zu vermeiden.
Um diese logischen Überlegungen der Samkhya-Philosophie besser zu verstehen, müssen wir uns mit dem Themenkomplex Ursache und Wirkung, Produzent und Produkt beschäftigen.

Ursache und Wirkung

Um also klären zu können, was die Ursache des Leidens ist und was das Produkt, werden wir zunächst erste allgemeine Überlegungen zu Ursache und Wirkung und ihrer Relation anstellen:
Die Wirkung ist in der Ursache immer schon in gewisser Weise enthalten. Wenn Öl nicht in Senfpflanzen enthalten wäre, so wäre es auch nicht möglich, daraus Öl zu pressen. Wenn Gold nicht zu einem Ring formbar wäre, so wäre es auch nicht möglich, einen goldenen Ring zu schmieden. Garbe formuliert diesen Zusammenhang so: »Aus der Identität – oder wie wir sagen würden Koexistenz – von Ursache und Produkt folgt, daß von der Entstehung eines Produkts nicht gesprochen werden darf, daß vielmehr die sogenannte Entstehung eine Manifestation, ein ›In-die-Erscheinung-Treten‹ (abhivyakti) ist.«[37] Wandel in der Zeit ist daher einer der wesentlichen Faktoren, die beobachtet werden. Da Samkhya die alltägliche Erfahrung anerkennt, wird auch angenommen, daß in bezug auf die Wahrnehmung durch die Sinne eine Unterscheidung zwischen Ursache und Effekt möglich ist und sie sich relativ voneinander unterscheiden lassen.

Purusha und Prakriti

Die Samkhya-Philosophie versucht immer, einen regressus ad infinitum (also die Frage: Was war zuerst, Henne oder Ei?) zu vermeiden. In diesem Zusammenhang müssen zwei Begriffe eingeführt werden, die zentrale Bedeutung haben: Purusha und Prakriti.
Wenn Ursache und Wirkung zusammenhängen, muß es noch etwas geben, das in der Lage ist, dies ins Bewußtsein zu bringen. Etwas, das fähig ist, diese Zusammenhänge zu beobachten. Etwas, so wird es erklärt, das weder Produkt ist noch die Ursache von Produkten. Dieses Etwas wird Purusha genannt, was soviel heißt wie Mensch, Selbst oder Person. Purusha ist sozusagen die Ursache, die nichts verursacht.

Da die gesamte empirische-phänomenale Welt ihre Ursache schon in sich trägt, wird, um einen regressus ad infinitum zu vermeiden, auch ein unverursachtes Produkt postuliert, das Prakriti. Der Begriff ist zusammengesetzt aus der Vorsilbe »pra« (bevor, vorangehend) und der Wurzel »kri« (machen, produzieren).
Die beiden Begriffe sind wie folgt beschrieben: Prakriti ist noch nicht in Erscheinung getreten (avyaktam) und aus den drei grundlegenden Qualitäten oder miteinander verbundenen Prozessen mit unterschiedlichem Dichtegrad zusammengesetzt, den drei Gunas. Diese sind: sattva, das, was real ist, existiert, transparent, klar durchschaubar ist, was Vergnügen und Freude macht und Erkenntnis ermöglicht; rajas, die spontanen Aktivitäten, die unreflektierten Wünsche und Bedürfnisse, was betroffen macht, eingefärbt und bewegt ist, was etwas in Bewegung bringt, in Aufregung versetzt, auch was Unklarheit hervorbringt, was nicht erkennbar ist oder geworden ist, was sich vergegenständlicht hat.
Die weiteren Eigenschaften von Prakriti sind Bindung zu verursachen (bandha), es wirkt in fremdem Interesse (purushartha), ist das Betrachtete (drishya), ist das Feld für das Bewußtsein (kshetra) und selber nicht bewußt (acetana), befindet sich in ständigem Wandel (parinama), hat das Ziel, sich dem Purusha verständlich zu machen (aparvarga), und ist Objekt des Genusses (bhoga).
Purusha ist mit Bewußtsein ausgestattet (cetana), nimmt unmittelbar wahr, vermittelt einen realen Eindruck, hat die Kraft und die Fähigkeit des Genießers (drukshakti), ist unbeteiligter Beobachter (shaktshitvam), ist in der Mitte, im Zentrum (madhyasthyam), ist unberührt (von Freude und Schmerz) (asanga) und besteht nicht aus Teilen (aguna).
Das Verhältnis zwischen Purusha und Prakriti, dem Feld der Erfahrung, ist ein dialektisches. Purusha ist derjenige, der Wahrnehmungs- und Denkprozesse beobachtet, der Zuschauende, Genießende, Empfindende oder der Seher, wie es in Yoga auch heißt. Purusha bildet zusammen mit Prakriti den logisch-praktischen Hintergrund für das Bewußtsein von konkreter Erfahrung, von Wahrnehmung und Denken.
Yoga und Ayurveda charakterisieren ihre Begriffe mit Zeichen (Anzeigen, Beschreibungen). Jede Begriffsbestimmung beginnt mit der Wahrnehmung, der wesentlichsten der beiden Erkenntnisquellen des Samkhya. Die zweite Erkenntnisquelle ist dann die Schlußfolgerung (Rückschluß). Ein traditionelles Beispiel dafür: Sie nehmen zuerst Rauch wahr. Aus dem Vorhandensein von Rauch können Sie dann schnell schließen, daß irgendwo Feuer sein muß.

Die Beziehung zwischen Purusha und Prakriti

Prakriti und Purusha stehen einander nahe (sannidha), sie gelten als zusammenhängend (sambhandha) und miteinander verbunden (samyoga). Es gibt verschiedene Vorstellungen darüber, wie der Zusammenhang genau aussieht. Eine geht davon aus, daß die Gegenwart oder Nähe von Purusha und Prakriti etwas wie eine Erschütterung auslöst und dadurch etwas ins Rollen kommt. Eine weitere Vorstellung geht von

einer unmittelbaren Nähe von Prakriti und Purusha, ohne aktuelle Verbindung, aus: Da Purusha weder etwas verursacht noch die Ursache von etwas ist, dennoch aber seine Nähe bedeutungsvoll ist, da es die Eigenschaft des Bewußtseins des Menschen hat, ist er sozusagen der unbewegte Beweger. Seine unmittelbare Nähe und Gegenwart hat Bedeutung, jedoch keine Einwirkung. Prakriti, wie wir oben gesehen haben, ist das unproduzierte Produkt, das Produkt, in dem Ursache und Wirkung enthalten sind, das Wandlungen ausgesetzt ist und dadurch die verschiedenen Erscheinungen der objektiven und subjektiven Welt hervorbringt.
Eine andere Vorstellung sieht die Beziehung Purusha – Prakriti nach dem Modell der Kopulation: In der Tantra-Lehre ist diese Betrachtungsweise später ausgebaut worden. Die Beziehung ist dabei vom ständigen Wechsel zwischen Vereinigung und Trennung gekennzeichnet, die sich immer wieder, ohne Anfang und ohne Ende, vollziehen und die kreative Einheit von Purusha und Prakriti ausmachen.
Die Beziehung zwischen Purusha und Prakriti ist nicht ganz einfach zu beschreiben, da eine Vielzahl von Faktoren zusammentreffen. Z. T. sind Purusha und Prakriti durch Gegensatzpaare gekennzeichnet wie bewußt / nichtbewußt, hat ein eigenes Interesse / wirkt in fremdem Interesse etc. Gleichzeitig sind beide aber deutlich aufeinander bezogen und bilden den Abschluß einer Kette von Ursache und Wirkung.

Das Kommunikations- und Handlungsschema des Samkhya

Aus dem Zusammentreffen von Purusha und Prakriti und ihrer paradoxen und dialektischen Beziehung entstehen die Anteile des Prakriti. Die Beziehung ist durchaus konkret, jedoch von einer Qualität, wie sie sonst nicht existiert. Diese Beziehung schreibt das Leib-Seele-Problem und die Verknüpfung der individuellen, gesellschaftlichen und gattungsmäßigen Ebenen, und zwar wie es als Erlebnis und Erkenntnis für den Menschen zu erfassen ist.
Diese 25 sogenannten »Dasheiten« (Tattvas), die Samkhya aufzählt (siehe Schema), sind eine Art »Sortiersystem für die Erfahrung«, das die Kommunikation der inneren mit der äußeren Welt berücksichtigt. Für ein grundlegendes Verständnis sind folgende 14 Anteile besonders wichtig. Mit ihnen können Sie Ihr Erleben beschreiben. Die zehn Indriyas gelten als die Tore, Buddhi, Ahamkara und Manas als die Torhüter des Gewahrwerdens, Wahrnehmens und Erlebens. Purusha ist die implizierte Einheit, die der Erfahrung Zweck und Bedeutung gibt.
Buddhi, Ahamkara und Manas sind sehr wichtig, daher will ich sie etwas ausführlicher erklären:

Buddhi

Buddhi (von budh = aufwachen, wach sein) ist die »Daseinsgröße«, die es einem ermöglicht, Konzepte zu entwickeln und in Anspruch zu nehmen, zu urteilen, Schlüsse zu ziehen; kurz: Es ist das, was wir als Intelligenz, Vernunfts- und Urteilsfähigkeit bezeichnen. Buddhi bestimmt auch die Größe all dessen, was folgt; es beinhaltet eine Festlegung, es wird etwas in einer bestimmten Art und Weise gemacht. Von daher heißt es auch Mahat (Größe). Buddhi ist auch der Samen (Bija) alles Wachen, Lebendigen (Jagad), der Samen all dessen, was einem bewußt wird. Buddhi ist individuell verschieden, hat aber immer die Qualität

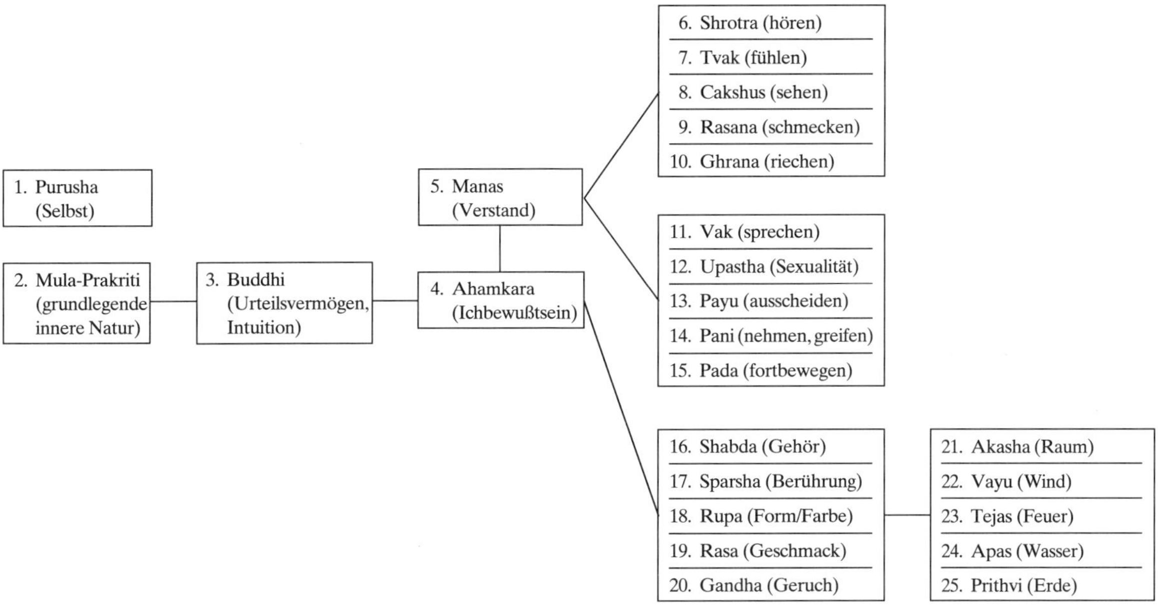

Die 25 Tattvas des Samkhya
(1) und (2), Purusha und Prakriti (der Mensch und seine innere Natur), wurden oben schon erklärt.
(3) bis (5), Buddhi, Ahamkara und Manas, werde ich unten noch erklären.
(6) bis (10), die fünf Jnanendiryas, sind die fünf Felder, die aus Wahrnehmungen und Erkenntnissen (hören, tasten, fühlen, berühren, sehen, schmecken, riechen) bestehen, die einem Menschen bekannt sind. Sie werden durch neue Wahrnehmungen laufend erweitert.
(11) bis (15), die fünf Karmendiryas, sind die fünf Felder der Handlungen und des Verhaltens (sprechen, sexuell handeln, körperlich ausscheiden, mit den Händen greifen, nehmen, etwas tun, sich mit den Füßen fortbewegen), die ein Mensch ausübt. Auch diese Felder können durch neues Verhalten erweitert werden.
(16) bis (20), die fünf Tanmatras (wörtlich: nur eine Kleinigkeit), sind die feinen Grundlagen der Möglichkeit, etwas wahrzunehmen, sie sind auch die erzeugenden Vorbedingungen für die Mahabhutas. Für unsere Zusammenhänge sind sie unwesentlich.
(21) bis (25), die fünf Mahabhutas (wörtlich: das, was groß geworden ist), sind Zusammenfassungen von Eigenschaften, die am Beginn des Kapitels beschrieben wurden. Prithvi (unzureichend übersetzt mit Erde), ist guru, khara, kathina, manda, sthira, vishada, sandra, sthula und kann den Geruchssinn stimulieren. Tejas (unzureichend übersetzt mit Feuer) ist ushna, tikshna, sukshma, laghu, ruksha, vishada und stimuliert das Sehen. Vaya (unzureichend übersetzt mit Wind) ist laghu, shita, ruksha, khara, sukshma, und stimuliert den Tastsinn. Akasha ist mridu, laghu, sukshma, shlakshna und stimuliert das Hören. Wir kennen die Eigenschaft »kühl« aus unserem Inneren, daher ist es uns auch möglich, sie draußen z. B. in der Form von kühlem Wasser zu identifizieren. Über die Mahabhutas beschreibt Samkhya den erfahrungsmäßigen Zugang zur Außenwelt und natürlich auch zur eigenen Innenwelt.
(3) bis (25) sind die 23 Anteile der ausdifferenzierten Natur eines Menschen (Prakriti).

und Eigenschaft von Erkenntnisvermögen und Gewahr-werden (Sattva). Buddhi ist sozusagen der innerste Kern, die Bühne der Psyche, wenn auch im Sinne von Samkhya hier nicht von Psyche gesprochen werden kann, da es sich bei Buddhi um die feinste und komplexeste Form der Verkörperung handelt. Buddhi ist aber nicht nur Intelligenz und Urteilsvermögen im Sinne bewußter Urteile, sondern auch die Schwelle zu Bewußtsein und Wahrnehmung. Das Samkhya-Beispiel dafür ist: Jemand sitzt mit dem Rücken zur Tür, und ohne es direkt zu sehen oder zu hören, merkt er, daß jemand den Raum betritt. Buddhi hat also einen doppelten Aspekt: Phänomenale Erfahrungen können mit Hilfe von Buddhi wahrgenommen werden, und mit Hilfe von Buddhi kommen klare Erkenntnis und rationale Überlegungen zustande. Damit wird die umfassende Bedeutung von Buddhi in Samkhya verständlich. Buddhi ist also diejenige Wachheit oder Aufmerksamkeit, die Wahrnehmung, Tat, Aktivität, Entscheidung, Selbstbewußtsein und Intuition begleitet und die Vorbedingung einer bestimmten Thematisierung oder Reflexion ist. Buddhi ist Geistesgegenwart, Schlagfertigkeit, Scharfsinn, Unterscheidungsvermögen, Intellekt, Idee, Gefühl, Eindruck. Buddhi, so schreibt Zimmer, ist »die Gesamtheit unserer emotionalen Gefühle und geistigen Möglichkeiten«[38], die außerhalb unserer Ichfunktion (Ahamkara) steht. Die Subjekt-Objekt-Trennung ist noch nicht relevant.

Ahamkara

Durch Ahamkara wird eine Objekt-Subjekt-Beziehung im engeren Sinne erstellt. Ahamkara kommt von »aham« (ich) und der Wurzel »kri« (etwas tun, machen, darstellen). Ahamkara färbt eine Wahrnehmung oder Handlung individuell, subjektiv ein, man ist aktiv betroffen, setzt etwas in Bewegung (Rajas). Ahamkara leistet sowohl die zeitliche als auch die räumliche Synthese. Es definiert und kontrolliert das Feld (Kshetra) und macht es individuell, das heißt ichbezogen. Ahamkara hat ebenfalls eine Doppelrolle: Auf der einen Seite ist es der Ichmacher, das heißt diejenige Instanz, die Erfahrungen und Handlung auf ein Ich bezieht und dadurch begrenzt, auf der anderen Seite ermöglicht erst dieses Ichbewußtsein eigene Wahrnehmung und Handlung.

Manas

Manas ist derjenige Anteil, der den Zusammenhang mit dem, was durch die Tat- und Wahrnehmungssinne erfaßt werden kann, herstellt. Manas registriert, sammelt, leitet weiter, intendiert, mißt, setzt die Sinne zweckgerichtet ein, nimmt Schmerz/Unlust und Vergnügen/Lust unmittelbar wahr. Wenn man etwas geistesabwesend getan hat, etwa seine Schlüssel verlegt, oder sagt: »Ich war mit etwas anderem so beschäftigt, daß ich nicht mitbekommen habe, was gesagt wurde«, so war Manas nicht mit den Sinnen verbunden. Manas wird auch als »innerer Sinn« bezeichnet und mitunter als elfter Sinn gezählt. Damit wird auch die geringere Eigenständigkeit des Manas ausgedrückt. Manas ist zwar den Sinnen übergeordnet, doch kann damit nur das erkannt werden, was die

Sinne wahrnehmen. Auf der anderen Seite macht Manas eine bestimmte Wahrnehmung oder Tätigkeit im Augenblick möglich, etwa zu merken: »Es ist heiß.« Manas ist also immer gegenwärtig und gegenwartsbezogen.

Das nachstehende Schema kann nach beiden Richtungen gelesen werden. Die Wahrnehmungssinne nehmen auf, Manas registriert, Ahamkara identifiziert als eigene Wahrnehmung, ordnet ein, und Buddhi macht eine Entscheidung oder einen kreativen Umgang mit der Wahrnehmung möglich, an der das Selbst (Purusha) beteiligt ist. Von Purusha kommen aber auch Bedürfnisse, und damit beginnt der umgekehrte Prozeß: Ich selbst (Purusha) treffe mit Hilfe von Buddhi eine Entscheidung, von der man sagen kann: »Ich (Ahamkara) habe sie getroffen.«

Diese Entscheidung wird über Manas an die Sinne, z. B. an den Tastsinn der Hände, weitergegeben. So führt z. B. die Wahrnehmung »Es ist mir heiß« zur Handlung »Ich trinke ein Glas Wasser«.

Purusha		Buddhi		Ahamkara		Manas		Indriyas		Bahya/Antara
Ein Mensch		urteilt		ich		registriere		höre		Autobahnlärm;
Eine Person, eine Frau, ein Mann namens …	↔	urteilt, gewinnt den Überblick, gewinnt Erkenntnisse, Intuitionen, fühlt,	↔	bezieht etwas auf sich, (ich höre, sehe, etc.) oder nicht auf sich,	↔	registriert, intendiert, misst (auch wie schmerzhaft/unlustvoll, bzw. wie angenehm/lustvoll oder neutral etwas ist),	↔	hört, tastet (berührt), sieht, schmeckt, riecht, spricht, handelt sexuell, scheidet aus, nimmt (ergreift), bewegt sich (geht),	↔	Mitmenschen; äußere Natur; durch Menschen geschaffene Außenwelt; die eigene Innenwelt, den eigenen Körper, die eigene Psyche

Das System der 25 Prakriti-Teile in Samkhya ist eine komplementäre Philosophie, die mit Hilfe von Begriffen aufzeigen will, wie Erfahrung von sich und der Welt möglich ist, um dem einzelnen einen Überblick zu ermöglichen. Besonders Buddhi und Ahamkara geben Anlaß zu Verwechslungen, die durch dieses System aufgeklärt werden können: Es ist nicht das Ich, das darüber bestimmt, ob es einem heiß ist oder nicht. Ebensowenig ist es Buddhi. Es ist Purusha, das Selbst, das Subjekt als anteilnehmender Beobachter, das das Interesse an der Balance der Gegensätze und an der Optimierung von Fehlhaltungen, Fehlatmung, Mißkonzepten und Leidenssituationen repräsentiert, das mit Hilfe von Buddhi Erkenntnisse ermöglicht, von denen dann das Ich sagen kann: »Es ist mir heiß.« Umgekehrt wäre Purusha ohne die Sinne, in dem Fall den Wahrnehmungssinn, nicht in der Lage, eine solche Wahrnehmung zu machen. (Vgl. Kap. 2.3 Die Kleshas.)

Die indische Medizin (Ayurveda) hat die Samkhya-Lehre aufgegriffen. Purusha heißt in Ayurveda auch Karma-Purusha, d. h. ein aus sich selbst handelnder Mensch, der ein Prakriti, d. h. eine psychische und somatische Natur, hat. Es werden Attribute und Zeichen beschrieben, die das Verbundensein von Purusha und Prakriti anzeigen: die vitalen Anteile in der Atmung (die Pranas), das Zwinkern der Augen, die Bewegungen des Manas, die Wünsche, Vorlieben, die Meditation etc.

Besondere Kontaktstellen zwischen Purusha und Prakriti sind die Marmas, die vitalen Orte. Dort treffen Purusha und Prakriti, also das

Selbst, Sattva, Rajas und Tamas (die Zeichen von Buddhi, Ahamkara, Manas und den Indriyas) und die Doshas (die an einem lebendigen Körper sichtbar werdenden fünf Mahabhutas) zusammen. Während in der ayurvedischen Medizin der Arzt die Rolle des teilnehmenden Beobachters einnimmt, um Prakriti (die innere Natur) und die krankhaften Veränderungen zu erkennen, ist es in Yoga der Mensch selbst, der seine eigene Natur im gesunden Zustand erkennen will.

4.3 Die westliche Sicht

Das Nervensystem

Aus westlicher Sicht ist das Zusammenspiel Psyche - Körper durch das Nervensystem organisiert. Es läßt sich hierarchisch in sieben Ebenen gliedern (siehe Abbildung).

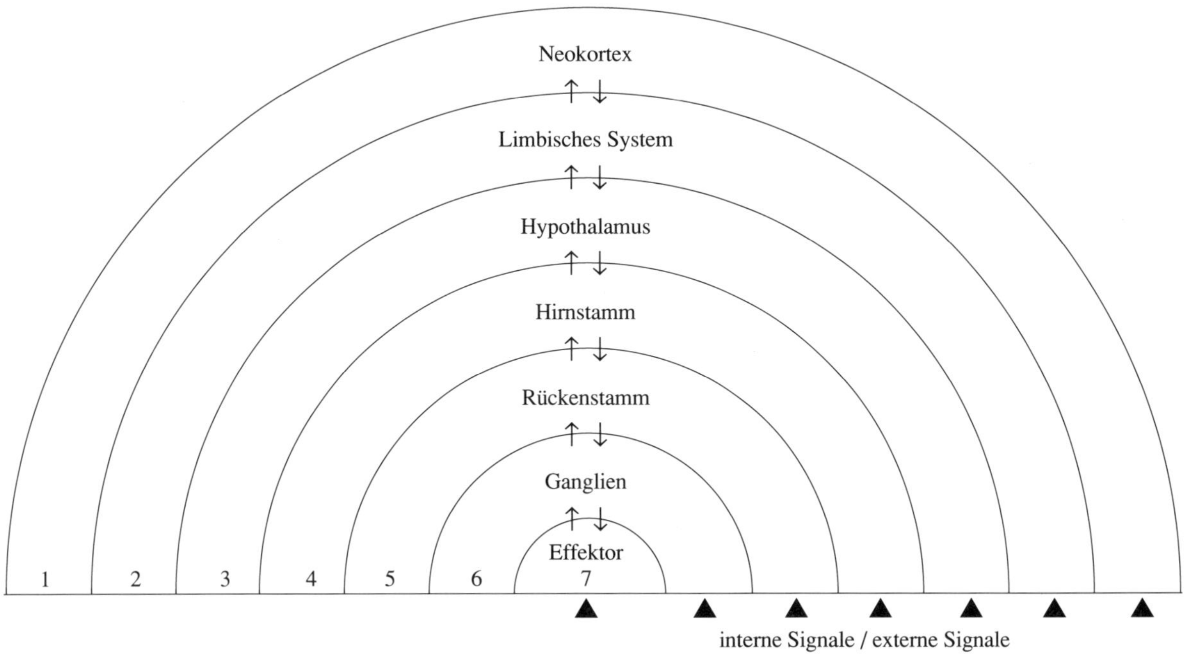

1 Feinjustierung des vegetativen Nervensystems an aktuelle Umweltsituationen
2 Antizipatorische Anpassung an Umwelt, Emotionen, artspezifisches Verhalten
3 Koordination und Integration von somatischen, vegetativen und endokrinen Reaktionen zu starren, elementaren Verhaltensweisen
4 Koordination des segmental-spinalen Ebenen zu einheitlichen Funktionen
5 segmental-spinale Reflexe
6 Modulation des Impulsstromes von prä- nach postganglionär
7 Autoregulation

Hierarchischer Aufbau der Funktionssysteme des vegetativen Nervensystems mit ihrem morphologischen Substrat ZNS (links) und den zugehörigen Funktions- und Anpassungsmechanismen des Organismus (rechts). (Modifiziert nach Jänig, entnommen bei Cordes)

Rezeptoren und Effektoren (7) in Muskulatur, Sehnen, Gelenken und Haut, die auf Zug, Druck, Dehnung und Kontraktion, Lageänderung,

Kälte und Wärme, chemische Zustände sowie Schmerz reagieren, nehmen auf der untersten lokalen Ebene interne und externe Signale auf. Auf derselben Ebene liegen Effektoren, die selbsttätig ihre Aufgaben ausführen. Auf dieser Ebene sprechen wir von Autoregulation (Selbstregulation) des Organismus. Bereits auf der lokalen Ebene kann es Reaktionen geben, etwa veränderte Hautdurchblutung oder Muskelzucken. Reaktionen werden über Nerven oder Hormone weitergeleitet und moduliert.

Im Bereich der Nervenknoten, der Ganglien (6), werden die Impulse, die von der untersten Ebene oder von oben kommen, nicht nur weitergeleitet, sondern auch moduliert.

Auf der Rückenmarksebene (5) ist das Nervensystem für den Bewegungsapparat (somatisches) mit dem Nervensystem für die inneren Organe (vegetatives) und den höheren Zentren im Gehirn vernetzt. Somatisches und vegetatives Nervensystem stehen miteinander und mit dem Zentralnervensystem in Beziehung. Auf dieser Ebene laufen die Reflexe, wie etwa der bekannte Kniesehnenreflex, ab. Die Intensität dieser Reflexe ist variabel. Auf dieser Ebene gibt es auch eine Wechselwirkung der im Bewegungssegment der Wirbelsäule beteiligten Hautbezirke, Muskeln und inneren Organe (dadurch gibt es z. B. Armschmerzen bei manchen Herzproblemen).

Die nächste Ebene, der Hirnstamm (4), ist am oberen Ende der Wirbelsäule, dem sogenannten verlängerten Mark, lokalisiert. Hier werden Atmung, Herztätigkeit und Kreislauf reguliert, die Speichelsekretion kontrolliert, die sogenannten binnenkörperlichen Funktionen geregelt und die verschiedenen Wirbelsäulenabschnitte zu einheitlicher Funktion koordiniert. Wachheit, Wohlbefinden, Entspannung, euphorische Stimmungen und unbekümmertes Verhalten haben ihre Grundlagen in diesen Hirnteilen. Hierzu gehört auch das Mittelhirn und das Kleinhirn. Haltung, Stellung und Bewegung werden hier mitreguliert und moduliert, die komplexen Vorgänge beim Zustandekommen und Aufrechterhalten einer Haltung koordiniert und die somatischen, vegetativen und endokrinen Reaktionen zu starren, elementaren Verhaltensweisen integriert.

Auf der Ebene des Zwischenhirns mit Hypothalamus, Thalamus etc. (3) werden Körperwärme, Wasserhaushalt, Energiestoffwechsel, Appetit, Durst, Sättigung, Sexualtrieb, grundlegendes Angst- und Aggressionsverhalten, Streßgeschehen mit Kampf und Flucht oder Rückzug in sich selbst und viele vegetative Vorgänge gesteuert. Nerven- und Hormonsystem werden miteinander verbunden. Auf dieser Ebene finden umfassende Regulationsvorgänge statt, in denen In- und Umwelt in den zeitlichen Ablauf des Tages (24 Stunden) integriert werden. Hier entsteht das artspezifische Verhalten. Die hier einlaufenden Sinneserregungen (ohne Geruch) werden gefiltert, übersetzt und für die Verarbeitung im Großhirn vorbereitet. Das Zwischenhirn gilt als »Tor zum Bewußtsein«.

Das limbische System (2), das Zentrum der Gefühle, reguliert die Emotionen, inklusive Schmerz, und gibt ihnen Qualität und Bedeutung.

Elementare Triebe und Antriebe werden hier vermutlich mit vegetativen Funktionen und dem Gedächtnis verknüpft. Man nimmt an, daß im Zwischenhirn vererbte Triebtendenzen wirksam sind und im limbischen System bereits eine erste Differenzierung auf dem Hintergrund persönlicher Erfahrungen stattfindet.
Auf der höchsten Ebene, dem Kortex (1), wird bewußt und unbewußt verarbeitet. Hier hinein fällt die Beachtung der Schmerzgrenze, und entsprechend ist eine bewußte feine Steuerung möglich. Durch Mitwirkung dieser Ebene entsteht das individuelle Verhalten und Handeln. Die höchste Stufe der Differenzierung persönlicher Erfahrung und die Koppelung mit Sprache finden hier statt.
Die verschiedenen Ebenen werden häufig, wie es etwa McLean[40] gemacht hat, zusammengefaßt. Er spricht vom Reptiliengehirn (4), vom Paläosäugetiergehirn (2 und 3) und vom Säugetiergehirn (1), das beim Menschen besonders ausgeprägt ist. Auf der Ebene des Reptiliengehirns werden die lebens- und überlebenswichtigen Vorgänge koordiniert. Die Daten der Außenwelt, z. B. Temperatur, werden auf die Anforderungen des Organismus hin überprüft und geregelt. Reptilien und Fische haben sehr ausgeprägte sogenannte »autochthone Muskeln«, die die grundlegenden Links-Rechts-Bewegungen von Schlangen, Fischen, Eidechsen etc. charakterisieren. Diese Muskulatur wird daher auch entwicklungsgeschichtlich »alte« Muskulatur genannt. Diese Hirnebene hält auch Körperhaltung, Stellung und das Gleichgewicht unwillkürlich aufrecht.[41] (4)
Auf der Ebene des Paläosäugetiergehirns kommt die Frage an die In- und Umwelt »Fühlt es sich gut an oder nicht?« dazu. Hier wird emotional auf Meldungen aus dem Reptiliengehirn reagiert, werden Informationen umformuliert und zeitlich überdauernd repräsentiert. Komplexe Muskeltätigkeiten können in Gang gesetzt oder blockiert werden, und Haltungs- und Arbeitsmuskulatur sind hier unterscheidbar und integriert. Wesentlich komplexere Bewegungen und eine entsprechende Muskulatur der Paläosäugetiere machen diese Unterscheidung erst möglich. Es ist, entwicklungsgeschichtlich gesehen, mehr und differenzierte sogenannte »junge« Muskulatur dazugekommen. Denken Sie etwa an den Unterschied zwischen Fisch und Hähnchen: Fisch hat fast ausschließlich alte Muskeln, bei Hähnchen sind nur direkt an der Wirbelsäule alte Muskeln, der Rest ist junge Muskulatur. Das Paläosäugetiergehirn scheint wesentlich zu sein für die psychosomatischen Zusammenhänge, da hier Organsysteme, Bewegungsapparat, emotionale Interpretation von Außenwelt und Innenwelt zu emotionalen Mustern und Verhaltensweisen integriert werden.
Der Neokortex, der für den Menschen so typisch ist, ermöglicht nun, einzelne Körperteile, Wahrnehmungen, Denkabläufe etc. differenziert zu isolieren. Es werden subbewußte und bewußte Anteile unterschieden. Diskursiv-rationale und intellektuelle Fähigkeiten, auch Sprache, werden von der linken Hirnhälfte, kreative, musische und emotionale Bedeutungszusammenhänge, auch emotionale Wortbedeutungen, werden in der rechten Hirnhälfte gespeichert und bearbeitet. Beide Hälften

sind durch Nerven verbunden, und das ermöglicht, daß beide Fähigkeiten gleichzeitig zur Verfügung stehen: Wir können auf und zwischen den Zeilen lesen. Im Neokortex ist der ganze Körper repräsentiert, so daß gezielte Bewegungen ausgeführt werden können. Wie es von der Entscheidung, eine Bewegung auszuführen, zur Durchführung kommt, ist nur bruchstückhaft bekannt. Die Antriebskräfte dürften eher im Bereich des Paläosäugetiergehirns angesiedelt sein (limbisches System). Die »assoziativen« Teile der Hirnrinde erstellen dann einen Bewegungsentwurf; vom Kleinhirn und den Basalganglien werden Bewegungsprogramme abgerufen, und über die absteigenden Nervenbahnen und den Hirnstamm geht der Impuls an die ausführenden Muskeln.

Schmerz in westlicher Sicht

Entsprechende Schemata finden sich auch in der Schmerzforschung wieder. Der Weg der Schmerzwahrnehmung läuft in etwa so ab: Sogenannte Nozizeptoren, die »Schmerzrezeptoren«, nehmen schädigende Impulse auf und leiten sie weiter. Sie reagieren z. B. auf Stiche, Hitze, Kälte, Quetschen. An den drei großen Umschaltstationen, in der Wirbelsäule, im Hirnstamm, im Paläosäugetiergehirn und im Grosshirn, werden die Reize moduliert, und es entstehen die verschiedenen Aspekte von Schmerz. Auf der lokalen Ebene kommt es zu motorischen Reaktionen (wegziehen), daneben gibt es vegetative Reaktionen (Schweißausbruch) und Gesamtreaktionen (Einbezug von Ort, inneren und äußeren Gegebenheiten) mit entsprechender Beeinflussung der Atmung, der Herz-Kreislauf-Tätigkeit über das Reptiliengehirn, der kognitiven Aspekte, worunter die Analyse der vergangenen Erfahrungen, die möglichen bewußten Reaktionen, die persönlichen und sozialen Bedeutungen fallen. Erst auf dieser letzten Ebene wird der Schmerz zum Schmerz, also zum erlebten, konkret benennbaren Schmerz. In den Stadien davor spielt sich in den verschiedenen Bereichen des Nervensystems etwas ab, ohne daß wir es direkt wahrnehmen. Erst wenn der Impuls die Bewußtseinsschwelle überschreitet, wird die Erregung für den Menschen zum Schmerz. Auf den verschiedenen Ebenen verändern, verstärken, dämp-

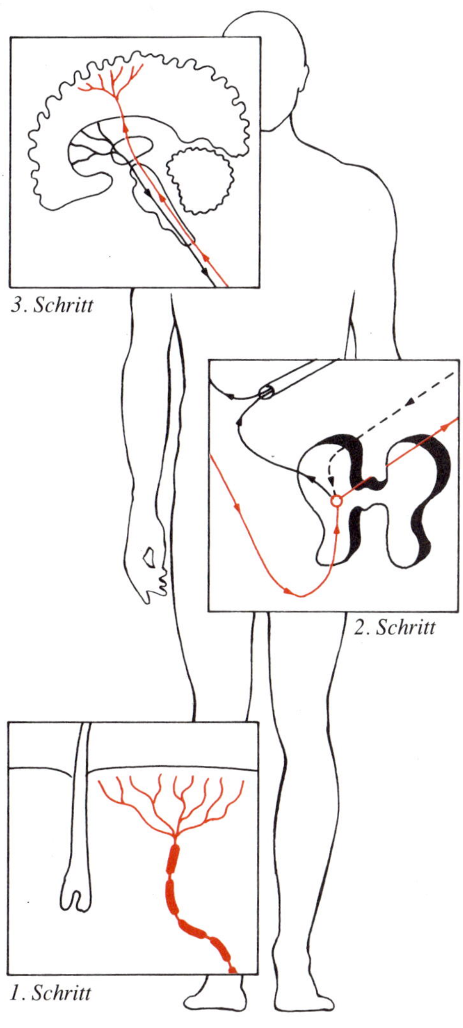

Die drei großen Schritte des Schmerzprozesses:
1. Schritt: Schmerzstelle Wirbelsäule
2. Schritt: Wirbelsäule Hirnstamm
3. Schritt: Hirnstamm Großhirn

fen oder zumindest modulieren die einzelnen Nervenzentren die Botschaften, wodurch speziell der Schmerz, aber auch andere Ereignisse wie z. B. Belastungen, zu etwas sehr Subjektivem werden. Die Internationale Vereinigung zum Studium des Schmerzes definiert Schmerz u. a. folgendermaßen: »Schmerz ist ein unangenehmes Sinnes- und Gefühlserlebnis, das mit aktueller oder potentieller Gewebeschädigung verknüpft ist oder mit Begriffen einer solchen Schädigung beschrieben wird.«[42] Eine Definition, die ganz ähnlich der Marma-Definition ist. Bei Marmas ist die Perspektive einerseits weniger objektiv, die persönliche Bedrohung und Bedeutung des Schmerzes ist wichtiger, andererseits objektiver, da ganz bestimmte Orte angegeben werden. Bei beiden Definitionen ist die Frage der tatsächlichen Gewebeschädigung nicht im Vordergrund. Die moderne Schmerzforschung unterscheidet die Schmerzwahrnehmung und das Leiden am Schmerz voneinander: Die bewußte Wahrnehmung eines Schmerzes muß nicht unbedingt Leiden bedeuten; und ein Mensch kann leiden, ohne einen Schmerz bewußt wahrzunehmen. Das Paläosäugetiergehirn mit dem limbischen System beeinflußt das Leiden, die neuen Teile des Großhirns sind für die bewußte Wahrnehmung zuständig.

Die Abläufe sind hier notwendigerweise etwas vereinfacht; wesentlich in unserem Zusammenhang ist, »daß trotz der hierarchischen Gliederung Entscheidungen nicht allein von ›oben‹ gefällt werden: Die höheren Funktionsebenen haben im wesentlichen ergänzende und helfende Aufgaben gegenüber den untergeordneten, denen ein hohes Maß an Selbständigkeit gelassen wird.«[43]

Auf den verschiedenen Ebenen gibt es sogenannte Systemreaktionen, die durch die Hierarchie des Nervensystems aufeinander abgestimmt werden können, aber nicht müssen: Denn die Komplexität des Gesamtsystems ist enorm, und die einzelnen Teile sind ungenügend miteinander koordiniert. Interessant ist es, auf jeder Ebene die entsprechenden Handlungsweisen des Organismus zu kennen und in sein Yoga-Üben einzubeziehen; die eigenen Erfahrungen und die Reaktionsweisen lassen sich dadurch einordnen, besser verstehen, und für das Üben und den Alltag lassen sich Konsequenzen ziehen. Auf der Ebene 5 z. B. gibt es den Streck- oder Dehnungsreflex, auf den im Kapitel »Muskeln« noch eingegangen wird; auf der Ebene 4 die wichtigen Feinregulationen von Haltung und Bewegung, Atmung und Kreislauf; auf Ebene 3 die starre Streßreaktion; auf Ebene 2 die Gefühle; auf Ebene 1 das Bewußtsein. Die Aufmerksamkeit ist im entspannten Zustand von Ebene 4 und nur bei Anstrengung domi-nierend von Ebene 1 her geregelt.

Damit sind aus der Sicht der westlichen Medizin und Biologie die Grundlagen für nichtgeglückte Balancen beschrieben. Am Beispiel Streß will ich Ihnen dies noch etwas plastischer erläutern.

Vom vegetativen Nervensystem und vom Hypothalamus (Teil des Paläosäugetiergehirns) gehen Aktivierungs- und Bereitstellungsprozesse, sogenannte Notfallreaktionen aus, die die körperlichen Voraussetzungen für Kampf bzw. Flucht schaffen. Unser Organismus reagiert z. B. auf Streß, der durch Lärm verursacht ist, in Zentren, die autonom verschiedene Organe steuern, ohne unser bewußtes Zutun und z. T. ohne daß wir davon etwas mitbekommen. Unsere sozial und kulturell ausgeformten Verhaltensweisen hindern uns meist, körperlich anzugreifen oder zu fliehen, wie es Tiere unter Streß tun würden. Feindseligkeits-, Aggressions- und Konkurrenzhaltungen werden unterdrückt und/oder in einen langfristigen Plan, etwa einen Karriereplan, überführt.

Wir können allenfalls innerlich fliehen und unseren Mund halten oder innerlich angreifen, indem wir den Gesprächspartner für einen Trottel halten oder, durch entsprechende soziale Verhaltensweisen, die Belastung ausdrücken. Innerlich fliehen kann auch heißen, eine Belastung oder Bedrohung zu ignorieren, z. B. zu verneinen, daß Lärm stört.

Neben der Bereitstellungsreaktion für Angriff oder Flucht ist ein zweites Grundmuster der vegetative Rückzug, der den Rückzug von Handlung ermöglicht und dadurch entlastet.

Dazu gehört auch der Rückzug ins Innere, bei dem wir unseren Körper und seine organischen Reaktionen nicht mehr wahrnehmen wollen und uns einreden: Es ist alles halb so schlimm!

Harmonie in das Zusammenspiel der inneren Zentren und Kräfte zu bringen kann jedoch nicht dadurch erreicht werden, daß wir gegenüber Streß oder Schmerzen gleichgültig werden, sondern nur, indem wir uns, den inneren Zuständen adäquat, verbal und handelnd ausdrücken.

Je nach kultureller, sozialer und gesellschaftlicher Umgebung werden solche »gesunden« Verhaltensweisen unterstützt oder gerade verhindert. Unsere Gesellschaft weist viele solcher Hindernisse auf; das beginnt mit dem Ideal vieler Knaben: »Ein Indianer kennt keinen Schmerz« und endet in der übertriebenen Apparatemedizin, die sich für die Erlebnisse des kranken Menschen kaum interessiert.

Interessant ist es auch, ein weiteres Ergebnis der Schmerzforschung aufzugreifen: Subjektive Aussagen über das Schmerzgeschehen gelten als verläßlicher als objektive Reaktionen. Die eigenen subjektiven Schmerzeindrücke ernst zu nehmen ist somit sowohl aus der westlichen als auch aus der ayurvedischen Sicht bedeutsam. Dieses Beispiel zeigt auch, wie die verschiedenen Ausgangspunkte und Vorgehensweisen in Ayurveda-Yoga und moderner Biologie und Medizin doch zu gleichen Erkenntnissen gelangen und sich sinnvoll ergänzen können.

5

WIR UND UNSER KÖRPER

5.1 Der Körper im Laufe der Sozialisation

Im Laufe unserer Sozialisation bildet sich unser Verhältnis zu uns selbst und zu unserem Körper heraus. Mit der Entwicklung der Sinnesleistungen und der Sprache nimmt das Kind immer mehr Abstand von der sensitiven Wahrnehmungsorganisation, bis die Signale dieses Systems beim Erwachsenen fast völlig fehlen. Dazu der Psychologe Spitz: »Diejenigen Erwachsenen, die die Fähigkeit behalten haben, sich einer oder mehrerer dieser gewöhnlich verschwundenen Wahrnehmungs- und Kommunikationskategorien zu bedienen, gehören zu den besonders Begabten. Sie sind Komponisten, Musiker, Tänzer, Akrobaten, Flieger, Maler und Dichter und vieles andere, und wir halten sie oft für ›übersensible‹ oder labile Persönlichkeiten. Der Durchschnittsmensch des Westens hat sich dafür entschieden, in seiner Kultur die diakritische Wahrnehmung sowohl in bezug auf die Kommunikation mit anderen als auch auf die Kommunikation mit sich selbst in den Vordergrund zu stellen. Introspektion wird mißbilligt und als ungesund abgewertet, so daß wir uns kaum dessen bewußt sind, was in uns vorgeht, außer wenn wir krank sind... Darum sind wir weit davon entfernt, auf autonome Veränderungen an anderen zu achten, ja wir bemerken sie nicht einmal und können sie noch weniger deuten.«[44] Und ebenso weit davon entfernt sind wir, auf autonome Veränderungen an uns selbst zu achten. Was Spitz schon 1945 als »emotives oder coenästhetisches Wahrnehmungs- und Kommunikationssystem« bezeichnet, ist dem ähnlich, was Watzlawick[45] für die Kommunikation als »analoge Kommunikation« beschrieben hat: Tonfall, begleitende Gestik, wie Sprecher und Hörer sich fühlen, spielen bei der Kommunikation eine wichtige Rolle. Die analoge Kommunikation resp. die coenästhetische Wahrnehmung ist bildhaft, anschaulich, konkret, situationsbezogen und arbeitet mit Gleichartigkeiten und Übereinstimmungen. Die Wahrung des Gleichgewichts auf einem schwankenden Schiff z. B. ist auch bei Erwachsenen von diesem Wahrnehmungssystem gesteuert. Das körpernahe Wahrnehmungssystem ist jedoch nicht ganz grundlos in den Hintergrund gedrängt worden. Dazu ein längerer Exkurs:
Die Sozialisationsforschung unterscheidet zwischen drei verschiedenen Subjekten: dem Gattungssubjekt, dem gesellschaftlichen Subjekt und der empirisch-konkreten Person.

Das Gattungssubjekt

Im Laufe der biologischen Evolution hat sich der Mensch mit seinem Körper, so wie wir ihn heute kennen, als Gattung entwickelt. Von Tieren unterscheidet uns u.a. die aufrechte Haltung und unsere spezifische Hirnorganisation, die den menschlichen Fähigkeiten wie Sprache, logischer und moralischer Urteilsfähigkeit usw. zugrunde liegt. Vieles ist in der stufenweisen Entwicklung ähnlich oder gleich geblieben; mit den Wirbeltieren z. B. haben wir die Wirbelsäule gemeinsam. Unsere gattungsspezifisch ausgeformte Antriebsbasis, unsere phylogenetische Ausstattung etc. sind Start- und biologische Randbedingungen der Ontogenese, also der Entwicklung zu konkreten menschlichen Subjekten.

Das Gesellschaftssubjekt

Daneben läuft die soziale Evolution, in der die verschiedenen Formen des gesellschaftlichen Zusammenlebens von Menschen entstanden sind. Hier werden drei große Entwicklungsphasen unterschieden: Stammesgesellschaften, traditionelle oder staatlich organisierte Gesellschaften sowie die moderne Gesellschaft mit einem differenzierten Wirtschaftssystem. Die verschiedenen Bereiche der Lebenswelt, angefangen von Familie, Arbeit und Freizeit bis hin zum Verständnis und Erlebnis des eigenen Körpers, werden gesellschaftlich-historisch unterschiedlich ausgeformt. Hierzu gehören also die Geschichte des gesellschaftlich geprägten Verhaltens und Umgangs mit dem eigenen Körper. Schmidbauer beschreibt, wie Kinder in Stammesgesellschaften auf Tätigkeiten vorbereitet werden, die sie als Erwachsene später ausüben werden. Das Sitzen im Kajak bei den Eskimos z. B. wird von den Kindern durch Übungen erlernt und trainiert. »Durch eine zweite Übung wurde auch der Rücken in der Lumbalgegend von Kindheit an gekräftigt, um dem Jäger später das lange Sitzen im Kajak ohne Beschwerden zu erlauben. Während dieser Übung saß das Kind mit gestreckten Beinen auf dem Boden und wurde von seinem ›Trainer‹, der eine Hand auf seinen Rücken legte, immer wieder sanft nach vorne gedrückt.«[46] Diese Übung ähnelt einer Yoga-Übung. Das ist nicht erstaunlich, denn auch die Yoga-Übungen haben ja ihren Ursprung in einer Stammesgesellschaft. In diesen Stammesgesellschaften sind die sozialen Räume überschaubar und mögliche Ereignisse raumzeitlich und thematisch klar umschrieben. Situationsdeutungen sind von allen Interaktionsteilnehmern übereinstimmend gespeichert. Die Gesellschaft als ganze ist in der Interaktion eines einzelnen immer auch vorhanden. Innere Natur, Körper, Sozialordnung, Gesellschaft und natürliche Umgebung werden nicht scharf unterschieden, sondern durch Ähnlichkeitsbeziehungen aneinander angeglichen. Von diesen Elementen der Stammesgesellschaften findet sich in Yoga noch heute viel. Die Beziehung Purusha - Prakriti wird etwa mit der Beziehung der Sonne zu den Pflanzen verglichen. So wie die Sonne sich nicht verändert und doch Wärme gibt und Wachstum der Pflanzen ermöglicht, so verändert sich auch Purusha

nicht und ermöglicht doch das Wachstum der Prakriti und gibt dem Erlebnis und der Erkenntnis Klarheit. Auch das Bild von Purusha und Prakriti, die männlicher und weiblicher Anteil in einem Menschen sind, wobei der Purusha der passive und die Prakriti der aktive Anteil ist, dürften aus der Zeit der Stammesgesellschaften stammen. Auf die bedeutsame Rolle der Frau werde ich noch zurückkommen. Das Kulturelle wird in Stammesgesellschaften mündlich tradiert und beinahe distanzlos eingeübt. Diese stark ausgeprägte Homogenität der Lebenswelt erlaubt aber durchaus Neuerungen. Es existieren jedoch keine Berufsrollen und keine Aufteilung der Arbeit in spezialisierte Tätigkeiten, die dann ein Leben lang ausgeübt werden. Die Arbeiten werden unter der Führung eines »Häuptlings« gemeinsam absolviert.
Im Laufe der Entwicklung hin zu staatlich organisierten Gesellschaften entstehen Gütermärkte. Die Tauschbeziehungen werden nun über das Medium Geld geregelt, und die Arbeit wird aufgeteilt. Politische und richterliche Gewalten entstehen, und als wichtigstes Kriterium: ein Herrschaftsapparat mit Sanktionsmöglichkeiten erhebt sich, und große Kollektive werden dadurch handlungsfähig. In Indien haben die arischen Eroberer etwa ab 600 v. Chr. ein staatlich organisiertes Großreich aufgebaut. Bilder von König Purusha, dessen Reich, der Körper, die Prakriti, nach dem Modell des Königreichs organisiert ist, dürften aus dieser Zeit stammen. Die Sinne werden wie Bauern verstanden, die die Arbeit tun und etwas ernten, Manas sammelt die Sinnesdaten, wie ein Steuereintreiber bei den Bauern die Steuern, und gibt sie an Ahamkara weiter, der sie wie ein Minister entgegennimmt und an Buddhi, den Premierminister, weiterleitet, der die Entscheidungen trifft. Staatliche Organisationsform und männliche Dominanz spiegeln sich in diesem Bild wider. Der König ist untätig, die Arbeit machen seine Untertanen. In brahmanisch beeinflußten Darstellungen ist über dem König noch der brahmanische Priester und Ratgeber des Königs abgebildet. Der Körper wird nun nicht mehr als Acker verstanden, auf dem durch die Anwesenheit von Purusha etwas Lebendiges wächst, wie die Pflanzen unter Einfluß der Sonne wachsen. Der Körper wird nun wie ein Staatsgebiet aufgefaßt, das bedroht sein kann, das es zu verteidigen gilt und in dem der König in Ruhe genießt, wenn Frieden ist.
Wie die moderne hochkomplexe und internationale Gesellschaft funktioniert, kennen Sie aus eigenem Erleben. Teilsysteme verselbständigen sich mehr und mehr, dem Staat obliegt nicht mehr die gesamte Steuerungsmöglichkeit. Dazu haben drei wesentliche Entwicklungsschübe geführt, die als industrielle Revolution, demokratische Revolution und Erziehungsrevolution bezeichnet werden. Rationalisierung und Technisierung der Lebenswelt gehen mit dieser Entwicklung einher. Unser Körpererleben ist davon wesentlich geprägt.

Das empirisch-konkrete Subjekt

Die empirisch-konkrete Person, das empirische Subjekt, entwickelt sich individuell unter den gattungsmäßigen Voraussetzungen, ihren

Randbedingungen und Spielräumen und den gesellschaftlich-historischen Strukturen innerhalb der verschiedenen Kontexte Familie, Arbeitswelt, Freizeit etc. Die drei erwähnten Subjekte sind in jedem empirischen Subjekt verschränkt, es ist jedoch wichtig, sie unabhängig voneinander zu sehen. Die biologische Evolution ist verschieden von der Entwicklung der konkreten Person. Die biologische Evolution läuft in Größenordnungen von Hunderttausenden von Jahren, die soziale Evolution in Jahrtausenden und die »persönliche Evolution« in Jahren und Jahrzehnten. Childe beschreibt die Unterschiede zwischen biologischer und sozialer Evolution. Er weist darauf hin, daß ein neuer Einfall oder eine neue Fertigkeit erst übernommen werden, wenn sie in das kulturelle Grundschema der Gesellschaft passen und ein sozial anerkanntes Bedürfnis befriedigen. Dann jedoch werden sie durch die »soziale Vererbung« sehr schnell weitergegeben. »Eine erworbene Anpassung – sagen wir die Muskulatur eines Akrobaten – läßt sich nicht durch biologische Vererbung an die nächste Generation weiterreichen. Doch kann der Akrobat seinen Kindern – sowie Menschen, die genealogisch gar nicht mit ihm verwandt sind – die Bewegungen und Übungen beibringen, mit denen er seine Muskeln entwickelt hat.«[47]

5.2 Yoga und Evolution

Ich habe diese drei Evolutionen deshalb erwähnt, weil im Zusammenhang mit Yoga nicht selten Erwartungen geäußert werden, die mit unklaren und metaphernhaften Verwechslungen von biologischem, sozialem und persönlichem Entwicklungsprozeß hantieren. Dies kommt zum einen aus der brahmanischen Metaphysik, deren Spekulation, wie der Hindu-Fachmann Danièlou schreibt, »eine kosmische Projektion der um sich zentrierten Individualität des Menschen« ist.[48] Die gesellschaftlich-soziale Evolution wird als biologische Evolution ausgegeben: In eine Kaste wird man als Inder oder Inderin hineingeboren. Mittels individueller Entwicklung stehen dann die Zeichen der Wiedergeburt besser oder schlechter. Diese individuelle Entwicklung war und ist jedoch nicht das Ziel von Yoga. Yoga konnte und kann unabhängig von Kasten geübt werden. Das Ziel sind aktuelle Veränderungen, die beim Individuum ansetzen und über das Individuum hinaus auf den sozialen Bereich einwirken.

Keinesfalls war und ist es das Ziel von Yoga, die biologische Evolution zu beeinflußen, was mir auch unmöglich scheint. Die Doppelhelixstruktur der genetischen Erbanlagen wurde jedoch verschiedentlich mit der optisch ähnlich aussehenden Cakrastruktur verglichen, und direkt oder indirekt wurde nahegelegt, es könnte Einfluß darauf genommen werden. Oft werden an Yoga auch die Hoffnungen geknüpft, man könne damit wieder wie in Stammesgesellschaften leben. Dieser Evasionismus ist sehr fragwürdig und seine Umsetzung unmöglich. In der Diskussion pro und kontra Yoga werden Argumente oft mit Evolutionstheorien untermauert: Die im 19. Jahrhundert in spiritistischen Kreisen in England entstandene Theosophie argumentiert auf der Gattungsebene. Es wurde behauptet, die indischen Menschen würden einer niedrigeren Entwicklungsstufe angehören, daher sei es für sie richtig, Körperübungen zu machen. Da die Abendländer höher entwickelt seien, brauchten sie nicht körperliche, sondern nur geistige Übungen. Die gesellschaftliche Abwertung alles Körperlichen, wie sie im viktorianischen England üblich war, spiegelt sich in dieser Argumentation wieder.

Die europäische Vorstellung von der Lethargie der Inder und Inderinnen, die noch zu überprüfen wäre, findet sich nicht selten als Argument gegen Yoga: Mit den Übungen werde die indische Lethargie und Geichgültigkeit erlernt. In dieser Argumentation werden gesellschaftliche und individuelle Ebene verwechselt. In einer ernst zu nehmenden Argumentation wäre es angebracht, die gesellschaftlichen indischen Wertvorstellungen eines Lebens in Übereinstimmung mit der inneren und äußeren Natur den westlichen Vorstellungen von der Ausbeutung der Natur gegenüberzustellen und mit ihnen zu vergleichen.

Auf der Ebene der persönlichen Entwicklung sind tatsächlich Einzelschicksale festzustellen, wie Europäer eine Indien zugeschriebene Idee aufgegriffen haben und dann lethargisch und den Lebensereignissen gegenüber apathisch geworden sind. Das hat jedoch mit Yoga überhaupt nichts zu tun. Und wenn solche Menschen meinen, Yoga zu machen, so haben sie etwas Grundlegendes mißverstanden.

Was die gattungsmäßige Ausstattung anbetrifft, sind Inder und Europäer im wesentlichen gleich. Es gibt Unterschiede in Hautfarbe und Körpergröße. In bezug auf das Nervensystem oder die Muskulatur sind mir keine Unterschiede bekannt. Im Text zur Ausstellung »The Human Story« heißt es dazu: »Die physischen Abweichungen, die wir heute bei Menschen aus verschiedenen Teilen der Erde beobachten, sind durch eine geographisch bedingte Isolation und durch Anpassung an besondere örtliche Gegebenheiten entstanden. Zum Beispiel sind die Eskimos im allgemeinen untersetzt und so, aufgrund ihres Körperbaus, in der Lage, ihre Körperwärme besser zu erhalten, während der Massai groß und schlank ist und sein Körper darum leichter Hitze abgeben kann. Ein weiteres Beispiel ist die Pigmentierung der Haut, die intensiver wird, je näher man dem Äquator kommt. Mit all diesen Abweichungen gehören wir doch alle derselben Spezies Mensch an, der Spezies Homo sapiens sapiens. Im Grunde war die physische Evolution der Menschen in allen Teilen der Welt vor etwa 20000 Jahren bereits abgeschlossen.«[49]

Betrachten wir die gesellschaftlich-historischen Ausformungen, die Nutzung der Randbedingungen und Spielräume der gattungsmäßigen Ausstattung, so weisen sie in den verschiedenen Phasen der sozialen Evolution in Indien und in Europa durchaus Unterschiede auf. In Zusammenhang mit Yoga läßt sich folgendes festhalten: Ein mit Yoga vergleichbares Übungssystem gab und gibt es in Europa nicht. In Indien existiert, wie schon in Kapitel 1 ausgeführt, eine solche Tradition durch die verschiedenen Phasen der sozialen Evolution hindurch. Sie konnte sich als Minderheitentradition trotz und gegen die Einflüsse der mäch-

tigen Mehrheitstradition erhalten. Yoga hat Entwicklungen durchgemacht, auch Schaden genommen, aber es gibt diese Tradition immer noch. Der Übergang von der staatlich organisierten zur modernen Gesellschaft hat sich in Indien nicht so radikal vollzogen wie in Europa. Es gab keine der Inquisition oder der Hexenverfolgung vergleichbare Phasen. Auch eine Ausrottung tradierter Heil- und Behandlungsmethoden ist nicht erfolgt, wenngleich sie durch die Kolonialisierung deutlich beeinträchtigt wurden. Ayurveda, Yoga und andere Formen gibt es in beschränktem Maße noch heute.
Auch auf der individuellen Ebene gab und gibt es Unterschiede. Die durchschnittlichen modernen Menschen in Indien sind Yoga aus ihrer Tradition heraus näher als die durchschnittlichen Europäer. Das heißt nicht, daß sie sich wirklich auskennen, aber es würde ihnen leichterfallen, Zugang zu Yoga zu finden. Es ist ähnlich wie beim durchschnittlichen Bayern, der Schuhplattln zu seiner Tradition rechnet, auch wenn er es selber nicht ausführen kann.

5.3 Veränderung der Körperwahrnehmung in westlichen Kulturen

Die sich verändernde Wahrnehmung des Körpers läuft parallel zu den Phasen der sozialen Evolution in unserem wie im indischen Kulturraum. Die brahmanisch-vedische Beeinflussung in Indien zur Zeit der staatlichen Gesellschaft habe ich schon beschrieben. Wie hat sich nun aber die Wahrnehmung des Körpers in unserem griechisch geprägten Kulturkreis verändert? Anhand der Übergangsphasen Stammesgesellschaft / staatliche Gesellschaft und staatliche Gesellschaft / moderne Gesellschaft will ich einige wichtige Aspekte skizzieren.
Für die westliche Welt gilt der Odysseus-Mythos als idealtypisch für die Veränderungen im Körpererleben im Übergang von Stammesgesellschaften zu staatlichen Gesellschaften. Odysseus, der männliche Held, wendet sein Selbst gegen die Regungen seines Körpers. In »Die Dialektik der Aufklärung« schreiben Horkheimer und Adorno dazu: »Noch ist das Subjekt nicht in sich fest, identisch gefügt. Unabhängig von ihm regen sich Affekte, Mut und Herz.«[50] Doch im Verlauf des Odyssee-Textes taucht »Autos«, »das Selbst«, auf, »nachdem die Bändigung des Triebs durch die Vernunft gelungen ist... Das neue Selbst erzittert in sich, ein Ding der Körper, nachdem das Herz in ihm gestraft ward.«[51] Das Subjekt hat eine neue Form im Umgang mit sich anzuwenden gelernt: »Das Organ des Selbst, Abenteuer zu bestehen, sich wegzuwerfen, um sich zu behalten, ist die List.«[52]
Die mythische Einheit bricht Odysseus idealtypisch auf durch seine List und seinen überlegenen Geist. Um an den Sirenen vorbeifahren zu können, läßt er sich z. B. am Mast des Schiffes festbinden, hört so zwar die lockenden Töne, ist aber durch das soziale Arrangement am Handeln gehindert. Seine Gefährten können handeln, verrichten die Arbeiten auf dem Schiff, haben jedoch die Ohren mit Wachs verstopft und

können die überwältigenden Klänge nicht hören. Das listige Selbst fängt an, den Körper zu dominieren, und schiebt ihn in den Hintergrund. V. Rittner sagt zur Geschichte des Körpers: »Affekte, zuvor ein Ineinandergreifen von Körper und Handlung, die Fähigkeit, identisch zu reagieren, bewältigen die Vielheit der Dinge nicht mehr – der Begriff nimmt zunehmend die Bedeutung des Unverarbeiteten an, die Nuance, daß sich der Körper oder die Sinne isoliert irren und fehlhandeln.«[53]
Unter dem Stichwort »Interesse am Körper« schreiben Horkheimer und Adorno: »Unter der bekannten Geschichte Europas läuft eine unterirdische. Sie besteht im Schicksal der durch die Zivilisation verdrängten und entstellten menschlichen Instinkte und Leidenschaften... Von der Verstümmelung betroffen ist vor allem das Verhältnis zum Körper.«[54]
Die Entwicklung, in deren Verlauf der Körper gesellschaftlich und persönlich allmählich zum Schweigen gebracht und stumm wurde, setzt sich fort und ist Teil des abendländischen Zivilisationsprozesses. Das späte Mittelalter und die Renaissance, also den Übergang von der staatlichen Gesellschaft zur modernen Gesellschaft, beschreibt Norbert Elias als einen neuen »Schub der individuellen Selbstkontrolle«. Wie er an alltäglichen Verhaltensweisen wie Essen, Schneuzen, Schlafen usw. zeigt, werden rationales Denken und moralisches Gewissen erzeugt und schieben sich nun, stärker und fester gebaut als je zuvor, zwischen Trieb- und Gefühlsimpulse auf der einen Seite, die Skelettmuskeln auf der anderen Seite ein und hindern die ersteren mit größter Strenge daran, die letzteren, das Handeln, direkt, also ohne Zulassung durch diese Kontrollapparaturen, zu steuern.[55] Der Übergang zum Körperverhältnis in der modernen Gesellschaft zeichnet sich ab: Der Körper kann peinlich werden, man ißt nicht mehr mit den Fingern, schläft nicht mehr mit der Familie zusammen in einem Raum, und auch die Sexualität wird ins Private verschoben. Der Zivilisationsprozeß erfordert die Herausbildung der Langsicht, das heißt der Fähigkeit, an kommende, zukünftige Situationen zu denken, unter Vernachlässigung der aktuellen Gegenwart. Die Außenwelt wird komplizierter und damit auch die Innenwelt. Sprache und Schrift werden zunehmend wichtiger, das Gedächtnis kann aus dem Körper ausgelagert werden, die Affekte treten nach innen.
Die Flut von Reizen, die die moderne gesellschaftliche Wirklichkeit ausmachen, determinieren, so die Soziologen Berger und Luckmann, »nicht nur Aktivität und Bewußtsein, sondern zu beträchtlichem Anteil auch organische Funktionen«.[56] Obwohl der Organismus sich zu wehren versucht, halten sie »das Gefecht« für verloren. Der Psychoanalytiker Alexander Mitscherlich drückt das so aus: »Durch die Pflicht zur sozialen Anpassung ist für den Organismus ein Leistungskonflikt geschaffen: Er soll sich unter Umständen zugleich den bewußten wie den unbewußten, entgegengesetzten Aufgaben anpassen, denen keine lösende Entspannung bevorsteht und die deshalb einen unbewußten gesteuerten Dauererregungszustand hervorrufen.«[57] (Ein einfaches Beispiel dafür ist der Lärmstreß. Bewußt versuchen wir ihn zu ignorieren und so zu tun, als würde er uns nicht stören, unbeeinflußbar durch

unser Bewußtsein reagiert der Körper aber doch auf die Lärmbelästigung (in Kapitel 4 wurde das bereits beschrieben).
So erstaunt es nicht, wenn in diesem Zusammenhang von einer »Schlacht« gesprochen wird, die immense Opfer forderte und ohne Sieger blieb. Sie fand im Untergrund des gesellschaftlichen Selbstverständnisses statt. Dietmar Kamper schreibt: »Als Gegner sind vage zu identifizieren: Körper und Geist in ihrer realen Getrenntheit; und zwar Körper als Gegenstand und Grundlage der Macht, der Geist als ihr Instrument, als herrscherische Vernunft, als systematische subjektive Subsumtionslogik, die sich ihr Objekt bis zur Unkenntlichkeit unterworfen hat.«[58]
Kurz gesagt, ein körperloses Geistiges und ein geistloses Körperliches ordnen sich einander in einer Art leerlaufenden Bewegung dauernd unter. Rittner faßt folgendermaßen zusammen: »Das beste Selbst ist eine symbolische Veranstaltung des Individuums, mit der es leugnet, allzuviel mit dem Körper zu tun zu haben; das Ich sondert sich danach als besserer Teil hygienisch ab. Nur in unglücklichen und peinlichen Situationen wird es daran erinnert, daß es eine organische Infrastruktur hat. Ein gut sitzender Anzug verbirgt den konkreten Körper, eine straffe Haltung zeigt, daß das Ich seinen Körper beherrscht.«[59] Im Krankheitsfall wird der Körper dem Medizinbereich übergeben wie ein Auto der Werkstatt. Der »moderne« Mensch leidet nicht. Der Überlebenskampf ist für ihn so hart, daß er keine Zeit hat zu merken, wie es ihm geht und was er braucht. Er ist voll damit beschäftigt zu arbeiten, zu reisen, sich anzupassen, modisch und aktuell zu sein.

5.4 Der stumme Ausdruck des Körpers

Was ist das, die stumme Sprache des Körpers? Ich will Ihnen zwei Beispiele aus dem Bereich der Herz-Kreislauf-Erkrankungen geben, die ja in unseren Breitengraden die Todesursache Nummer eins sind. Bluthochdruck und Herzinfarkt hat es in anderen, weniger zivilisierten Gesellschaften auch gegeben, jedoch nicht im heutigen Ausmaß. Bluthochdruck gilt als nicht spürbare gefährliche Veränderung im Körper. Die potentiellen Herzinfarktkandidaten werden als »pseudonormal« bezeichnet, das heißt, sie entsprechen durchaus den gesellschaftlichen Anforderungen. Die Menschen sind dynamisch, tüchtig, fleißig, sozial unauffällig, befinden sich in der vermeintlichen »goldenen Mitte«. Der Psychosomatiker Overbeck meint kurz, »daß man die Coronarpersönlichkeit unschwer auch als Züchtigung westlicher Kulturentwicklung ansehen kann«.[60]
In den letzten zwei Jahrzehnten hat jedoch das Interesse am Körper zugenommen, und Hoffnungen bezüglich körperlicher Gesundheit werden vermehrt u. a. in asiatische Körpertechniken gesetzt. Dabei stellen sich die Fragen: Wie und unter welchen Voraussetzungen und Bedingungen können sich diese Hoffnungen erfüllen?
Auf der Tagung »Der Körper als Medium des Ausdrucks«, die 1972 in London stattgefunden hat, wurde der damalige Wissensstand zusam-

mengefaßt: Es gibt einen physikalischen Körper und einen sozialen Körper. Die Wahrnehmung des Körpers ist sozial geprägt, das heißt, wie wir den physikalischen Körper wahrnehmen, ist Teil unserer sozialen Konstruktion der zwei Bedeutungsebenen, der soziophysikalischen und der sozialen Konsequenz: Das erwachte Interesse des »modernen Menschen« an seinem Körper spiegelt »eine kommunikative Krise der westlichen gebildeten Mittelschichtmenschen«.[61] Der Sozialanthropologe Polhemus illustriert dies mit einer Bemerkung von Alexis Zorbas über seinen englischen Freund: »Während du redest, beobachte ich deine Arme und deine Brust. Nun, was machen sie? Sie sind ruhig. Sie sagen kein Wort. Als wäre kein Tropfen Blut in ihnen.«[62] Es fehlt an körperlichem Ausdruck, »an der vollen Stärke unserer Kommunikation«.[63]

Kleidung, Haartracht, die Art des Lächelns, Körperhaltung, Schmuck, Tätowierung, Parfümierung und Schminke, Gesten, was wie gegessen und getrunken wird, Arztkonsultation und Medikamentengebrauch, das Bewegungsverhalten in Arbeit und Freizeit, die Art, zu wohnen und zu schlafen, etc., all das sind Aspekte der sozialen Nutzung des Körpers, die auch das soziophysikalische Körpererleben beeinflussen. Wir haben Gewohnheiten, wie wir unseren Körper erleben und nutzen. Sie erlauben uns auch, in der Illusion zu leben, wir würden etwas Neues schöpfen und improvisieren, und doch bleiben wir – von ganz wenigen Ausnahmen abgesehen – innerhalb der objektiven Regelmäßigkeiten.

5.5 Die Wiederentdeckung des Körpers

Die Wiederentdeckung des Körpers, wie sie sich heute in unserer Gesellschaft beobachten läßt, erlaubt verschiedene Interpretationen. »Davon zu sprechen«, schreiben Kamper und Wulf, »unterstellt bereits ein Verschwinden, eine Spaltung, eine verlorene Einheit... , gleichzeitig wird eine Bewertung vorgenommen: Die Wiederkehr gilt als Chance einer neuen authentischen Erfahrung oder als zu verwerfende Fiktion, als lang erwartete Blockade des Zivilisationsprozesses oder als kleine Atempause vor der endgültigen Eliminierung des Körpers mit seinen Unvollkommenheiten, die vom Anfang der Geschichte an Quelle des Elends waren, als unüberwindbare Grenze für ökonomische Verwertungsinteressen oder als bloße Illusion, die den Vorwand für eine neuartige, noch intensivere Ausbeutung der Menschen bietet.«[64] Und in bezug auf die unterschiedlichen Bewertungen meinen der Soziologe Kamper und der Pädagoge Wulf: »Ob man nun davon ausgeht, daß die Einheit nie verloren war (asiatische Weisheit) oder daß es nie eine gegeben hat (postmodernes Denken), daß sie wiederzugewinnen ist (christliche Erlösungslehre) oder daß man sie nie mehr zu erreichen vermag (Existenzphilosophie des Absurden), daß sie nur durch Rückkehr zum Ursprung (Metaphysik) oder nur durch Fortschritt zum endgültigen Ersatz (militante Aufklärung) gewonnen werden kann, es handelt sich jeweils um einseitige sprachliche Fassungen einer zutiefst

irritierenden mehrseitigen Problematik, die eine differente Struktur hat und die der Auslegung miteinander verstrittener Positionen bedürftig ist.«[65]
Flucht in die Innerlichkeit ist sicherlich nicht die Lösung. Wesentlich wäre vielmehr der aktive Widerstand gegen die Zerstörung der Innenwelt. Aus psychosomatischer Sicht stecken hinter den irrationalen Erwartungen an die Technik und an das Machbare kindliche magisch-omnipotente Phantasien. Auf gesellschaftlicher Ebene ist die Verneinung des Körperlichen als Reaktion auf »Ohnmacht und Existenzangst zu verstehen, als Versuche, Zukunftslosigkeit und Todesbedrohung, ökologische Selbstzerstörung und atomare Vernichtung zu verleugnen«.[66]
»Der Mythos eines natürlichen Körpers«, den man etwa durch Yoga-Übungen wiederfinden könnte, »der unterhalb seiner Entfremdung weiterexistierte und den es zu befreien gelte, wäre demnach«, schreibt Wimmer, »lediglich das idealisierte Spiegelbild des verdrängten Körpers.«[67] Analog dazu kann man sagen, daß die Einheit, die sichtbar wird, wenn das »beste Selbst« nach innen schaut, lediglich das idealisierte Spiegelbild des zugerichteten Selbst ist. Auch das veraltete Festhalten an Zeichen oder Signaturen, wo Betrachtung des Körperausdrucks die Analyse der Handlungen ersetzt, ist keine Lösung, da mit diesem verkürzten Verfahren der Mensch nicht begriffen werden kann.
In der okkulten und esoterischen Kultur wird derartiges besonders augenfällig seit der zweiten Hälfte des 20. Jahrhunderts aufgegriffen. Amulette, Pendeln und Kartenlegen bis hin zu religiösen Deutungen des Ein- und Ausatmens; eine Unzahl von Erscheinungen sind diesem Kulturbereich zuzuordnen. Die sensitiven Signale werden als störend und bedrohlich für unsere rationale Welt empfunden und daher weder adäquat aufgenommen noch einer sinnvollen Deutung zugeführt. So werden sie einer »Zone des Halbdunkeln«, wie Spitz es nennt, zugeordnet.[68] Rittner erklärt den Hintergrund, auf dem die esoterische Kultur funktioniert, folgendermaßen: »Ungenutzt und einseitig beansprucht, von den Zwecken entfernt, aber immer zum Deuten präsent, macht sich der Körper zum Medium zahlreicher Möglichkeiten des Aberglaubens, der Ekstase und des groupism – damit letztes belebbares Ding unter endgültig entzauberten Verhältnissen, zugleich Träger einer unterirdischen Geschichte, die sich in die offizielle einlagert.«[69]
Die Hinwendung zu Esoterik und Okkultismus hat in der zweiten Hälfte des 20. Jahrhunderts stark zugenommen. Ging sie in der ersten Hälfte unseres Jahrhunderts noch hauptsächlich von England und Deutschland aus, so kommt sie heute vor allem aus Amerika. Viele suchen in der Esoterik innere Ruhe, als Reaktion auf die harten wirtschaftlichen Bedingungen. Bei dieser Befriedigung des Sinnbedürfnisses können die sinnentleerte Arbeitswelt und der sinnentleerte Umgang mit dem Körper kurzfristig »vergessen« werden. Der Entzauberung durch eine Wiederverzauberung zu begegnen ist aber wiederum nur ein idealisiertes Spiegelbild der entzauberten Verhältnisse.
Die Lösung liegt meines Erachtens nicht in dieser Wiederverzaube-

rung: Was die Menschen der Urgeschichte gemacht haben, war ja nicht, die Welt zu verzaubern, sondern es war eine andere Art, wissenschaftlich zu denken. Das Denken bewegte sich auf einer anderen strategischen Ebene. Es ging, wie Lévi-Strauss es beschrieben hat, um Beobachten und Erkennen der »sinnlich wahrnehmbaren Welt in Begriffen des sinnlich Wahrnehmbaren. Diese Wissenschaft vom Konkreten mußte ihrem Wesen nach auf andere Ergebnisse begrenzt sein als die, die den exakten Naturwissenschaften vorbehalten blieben; aber sie war nicht weniger wissenschaftlich, und ihre Ergebnisse waren nicht weniger wirklich.«[70] Yoga, Ayurveda und die Samkhya-Philosophie haben – wenn auch zum Teil beschädigt, überlagert und verunstaltet – dieses Denken weitergeführt und bis heute erhalten. Sie bieten Möglichkeiten, um zu Wahrnehmungen, Erlebnissen und dem Begreifen von sinnlich Wahrnehmbarem zu gelangen. Das systematische Übungs- und Denkgerüst des Yoga, die Marma-Lehre des Ayurveda etc. sind dabei wichtige Suchraster, Klassifizierungs-, Erfahrungs- und Bewertungshilfen.

6

PRAKTISCHE ANWENDUNG

In den nächsten Kapiteln werde ich Ihnen eine Reihe von Übungen und Übungszyklen vorstellen. Ideal ist es, wenn Sie das Buch als Erinnerungsstütze und Orientierung parallel zu einem Kurs verwenden oder wenn Sie sich durch dieses Buch zum Besuch eines Yoga-Kurses anregen lassen. Mehr zum Thema »Wo und wie üben« finden Sie in den Kapiteln 16 und 17. Die Komplexität von Yoga ist in einem Selbstlernprogramm kaum zu vermitteln. In diesem Sinne kann dieses Buch einen Kurs nicht ersetzen. Ziel ist vielmehr, daß Sie durch die Lektüre einen Einblick in Theorie und Praxis von Yoga gewinnen und durch die Übungsbeispiele Anregungen erhalten.
Die Praxis beginnt damit, daß Sie sich und Ihren Körper wahrnehmen und entsprechende Umgangsweisen pflegen. Ein modellhaftes Vorgehen bieten die verschiedenen Übungen des Yoga. Yoga-Übungen unterscheiden sich deutlich von anderen Körperübungen, die Sie vielleicht schon ausprobiert haben.
Hier ein kurzer Überblick:

Nichtstun:	im Liegestuhl liegen, ein Buch lesen, ein Bild betrachten, Musik hören, ein Problem in Ruhe durchdenken, im Café sitzen, spazierengehen, ruhig dasitzen und die Augen schließen, sogenanntes »Meditieren«
Sport treiben:	Leistungssport, Ausgleichssport, sportliche Spiele, Schwimmen
Gesundheitssport:	sportliche Betätigung nach Orientierungsdaten, z. B. Trimming 130
Ausgleichsübungen:	z. B. Wirbelsäulengymnastik
Entspannung:	z. B. Autogenes Training, Progressive Relaxion
Asiatische Übungswege:	z. B. Yoga, Taekwon-Do, Karate, T'ai Chi

In welchem Bereich haben Sie bisher etwas gemacht? In den Bereichen »Nichtstun« bis und mit »Ausgleichsübungen« wird häufig der Wahrnehmung und dem gezielten Umgang mit den Wahrnehmungen nicht allzuviel Bedeutung beigemessen. Bei Beschäftigungen im Bereich »Entspannung« tritt die Wahrnehmung der körperlichen Gegebenheiten in den Vordergrund. Im Vergleich mit den asiatischen Übungswegen sind diese Entspannungsübungen einfach, aber auch nicht unbedingt leicht zu erlernen. Die asiatischen Übungswege sind einiges komplexer und mit ausgearbeiteteren Lernwegen. Sie werden jedoch oft reduziert und wie Sport, Ausgleichs- oder Entspannungsübungen ausgeführt. Meditation im Sinne von »Nichtstun« wird mit Meditation in Yoga verwechselt. Und Judo, Karate etc. werden wie Leistungssport betrieben. Die Bandbreite und die Präzision der Yoga-Übungen machen sie auf dem Hintergrund der Yogatheorie zu dem wohl weitest reichenden und vergleichsweise klarsten Übungssystem.

6.1 Wahrnehmen und Bewerten

Was Sie in den nächsten Kapiteln finden, sind Vorübungen zu Asanas. Sie lernen die Marmas, die wichtigen Orte am Körper, zu berücksichtigen und ihre Bedeutung zu erkennen. Das ist ein wichtiges Ziel auf dem Yoga-Weg. Er setzt sich aus drei Teilen zusammen: Wahrnehmung der körperlichen Erfahrung, psychische Umgangsweise mit dieser Erfahrung und adäquate Bewertung der Orte und der Umgangsweise.
Sie lernen wahrzunehmen, was mittels Steuerung des Reptiliengehirns oder Säugetiergehirns an wichtigen Orten, z. B. in den Gelenken, passiert; Sie lernen einen geeigneten Umgang mit Ihrem Körper zu entwickeln, so daß diese Wahrnehmungen möglich werden. Und Sie lernen diese Wahrnehmungen in den Umgang mit dem Körper aufzunehmen und sie nicht zu ignorieren. Erinnern Sie sich? Ignorieren (Avidya) ist eine, ja die zentrale Behinderung in Yoga. Eine andere ist die konfuse Bewertung (Asmita), wozu auch eine falsche Einschätzung dessen, was das Ich leisten kann, gehört. Aus der Sicht von Samkhya-Yoga bedeutet das eine Verwechslung von Ich (Ahamkara) mit dem Erkenntnisvermögen (Buddhi). Das ist z. B. der Fall, wenn Sie sagen: »Ich fühle mich ganz entspannt« und gleichzeitig harte Muskeln haben. Aus der Sicht von Yoga liegt hier ein Widerspruch. Die Anspannung der Muskeln ist nicht ins Fühlen integriert. Der körperlichen Wahrnehmung wird zuwenig, dem Ich zuviel Bedeutung beigemessen. Über das Erkenntnisvermögen (Buddhi) könnten die beiden Äußerungen integriert werden: der Wunsch, entspannt zu sein, der vom Ich herkommt, und die Wahrnehmung, die von den Sinnen über Manas herkommt. Wenn Sie diese Situation mit Ihren widersprüchlichen Aussagen unter Zuhilfenahme entsprechender Handlungsüberlegungen (»Ich sehe, was ich tun kann, um mich zu entspannen«) erleben können und auch den Schmerz, der durch Gleichzeitigkeit beider Ereignisse zustande gekommen ist, erfahren, so haben Sie etwas erreicht. Sie haben eine paradoxe, in sich widersprüchliche Situation erlebt und aufgelöst.
Neurologisch gesprochen, wird in einer solchen Situation im Neokortex bewußt über etwas entschieden, worüber das Reptilien- und Säugetier-

hirn schon andere Entscheidungen getroffen haben. Denn die Hirnteile ergänzen sich nicht immer harmonisch, sie arbeiten tendenziell auch gegeneinander. Betrachten wir das Schmerzgeschehen, so heißt das: Untere Zentren melden Erregungen, es wird jedoch kein Schmerz wahrgenommen, oder es entsteht daraus kein Leiden. Der Mensch nimmt das unangenehme Schmerzgeschehen als normale Gegebenheit, geht möglicherweise sogar davon aus, daß er es nicht ändern kann. Aus der Erfahrung des Yoga läßt sich jedoch vieles verändern, was wir aufgrund unserer persönlich, familiär, gesellschaftlich und kulturell geprägten Erfahrung als festgelegt annehmen: z. B. den Grad der Muskelspannung, X- oder O-Beine, die die Gelenke einseitig belasten, Schmerzen im Rücken, Stimmungen von Unwohlsein und Unzufriedenheit.

Berücksichtigen Sie folgendes: Dadurch, daß Sie Schmerzen wahrnehmen, werden sie nicht schlimmer! Auch wenn es vordergründig unangenehmer ist, Schmerzen zu haben, als sie zu ignorieren, so hat es doch einen wesentlichen Vorteil, sie wahrzunehmen: Sie können beginnen, etwas zu unternehmen, um die Schmerzen zu einem Ende zu bringen. Ohne Wahrnehmung gibt es aus der Sicht von Yoga keine Klarheit darüber, ob und wie die Schmerzen zu einem Ende gebracht und für die Zukunft vermieden werden können.

Die Yoga-Methodik geht Schritt für Schritt so vor, wie es die Samkhya-Philosophie vorgibt: Die Übungen sind ein methodischer Schritt, um zu Wahrnehmungen zu gelangen, aus denen es dann Schlußfolgerungen zu ziehen gilt. Dabei ist der tradierte Erfahrungsschatz hilfreich.

Ein Beispiel: Wenn sehr verspannte Menschen Yoga-Übungen machen und diese Übungen sie lockerer machen, so kann es vorkommen, daß sie Schwäche oder Zittern wahrnehmen. In unserer Kultur ist Schwäche und Zittern etwas Negatives, und so wird versucht, sie mit Anstrengung und Anspannung möglichst schnell wegzubringen. Die Yoga-Erfahrung kennt jedoch verschiedene Arten von Zittern und Schwächeerlebnissen: Eine Art tritt in der Übergangsphase ein, wenn Muskeln, die unter Daueranspannung waren, lockerer werden. Sie kennen wahrscheinlich etwas Ähnliches: In der Phase zwischen Wachen und Schlafen zucken die Muskeln manchmal unwillkürlich. Die Anspannung der Nerven entlädt sich.

Ein anderes Beispiel für mögliche Wahrnehmung: Wenn die Kniegelenke zum rutschigen Punkt in der Mitte des Gelenks gebracht werden und die Anspannung außen am Gelenk sich lockert, kann es einem übel werden. Der geschluckte Dauerstreß macht sich bemerkbar.

Das ist natürlich ein Extrembeispiel. Im Normalfall nehmen Sie dies als angenehm rutschig und entspannt wahr. Doch das genauere Hinschauen kann Wahrnehmungen möglich machen, zu deren Beurteilung eine erfahrene Lehrerin oder ein erfahrener Lehrer hilfreich sind. Sonst greifen Sie möglicherweise sehr schnell auf das alte Muster (Anspannung und Nichtspüren) zurück.

Aus der Sicht von Yoga ist bei jedem Menschen ein Mehr an Wahrnehmung möglich, wenn er methodisch-systematisch genauer hinschaut und deshalb mehr sieht. Würden Sie dieses Buch vier Meter vor sich

aufstellen, so könnten Sie den Text nicht lesen und nicht unterscheiden, ob es sich um wirre Buchstabenkombinationen oder um verstehbare Sätze handelt. Eine Verbreiterung der Wahrnehmungs- und Erfahrungsbasis ist in Yoga wünschenswert, um Fehleinschätzungen zu korrigieren und die Aufmerksamkeit zu erhöhen. Damit Wahrnehmung möglich wird, ist selbstverständlich Offenheit nötig. Das Motto »Was der Bauer nicht kennt, ißt er nicht« verhindert neue Wahrnehmungen. Nachdenken und sich Fragen stellen statt wahrnehmen und Erfahrungen machen wird als ebenso hinderlich angesehen. In der Yoga-Tradition gibt es die Geschichte eines Schülers, der seinen Lehrer monatelang mit der Frage löchert: »Was ist Prana?« Mit allen Erklärungen, Überlegungen und Schlußfolgerungen, die der Lehrer ihm gab, konnte er nichts anfangen. Schließlich nahm ihn der Lehrer mit zum Fluß und sagte: »Nun erkläre ich dir, was Prana ist.« Er führte ihn ins Wasser, tauchte ihn unter, bis er zu strampeln und nach Luft zu schnappen anfing. Dann sagte der Lehrer: »Jetzt weißt du etwas über Prana.«
Es ist aber ebenso wichtig, daß das kritische Denkvermögen eingeschaltet bleibt. Auch dazu kennt die Samkhya- und Yoga-Tradition eine Reihe illustrierender Geschichten: Ein Lehrer ging mit drei Schülern in der Abenddämmerung einen Weg entlang. Auf einmal erschrak einer und sagte: »Schaut, dort am Wegesrand sitzt ein Tiger, laßt uns umkehren und schnell zurückgehen!« »Ich habe keine Angst«, sagte der zweite Schüler, »gehen wir einfach weiter, er wird uns nichts tun.« Der dritte schlug vor: »Warten wir, und beobachten wir, ob wir sein Atmen hören und ob wir sehen, wie er sich bewegt.« Sie warteten, hörten nichts, sahen keine Bewegung; der Schüler warf einen Stein in die Richtung, wieder nichts, er ging vorsichtig näher hin und stellte fest, daß es ein abgebrochener Baumstamm war, der sie erschreckt hatte. Mit dem letzten Schüler war der Lehrer sehr zufrieden.

6.2 Das Ziel der Übungen

Die Yoga-Methodik geht von einfachen Grundqualitäten und -eigenschaften der Wahrnehmung nach innen aus: Wärme, Schmerz, Druck, Anspannung, Entspannung etc. Sie können z. B. wahrnehmen, daß Sie kalte Füße haben. Voraussetzung dazu ist ein gewisses Interesse an Ihren Füßen und daran, daß Ihnen warm ist. Das sollte aber vorhanden sein, wenn Sie Ihren Körper nicht ignorieren. Übertragen in die Watzlawicksche Kommunikationstheorie, ist das Nicht-Wahrnehmen jedoch auch ein Wahrnehmen, das wir dann Ignorieren nennen. Dabei kann es sein, daß Sie es wirklich nicht wahrnehmen oder daß Sie zwar wahrnehmen, aber keinen Handlungsbedarf sehen.
Angenommen, Sie nehmen wahr, daß Sie kalte Füße haben, so können Sie in verschiedener Weise darauf reagieren: Sie können dicke Socken anziehen, ein Fußbad nehmen, etwas Heißes trinken, herumlaufen oder springen usw. Das heißt, Sie helfen aktiv mit, Ihren Körper zu regulieren. Machen Sie es sich zur Gewohnheit, auch die kleinen Leiden nicht

zu übergehen; nehmen Sie leichtes Brennen in den Augen, heißgelaufene Gelenke oder übermäßige Hitze im Verdauungstrakt wahr, und handeln Sie, um den Ausgleich herzustellen.
Die Yoga-Übungen sind eine sehr differenzierte Hilfe, um direkter, genauer und emotional beteiligt zu erfahren, was an verschiedenen bedeutsamen Orten in Ihnen los ist; Yoga regt Ihr Interesse an, den Wahrnehmungen entsprechend die Lebensbedingungen auf wünschenswerte Veränderungen hin zu gestalten.
Viele der Wahrnehmungen kennen Sie wahrscheinlich von alltäglichen Beobachtungen her, andere werden Ihnen neu und ungewohnt sein. Die Wahrnehmungen werden in den Yoga-Übungen intensiver und länger. Das ermöglicht es Ihrem Körper, selbsttätig Änderungen einzuleiten, und Sie können absichtlich und gezielt Neues ausprobieren: z. B. Entspannen bei zuviel Spannung, Intensivierung der Atmung bei flacher Atmung etc. Es gibt Menschen mit zuviel Spannung und solche mit zuwenig, Menschen, die zuwenig atmen, und solche, die übermäßig viel atmen können. In welche Richtung sie Änderungen ausprobieren sollten, kann nur qualitativ angegeben werden; es geht immer in Richtung auf einen geglückten Ausgleich. Oft handelt es sich um Wahrnehmungen, die ohne den Übungszusammenhang unbedeutend erscheinen; wenn sie jedoch intensiv wahrgenommen werden, bekommen sie eine andere Bedeutung und verlangen Handlungen. Eine ganze Reihe Menschen, die nicht Yoga geübt haben, bekommen Kreuzschmerzen, wenn sie über fünf Minuten auf dem Rücken am Boden liegen. Die Kreuzschmerzen kommen aber nicht vom Liegen am Boden, sondern daher, daß diese Lage die Wahrnehmung für Kreuz, Rücken und Wirbelsäule erhöht. Die Wahrnehmung ist auch dadurch erhöht, daß Sie im Unterschied zu alltäglichem Liegen nichts anderes tun als liegen, Sie also durch nichts abgelenkt sind. Mit den Yoga-Übungen lernen Sie, die Wirbelsäule so zu entlasten, daß Sie entspannt am Boden liegen können. Selbstverständlich muß die Wahrnehmung immer integriert sein, das heißt, Ihr Interesse, etwas zu ändern, soll wachsen. Im Fall von Kreuzschmerzen beim Liegen ist der Ausgleich zwischen den harten und weichen Anteilen im Menschen nicht geglückt. Wenn Sie liegen können und dabei Ihr Kreuz, den Rücken, die weichen Anteile ebenso wie die harten spüren, so können Sie davon ausgehen, daß der Ausgleich zwischen hart und weich zu einem gewissen Grad geglückt ist.
Die verschiedenen Yoga-Übungen haben unterschiedliche Schwierigkeitsgrade. Der Schwierigkeitsgrad ist jedoch relativ. Manchen Menschen fallen schwierige Übungen sehr leicht und leichte Übungen schwer. Aufgrund der Marmas, die in die Übungen einbezogen sind, und der Intensität des Einbezugs läßt sich ein allgemeiner Schwierigkeitsgrad angeben. Da jedoch die Qualität der Blockierung oder Nichtblockierung an den einzelnen Marmas individuell sehr verschieden ist, gibt es auch in dieser Beziehung keine allgemein gültige Schwierigkeitsskala. In den folgenden Kapiteln werde ich Ihnen die fünf verschiedenen Gruppen von Marmas vorstellen. Mit den angegebenen Übungen lernen Sie wahrzunehmen, was an den Marmas ge-

schieht. Durch dieses Vorgehen erlernen Sie die verschiedenen Umgangsweisen mit den Marmas und Marmagruppen (Handlungs- und Steuerungsaspekt) und die Qualitäten der verschiedenen Marmas und Marmagruppen (Wahrnehmungs- und Erlebnisaspekt). Es ist günstig, zuerst eines, dann zwei, dann vier – und so weiter – Marmas derselben Gruppe zu üben. Üben Sie dann die vier Gruppen: Muskel-, Gelenk-, Sehnen- und Knochenmarmas. Versuchen Sie, eine Balance zwischen diesen vier Gruppen zu erstellen, und gehen Sie erst dann zu den Blutgefäßmarmas über.

6.3 Der Grundablauf der Übungen

Sie führen eine Übung aus mit dem Ziel, Zeit und Raum zu gewinnen, um zuerst an einem Marma, dann nach und nach an mehreren Marmas gleichzeitig etwas wahrzunehmen.
Nehmen wir als Beispiel ein Muskel-Marma: die Wade. Hier gibt es verschiedene Wahrnehmungsmöglichkeiten in den Übungen: Sie stehen auf einem Bein – es wäre zu erwarten, daß die Muskeln zur Balance und Standfestigkeit beitragen. Oder Sie dehnen die Waden – es wäre zu erwarten, daß die Waden sich dehnen lassen und entspannter werden. Oder Sie sitzen auf den Waden – es wäre zu erwarten, daß die Waden sich lockern.

1. Schritt: Gelingt es Ihnen, direkt mit der Wade etwas zu tun?
2. Schritt: Nehmen Sie den Ort »Wade« überhaupt wahr? Diese beiden Schritte greifen ineinander.
3. Schritt: Erst jetzt stellen Sie sich die Frage: Was nehme ich wahr?
4. Schritt: Ist es wünschenswert, was ich da spüre, ist es mir angenehm, paßt es zu den Vorgaben und Erwartungen für diesen Ort?
5. Schritt: Wie kann ich mit der Wade etwas in Richtung einer wünschenswerten Änderung tun? Dies fragen Sie sich, wenn Sie eine Änderung momentan für erforderlich halten. Andernfalls bleiben Sie in der Haltung 40 Sekunden oder einige Minuten, je nach Übung.
6. Schritt: Gelingt es mir, die beabsichtigte Änderung einzuleiten? Bzw. gelingt es, die Position während des angegebenen Zeitraums zu halten?
7. Schritt: Welche Veränderungen sind eingetreten?

Jetzt können Sie wieder beim 2. Schritt anfangen oder, wenn keine Änderungen erforderlich waren, beobachten, ob es Änderungen gibt, die im Laufe der Zeit – während der Haltung – erfolgt sind. Dehnen sich die Waden z. B. besser, spüren Sie sie deutlicher, differenzierter, genauer, klarer?
Sammeln Sie auf diese Weise über einige Zeit hinweg Erfahrungen. Es ist etwa so, wie wenn Sie nach einem neuen Rezept eine Vollwertorangentorte backen. Nach einigen Malen haben Sie Erfahrung, können den

Herstellungsprozeß besser beurteilen und bekommen leichter wünschenswerte Ergebnisse.
Leider kenne ich Sie nicht; das ist ein Nachteil des Mediums Buch. Wir können uns nicht austauschen, und ich kenne Ihre Vorkenntnisse nicht. Da es sich um einen Einblick in Yoga handelt, können Sie mit den Übungen prüfen, ob Sie einfache und grundlegende Kenntnisse und Erfahrungen haben; ob Sie das Abc des Yoga kennen. In bezug auf unseren Körper und die Erfahrungen und Handlungen, um die es in Yoga geht, sind wir häufig wie Abc-Schützen. Vieles ist uns unbekannt, wird in unserer Kultur nicht erlernt.
Mit dem Übungssystem Yoga lernen Sie wahrnehmen, identifizieren, wiedererkennen, adäquat bewerten, variieren, verändern, spielerisch und kreativ damit umgehen etc. Im Laufe des Übungsprozesses gewinnen Sie aus der Summe von Erfahrungen an Sicherheit, Schnelligkeit, Genauigkeit und Lockerheit. Der eigene Körper, das psychosomatische Zusammenspiel, die seelischen und emotionalen Erfahrungen, die geistige Klarheit und Wachheit sind Gebiete, die für uns zivilisierte Europäer und Europäerinnen kulturelles Neuland darstellen und uns mit unserer eigenen Tradition der Abwertung und Mechanisierung des Körpers unter den Stichworten »schneller - höher - weiter« konfrontieren.

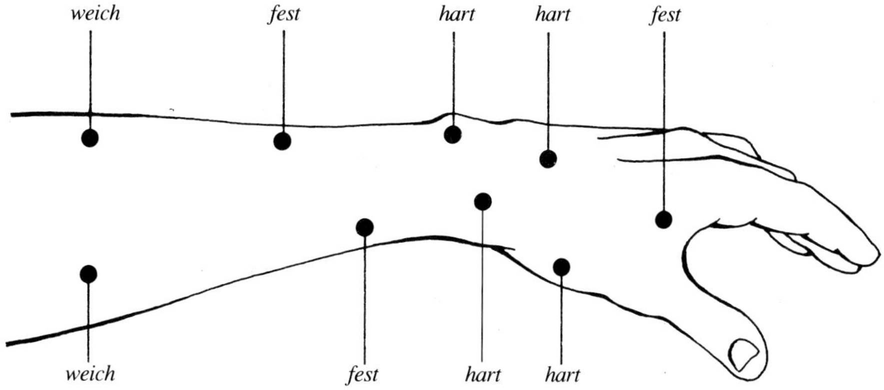

6.4 Erste Wahrnehmungs- und Erfahrungsübungen

Tasten Sie Ihren Arm mit der Hand ab. Schließen Sie eventuell die Augen dabei, und beobachten Sie, wie sich die einzelnen Gegenden des Arms anfühlen. Gehen Sie, bei den Fingern anfangend, langsam höher, tasten Sie, greifen Sie. Versuchen Sie Ihre Beobachtungen in Worte zu fassen. Vergleichen Sie die Gegenden. Wo ist es härter, wo weicher? Machen Sie eine Umrißzeichnung Ihres Armes, und tragen Sie die Wahrnehmungen ein.
Diese erste Erfahrung zeigt Ihnen, daß Sie nicht einen Körper haben, der wie auf einer Umrißzeichnung überall gleichartig ist. Sobald Sie wahr-

nehmen, wird er differenziert und weist verschiedene Regionen auf. Sie spüren, hier bin ich weicher, kann ich zarter sein, hier bin ich möglicherweise auch verletzlicher, und hier ist es fest und hart, mit dieser Gegend kann ich rauher umgehen etc. Mit diesen einfachen Beobachtungen haben Sie schon etwas sehr Wichtiges gelernt. Sie haben begonnen, Ihren eigenen Körper wahrzunehmen, Sie haben unterschiedliche Regionen kennengelernt und etwas gemerkt, was Ihnen im Moment möglicherweise noch sehr banal erscheint, daß Sie sich nämlich auch qualitativ verschieden erleben, darüber nachdenken und damit umgehen. Damit haben Sie schon den Schlüssel für komplexere Übungen.
Sie sehen, daß es hier nicht mehr um ein einfaches »Ich habe einen Körper« oder »Ich bin ein Körper« geht. Sobald Sie zur konkreten Praxis kommen, wird es differenziert und erfahrungsgemäß bunt. Sie können natürlich die Umrißzeichnung auch mit Ihrem anatomischen Wissen ausführen: An einzelnen Orten hat es mehr Knochen, an anderen mehr Muskeln, an manchen Orten liegen wichtige Blutgefäße, an anderen ein Gelenk etc.
Wenn Sie sich das nun für Ihren eigenen Körper überlegen, so ist er für Sie nicht mehr nur ein Körper, sondern er hat verschiedene Orte und Gegenden. Dieses Wissen ist hilfreich; es ist jedoch wichtig, es nicht mit den konkreten Erfahrungen und Wahrnehmungen zu verwechseln.

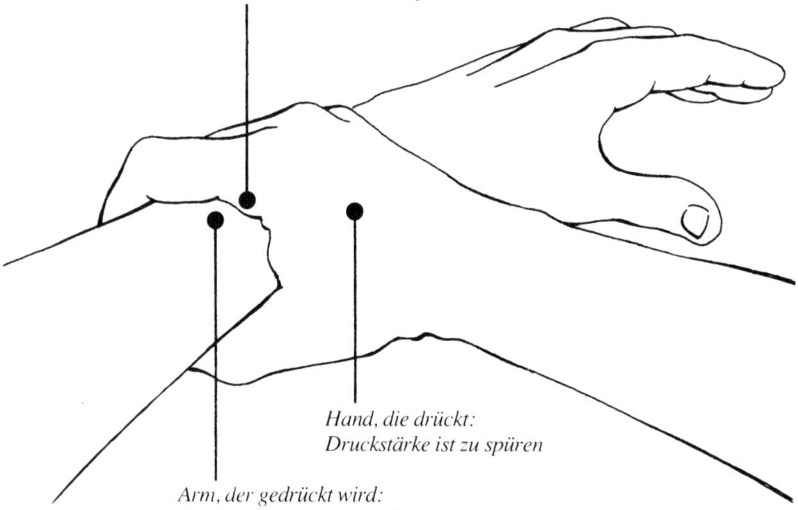

Sie haben jetzt drei verschiedenartige körperliche Wahrnehmungen machen können: 1. Sie spüren etwas an dem Arm, der gedrückt wird; 2. Sie spüren etwas außen in der Hand, die drückt, und 3. Sie spüren etwas innen in der Hand oder dem Arm, der drückt.
Diese Art Übung wird später nur ein Übergang sein. Wir können sie verwenden, um Orte, an denen wir von innen nichts spüren, zunächst einmal von außen anzufassen und damit das Spüren (die vierte und grundlegendste Möglichkeit) anzuregen. Sich selbst von außen zu berühren wird in verschiedenen Übungen auftauchen. Sie können mit

der Zeit lernen, wie es mit immer weniger Druck geht, wenn Sie z. B. ein Bein über das andere legen.
Auch die Wahrnehmung dessen, was außen ist, werden Sie in den Übungen lernen: mit dem Boden, der Decke, dem festen Grund, auf dem Sie stehen, sitzen oder liegen, hat jeweils ein Körperteil Kontakt. Das kann die Fußsohle sein, auf der Sie stehen und die Sie trägt, es kann die Hinterseite Ihres Beines sein, das nur sein eigenes Gewicht tragend am Boden liegt, es kann Ihre ganze Hinterseite oder Vorderseite sein, wenn Sie auf dem Rücken oder auf dem Bauch liegen. Es wird keine Übung geben, in der diese Außenwahrnehmung keine Rolle spielt. Selbst beim Springen ist es wichtig, einzuplanen, auf welchem Ort Ihres Körpers Sie landen wollen.
Die vielschichtigsten Wahrnehmungen werden Sie im vierten der unterschiedenen Wahrnehmungsbereiche machen. Hier liegt ein großer Schwerpunkt der Wahrnehmungen, um die es in Yoga geht. Sie werden die Wärme der Haut, der Muskeln oder des Bluts spüren können, das Rutschen der Gelenke und vieles, was für Sie möglicherweise zunächst neu oder unbeschreiblich ist, mit der Zeit aber vertraut und auch beschreibbar wird. Ähnlich, wie Sie das Greifen und Tasten der Hand über eine direkte Wahrnehmungskoppelung verändern, können Sie auch die Wahrnehmungen aus dem Bereich, den Sie direkt über innen erreichen, über Ihre Handlungen variieren. Diesem Bereich der inneren nonverbalen und verbalen Kommunikation werden Sie sich in den nächsten Kapiteln zuwenden.

7

GELENK-MARMAS ALS DREHORTE

Beginnen Sie dieses praktische Kapitel, indem Sie folgende Fragen beantworten: Was erwarten Sie von Ihren Gelenken? Wie erwarten Sie, daß Sie Ihre Gelenke spüren? Wie könnten Ihre Gelenke sein? Denken Sie kurz nach, bevor Sie weiterlesen, und halten Sie Ihre Antworten schriftlich fest.

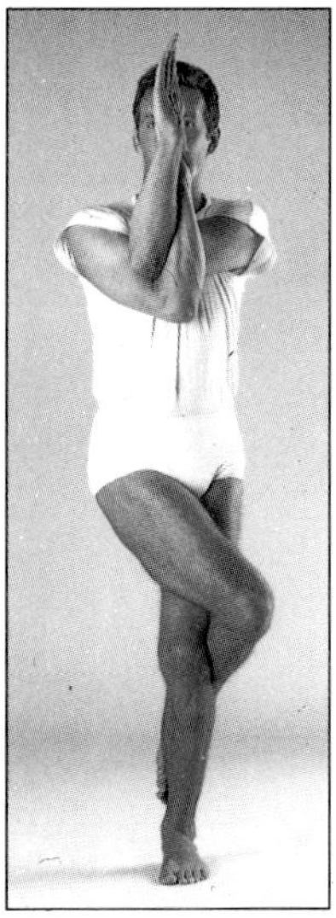

Adlerstellung

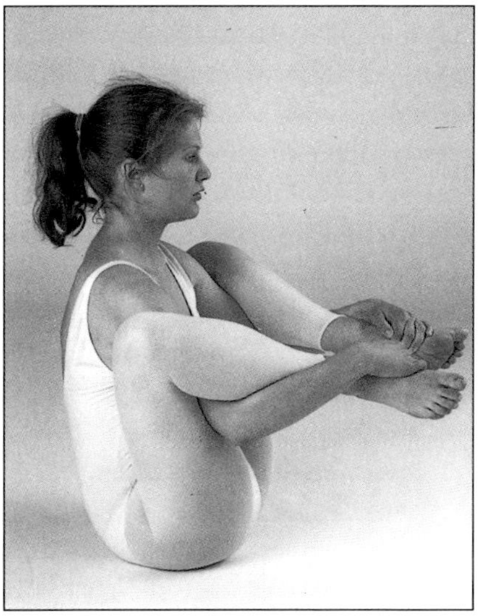

Balanceübung

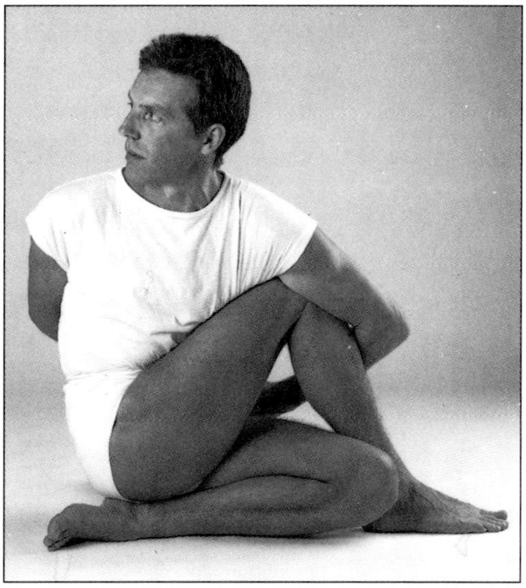

Pashasana

»Dem gesunden Menschen werden die Bewegungen seiner Gelenke gar nicht bewußt«, schreibt ein Gelenkarzt.[71] Dies entspricht in keiner Weise der Vorstellung von »gesund« in Yoga. Denn Yoga geht einen Schritt weiter: Wer Yoga übt, dem werden die Bewegungen seiner gesunden Gelenke bewußt, er fühlt seine Gelenke, und zwar innen, an den beweglichen, gleitenden Kontaktflächen. Daher ist es wichtig, daß Sie sich zuerst fragen: Wie funktionieren meine Gelenke? Was kann ich von gesunden Gelenken sinnvollerweise erwarten? Was kann ich dort erleben?

Gelenke sind Orte, an denen Knochen miteinander verbunden sind, sogenannte diskontinuierliche Knochenverbindungen. Wie der Name schon sagt, sind sie gelenkig und drehfähig. Sie sind Orientierungspunkte, an denen eine Bewegung in eine Richtung gelenkt wird. Eine der wesentlichen Erfahrungen im Gelenk ist, daß es rutschig ist, gleitend, geschmiert, viskös. Das Gelenk hält unterschiedliche Teile des Körpers zusammen, ermöglicht Bewegungsfreiheit je nach Art, wie die Knochen verbunden sind. Das Gelenk lenkt aber auch, es gibt der Bewegung häufig eine Führung und eine Richtung, und es ermöglicht Tragfähigkeit.

7.1 Was sind Gelenke, und wie funktionieren sie?

Gelenke sind ein wesentlicher Teil dessen, was die westliche Biologie und Medizin als »passiven Bewegungsapparat« bezeichnet. Sie verbinden Knochen mittels einer Gelenkkapsel, die nach innen zum Gelenkspalt hin Gelenkschmiere absondert und außen faserig ist. Zusammengehalten wird das Ganze von Bändern, die dem Gelenk, zusätzlich zu den entsprechend geformten Knochen, Führung geben und bestimmte Bewegungen ermöglichen und andere Bewegungen hemmen. Ein Gelenk wird maximal stabil und damit optimal benutzt, wenn die Gelenkflächen der beiden Knochen flächig und in der Mitte aufeinandertreffen und daher zentriert sind. Sind die auf das Gelenk wirkenden Muskeln von unnötiger Spannung befreit, so können sie das Gelenk optimal bewegen und den Bewegungswinkel (Gelenkbeweglichkeit) erhöhen. Die Bänder sind dann von übermäßigem und einseitigem Druck entlastet, und die Sehnenführungen bekommen optimale Ansatzmöglichkeiten für die Kraftentwicklung. Soweit das Gelenk Körpergewicht trägt, können die Knochen und nicht die Muskeln das Körpergewicht tragen. Das Gefäßnetz ist dadurch von Druck weitgehend entlastet. Anhand von X- bzw. O-Beinen, bei denen u. a. das Kniegelenk wenig optimal benützt ist, läßt sich dies leicht verdeutlichen.

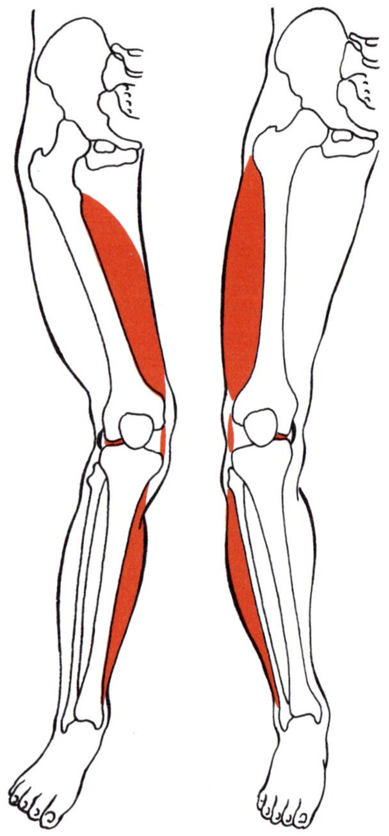

X-Bein *O-Bein*

Gelenkerkrankungen sind z. B. Verrenkungen (Luxationen). Dabei wird der Bandapparat zerrissen, und der Gelenkkopf tritt aus der Pfanne heraus. Als ich 1970 mit Yoga anfing und Bekannten Bilder von Yoga-Stellungen zeigte, haben viele gesagt: Das sind aber Verrenkungen! Auch heute noch höre ich diese Reaktion häufig. Yoga bewirkt jedoch genau das Gegenteil von Verrenkungen. Ich habe noch nie von jemandem gehört, der sich bei Yoga-Übungen ein Gelenk verrenkt hätte.

Die Gelenkflüssigkeit ist nach Grey[72] viskös, klar, klebrig, wie Eiweiß. Mit Yoga-Übungen können Sie die Gleitfähigkeit der Gelenke erfahren und fördern. Wenn Sie Ihre Gelenke einölen, z. B. mit Sesam- oder

Mandelöl, können Sie diese Wahrnehmung verdeutlichen. Ein geeigneter Zeitpunkt, Ihre Gelenke mit Öl einzureiben, ist vor dem Duschen oder Baden.
Bevor Sie zu den zu den Gelenkübungen übergehen, will ich Ihnen anhand eines Schemas einen Überblick über die mit den Gelenken verbundene Erfahrung verschaffen:

7.2 Erfahrungen an den Gelenk-Marmas

Andere Gegenden des Körpers werden stärker gespürt.	⟷	Steif, äußere Gegend des Gelenks wird gespürt. Nähere Umgebung des Gelenks wird gespürt.	⟷	wackelig	⟷	Leichtbeweglich, drehfreudig, »gelenkig«, zentriert. Konzentration, Kontakt zu den Gelenken in der Mitte des Gelenks. Impulswahrnehmung, Unterschiede in der Wahrnehmung der fünf Gelenke auf jeder Seite. Ein Bein ist stabil, das andere locker. Gelenk belastet, anderes drehfreudig, bewußte Erfahrungsverarbeitung, miterleben, sich freuen, daß es klappt, etc. Verarbeitung durch unseren Organismus; wie er das macht, darüber können wir nicht entscheiden (Level 7,6,5).

Das Schema zeigt ein Kontinuum von links nach rechts: Es beginnt mit einer Situation, die durch »Schmerz« geprägt ist und in der die Gelenke nicht im Vordergrund Ihrer Wahrnehmung und Aktion stehen. Schmerz heißt ja nicht nur, daß es Ihnen am Gelenk weh tut, wodurch das Gelenk in den Vordergrund rücken würde, sondern Schmerz heißt auch, das Ziel der Handlung, das Gelenk durch eine Bewegung oder Haltung zu erreichen, um dort eine deutliche Wahrnehmung zuzulassen und zu ermöglichen, ist nicht erreicht. Am rechten Ende des Kontinuums haben Sie diese deutliche Wahrnehmung mittels Ihres konzentrierten Handelns erreicht. Die Feedbackschleife schließt sich. Das Ziel ist erreicht. Sie haben eine klare, direkte, deutliche Wahrnehmung, die Sie als angenehm, erwünscht, als Nicht-Schmerz empfinden. Das Gelenk ist von der Bewegung und der Wahrnehmung her zentriert.
Aus der Psychosomatik der Gelenkerkrankungen ist bekannt, daß die Gelenke als starre Grenzen benutzt werden als Schutz vor Verletzung, vor aggressivem, aktivem Kontakt mit der sozialen Mitwelt. Körperliche Überaktivität in Sport, Haus- und Gartenarbeit etc. ist dabei häufig zu beobachten. Die Menschen leiden still vor sich hin, sind besonders geduldig und haben etwas Märtyrerhaftes an sich.
In der Kindheit erlebten solche Patienten oft Einschränkungen ihrer körperlichen Freiheit, was bei Kindern noch viel mehr als bei Erwachsenen mit Einschränkungen von Initiative und Autonomie gekoppelt ist: stillhalten, stillsitzen, stillstehen. Die Gelassenheit, Bescheidenheit und Genügsamkeit solcher Menschen, die oft unermüdlich für andere sorgen, ohne selbst Dank zu fordern, hängt mit einer Verminderung ihrer Wahrnehmung der eigenen Leiblichkeit zusammen. Sie leben eine geduldig-reglose Selbstverleugnung. Bräutigam sagt über die Gelenk-

kranken: »Im ganzen hat man von einem fehlenden oder nicht geglückten Ausgleich zwischen den Polen Weichheit und Härte gesprochen.«[73]
Die Tendenz zur Weichheit wird durch motorische Anspannung abgewehrt. Der spontane gefühlshafte Ausdruck wird tendenziell unterdrückt und beherrscht.
Yogis, und das kommt aus der brahmanischen Tradition, werden oft als solchen Menschen ähnlich dargestellt: Sie sind gelassen, erdulden Leiden und Ungerechtigkeiten, ohne etwas dagegen zu unternehmen oder wütend zu werden. Diese Beschreibung paßt jedoch nicht zu Menschen, die den Weg des traditionellen Yoga beschreiten. Hier geht es darum zuzulassen, was von innen an Bewegung und Gefühlsausdruck kommt, und es in soziale Beziehungen und Zusammenhänge einzubringen, um Kontakt, Umgangsweisen mit Problemen und Konfliktlösungen zu erlangen.
Der Lotossitz, die Yoga-Haltung par excellence, ist die Haltung, in der sich die Gelenke drehfreudig und rutschig anfühlen und die Atmung voll fließt. Auf verschiedenen Ebenen, sowohl körperlich in den Gelenken als auch im Handeln bis hin zu Liebe und Sexualität, läuft es wie geschmiert. Im Lotossitz ist der Ausgleich zwischen den Polen »hart« und »weich« geglückt, die muskuläre Anspannung ist vermindert, und die Gelenke fühlen sich weich und frei beweglich an. Auch in Alltagsbewegungen kann der Ausgleich zwischen »hart« und »weich« glükken; eine dynamische Belastung und Entlastung der Gelenke vom Körpergewicht und Wahrnehmung der Gelenke: Sie spüren dort etwas, es ist lebendig. Mit Yoga werden aber nicht nur im körperlichen Bereich die Gelenke drehfreudig, auch die geistige und soziale Beweglichkeit nehmen zu, Wahrnehmungen und Ideen können produktiv umgesetzt werden.
Sie sind sich selbst Mittelpunkt, wie eine Schauspielerin oder ein Schauspieler, und gestalten Ihr Leben und Ihre Umwelt auf der Grundlage Ihres Erlebens. Dies steht dem häufig geäußerten traditionell brahmanischen Ideal entgegen, das den Menschen als unbeteiligten Zuschauer sieht. Im Gegensatz zum Film gibt es in der Yoga-Philosophie kein festgelegtes Drehbuch, das Sie auf die Märtyrerrolle festlegt, mit asketischen Idealen und der Lebensphilosophie »Ich leide, also bin ich«. Das starre Nacheinander, das durch das »also« ausgedrückt ist, kann in einen zeitlichen Prozeß gebracht werden und sich in Richtung Gleichzeitigkeit ändern, z. B. so: Ich bin wütend. Ich merke, ich bin wütend. Ich lasse die Wut zu. Ich (er-)lebe und bin. Werden Sie also Akteur oder Akteurin am Drehort Ihrer eigenen Gelenke.

7.3 Übungen zu den Gelenk-Marmas

Sie können Ihre Gelenke trocken, unbeweglich, heiß, wacklig, locker, leblos, träge, schwach, verzogen und blockiert wahrnehmen oder als rutschig, gleitend, schmierig, beweglich, drehfreudig, kompakt, kühl, belastbar, lebendig und klar gerichtet.

Machen Sie nun zuerst einige einfache Übungen zur Wahrnehmung der Gelenke. Beobachten Sie, was Sie an den einzelnen Gelenken spüren.

Das Kniegelenk

Einfache Einstiegsübung 1

Stehen Sie aufrecht, verlagern Sie Ihr Gewicht mehr auf ein Bein, beugen Sie das Knie etwas, dann strecken Sie es nach hinten und wieder nach vorne usw. Bemerken Sie, daß das Knie, wenn Sie es strecken oder nach vorne beugen, sich fester anfühlt; und daß es in der Mitte rutscht bzw. Sie es sehr schnell bewegen? Nach hinten können Sie das Bein bis zum Anschlag strecken. Beugen Sie es, bemerken Sie, daß die Muskeln des Beins stärker angespannt sind. Versuchen Sie, in der Mitte zu bleiben, wo es rutschig ist. Finden Sie die Stelle, wo es am rutschigsten ist? In dieser Stellung können Sie sehr deutlich spüren, was ein Gelenk ausmacht. Es kann, wie gesagt, entweder rutschig, gleitend und frei beweglich oder steif, festgehalten, am Anschlag und blockiert sein. Aus der Sicht von Yoga werden blockierte Knie durch Fehlhaltungen verursacht. Wünschenswert wären rutschige Knie, das würde die Beweglichkeit ermöglichen, die wir für die Yoga-Übungen brauchen. Diese langsame Bewegung vorwärts und rückwärts erleben manche Menschen als mahlende Bewegung. Langsam ausgeführt, ist dies eine wichtige Übung zur Gelenkpflege: Die langsame Bewegung und die Aufmerksamkeit auf das Innere des Knies ermöglichen Ihnen, eine Änderung einzuleiten. Das Rutschen bzw. die leicht mahlende Bewegung im Kniegelenk beruhigt Ihren Körper: Erleichterndes Aufatmen, mehr Atem, Beruhigung und Konzentration Ihrer Aufmerksamkeit sind die angenehmen Folgen.

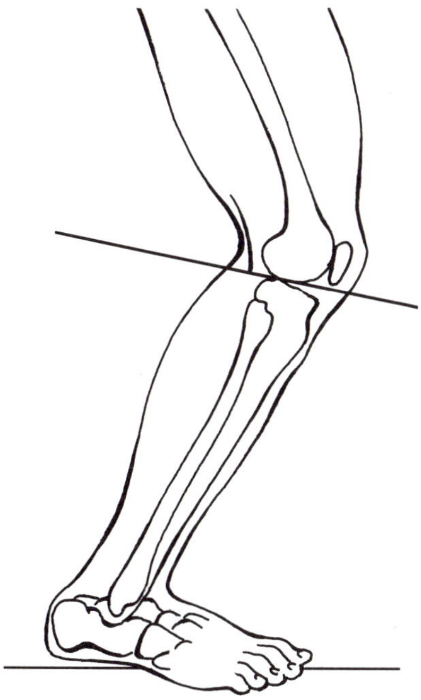

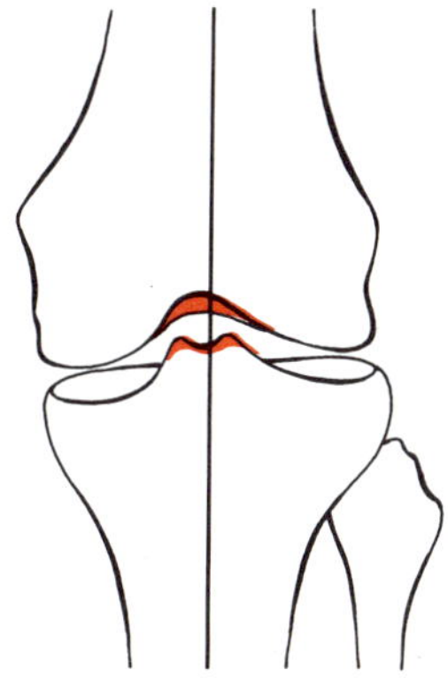

Gelenkführung im Kniegelenk, von vorne gesehen

Übung 2

Wenn Sie die Stellung gefunden haben, wo es rutschig ist, bleiben Sie so stehen und versuchen Sie, die Kniescheibe langsam hoch und runter zu bewegen. Am Anfang ist die Kniescheibe vielleicht durch den Oberschenkelmuskel stark nach oben gezogen. Mit der Zeit können Sie den Muskel mehr lockern, und die Kniescheibe rutscht herunter. Probieren Sie es auch am anderen Bein! Mit dieser Übung können Sie exemplarisch lernen, ein Gelenk zu spüren und die Muskelspannung in der Umgebung des Gelenks zu regulieren. Sie können Übung 2 auch im Sitzen ausführen. Am Anfang und wenn Sie gestreßt sind, werden Sie möglicherweise zittrig, oder es wird Ihnen sogar leicht übel. Das hängt

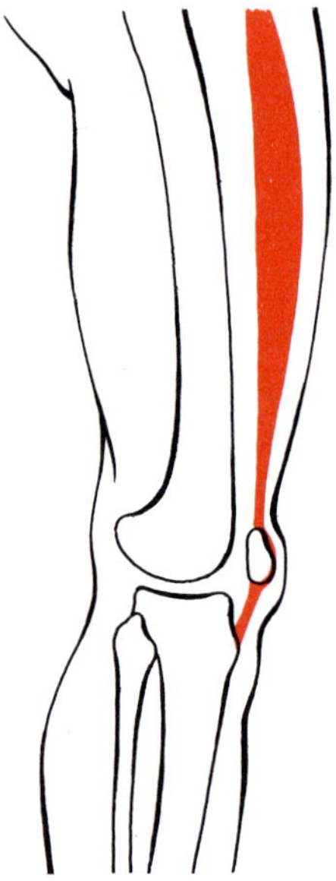

damit zusammen, daß der Streß, die innere Unruhe, durch die intensive Wahrnehmung deutlicher hervortreten und eben auch stärker körperlich erlebt werden. Es zeigt an, daß Sie einen Bedarf an Ruhe und Bereinigung der Situation haben. Es wäre angebracht, entsprechend initiativ zu werden. Normalerweise werden Sie jedoch durch diese leichten Bewegungen keine so extremen Reaktionen verspüren. Sie werden Ihre Kniegelenke deutlicher, gelenkiger, also rutschig wahrnehmen.

Aus Übung 1 und 2 können Sie lernen, was es heißt, die Beine geradezuhalten. Gerade heißt, die Knochen in den Gelenken flächig so aufeinander zu halten, daß im Zentrum des Gelenks der Hauptkontakt entsteht. Einen solchen Kontakt werden Sie nach einiger Zeit des Übens auch als »kompakt« wahrnehmen. Gerade heißt also, das Knie ist nicht durchgedrückt oder durchgestreckt, das würde mit Anspannung, Steifhalten und Blockierung einhergehen. Es ist auch nicht seitlich verbogen, das überdehnt die Bänder, und auch nicht nach hinten gebogen, das vermindert die Bewegungsfreiheit im Gelenk durch eine Knochen- oder Bändersperre. Wenn Sie Ihre Knie geradehalten, nehmen Sie das Gelenk als kompakt, rutschig, mit Gewicht belastbar und frei für mögliche Bewegungen wahr.

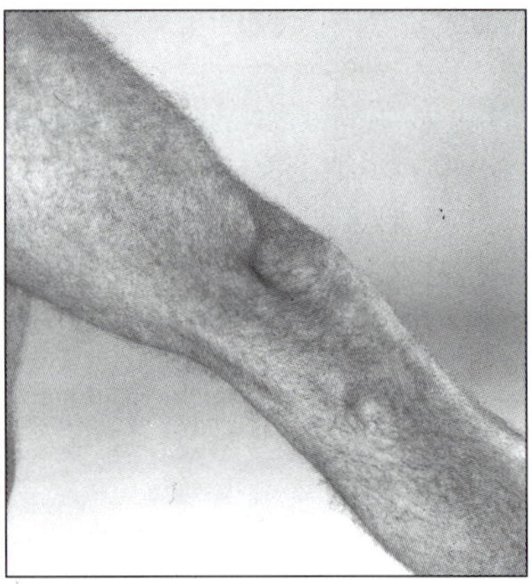

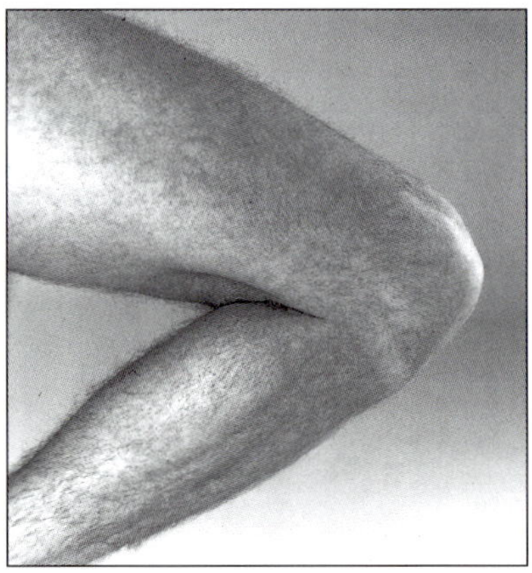

Übung 3

Das Kniegelenk ist ein einfaches Scharniergelenk, es läßt sich grundsätzlich nur in eine Richtung bewegen.

Mit Übung 3 können Sie dies auf einfache Weise feststellen: Heben Sie das Bein, und beugen Sie das Knie nach vorne und hinten. So werden Sie sich über die Bewegungsrichtung des Knies klar.

Das Fußgelenk

Auch das Fußgelenk ist ein Scharniergelenk: Der Fuß läßt sich heben und senken. (Auf den unteren Teil des Fußgelenks, der für seitliche Bewegungen wichtig ist, komme ich später noch zurück.)

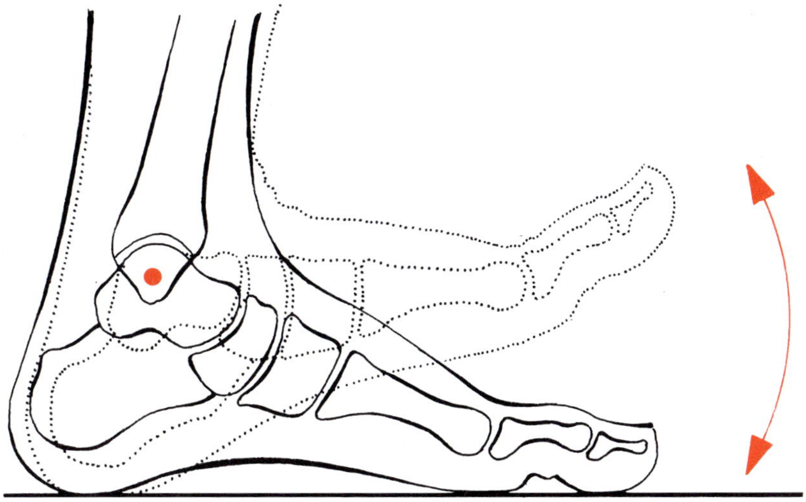

Übung 4
Versuchen Sie, das Fußgelenk im Stehen passiv zu bewegen, indem Sie Ihr Gewicht auf das rechte Bein verlagern und mit dem linken vorwärts- und rückwärtsgehen. Beidseitig üben.
Heben Sie den Fuß hoch, und bewegen Sie ihn ohne Kraftaufwand geradlinig nach vorne und hinten, bis Sie direkt im Gelenk etwas spüren.

Das Handgelenk

Das Handgelenk ist ein eiförmiges Gelenk und hat ebenfalls eine hauptsächliche Bewegungsrichtung: nach vorn und zurück. Bewegen Sie das Handgelenk in diese Richtung. Ähnlich wie beim Fußgelenk denken viele Menschen beim Handgelenk zuerst an kreisende, drehende Bewegungen. Solche Bewegungen sind möglich, es sind jedoch Nebenrichtungen und nicht die Hauptbewegungsrichtung.

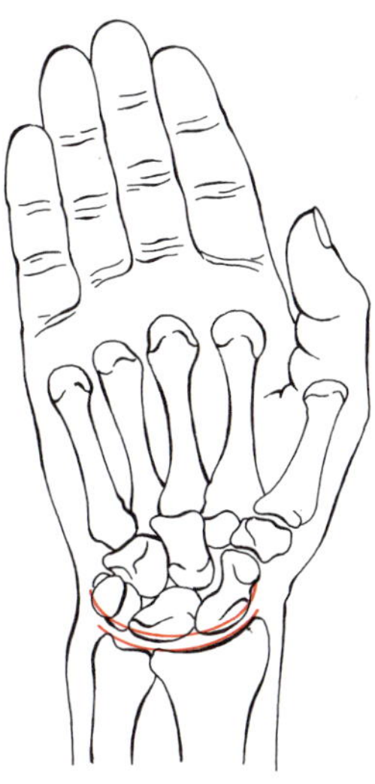

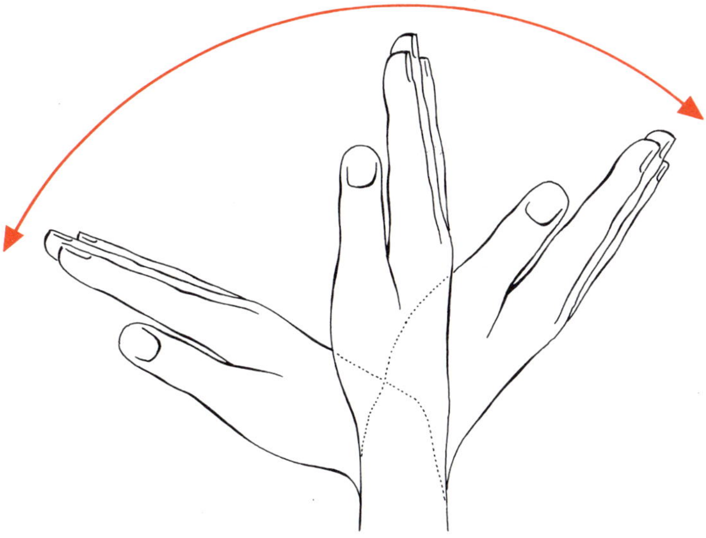

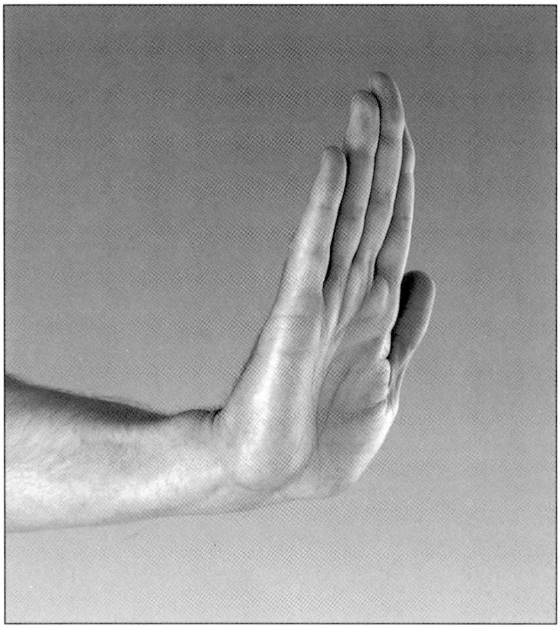

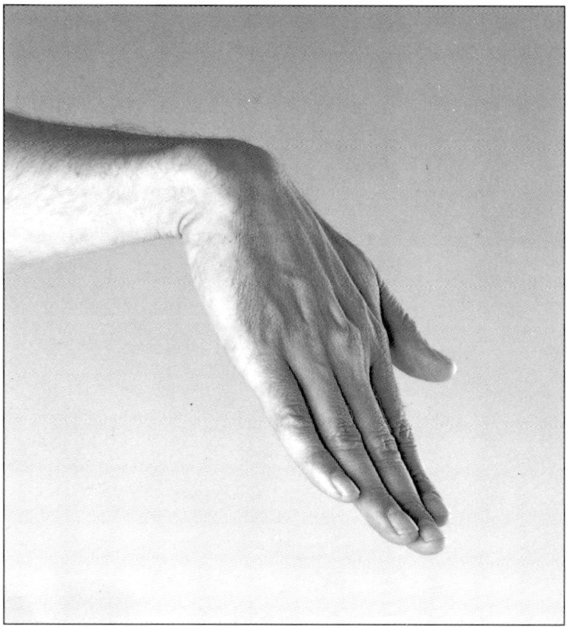

Übung 5
Führen Sie Bewegungen entlang der Hauptrichtung aus, und beachten Sie, was Sie im Gelenk spüren.

Der Ellbogen

Beim Ellbogen spüren Sie am deutlichsten, was es heißt: Ein Gelenk hat eine Richtung.

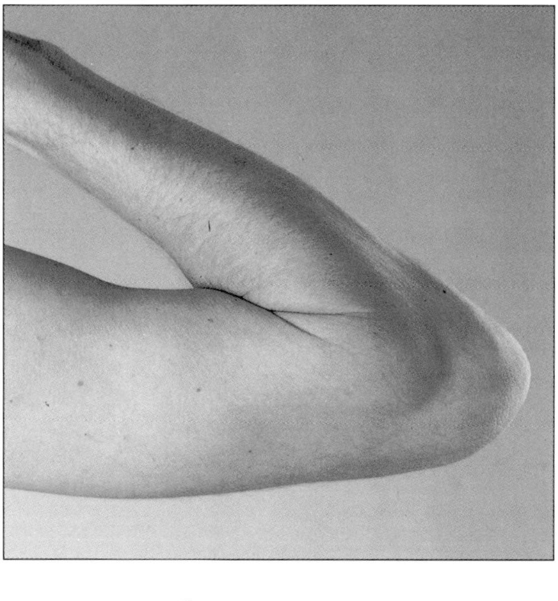

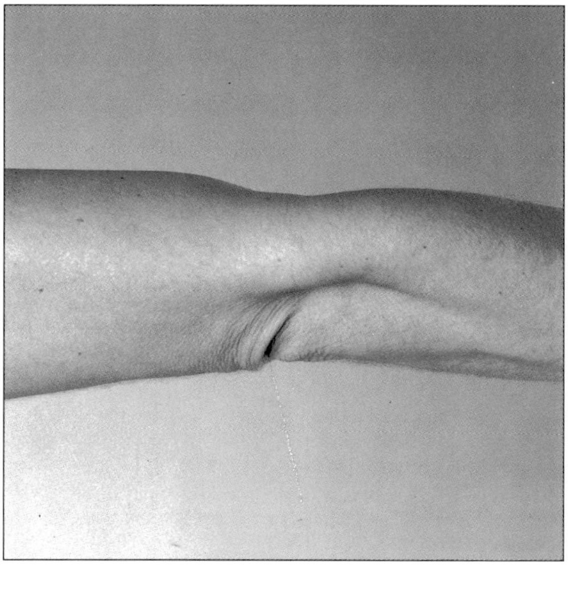

Übung 6
Beugen und strecken Sie den Arm, und beobachten Sie, was Sie im Ellbogen wahrnehmen.

Das Hüftgelenk

Alle Drehbewegungen der Beine werden im Hüftgelenk, das ein Kugelgelenk ist, ausgeführt. Gewöhnliche Beschreibungen gehen davon aus, daß der Oberschenkel mit der Kugel sich im Becken dreht. In aufrechter Haltung allerdings, bei der das Körpergewicht getragen wird, ist der stärker fixierte Teil des Gelenks, die Beckenschaufel, gleichwertig, wenn nicht sogar bedeutsamer. Das heißt, das Gelenk wird zum Teil vom Becken aus gedreht. Da manche Menschen diese Drehung nicht bewußt ausführen, sind gewisse Yoga-Übungen für sie schwierig.

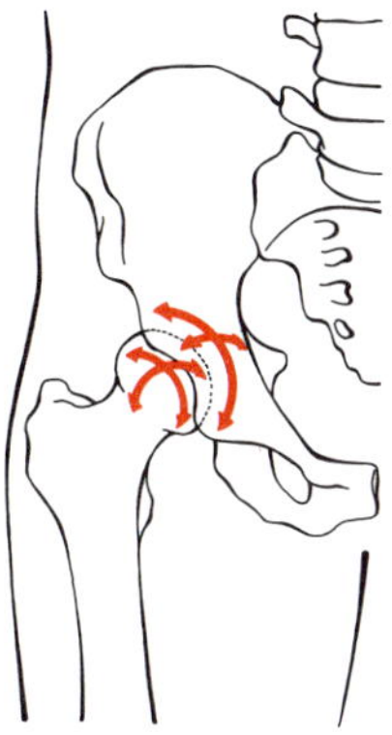

Übung 7

Versuchen Sie deshalb, Ihre Hüftgelenke im Stehen in alle Richtungen, die Ihnen einfallen, etwas zu bewegen, besonders nach vorne und hinten und seitlich.

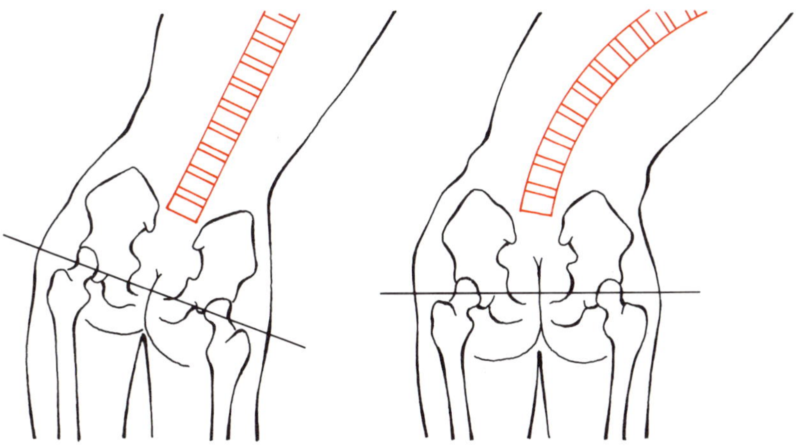

Die Gelenke sind wichtige Verbindungen, Orte, an denen der Ausdruck der Körperhaltung deutlich mitbestimmt wird. Das deutsche Wort »Gelenk« gibt von seiner mittelhochdeutschen Wurzel her Anlaß zu einem üblichen Mißverständnis: Damals bedeutete es »Taille«, den biegsamen Teil des Körpers zwischen Rippen und Becken. Erst später verwendete man es auch für die anderen biegsamen Teile des Körpers. Auch heute beugen viele eher den Rumpf und besonders die Lendenwirbelsäule (Taille), statt in den Gelenken rutschig zu drehen.
Ich erwähne dies so genau, weil Gelenke häufig fehlbenutzt werden und dadurch die Bewegungsfreiheit des Gelenks reduziert wird. Es kommt zu frühzeitigen Abnützungen, zu vorzeitiger Altersunbeweglichkeit, zu Fehlnutzung der Muskeln u. ä. Die Pflege der Gelenke ist deshalb sinnvoll. In den Gelenken prallen sozusagen zwei kulturell unterstützte Erfahrungen aufeinander: die asiatische Erfahrung, daß Gelenke, wenn Sie ein Leben lang gepflegt werden, bis ins hohe Alter sehr beweglich

bleiben, und die europäische Erfahrung, daß Gelenke sich im Laufe des Lebens abnützen. 57 Prozent aller Erwachsenen in höherem Lebensalter leiden an Gelenkerkrankungen, im Alter von 75 Jahren sogar 85 Prozent. Fachärzte weisen darauf hin, daß jede Ruhigstellung eines Gelenks sich ungünstig auswirkt, es verliert die normale oder die noch vorhandene Beweglichkeit. Meines Erachtens liegt eines der Probleme mit den Gelenken darin, daß sich beide Hypothesen, die asiatische wie die europäische, empirisch bestätigen lassen. Es ist richtig, daß sich die Gelenke im Laufe des natürlichen Alterungsprozesses abnützen können, als Erklärung für Gelenkerkrankungen reicht dieses Faktum allerdings nicht aus. Denn es ist ebenso richtig, daß Gelenke gepflegt werden können. Die europäische Kultur unterstützt in der Praxis sehr stark die Abnutzungshypothese, die asiatische Kultur mehr die Pflegehypothese. Beides sind »selffullfilling hypotheses«, sich selbst bestätigende Hypothesen; haben wir erst einmal unser Leben danach ausgerichtet, so werden sie sich bewahrheiten. Die europäische Kultur unterscheidet sich von der asiatischen z.B. in den Sitz- und Haltungsgewohnheiten, etwa bei der Hausarbeit. Noch heute ist es für viele asiatische Menschen üblich und sie sind es von Kind an gewohnt, am Boden zu sitzen. Ein Großteil der Hausarbeit z.B. wird im Sitzen ausgeführt, wodurch die Gelenke, besonders die Hüftgelenke, anstelle des Kreuzes bewegt werden. Ein anderes Beispiel ist das Schuhwerk: Eingeengte Füße und dünne, hohe Absätze vermindern die Beweglichkeit des Fußes. Machen Sie Yoga-Übungen deshalb immer barfuß.

Weitere Gelenk-Marma-Übungen

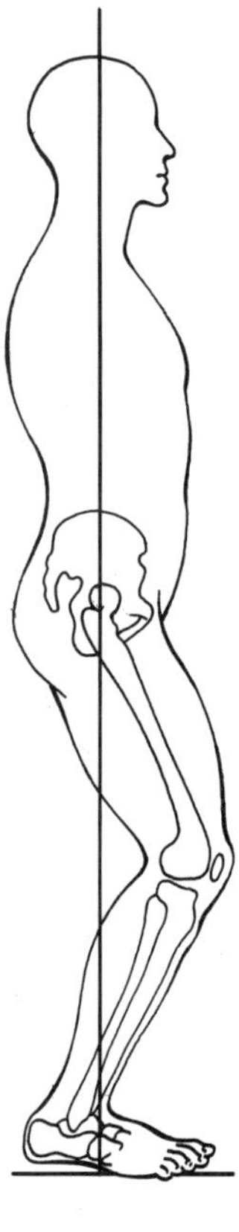

Übung 8
Eine einfache Vorübung ist das Beugen von Knie-, Fuß- und Hüftgelenken. Stellen Sie sich einfach hin, die Füße parallel, leicht auseinander, beugen Sie leicht die Knie, wie oben beschrieben, ebenso die Fuß- und Hüftgelenke. Mit der Zeit werden Sie alle sechs Gelenke wahrnehmen und in einer »gelenkigen« Position halten können. Jetzt brauchen Sie nur noch den Brustkorb zu heben, so daß Sie leicht atmen können. Schon haben Sie eine ideale Stellung, die Sie zu Hause üben können, die Sie aber auch beim Warten an der Kasse oder in der U-Bahn, oder wo immer Sie eine Weile stehen, einnehmen können.

Übung 9
Kombination der sechs Gelenke: Oberschenkel nach innen drehen. Knie leicht gebogen. Die Bewegungsrichtung der drei Gelenke des linken und der drei Gelenke des rechten Beins jeweils in derselben Richtung (Bewegungsebene) halten.

Übung 10
Oberschenkel nach außen drehen: Knie leicht gebogen. Die Bewegungsrichtung in den drei Gelenken des linken und den drei Gelenken des rechten Beins in derselben Richtung (Bewegungsebene) halten.

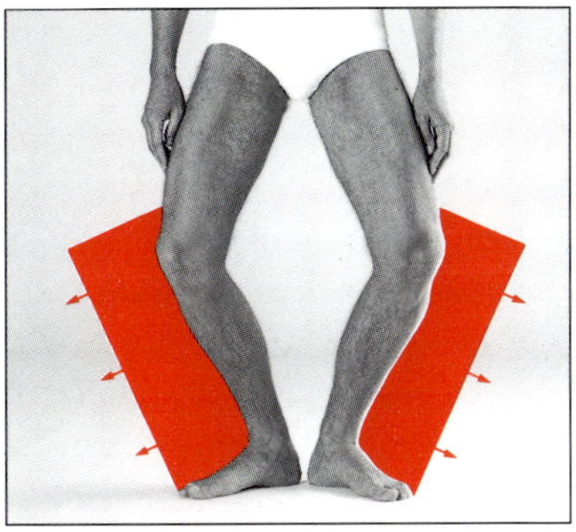

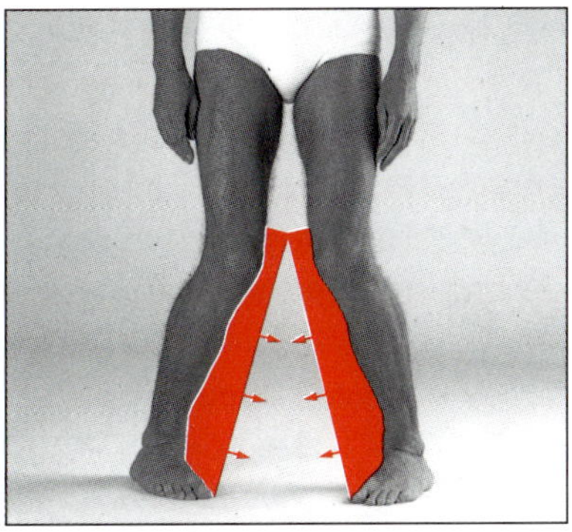

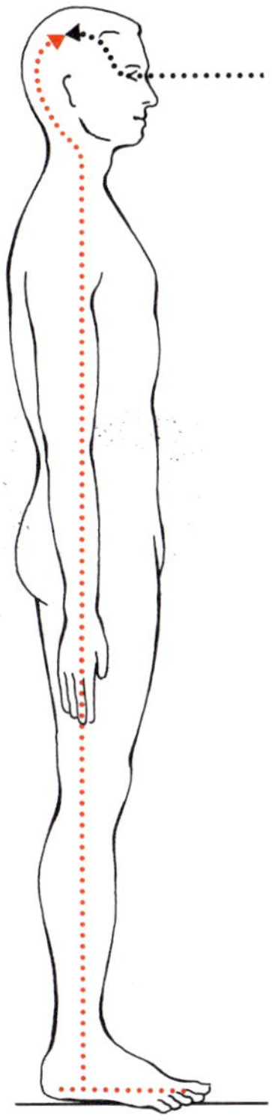

Balanceübung 11

Stellen Sie sich auf ein Bein, leicht im Knie gebeugt, im Fußgelenk locker. Finden Sie zunächst die Balance, und heben Sie dann das andere Bein vom Boden. Versuchen Sie jetzt nicht, das Standbein stärker anzuspannen oder im Standbein anzugleichen, falls Sie die Balance nicht haben. Gleichen Sie vielmehr die Balance über Bewegungen im Rumpf und in den Armen aus. Wie eine Seiltänzerin! Am Anfang werden Sie vielleicht sehr stark schwanken; seien Sie bereit, Ihr Bein schnell wieder auf den Boden zu bringen, damit Sie nicht umfallen. Beobachten Sie, wie Ihr Körper beginnt, selber Balancebewegungen auszulösen. Lassen Sie dies zu, soweit es geht. Nach einiger Zeit werden Sie beobachten, daß diese Balancebewegungen Sie nicht mehr umwerfen, sondern daß Ihr Körper selber durch leichtes Schwanken die Balance herstellt. Übernimmt Ihr Körper die Balance auf diese Art immer mehr, so werden Sie mit der Zeit fast ruhig stehen und in Ihren Gelenken ganz locker sein. Wenn Sie jetzt die Augen schließen, werden Sie im Gegensatz zum Beginn kaum mehr schwanken. Die Blickmotorik spannt sich nicht anstelle der Stützmotorik an.

Anhand dieser Übung möchte ich Ihnen noch einmal ein Grundprinzip des Yoga erläutern:

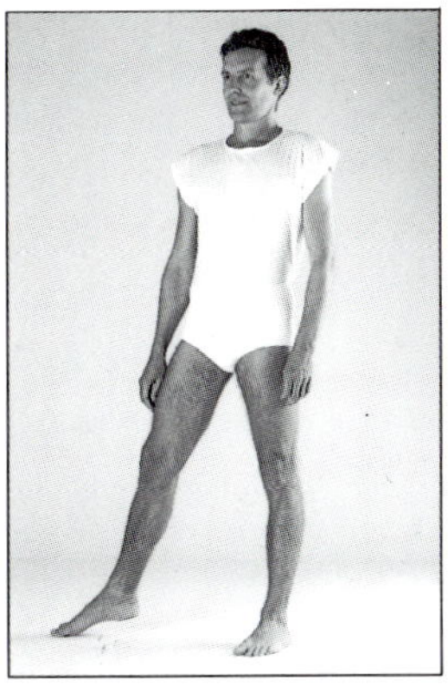

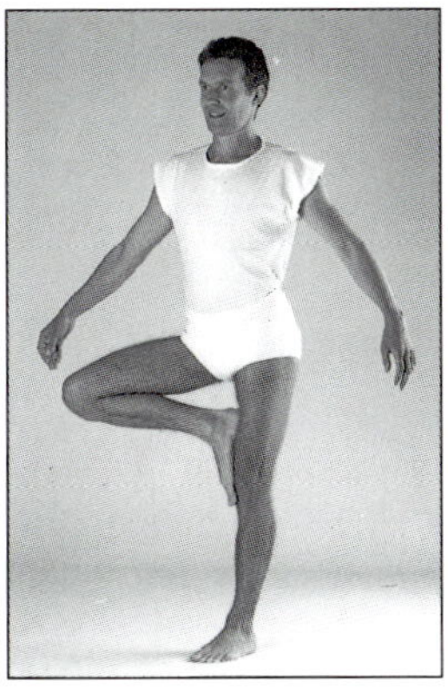

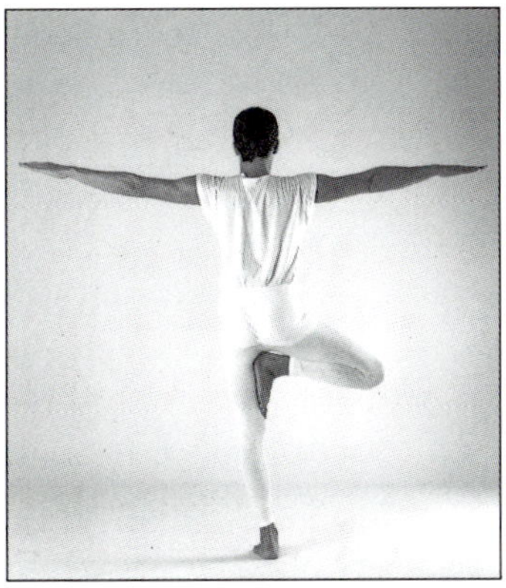

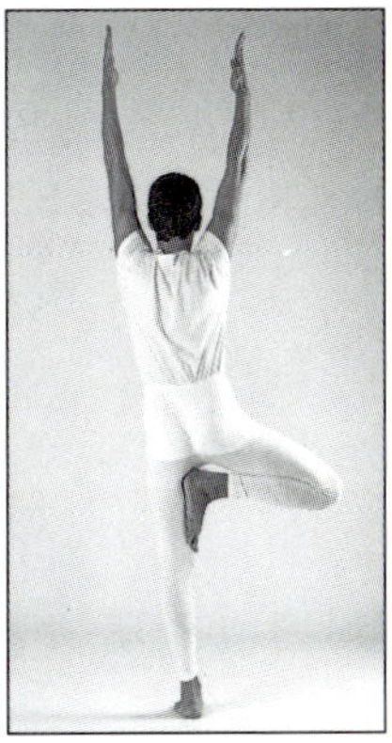

Ob Sie senkrecht im Raum stehen, das sagen Ihnen normalerweise Ihre Augen. Sie können daher als Hilfsmittel, um die Balance zu wahren, einen Punkt im Raum fixieren. Doch was passiert, wenn Sie die Augen schließen?

In Yoga bekommen Sie Orientierung direkt aus dem Körper. Von den Gelenken her können Sie wahrnehmen, wie die Gelenkstellung ist, können spüren, wie das Kniegelenk über dem Fußgelenk steht und das Hüftgelenk über dem Knie. So wird es sehr einfach, die Balance zu wahren. Sie können beobachten, wie Ihr Körper selber mithilft zu balancieren. Manche Menschen fühlen sich dabei am Anfang sehr wackelig, und sie geraten in Schwierigkeiten, weil sie sich selbst vorstellen, ganz ruhig und stabil zu sein. Solchen Menschen empfehle ich, sich mit ihrem Wacklig-Sein, ihrem Schwanken und ihrer Balance-Unsicherheit anzufreunden und die Grundlagen, wie der Körper selber zur Balance kommt, ernster zu nehmen, das heißt, ihren Gelenken mehr Aufmerksamkeit zu schenken, wie es in den Übungen beschrieben wurde. Um festzustellen, ob Sie die Information für die Balance von den Augen oder von den Gelenken bekommen, können Sie die Augen auch nur für kurze Momente schließen und dann wieder öffnen.
Die Balance-Übung ist eine sehr wichtige Übung, mit der Sie lernen, Ihre Gelenke zu spüren und rutschig, balanciert, leicht schwingend und nicht durch die Augen fixiert, steif und blockiert in den Gelenken im Raum zu stehen. Vielleicht ist Ihnen diese Übung am Anfang zu anstrengend, gehen Sie dann gleich zu Übung 16 weiter.
Es kann sein, daß Sie nach einigem Üben unruhig, genervt, ärgerlich oder wütend werden, weil Sie nicht ausbalanciert sind. Sie können sich in einem solchen Fall in den Gelenken steif machen, sich mit den Augen im Raum festhalten, den Druck und die Spannung um die Gelenke herum erhöhen. Oder Sie können den Kontakt zu Ihren Gelenken erhöhen, sie rutschiger machen, sich dafür Zeit lassen und nach dem Üben überlegen, ob ein Ereignis vorgefallen ist, das Sie genervt oder geärgert hat. In dieser Unterscheidung wird sichtbar, ob Sie »die Unruhe« in den Körper hineinverlagern oder in einen sozialen Zusammenhang. Interessant dabei ist zu wissen, daß Menschen, die Gelenkerkrankungen bekommen haben, vergleichsweise selten wütend und ärgerlich sind und daß sie sich eher zuviel bewegen, also Sport treiben etc. An dieser Stelle sei darauf hingewiesen, daß es, ganz allgemein gesagt, in psychosomatischer Hinsicht und aus der Sicht von Yoga nicht sinnvoll ist, soziale Probleme durch Körpertraining zu lösen. Es ist umgekehrt ein wichtiges Ziel, unterscheiden zu lernen, was eine sinnvolle Erwartung an den Körper ist und was Erwartungen an die Mitmenschen sind. Letztere können wir nur zusammen mit den Menschen abklären. Für erstere brauchen wir ein Stück Orientierung, die wir von unserem Körper bekommen, wenn wir die vitalen Stellen, z.B. die Gelenke, erleben.

Übung 12: Auf einem Bein stehen
Nach dieser Vorbereitung versuchen Sie auf einem Bein zu stehen, das andere Bein ziehen Sie hoch und winkeln es seitlich an. Achten Sie auf Fuß-, Knie- und Hüftgelenk. Ich beobachte häufig, daß das Hüftgelenk verdreht gehalten ist. Versuchen Sie es langsam in der Balance zu korrigieren. Etwa eine Minute auf jeder Seite üben. Wenn Sie mit den

Beinen gut zurechtkommen, können Sie nach einigen Tagen auch die Arme dazunehmen: Heben Sie die Arme langsam so nach oben, daß Ihre Handgelenke und Ellbogen locker bleiben. Machen Sie jedoch die Übungen, die unten zu den Ellbogen und Handgelenken angegeben sind, zuerst.

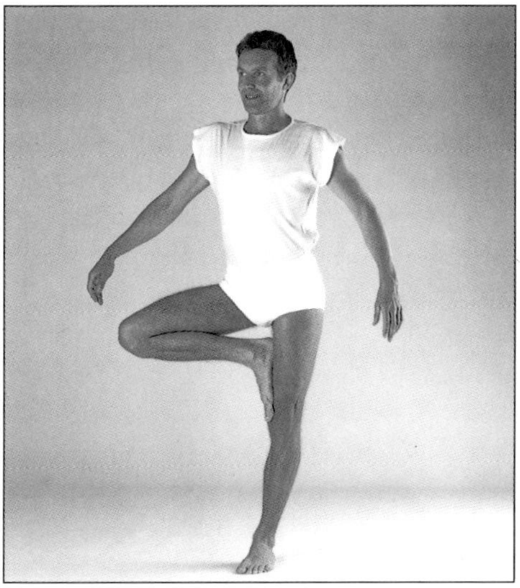

Übung 13
Stellen Sie sich rückwärts mit einem Bein an die Wand, den Fuß leicht eingedreht, das andere Bein ca. einen Meter von der Wand weg. Biegen Sie dann das Knie des vorderen Beines genau nach vorne. Häufig kippt das Knie nach innen. Versuchen Sie das Bein genau auf einer senkrechten Ebene zu halten.

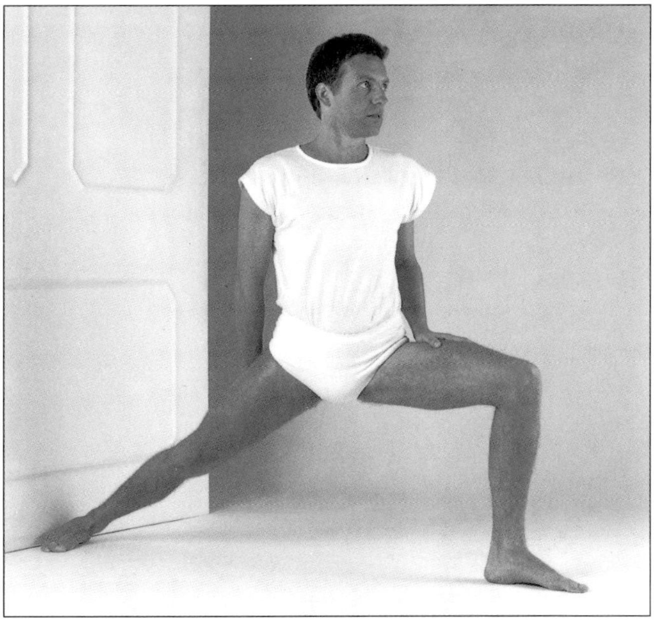

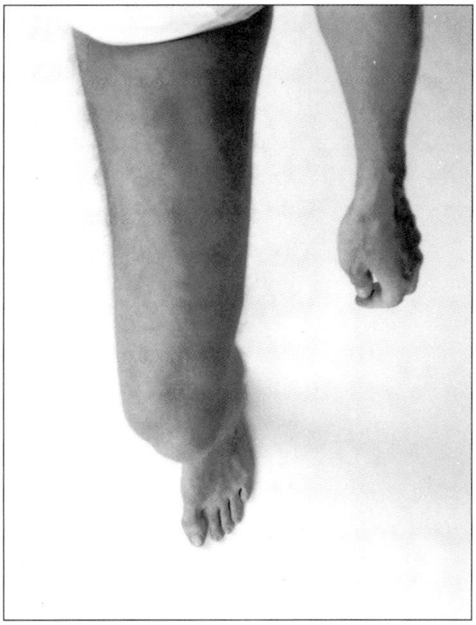

Übung 14: Adlerstellung
Ein Arm wird festgehalten, der andere, drehfreudig in den Gelenken, um den festgehaltenen Arm herum gedreht. Weit ausholen und deutlich gelenkig bewegen.
Der Weg und die Qualität der Bewegungen auf dem Weg sind im Produkt einer Yoga-Endstellung noch enthalten, für Übende erlebbar und für Beobachtende mit geschulter Wahrnehmung sichtbar. Es verhält sich ähnlich wie mit einem Schnappschußphoto des Freundeskreises.

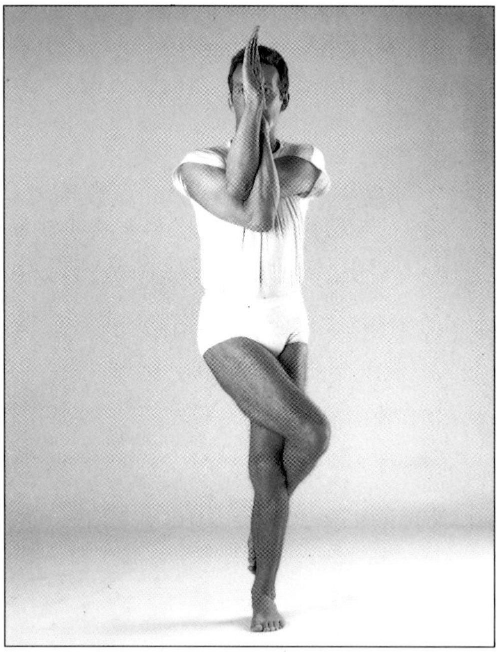

Alle, die dabei waren, erinnern sich, wenn sie das Bild sehen, wieder an die witzige Situation, deshalb hat das Bild für die Betrachtenden (Erlebnis-)Wert. Jemand, der die Situation nicht miterlebt hat, wird das Bild aufgrund photoästhetischer Kriterien wie Schärfe, Farbe, Komposition etc., beurteilen. Die Yoga-Stellung ist als Erlebenssituation, in der auch der Weg noch präsent ist, beschreibbar und besitzt daher auch einen emotionalen Wert. Neben der objektiven Beurteilbarkeit ist die subjektive Bedeutung groß und wichtig: z. B. das subjektive Erlebnis, wenn eine schwierigere Stellung zum erstenmal gelingt. Ein Beispiel für das objektive Geschehen ist die Tatsache, daß Sie auf einem Bein eine halbe Minute stehen können, ohne umzufallen.

Übung 15: Kombination von Arm und Bein auf einer Seite.
Wer eine noch aktivere Übung machen will, kombiniert jetzt die Gelenke einer Seite, Fuß-, Knie-, Hüftgelenk, Ellbogen und Handgelenk.

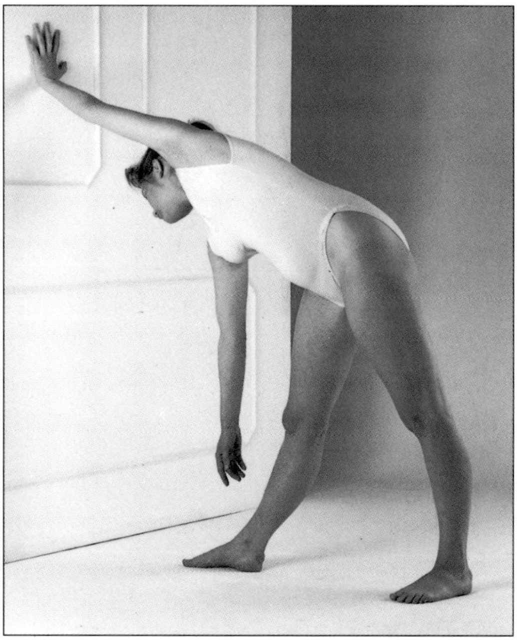

Diese Gelenke der Standbeinseite werden fest und stabil gehalten und mit Gewicht belastet. Die entsprechenden Gelenke der anderen Seite stehen dazu in deutlichem Kontrast: Sie sind locker und gelenkig. Rutschig ist es auf beiden Seiten, je nachdem, ob mit oder ohne Körpergewicht, fühlt es sich jedoch etwas unterschiedlich an.

Übung 16: Handgelenke
Drehen Sie die Handgelenke so, daß keine Spannung in der Innenseite der Handgelenke entsteht, sondern in der Außenseite. Ist die Spannung innen, so fühlt es sich gepreßt an.

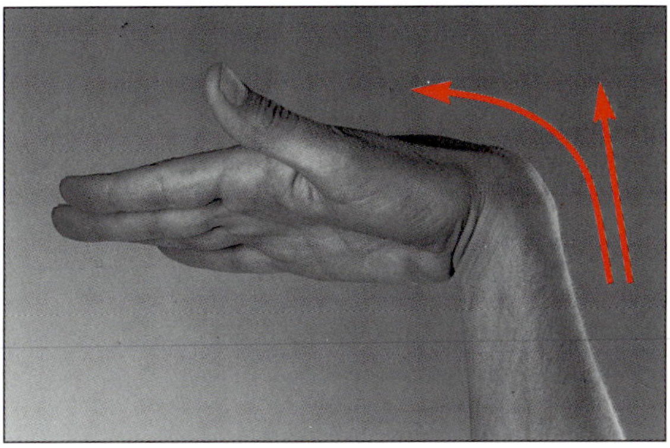

richtig

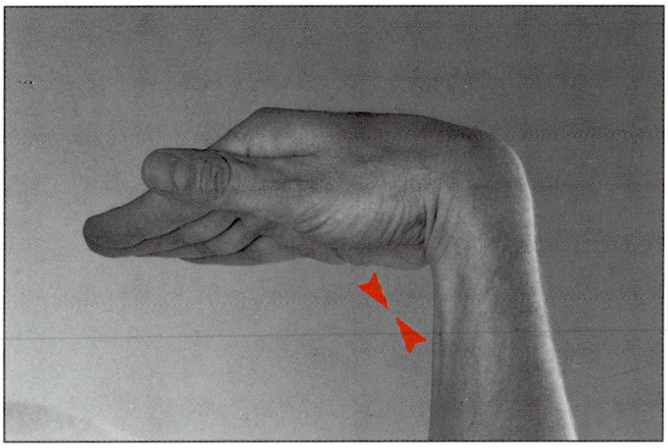

falsch

Übung 17
Drehen Sie die Handgelenke in die umgekehrte Richtung. Jetzt ist die Spannung in der Innenseite, und in der äußeren Beuge ist es locker.

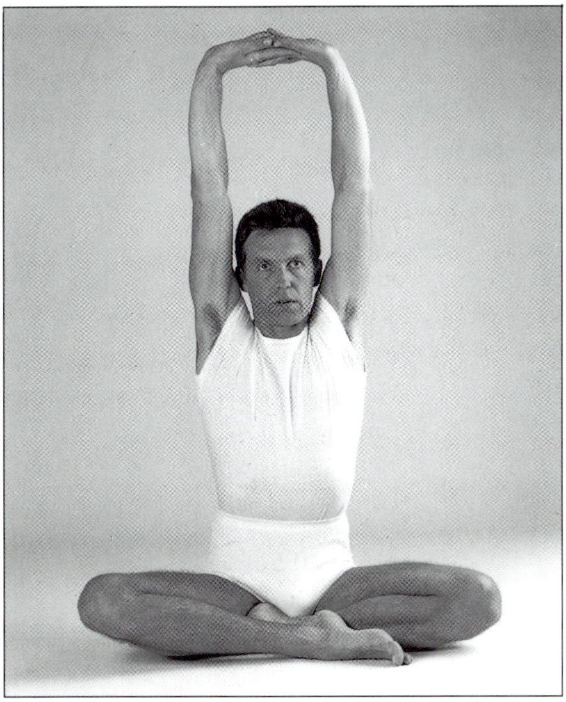

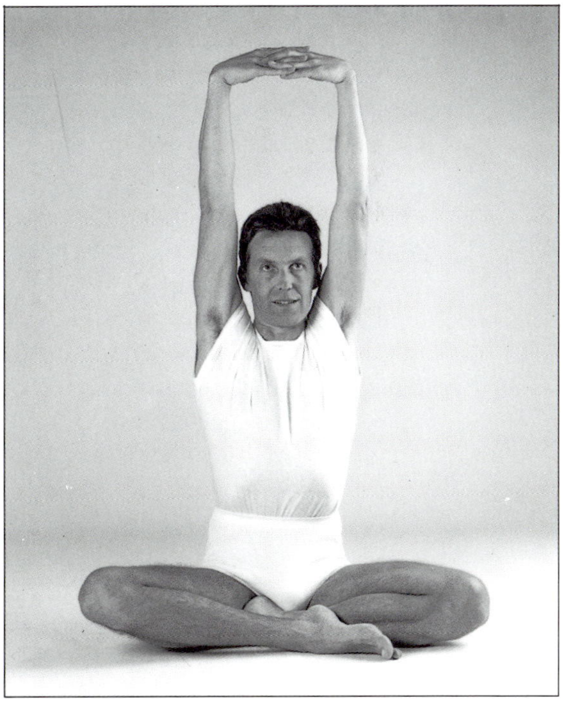

Versuchen Sie in beiden Übungen das Gelenk zum Drehen und zum Rutschen zu bringen. Es geht nicht einfach nur um Biegen.
In einem Seminar für Taekwon-Do-Fortgeschrittene war dieser Unterschied den Teilnehmern schwer verständlich. Abends sahen wir per Zufall den Film »Karate Kid«. Dort bringt der Karatelehrer seinem Schüler diese Bewegung in folgender Weise bei: Er läßt ihn einen

langen Bretterzaun streichen. Bei der Aufbewegung soll er das Handgelenk deutlich heben, bei der Abbewegung soll er es deutlich senken. Es gibt Gelenke mit nur einer Richtungsebene und andere, wie etwa das Hüftgelenk, mit mehreren Ebenen. Durch das Erlebnis der Bewegungsfreiheit entsteht das Gefühl von Raum. Die Ruhe und Gelassenheit, die in Yoga angestrebt wird, hat sehr viel mit Gefühl und Wahrnehmung, insbesondere der Gelenke, zu tun. Der Lotossitz etwa setzt Beweglichkeit und Drehfreudigkeit in den Gelenken voraus. Die Gelenkrezeptoren, die Winkel und Geschwindigkeit der Stellungsänderung im Gelenk messen, gehören mit den Sehnen- und Muskelspindeln zu der sogenannten Tiefensensibilität. Diese speziellen Sinneswahrnehmungen in und um die Gelenke informieren über Lage und Stellung des Körpers im Raum und prägen wesentlich das bewußte Bild, das wir davon haben.[74] Auch die Atmung wird durch solche Impulse angeregt.[75]

Übung 18

Beugen Sie jetzt den Ellbogen, und winkeln Sie die Handgelenke ab. Heben Sie dann Ihre beiden Arme mit einer Drehbewegung im Schultergelenk nach oben/hinten.

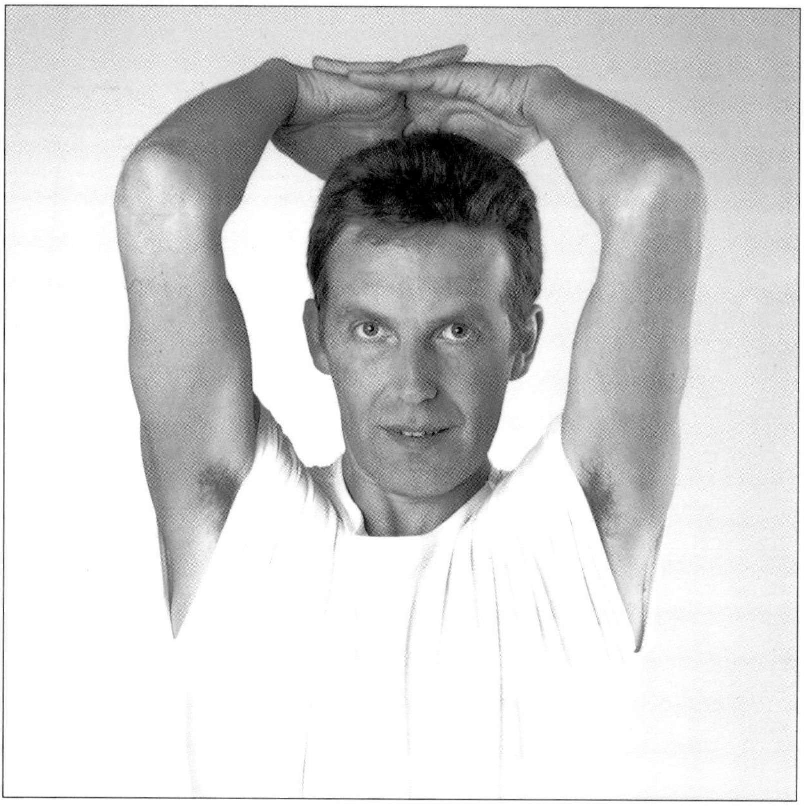

Bei vielen Menschen gehen dabei die Ellbogen auseinander, das heißt, es werden noch weitere unbeabsichtigte Bewegungen ausgeführt, es wird Druck auf das Ellbogen- und möglicherweise auch auf das Handgelenk in eine Richtung ausgeübt, in der sie sich gar nicht bewegen lassen. Konzentrieren Sie sich nur auf die Orte am Körper, die Sie für

die Bewegung brauchen. Mit dieser Übung lernen Sie, sich exakt auf die Bewegung zu konzentrieren und die Hand- und Ellbogengelenke unverändert zu halten.
Korrigieren Sie durch Genauigkeit und Konzentration Ihren Umgang mit dem Körper, um die Gelenke zu schonen und körperadäquate Bewegungen auszuführen.

Übung 19: Sitzen, ein Bein angewinkelt
Halten Sie die Gelenke der Seite des geraden Beins so kompakt, daß Sie sich nicht bewegen. Die Gelenke der abgewinkelten Seite halten Sie locker und beweglich. Durch die leichte Neigung im Hüftgelenk nach vorne spüren Sie Körpergewicht auf der geraden Seite. Auf der ange-

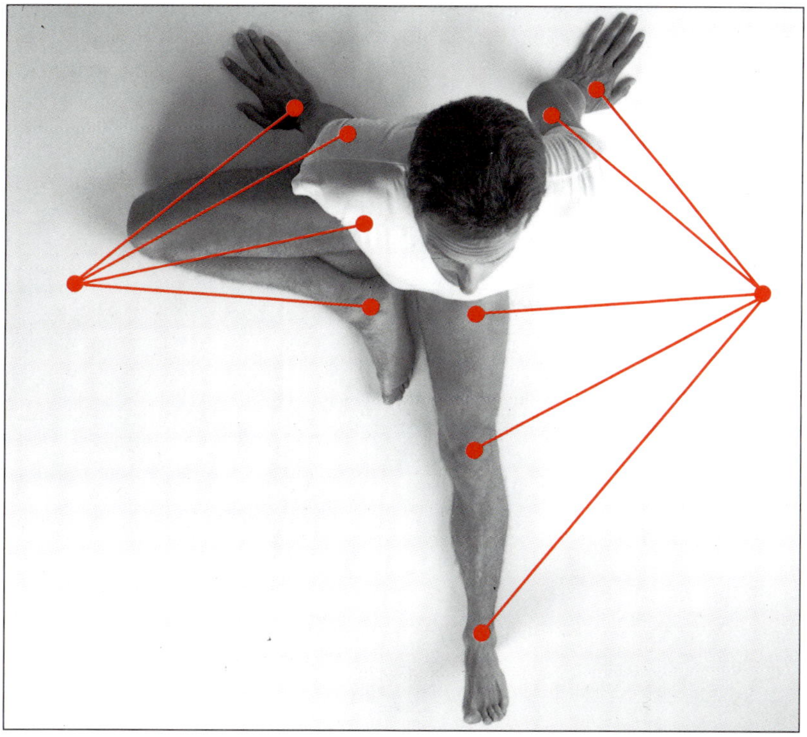

winkelten Seite sollte nur minimal Gewicht zu spüren sein. Das angewinkelte Bein liegt locker am Boden und erhält keinen zusätzlichen Druck. Yoga-Neulinge üben oft Druck auf das angewinkelte Bein aus, um sich weiter nach vorne beugen zu können. Manche versuchen auch, das Knie des angewinkelten Beins zu Boden zu drücken. Beides sollten Sie vermeiden. Kein Druck auf das Fußgelenk des angewinkelten Beins! Das Bein ließe sich mit den Armen leicht hochheben. Kein Druck auf das Knie Richtung Boden! Es wird, wenn die Muskeln sich nach einigen Wochen Übung lockern, durch das Eigengewicht des Beins zum Boden kommen. Lernen Sie mit dieser Übung, das Eigengewicht des Beins nicht durch selbsterzeugten Druck zu erhöhen, sondern es zu spüren.

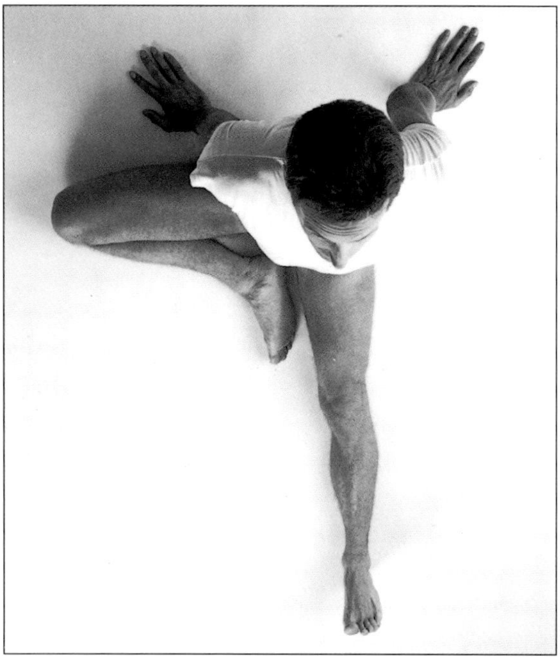

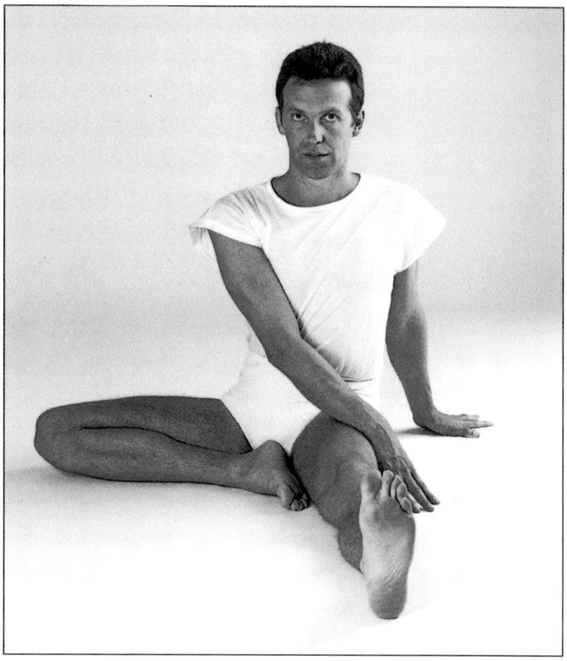

Die Gelenke am Hinterkopf

Zwei Gelenke am Hinterkopf links und rechts am oberen Ende der Wirbelsäule habe ich noch nicht erwähnt. Diese Gelenke ermöglichen dem Kopf, sich auf dem Hals zu drehen. Manche sind geneigt, hier nur ein Gelenk anzunehmen und sich den Kopf wie auf einer Stange vorzustellen. In der folgenden Übung werden Sie merken, was es heißt, hier beide Seiten wahrzunehmen.

Übung 20
Sitzen Sie, ein Bein gerade, das andere Bein zum Rumpf hin angewinkelt. Versuchen Sie jetzt, die gerade Seite bis zur Schulter und zum Arm zu halten. Auf der angewinkelten Seite setzen Sie, ausgehend von Bein und Hüftgelenk, deren Drehungen auch im Oberarm so um, daß Sie den Ellbogen mit der Zeit in eine Position bringen, aus der er sich in Beugerichtung rutschig und ohne Druck abbiegen läßt. Wenn Ihnen das gelungen ist, so haben Sie Hand und Handgelenk ohne Druck am

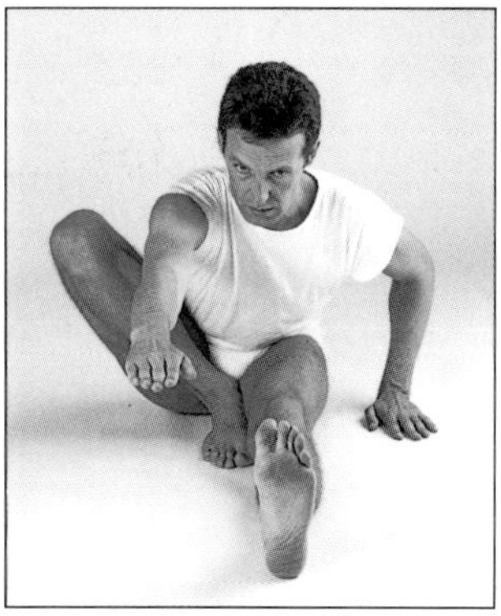

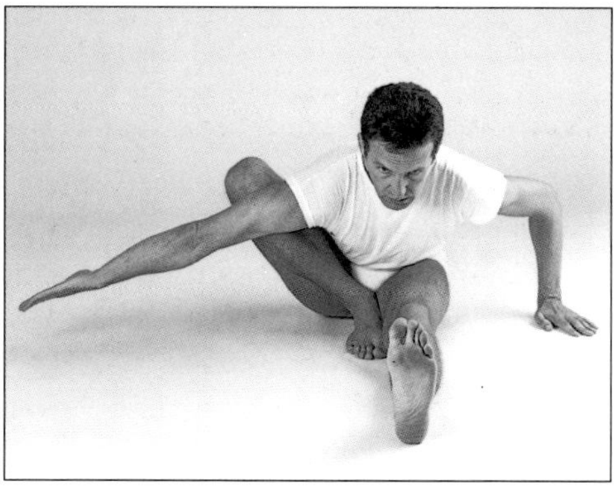

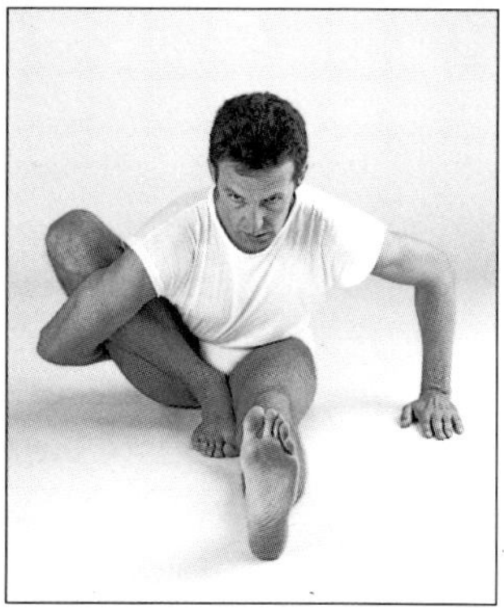

Rücken. Mit der Zeit wird es Ihnen möglich sein, die gerade Seite noch besser zu halten.
Am Anfang werden Sie dazu neigen, mit dem Oberarm gegen das Bein zu drücken und mit der Hand stark zu greifen. Dadurch üben Sie auf Ellbogen und Handgelenk Druck aus. Versuchen Sie statt dessen, diese Seite des Rückens zu dehnen, so werden Sie ohne Druck in den Gelenken locker drehen können. Üben Sie so, daß Sie lernen, bei angezogenem rechtem Bein mit der rechten Seite des Rumpfes um das Bein zu drehen. Am Anfang kann es leicht passieren, daß Sie die linke Seite zum Drehen mitbenützen. Dabei kommt jedoch die Kombination der Gelenke der rechten Seite durcheinander, und die Wirbelsäule wird übermäßig strapaziert. Versuchen Sie lieber, die eigentliche Ursache, weshalb sie nicht drehen können, anzugehen. Probieren Sie die Dehnungsfähigkeit der Muskeln der rechten Seite zu erhöhen, dann verspüren Sie an den Gelenken keine Probleme. Stellen Sie sich die Frage, welche Gelenke sich nur steif verschieben lassen. Zum Beispiel im Hüftgelenk: Wenn sich das Becken dreht, verschiebt es sich leicht auch auf die Spielbeinseite und wird steif und blockiert?
Wenn Sie diese Kombination halten können, so drehen Sie als letztes den Kopf, und schauen Sie sich über die Schulter. Üben Sie nach beiden Seiten. Jetzt werden Sie wahrnehmen, ob Ihre Gelenke am Hinterkopf nach links und nach rechts gleich drehfreudig sind.

Übung 21: Gewichtsentlastung der Gelenke

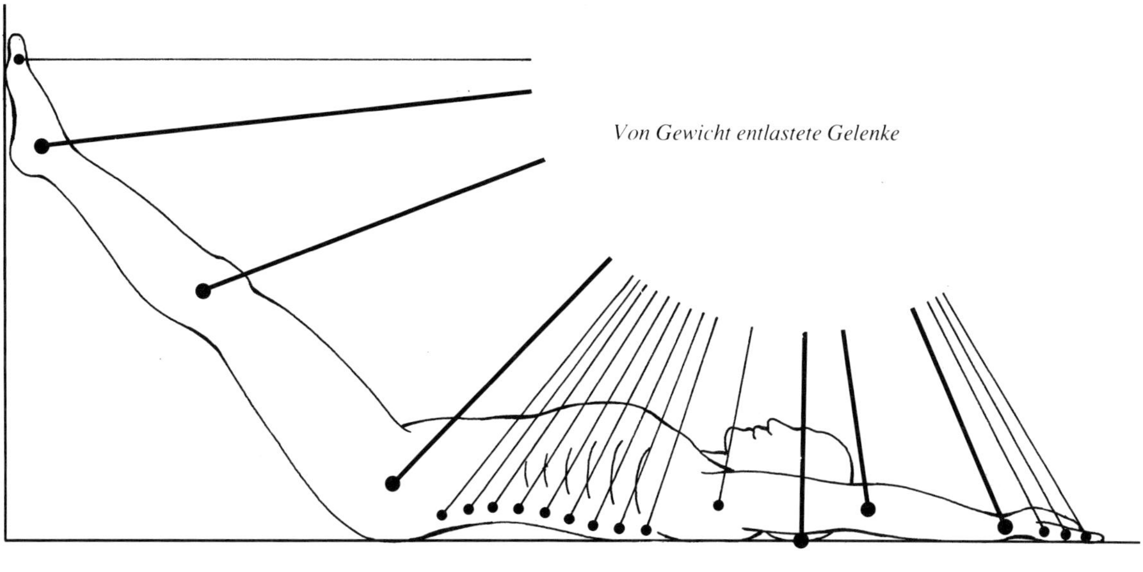

Legen Sie sich gegen die Wand. Wählen Sie den Abstand so, daß alle zwölf Gelenke von Gewicht entlastet sind. Sie sind in der Wahl des Winkels der Beine frei, auch die Lage der Arme steht Ihnen frei; nehmen Sie sie aber nur so weit nach oben über den Kopf, als Sie keinerlei Druck in den Hand- und Ellbogengelenken verspüren, sondern diese sich rutschig, gleitend, geschmiert anfühlen.

Übung 22: Kontrast im Liegen

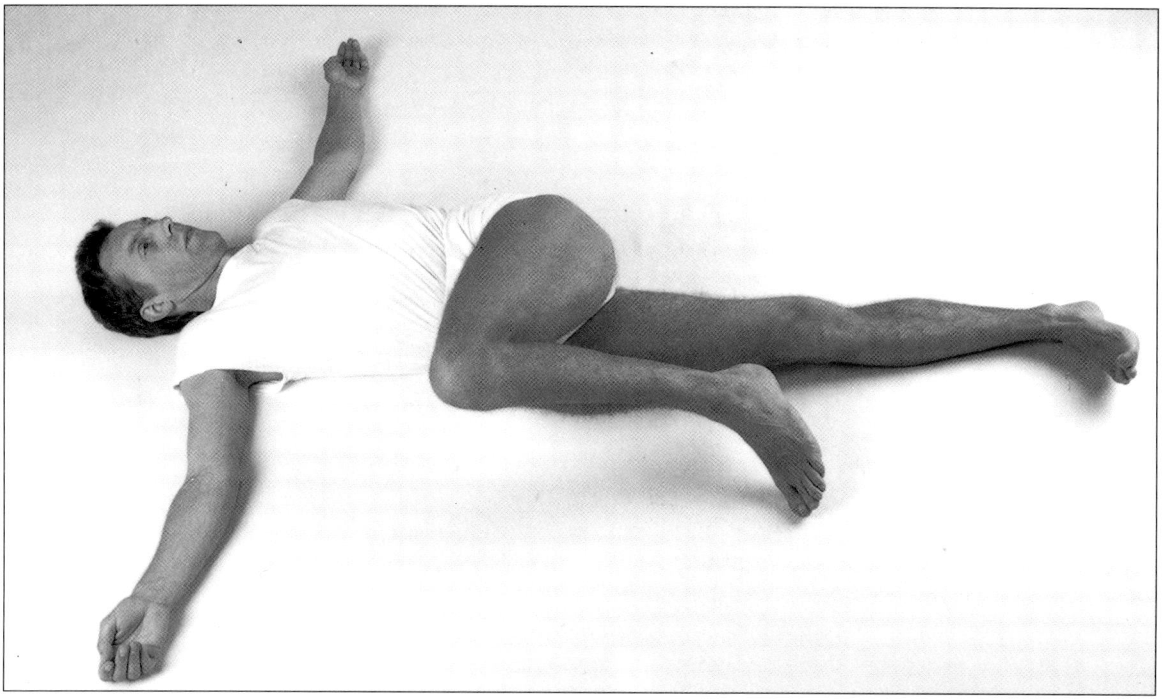

Auf dem Rücken liegend, winkeln Sie ein Bein im Knie ab, und drehen es im Hüftgelenk über das gerade Bein schräg nach oben.
Halten Sie den Kontrast zwischen den drei Gelenken des geraden Beines und den drei Gelenken des gebogenen Beines: kompakt und ruhig in den Gelenken des geraden Beines, drehfreudig mit klarer Bewegungsrichtung in den Gelenken des abgewinkelten Beines.

Übung 23: Wahrnehmen der Gelenke im Liegen

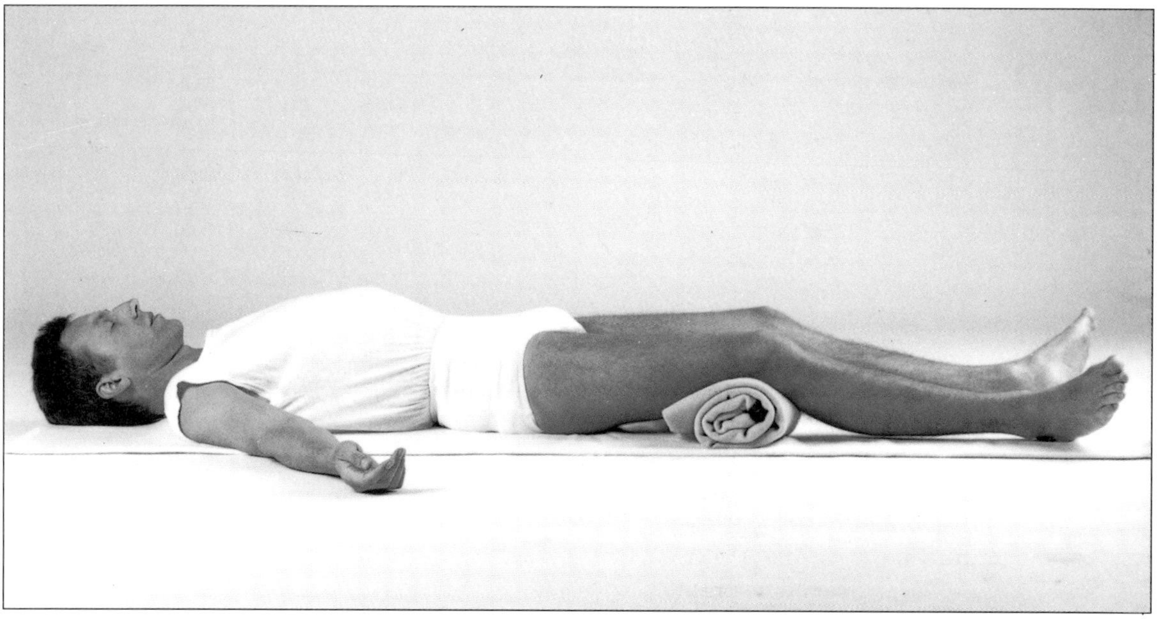

Legen Sie sich auf den Rücken. Die Beine liegen parallel am Boden. Beine und Arme lang, locker und ruhig. Schalten Sie im Kopf um von Sender auf Empfänger, von etwas tun zu ausschließlich etwas wahrnehmen. Beobachten Sie, ob die Gelenke locker sind oder steif, ruhig oder unruhig. Gehen Sie nacheinander die beiden Fußgelenke, die Kniegelenke, die Hüftgelenke, die Ellbogengelenke, die Handgelenke und die Gelenke des Hinterkopfs durch. Lassen Sie sich jeweils so lange Zeit, bis Sie eine deutliche Wahrnehmung haben. Wenn Sie alle zwölf Stellen gleichzeitig wahrnehmen können, dann bekommen Sie ein deutliches Bild Ihrer Gelenke. Bleiben Sie bis zehn Minuten so liegen. Legen Sie sich eventuell eine Rolle oder ein Kissen unter Ihre Kniegelenke und den Oberschenkelansatz, um die Knie- und Hüftgelenke deutlicher zu spüren.

Übung 24

Als weitere Übung, um die Gelenke des Hinterkopfes zu erreichen, können Sie den Kopf langsam und leicht nach links und rechts drehen. Drehen Sie nur so stark, daß Sie die Gelenke zwischen Nacken und Hinterkopf spüren und sie mit der Zeit rutschiger, drehfreudiger wahrnehmen. Bleiben Sie dann wieder ruhig liegen wie in Übung 21.

8

MUSKEL-MARMAS

Zentren der Spannung und Entspannung

8.1 Wie werden Muskeln erlebt?

Von den verschiedenen Teilen des Körpers sind uns die Muskeln am leichtesten willkürlich zugänglich. Wir sind es am meisten gewohnt, mit ihnen umzugehen. Muskeln machen den aktiven Teil von Bewegungen aus; Knochen, Gelenke etc. lassen sich nur indirekt über die Muskeln bewegen. Gerade deswegen haben wir die Wahl, welche Muskeln wir ansteuern wollen, und gerade deshalb macht es Sinn, ein systematisches Training zu verfolgen, bei dem wir lernen, mit welchen Muskeln wir wie am sinnvollsten umgehen. Muskeln machen sich auch am ehesten störend bemerkbar – etwa bei Muskelkater oder bei Verspannungen.

Was können Sie von den Muskeln sinnvollerweise erwarten? Muskeln können angespannt, fest, kompakt und hart sein, sie können aber auch locker, entspannt, großflächig und weich sein. Sie können die Muskeln zerren und reißen und sie dann auch entsprechend erleben. Sie spüren Muskeln aber auch, wenn Sie massieren oder massiert werden und in der eigenen Bewegung. Wenn Muskeln untrainiert sind, sind sie nicht belastbar, werden nicht wahrgenommen, sind ohne Gespür und schwer erreichbar. Wenn sie gut trainiert sind, funktionieren sie, wenn man sie braucht, sie sind belastbar und einsatzbereit. Muskeln können dick, aufgebläht, dünn oder eingeschrumpelt sein, sie können kühl, warm oder heiß, stark oder schwach, zittrig oder ruhig und tragfähig sein. Manchmal sind sie leicht bremsbar, gebremst, zurückgehalten, blokkiert oder kontrolliert, manchmal voller Energie, feinmotorisch geschickt und bewußtseinsnah. Sie erinnern sich: Wir sprechen nicht von einzelnen Muskeln, sondern von Muskeln insgesamt, von den verschiedenen Muskelorten am Körper eines lebendigen Menschen. Denken Sie immer an das Beispiel Bohnensuppe: Dort sind auch nicht nur Bohnen, sondern noch andere Bestandteile drin, und die Bohnensuppe als Ganzes ist durch den Prozeß des Kochens entstanden. Mit Muskeln meine ich deshalb nicht die aufs Mechanische reduzierte, maschinenartige Idee der Kraftproduzenten, sondern komplexe Orte des lebendigen Körpers.

8.2 Was sind Muskeln, und wie funktionieren sie?

Sie können über die Muskeln dosiert und willentlich die Anspannung in einer beliebigen Situation gestalten. Beim Abtasten des Arms bemerkten Sie, wo die großen Muskelpakete liegen: in der Mitte der Handfläche und in der Mitte des Unterarms. Am Oberarm liegen vergleichsweise wenig Muskeln. Hier ist funktionell etwas anderes dominant: die Blutgefäße (siehe Kap. 11 Blutgefäße). Ähnlich verhält es sich auch an den Beinen: Die Mitte der Fußsohlen und die Waden gelten als Muskel-Marmas. Muskeln können sich in der Länge verändern; bei Kontraktion sind sie nur etwa halb so lang wie bei gedehnter Streckung. Ein lockerer Muskel hat noch nicht seine maximale Länge erreicht. Erst wenn er langgezogen, das heißt gedehnt wird, ist er maximal lang. Bei Yoga-Übungen sollten Sie großen Wert auf Entspannung in Form der gedehnten Streckung legen. Diese Form der Entspannung ist aktiver und effektiver als nur passives Lockerlassen. Für Menschen, die nie Yoga geübt haben, ist es oft kaum vorstellbar, daß auch in »anstrengend« aussehenden Haltungen noch viele Muskeln locker, relativ locker oder gedehnt sind. Anspannung, also Verkürzung, Kontraktion der Muskeln, fällt meiner Erfahrung nach vielen Menschen am leichtesten. Sie spüren sich und ihre Muskeln erst, wenn sie die Muskeln willkürlich anspannen. Daß bei jeder Körperhaltung Muskeln in angespanntem, entspanntem oder gedehntem Zustand beteiligt sind, spüren viele Erwachsene nicht mehr.

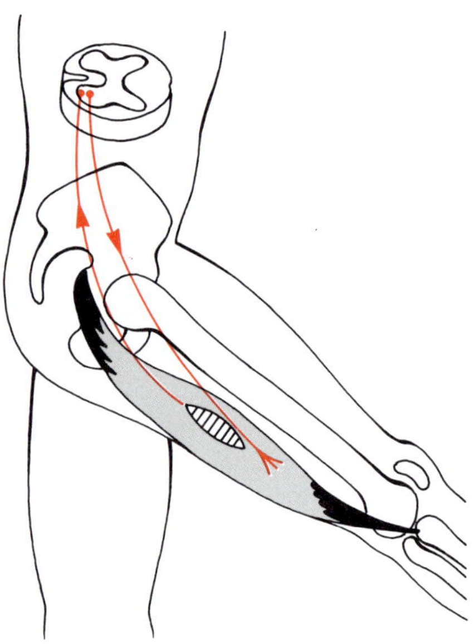

Der Streckreflex: Immer wenn man einen Muskel plötzlich streckt, besonders bei Bewegungen mit Schwung, zieht er sich zusammen, um Widerstand zu leisten. Die Muskelranken (Dehnungsrezeptoren in den Muskelspindeln) geben Signale an das Rükkenmark. Dort wird auf den motorischen Nerv umgeschaltet, der auslöst, daß kontraktile Elemente im Muskel sich zusammenziehen. Um diesen Reflex zu verhindern, sollte man immer langsam und leicht dehnen, um den Muskel zu verlängern (siehe nächstes Bild).

Stretching-Programme rücken den Aspekt von Yoga, daß Muskeln gedehnt werden können, in den Vordergrund. Eines der Grundprinzipien des Yoga, »in der Stellung entspannen«, läßt sich mit Hilfe des sogenannten Anspannungs- oder Streckreflexes gut illustrieren: Wird der Muskel gestreckt, so spannt er sich reflexartig an. Dies dient dem Schutz des Muskels und der Gelenke, führt jedoch zu Anspannung statt zu Entspannung. Es ist daher wichtig, mit ruhigen Bewegungen an den Muskeln zu ziehen, um sie in die sogenannte Dehnspannung zu bringen. Solche Bewegungen wirken als Zug auf den Muskel, aber er ist dabei gedehnt. Im Gegensatz dazu steht die Kontraktionsspannung, bei der möglicherweise eine ähnlich starke Spannung verspürt wird, die Muskeln jedoch verkürzt sind. Bei der Dehnspannung wird der Muskel länger, als er in der sogenannten

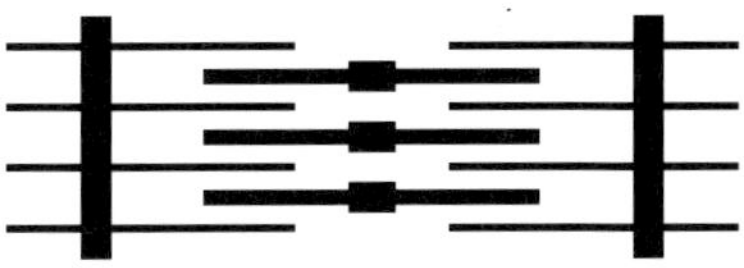

Ruhelänge:
Die kontraktilen Elemente der Muskeln sind in einer mittleren Position.

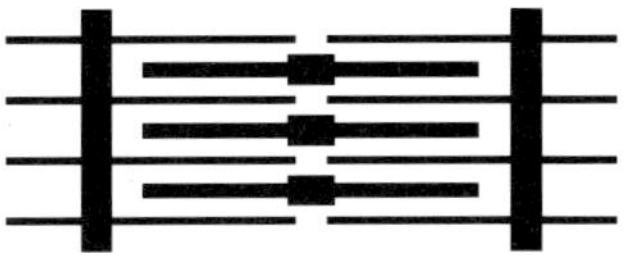

Anspannung:
Die kontraktilen Elemente sind zusammengeschoben (kontrahiert), der Muskel ist verkürzt.

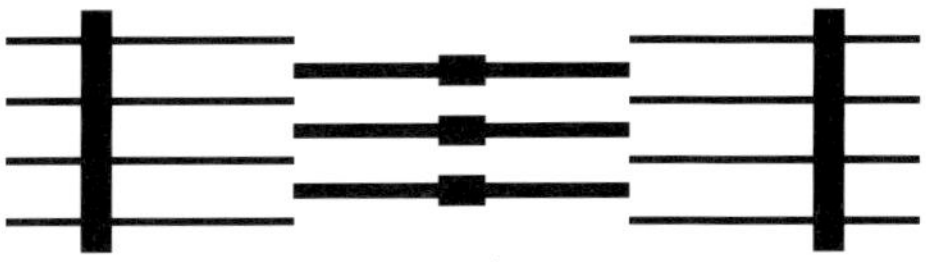

Dehnspannung:
Die kontraktilen Elemente der Muskeln sind »auseinanderge-rutscht«, der Muskel ist lang.

Ruhelage ist. Die Ruhelage ist dann erreicht, wenn Sie den Muskel locker lassen, einfach nichts tun. In den Yoga-Übungen gilt es, darauf zu achten, daß ein großer Teil der Muskeln, je nach Stellung unterschiedliche, langgedehnt wird. Sie lernen mit Yoga, wie es dem Körper möglich ist, sich zu dehnen, das heißt, Sie lernen sich zu bewegen, ohne gleich überall Anspannungsreflexe auszulösen. Der Anspannungsreflex befindet sich auf der Ebene, auf der der Körper ohne direkte Mitwirkung höherer Hirnteile und des Willens selbsttätig etwas regelt. (Siehe Kap. 4.3 Ebene 6.) Sie können nun lernen, diese Ebene in die Art und Weise, wie Sie mit Ihren Muskeln umgehen, einzubeziehen.
Es gibt eine Reihe von Unterschieden zwischen Yoga und Stretching. Bei Stretching werden einzelne Muskeln gedehnt, während bei Yoga ganze Muskelzüge, das heißt komplexe Muskelverbindungen durch den ganzen Körper, von den Fingerspitzen bis zu den Zehenspitzen, gedehnt werden. Bei Yoga liegt die Orientierung an wichtigen Schaltstellen für die gesamte Muskulatur des Körpers. Die Dehnung einzelner Muskeln, was bei Streching das Hauptziel ist, erfolgt als gewünschter Nebeneffekt. Die Frage bei Stretching oder Yoga ist, ob mit den Armen, Beinen und dem Rumpf Bewegungen ausgeführt werden, in denen die Muskeln adäquat zu einzelnen Haltungen koordiniert werden. So stelle ich bei ungeübten Menschen immer wieder fest, daß sie ihre Arme in einfachen Übungen im Stehen übermäßig stark anspannen; z. B. wenn sie nur stehen und die Arme nach oben heben. In einfachen Übungen, bei denen die Arme mit Körpergewicht belastet werden, erleben sie dagegen die Arme als nicht tragfähig. Das paßt nicht zusammen. Über geeignete Übungen zu den Muskel-Marmas kann Muskelkoordination jedoch gelernt werden.
Vom Anspannungsreflex her verstehen Sie nun das Schema am Beginn von Kapitel 6 besser. Legen Sie sich hin, um sich zu entspannen, so lockert sich ihre Muskulatur nur ein wenig. Erst die aktive Dehnung über einen gewissen Zeitraum hinweg, der in Yoga je nach Übung von 40 Sekunden bis zu 30 Minuten gehen kann, bringt eine weitere Dehnung und damit Entspannung der Muskulatur. Es ist bekannt, daß

die Muskelspannung nicht nur lokal gesteuert ist, daß vielmehr Schmerz, Nervosität, Unruhe und andere Einflüsse über das sogenannte gammamotorische Nervensystem die Empfindlichkeit der Muskeln und damit den Muskeltonus erhöhen. Dies deutet auf eine weitere Stufe des soziopsychosomatischen Zusammenspiels, das Sie mit Hilfe der Yoga-Übungen genauer kennenlernen und sowohl indirekt als auch direkt mitsteuern können.

8.3 Bedeutung der Muskeln in Yoga

Muskeln, ich möchte das betonen, kommen aus der Sicht der Yoga-Marma-Lehre bei sehr kraftvollen wie bei sehr entspannenden Bewegungen nach den Sehnen erst an zweiter Stelle. Während die Bedeutung der Sehnen mehr in den kräftigen Bewegungen und der groben Zielrichtung liegt, etwa Bewegungen, die mit dem Oberarm oder dem Oberschenkel ausgeführt werden, liegt die Bedeutung der Muskeln mehr bei der Möglichkeit willkürlicher und unwillkürlicher Feinregulation und Längenregulation, auch bei einer gewissen Unterstützung der Sehnen wie auch der Knochen, Blutgefäße und Gelenke. Dies können Sie sich in Alltagsbewegungen verständlich machen. Beim Schreiben bringen Sie den Arm in die grobe Position und führen feine Bewegungen aus. Stellen Sie sich einmal vor, Sie hätten an Oberschenkeln und Oberarmen gar keine Muskeln und Sie würden die Beine mit den Waden und den Fußsohlen bewegen. Spielen Sie das spaßeshalber einmal durch: Sie werden verblüfft sein, es geht auch! Versuchen Sie dazu folgende Übung: Stellen Sie sich mit dem Rücken zur Wand. Heben Sie Ihre Handflächen, so hoch es geht, über den Kopf an die Wand, ohne sich anzuspannen. Nach einigen Malen merken Sie, daß Sie mit weniger Anspannung auskommen. Vom vielen Tragen und Arbeiten mit den Armen sind wir es gewohnt, mehr Anspannung, als für das Gewicht der Arme allein nötig ist, aufzuwenden. Besonders im Bereich der Schulter oder des Nackens neigen wir dazu anzuspannen. Gerade in diesen Gegenden verhindert jedoch kräftige Anspannung das Heben der Arme mehr, als es fördert. Eine Sportlehrerin hat nach einer Stunde, in der wir diese Übung probiert hatten, von folgendem Erlebnis berichtet: Abends beim Zähneputzen hat sie Verspannungen in der Nacken-Schulter-Gegend bemerkt. Sie erinnerte sich an die Übung und versuchte ohne Anspannung nur von der Handfläche und vom Unterarm aus die Zahnbürste zu bewegen. Es ging. Ihre Nackengegend lockerte sich, während sie die Zähne putzte.
Genau da setzen die Yoga-Übungen an. Wir können verschiedene Möglichkeiten durchspielen und optimale und weniger optimale Möglichkeiten herausfinden. Die Übungen sind modellhafte Haltungen, anhand deren Sie bestens Ihre Muskeln zu benützen lernen können. Da unterscheidet sich Yoga in einigen wenigen, aber deutlichen Punkten von der gewohnten westlichen Art, mit Muskeln umzugehen. Eine asiatische These ist es z. B., daß es Sinn hat, die Muskeln der Unterarme

mehr zu benutzen, die europäische These sieht den Sinn in der Benutzung der Oberarmmuskeln.
Probieren Sie beides aus, und entscheiden Sie dann. Es spricht einiges für die asiatische These: Am Oberarm existiert z. B. ein Sehnen-Marma, das für die kräftigen Bewegungen gut ist. Sie brauchen dort jedoch nicht anzuspannen. Beachten Sie bitte, es geht darum, von wo aus Sie willkürlich zu steuern versuchen. Es geht nicht darum, welche Muskeln ihr Organismus auch noch einsetzt.
Eine weitere »gewohnte« Vorgehensweise tritt bei den Yoga-Übungen ebenfalls in den Hintergrund. Viele Menschen gehen davon aus, daß sie einen Muskel, wenn sie nur wissen, welchen, einzeln bewegen können. Dies ist nur bei einigen Muskeln möglich. Wenn Sie sich darüber hinaus zwei Tatsachen vergegenwärtigen, wird es nahezu aussichtslos: Von den über 600 Muskeln des Körpers sind schon bei einfachen Handbewegungen ca. 40 beteiligt. Auch stehen die Muskeln untereinander in so enger Beziehung, daß eine Kontraktion für gewöhnlich viele andere beeinflußt. Daneben ist die Stützmotorik – die es uns ermöglicht, zu sitzen oder zu stehen – vorrangig vor der Zielmotorik, das heißt, ein guter Teil der Muskeln ist fast immer am Arbeiten und unserer direkten Kontrolle entzogen. Der Körper setzt diese Muskeln mehr nach gattungsmäßigen und weniger nach individuell gelernten Programmen selbst ein. Dieser »autonome« Anteil des Körpers macht das in der Regel genauer und besser, als wir das willentlich können. Es ist ähnlich wie mit der Ernährung. Wir kaufen ein, schnipseln das Gemüse, kochen, servieren, kauen, schlucken. Bis dahin sind wir willkürlich beteiligt. Den Rest, das Verdauen, macht der Körper selber. Darum brauchen wir uns nicht zu kümmern. In den Yoga-Übungen wird nun überprüft, ob die gattungsmäßig angelegten Haltungs- und Grundbewegungsmöglichkeiten vom Körper verwendet werden oder ob sie von Verspannungen und Schonhaltungen überlagert sind.
Wird die Schonhaltung vermieden und die Verspannung nicht mehr aktiv unterstützt, sondern wird versucht, in den Stellungen zu entspannen, werden die gattungsmäßig angelegten Haltungen und Bewegungen wieder möglich. Yoga regelmäßig im Sinne einer Pflege und Förderung des Körpers anzuwenden macht Sinn. Andernfalls sind die gattungsmäßig angelegten Haltungen und Bewegungen zwar als Möglichkeit vorhanden, aber ohne Schulung verkümmert. Bewegungsprogramme bewußt zu gestalten in Bereichen, in denen Sie bisher noch nichts gemacht haben, ist leichter, als eingeschliffene Bewegungsmuster, die sich als Fehlhaltungen herausstellen, zu ändern: Wie bei einer Wegspur, die auf einer Wiese eingetreten ist, dauert es dort länger, bis das Gras wieder wächst. Von daher ist es sinnvoll, mit größeren Muskelpaketen, genauer gesagt mit Orten, an denen Muskeln funktional besonders wichtig sind, zu üben. Der Ablauf ist folgender: Sie wollen eine bestimmte Übung machen, sich bewegen, eine Haltung einnehmen. Sie bringen den Körper in die Position und ermöglichen dadurch, daß er Muskeln einsetzt. Verwenden Sie diesen idealtypischen Ablauf statt: Sie wollen sich bewegen und spannen Muskeln an.

Bevor Sie zu den Übungen übergehen, noch ein paar allgemeine Bemerkungen zu den Muskeln. Muskeln sind unheimlich kräftig. So wurde z. B. errechnet, daß die Gesäßmuskeln 1200 kg tragen können. Diese Information wird es Ihnen verständlich machen, wie auch ungeeignete Muskeln, jedoch unter starker Anspannung, es Ihnen ermöglichen, über Jahre in Fehlhaltungen zu verharren. Muskeln können sich um die Hälfte verkürzen bzw., wenn Sie angespannt waren, wieder dehnen lassen. Aus diesem Grund fühlen sich manche Menschen größer, wenn sie Yoga-Übungen gemacht haben. Besonders interessant ist, daß Muskeln, die angespannt sind, nicht mehr ihre volle Leistungsfähigkeit und Kraft besitzen. Bei zu starker Anspannung haben sie ihren Leistungshöhepunkt überschritten. Gewichtheber machen deshalb in mehr als der Hälfte ihres Trainings Dehnübungen. Auch unter dem Gesichtspunkt der Leistungsfähigkeit und nicht nur unter dem der Entspannung ist es wichtig, die Muskeln zu dehnen. Viele Bewegungen und Haltungen, die wir in Yoga ausführen, sind leichter oder sogar leicht möglich, wenn die Muskeln sich dehnen lassen. Ohne Dehnentspannung erscheinen diese Übungen schwer und anstrengend. Sich im Stehen zum Boden zu beugen etwa ist relativ leicht und einfach, wenn die Muskeln der Arme, der Schultern, des Rückens und der Beine sich dehnen lassen. Anfänger verwenden oft »Kraft«, das heißt, sie spannen sich an, um zum Boden zu gelangen. Dadurch wird es zwar möglich, etwas tiefer zu kommen. Da die Anspannung aber gleichzeitig die Bewegung einschränkt, ist dieser Weg eine Sackgasse. Ich erwähne dies nochmals, da ich auch bei Menschen, die mit Stretching bereits Erfahrung hatten, beobachten konnte, daß sie diese ungünstige Gewohnheit noch nicht aufgegeben hatten.

8.4 Übungen zu den Muskel-Marmas

Übung 1: Mitte der Fußsohle

Stellen Sie sich langsam auf ein Bein, und versuchen Sie, Belastung in die Mitte des Fußes, zwischen der Vorderseite der Ferse und der Hinterseite des Fußballens sowie zwischen Innen- und Außenkante zu bekommen. Sie können sich dazu auch vorstellen, daß Ihr Fuß großflächig, wie ein Schneeschuh, den Boden berührt. Beide Füße nacheinander und dann zusammen üben.

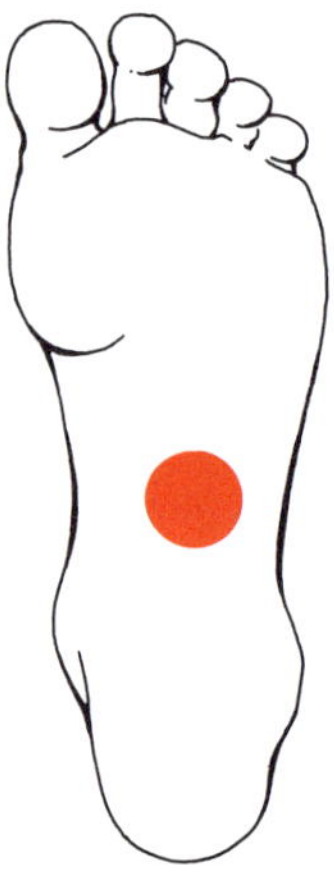

Mit den Fußsohlen können Sie am Boden klatschen. Springen Sie auf einem Holzboden o. ä. leicht auf und ab. Beim Landen wird ein Ton erzeugt, den Sie, je nachdem, wie Sie springen, variieren können. Gelingt es Ihnen, daß die Füße am Boden klatschen, wie wenn Sie in die Hände klatschen, und Sie den ganzen Körper leicht und auf die Füße zentriert bewegen, wie Sie das von den Händen kennen?

Übung 2: Mitte der Handfläche

Versuchen Sie dasselbe mit einer Handfläche, sodann mit der anderen und dann mit beiden Handflächen. Versuchen Sie die Eigenschaft »flächig« der Handfläche durch die Bewegung besonders deutlich zu machen. Mit diesen Muskeln sind Sie es gewohnt, mit Flächen umzugehen, z. B. ein Tischtuch glattstreichen, eine Zeitung halten, Spielkarten halten, ein Tablett balancieren, die Hand schalenförmig halten, um Wasser aus der Hand zu trinken. Die Hand selbst flächig zu benützen ist weniger üblich und Ziel dieser Übung. Die Wölbung der Hand verläuft um die Achse des Mittelfingers. Beim Wölben werden die Finger zum Mittelfinger hin, beim Bilden einer Fläche vom Mittelfinger weg bewegt.

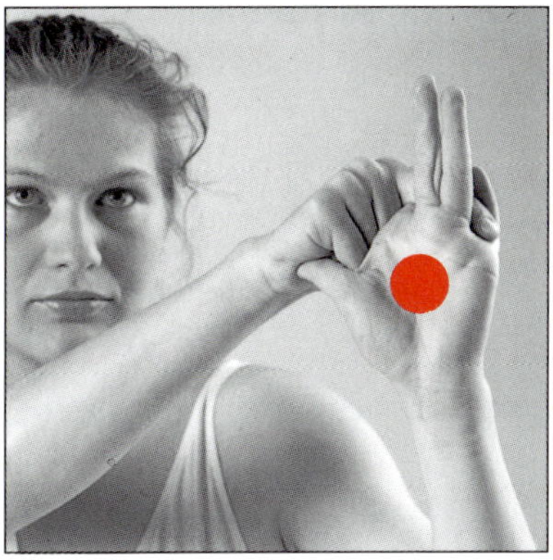

Die Spannung, die Sie dazu benötigen, ist etwa so groß wie die Spannung, die Sie brauchen, um einhändig zu Klatschen. Können Sie sich das vorstellen? Nein? Klatschen Sie einmal mit beiden Händen. Beobachten Sie dabei, wieviel Spannung Sie in jeder Hand haben. Dieselbe Spannung können Sie auch halten, ohne daß die Hände sich berühren. Die eigentliche Kraft der Hände kommt wesentlich mehr von den Muskeln der Unterarme als von den Muskeln der Hände.

Übung 3: Wade

Stehen Sie auf einem Fuß. Nehmen Sie das andere Bein nach vorne, und bleiben Sie auf dem hinteren Fuß stehen. Beugen Sie das Bein, bis über die Hinterseite des Unterschenkels (Achillessehne) die Wade deutlich Spannung bekommt. Versuchen Sie auf dem hinteren Bein stehen zu bleiben. Benützen Sie dazu die Wade.

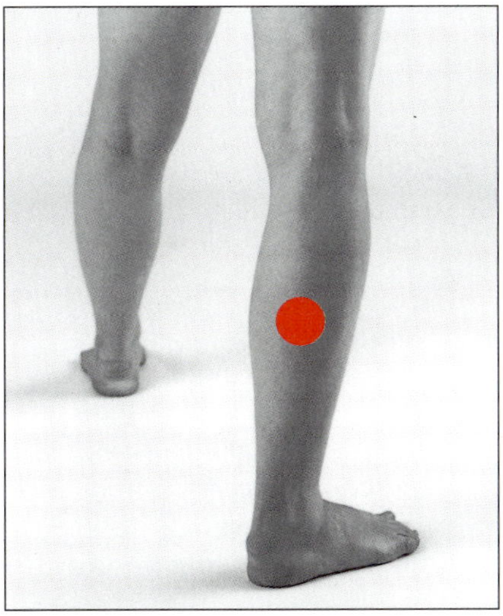

Selbst für sportlich trainierte Menschen wird es ungewöhnlich sein, festzustellen, wie viel mit den Muskeln der Wade und Fußsohle getan werden kann und wie unbelastet dabei besonders die Fußgelenke sind. Halten Sie Unterschenkel und Füße so zueinander, daß die Linie Ferse-Achillessehne-Wade gerade ist. So schalten Sie die Muskeln direkt zu.

Wenn Sie an den Waden überhaupt etwas spüren, auch wenn es möglicherweise etwas unangenehm ist, können Sie zufrieden sein. Die Waden sind bei vielen Menschen übermäßig angespannt. Versuchen Sie sie allmählich zu dehnen, und lernen Sie über die Erfahrungen mit den Waden einen veränderten Umgang mit Ihren Muskeln. Gehen Sie weniger kontrollierend mit den Muskeln um, nehmen Sie die feinen, zarten und dynamischen Umgangsmöglichkeiten wichtiger.

Übung 4a: Unterarm

Für die »Wade« am Unterarm hat das Deutsche gar keinen eigenen Namen. Im Gegensatz zur Wade läßt sich der Unterarm leicht drehen. Halten Sie zunächst den Ellbogen unbewegt, und drehen Sie den Unterarm in Richtung Hand so, daß die Handfläche zum Boden kommt. Ellbogen weiterhin ruhig halten, und Unterarm in die andere Richtung drehen. Jetzt schaut die Handfläche nach oben.

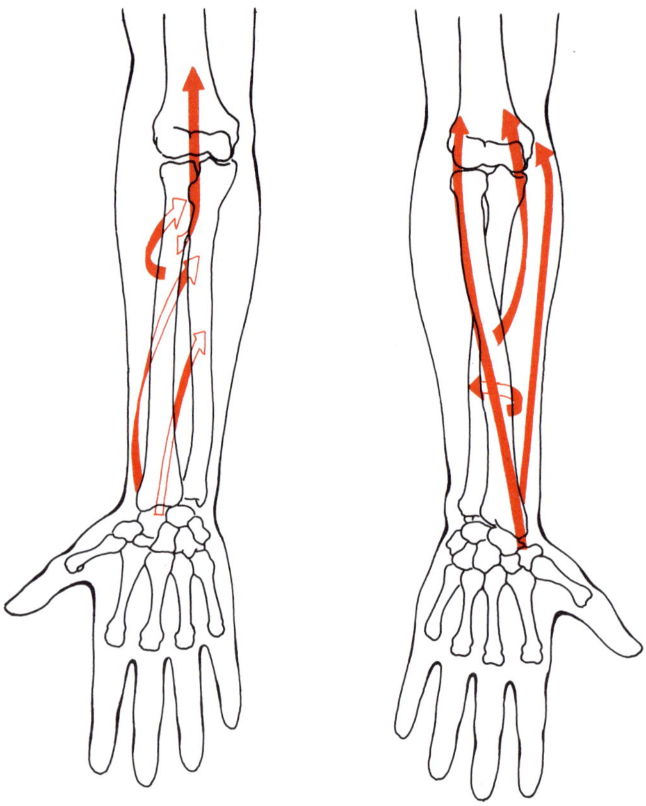

Außen- und Innendrehung der Hand (bzw. wenn die Hand fixiert bleibt, des Arms), gesteuert in Zusammenhang mit der Mitte des Unterarms

Übung 4b

Da die Drehung von der Mitte des Unterarms ausgeht, ist es möglich, die Drehung in einer anderen Variante auszuführen. Bei 4a war der Ellbogen ruhig gehalten, und das Handgelenk wurde passiv mitgedreht. Jetzt können Sie versuchen, das Handgelenk ruhig zu halten und vom selben Ort aus (Muskeln des Unterarms) zu drehen. Dabei wird sich der Ellbogen/Oberarm etc. mitdrehen. Halten Sie am Anfang das Handgelenk mit der anderen Hand fest, oder drücken Sie es zum Boden. Drehen Sie in beide Richtungen. Später können Sie diese Drehung auch in der Luft ausführen. Anfänglich hört es sich unmöglich an, und Sie haben bei den ersten Versuchen den Eindruck, das geht nicht. Ich habe es jedoch schon vielen Menschen beigebracht. Sie werden diese Bewegung in vielen Übungen, etwa in Stehübungen, brauchen. Sie ist u. a. auch wichtig, um Hand- und Ellbogengelenke zu schonen. Ein junger Mann hatte diese Bewegung nach etlichen Wochen noch nicht erlernt. Auf meine Frage hin, was ihm dabei schwerfalle, sagte er, er halte die Bewegung für einen Trick. Damit war klar, warum er diese Bewegung nicht konnte, er wollte keine Tricks lernen. Dabei ist diese Bewegung nur verblüffend für Menschen, die sie nicht benützen und sich nicht vorstellen können oder wollen, daß derartige Bewegungen ganz »normal« sind. Es besteht ein wichtiger Unterschied zur vorhergehenden Bewegung (4a): Diese Bewegung ist zum Rumpf, zum Körperzentrum hin orientiert und nicht vom Körperzentrum weg, auf Gegenstände, Personen und Gegebenheiten der Außenwelt gerichtet.

Übung 4c: Weitere Drehungen im Unterarm
An der »Wade« des Arms können sie am deutlichsten merken, was eine an Muskel-Marmas orientierte Bewegung ist. Versuchen Sie noch einmal beide Drehrichtungen.

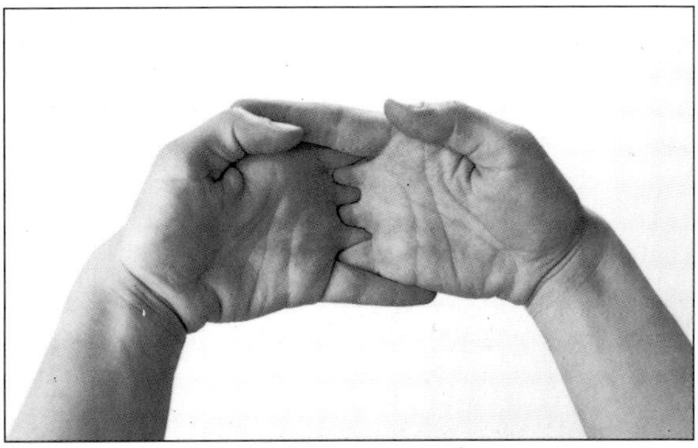

Ausgangsposition: Hände verschränkt, Ellbogen und Handgelenke parallel, Arme nach vorne, Handflächen zeigen nach innen.

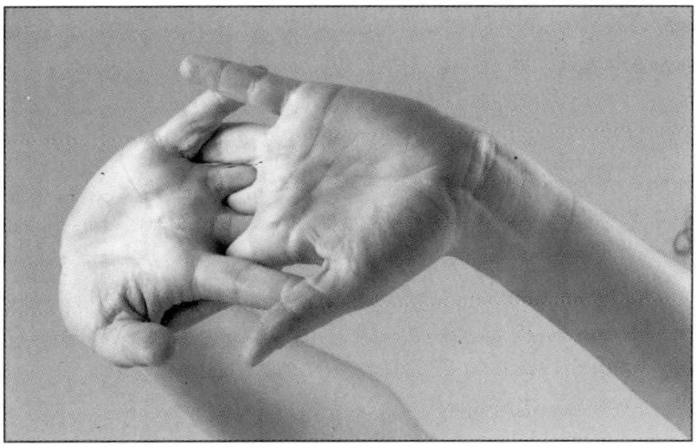

Nach der Drehung: Hände verschränkt, Unterarme gedreht, Handflächen nach außen.

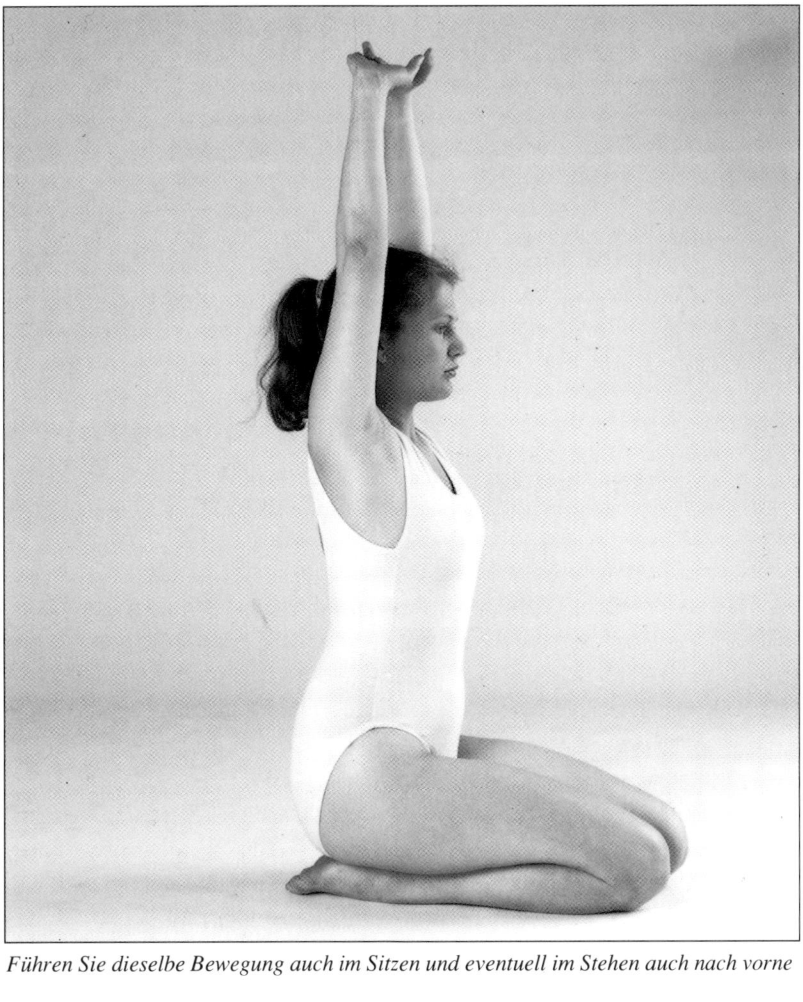

Führen Sie dieselbe Bewegung auch im Sitzen und eventuell im Stehen auch nach vorne

Besonders bei der letzten Bewegung können Sie beobachten, daß es nahezu ausreicht, in die Handflächen so viel Spannung wie beim

Klatschen zu bringen, um in den »Waden« der Unterarme zu drehen und zu heben. Indirekt, durch die Drehung, hebt sich sogar der Rumpf etwas und richtet sich auf. Versuchen Sie im Bereich der Schultern, des Brustkorbs und der Wirbelsäule locker zu lassen und sich zu entspannen. Möglicherweise spüren Sie schon jetzt, daß der Einsatz der Muskeln der Unterarme effektiver ist, da der Hebel größer ist, als es beim Einsatz von Muskeln des Oberarms der Fall wäre.

Übung 4d: Weitere Kombination Handflächen/Unterarme
Spannung in den Handflächen wie beim Klatschen, restliche Spannung in den Unterarmen.

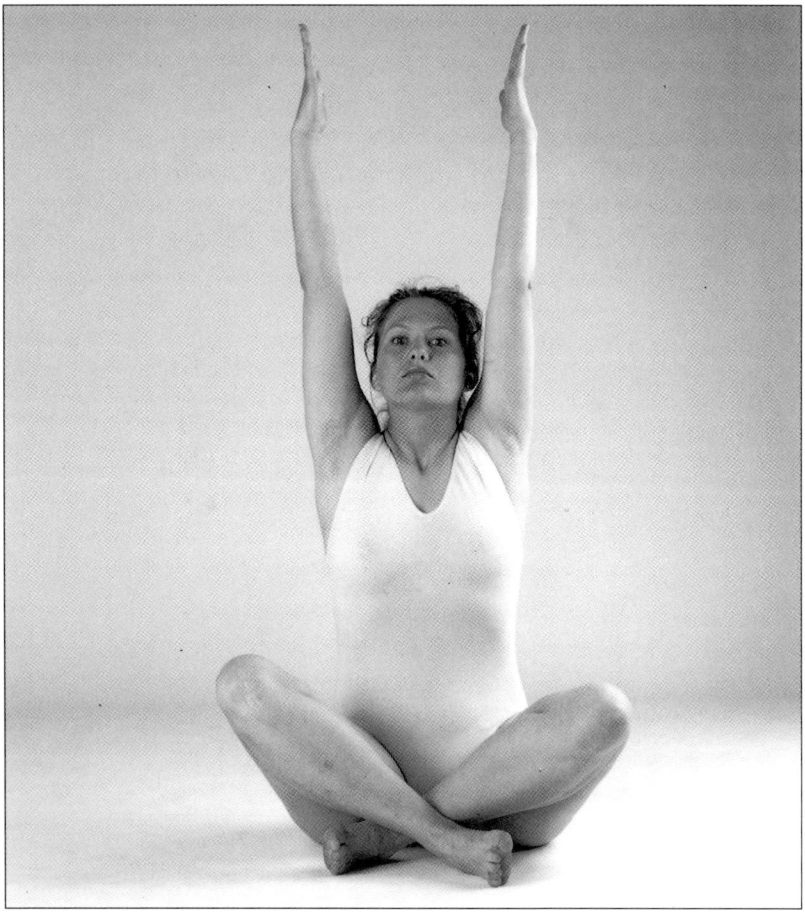

Unterarme nach oben, Handflächen nach oben und zusammenführen

Übung 5: Kontrast zwischen den Muskeln des linken und rechten Beines
Stehen Sie auf einem Bein (Standbein), im Knie leicht gebeugt, bewegen Sie das andere Bein (Spielbein) zur Seite, so weit weg, wie Sie können, ohne das Gewicht zu verlagern. Stellen Sie das Spielbein leicht auf dem Boden ab. Überprüfen Sie noch einmal: Ist das Gewicht tatsächlich auf dem Standbein? Ist das Spielbein tatsächlich nur durch das Eigengewicht des Beins, was nur wenige Kilo ausmacht, belastet?

Verstärken Sie den Kontrast, indem Sie sich langsam – ohne das Gewicht zu verlagern – im Rumpf zum Spielbein drehen und dann hinunterbeugen. Beachten Sie: Das Ziel der Übung ist nicht, sich möglichst tief zu beugen, sondern den Kontrast in den Muskeln zwischen linkem und rechtem Bein, zwischen belastet und entlastet zu steigern. Durch den Kontrast üben Sie wiederum Ihre geistige Wachsamkeit. Sie lernen, so mit Ihren Muskeln umzugehen, daß Sie bewußt mitsteuern, daß Ihr Körper sich nicht verspannt und das Nervensystem von den einfachen Regelmöglichkeiten her dazu gebracht wird, scheinbar »widersprüchliche« Impulse zu verarbeiten. Auf diesem Weg kommen Sie u. a. zu einer klaren Links-Rechts-Steuerung, die zu Entspannung und zu deutlicher Erfahrung führt.

Übung 6: Weitere Übung zum Kontrast
Stehen Sie auf einem Bein. Heben Sie das zweite Bein hoch, und legen Sie es weich und ohne Druck gegen den Oberschenkel des Standbeins. Bleiben Sie ohne aktive Anspannung in den Muskel des gebeugten Beins (Wade, Fußsohle), und stehen Sie aktiv und flächig auf der Fußsohle des Standbeins, seien Sie auch aktiv in der Wade.
Wenn Sie den Kontrast klar halten können, heben Sie beide Arme hoch.

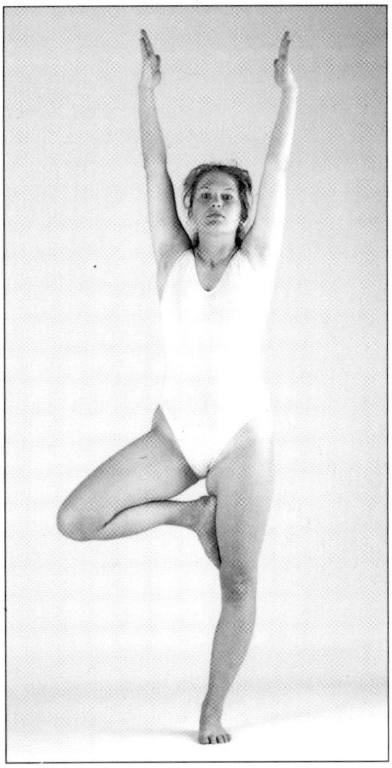

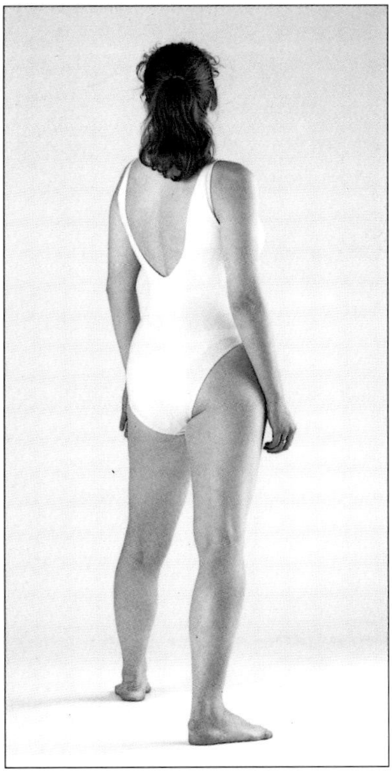

Drehen Sie die Unterarme (Ellbogen) so zum Körper hin, daß die Arme parallel sind. Sollten Sie eine Tendenz spüren, sich mit den Händen festzuhalten, so beenden Sie die Übung, und konzentrieren Sie sich zuerst darauf, den Kontrast in den Beinen deutlich zu halten und das Standbein tatsächlich zum Standbein zu machen.

Übung 7: Kombination von Arm und Bein im Kontrast

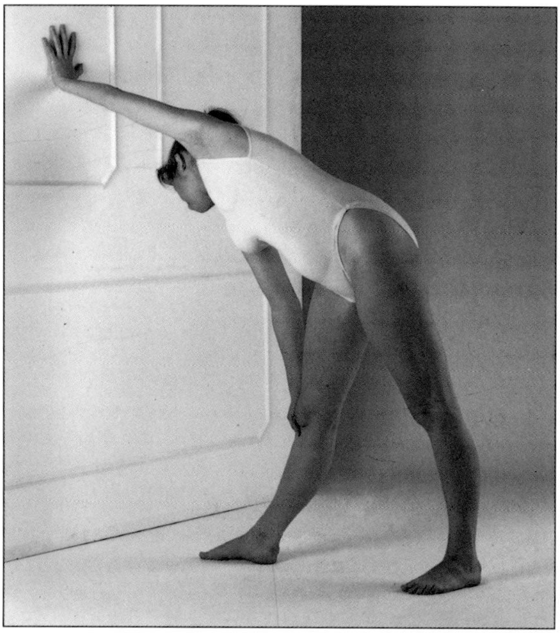

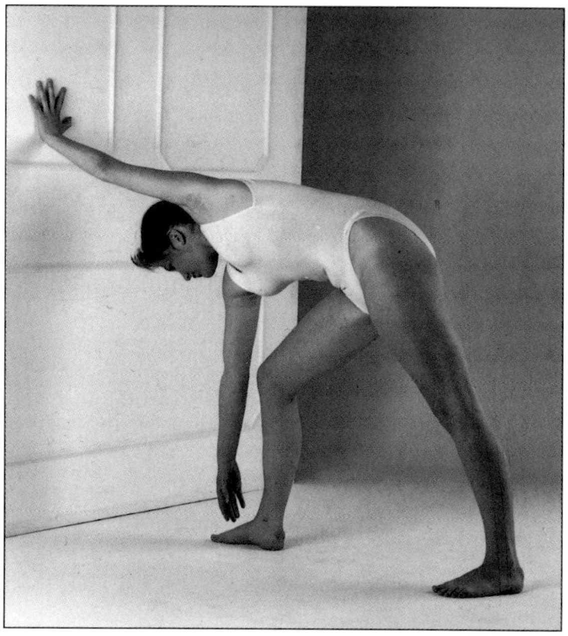

Stellen Sie beide Beine etwa einen Meter auseinander auf. Drehen Sie den Standbeinfuß ca. 30 Grad einwärts, den Spielbeinfuß ganz zur Seite. Beugen Sie den Rumpf in den Hüftgelenken zur Seite, und heben Sie den Arm der Standbeinseite nach oben. Bringen Sie zuerst gegen die Wand, dann in der Luft Spannung in die Handfläche und den Unterarm dieser Seite. Lassen Sie den Arm der anderen Seite locker herunterhängen (Spielbeinseite = entspannte Seite). Jetzt kontrastieren Sie beide Körperhälften.

Übung 8: Aktiv an allen acht Muskelorten

Stellen Sie sich so hin, daß Füße und Waden aktiv sind. Die Spannung in den Unterarmen kommt durch Drehung der Arme zustande, die Spannung in den Händen durch das »einhändige Klatschen«. Erinnern Sie sich noch? Andernfalls klatschen Sie noch einmal mit beiden Händen. Merken Sie sich, wieviel Spannung in der Handfläche genau in dem Moment war, wo das Geräusch erzeugt wurde. Bringen Sie genau so viel Spannung in jede Handfläche, unabhängig davon, ob sie sich berühren.

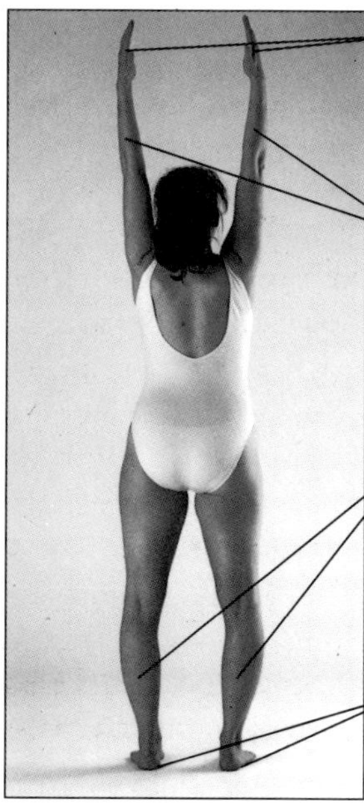

Übung 9: Strecken der Muskeln im Sitzen

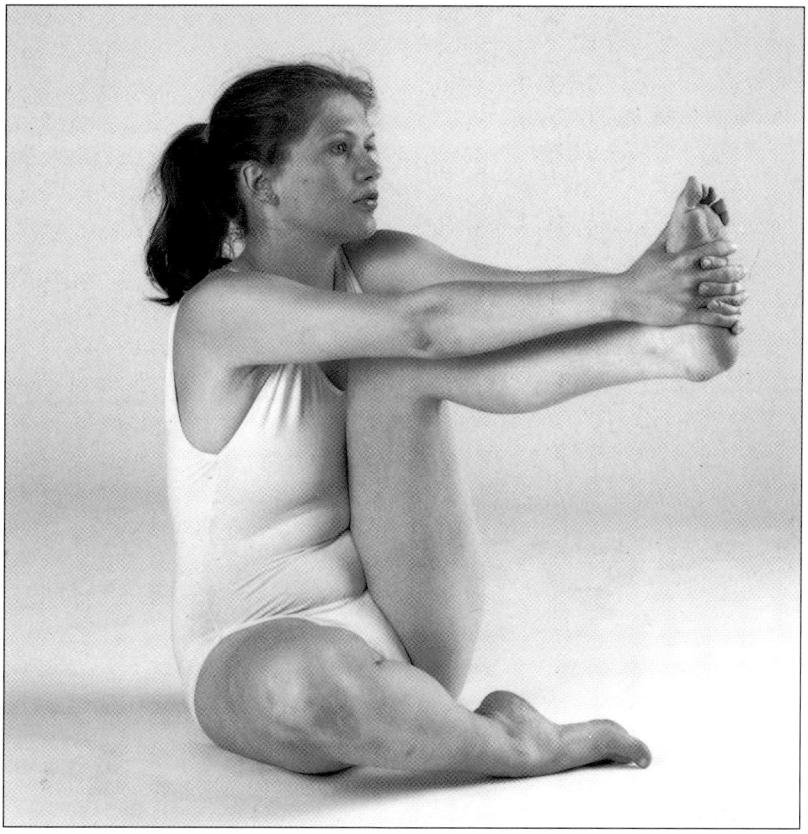

Ein Bein angewinkelt, die Fußsohle nach oben. Da die Fußsohle in dieser Lage nicht mehr mit Gewicht belastet wird, kann sie locker sein. Achten Sie darauf, daß Sie keine unnötige Anspannung dort erzeugen. Auch die Wade ist locker. Ziehen Sie das andere Bein an, dehnen Sie die Fußsohle und die Wade mit den Armen. Spüren Sie die Dehnung? Spüren Sie den Kontrast zur Fußsohle und zur Wade des anderen Beins deutlich?

Übung 10: Gesteigertes Strecken
Gleiche Ausgangposition wie in Übung 9. Schieben Sie den Brustkorb am Oberschenkel entlang nach oben. Heben Sie jetzt mit den Händen das Bein vom Boden, und dehnen Sie es leicht und langsam nach oben, ohne Kraftaufwand. Lassen Sie dabei den Oberschenkel an den Brustkorb gelehnt und umgekehrt. Überprüfen Sie, ob das angewinkelte Bein in Fußsohle und Wade locker bleibt. Selbstverständlich sitzen Sie auf dem Becken/Gesäß und nicht auf dem Fußgelenk des angewinkelten Beins. Beachten Sie wieder: Es ist nicht Ziel der Übung, das Bein möglichst hoch zu heben, sondern die Muskeln der Fußsohle und der Wade des angehobenen Beins zu dehnen, während die Muskeln der Fußsohle und der Wade des gebeugten Beins locker bleiben. Daß nach einiger Übung das Bein höher kommt, ist ein erwünschter Nebeneffekt.

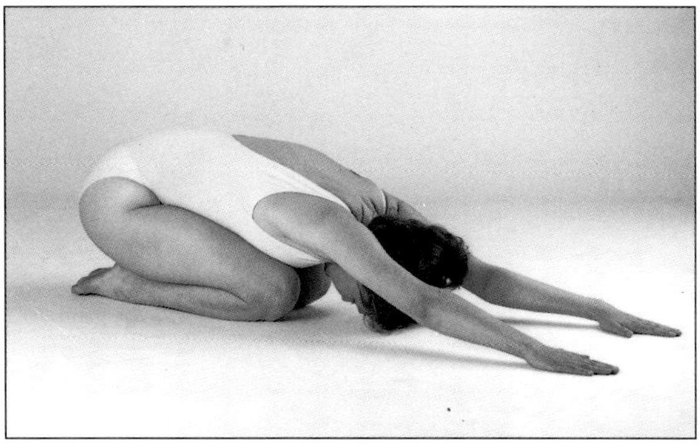

Übung 11: Locker in Fußsohlen und Waden

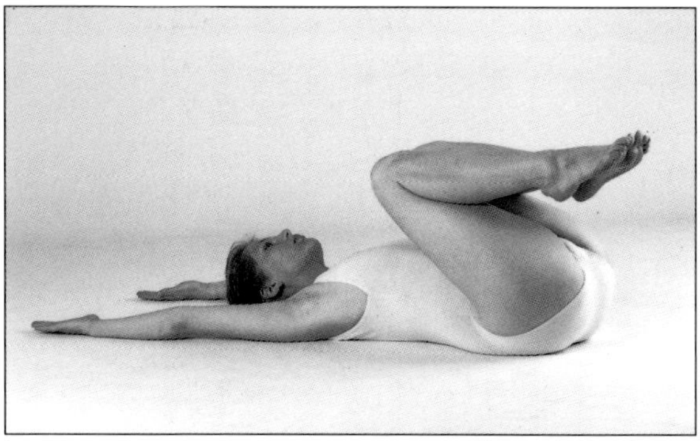

Übung 12: Liegen, Beine angewinkelt

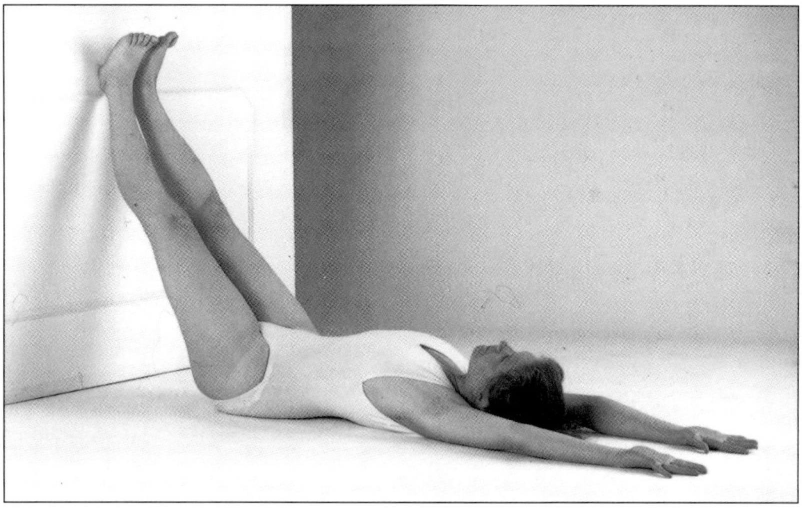

Übung 13: Liegen, Beine an der Wand
Halten Sie dabei die Muskeln der Beine, selbstverständlich auch die der Arme und des Rumpfes, locker. Wählen Sie den für Sie geeigneten Abstand zur Wand.

Übung 14: Entspannungsstellung

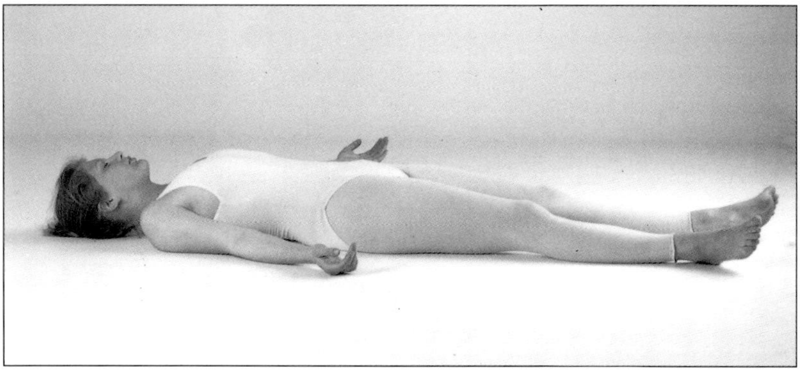

Beobachten Sie die Muskeln der Hände, Unterarme, Füße und Waden, und registrieren Sie über Ihre direkte Empfindung, wie die Orte sich anfühlen, wie entspannt Sie sind, ob Sie links oder rechts ähnlich entspannt sind, ob Sie oben und unten vergleichbar locker sind etc. Ändern Sie nichts! Überlegen Sie sich, ob Sie sich Entspannung noch angenehmer vorstellen können. Bleiben Sie ca. 3 bis 10 Minuten liegen. Die Erfahrungen, die Sie dabei gemacht haben, können Sie am nächsten Tag in Ihr Üben einbauen.

Übung 15: Muskelorte am Brustkorb
Nachdem Sie die vorangegangenen Übungen einige Wochen geübt haben, können Sie zusätzliche Übungen zu den Muskel-Marmas am Brustkorb ausführen.
Eine einfache Übung zum Kennenlernen:
Heben Sie den rechten Arm nach oben, drehen Sie im Oberarm, und beugen Sie den Unterarm nach hinten. Jetzt können Sie die tiefliegenden Brustmuskeln vorne spüren. Halten Sie den Brustkasten dabei unverändert. Stellen Sie sich den Brustkorb wie einen Kasten vor, den Sie nicht drehen.Üben Sie beide Seiten.

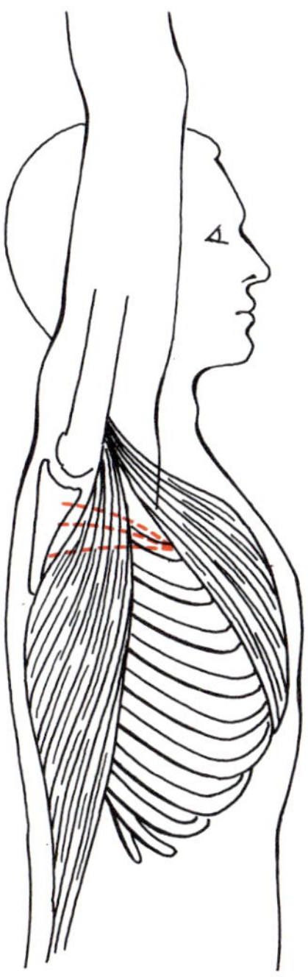

In der gezeichneten, optimalen Haltung werden die obersten Rippen oben gehalten. Großer Brustmuskel (links) und breitester Rückenmuskel (rechts) werden gedehnt, das Schulterblatt rutscht nach oben, an den kleinen Brustmuskeln (gestrichelt in der Mitte) wird gezogen. In der Fehlhaltung ist der Brustkorb gedreht. Häufig gehen die unteren Rippen nach vorne, die oberen Rippen zurück. Dadurch wird auch die Lendenwirbelsäule von oben her überlastet. Die Schultermuskeln (nicht eingezeichnet) verspannen sich und an den drei eingezeichneten Muskeln ist zu wenig Dehnung (Zug nach oben).

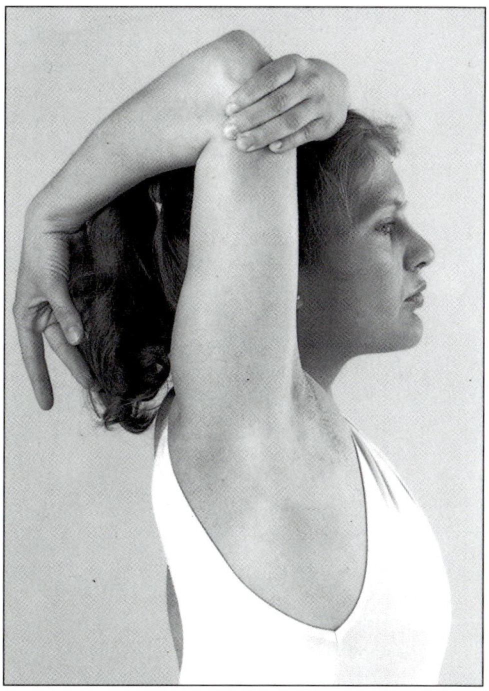

Integrieren Sie die beiden Brust-Marmas in die vorangegangenen Übungen. Wenn Sie aufrecht sitzen wollen, sind diese beiden Stellen wichtige Orientierungspunkte, auf die Sie mehr achten sollten als auf die Wirbelsäule, die Sie locker lassen. Heben Sie den Brustkorb mit gezielter Aktivität vorne, und strapazieren Sie Ihre Wirbelsäule nicht. Dies ist eine Übung, mit der Sie lernen können, Vorderseite und Rückseite des Körpers klar zu unterscheiden. In Kap. 12 »Dynamische Übungen« werden Sie noch mehr Übungen für diese Gegenden finden.

9

KNOCHEN-MARMAS

Spannungsausgleich und Stabilität

Der Arzt und Psychosomatiker Georg Groddeck widmet das erste Kapitel seines 1913 erschienenen Buches einer Sammlung von öffentlichen Vorträgen zum Thema »Der gesunde und der kranke Mensch« den Knochen: »Zunächst ist es angebracht, die Körperteile ein wenig zu betrachten, die dem Menschen Halt geben, das, was man das Knochengerüst nennt. Ich erinnere hier gleich wieder daran, daß auch der Knochen, diese scheinbar so starre steinerne Masse, aus Zellen zusammengesetzt ist, die allerdings die merkwürdige Eigenschaft besitzen, sich aus dem im Blut kreisenden Nahrungsmaterial bestimmte Salze, im wesentlichen Kalksalze, herauszusuchen, mit deren Hilfe wir erst existieren können und ohne die wir wie ein Kuchenteig zusammensacken würden.« [76]

9.1 Wie werden Knochen erlebt?

Bei den Schamanen standen die Knochen im Mittelpunkt. Sie waren das Feste, Überdauernde, Ewige, Träger des individuellen Lebens, Leihgaben des Kosmos, die etwa bei getöteten Tieren wieder zurückgegeben wurden. In ihren Erlebnisbildern spielen die Knochen daher eine wichtige Rolle. Wie erfährt aber der heutige Mensch seine Knochen? Oft vielleicht gar nicht. Oder nur die Knochen der anderen, wenn er im Gedränge von einem Ellbogen gerammt wird.
Das deutsche Wort »Knochen« hat im 14. Jh. das Wort »Bein« abgelöst und geht zurück auf »anstoßen« und »dagegenschlagen«. Das indische Wort »Asthi« heißt Knochen und auch Kern einer Frucht. Es hat also assoziativ einen anderen Zusammenhang, der näher am Erlebnis ist. Im Wort »Bein« und den damit zusammenhängenden Redewendungen wie »es geht mir durch Mark und Bein« ist das innere Erleben noch enthalten. Wir erleben unsere Knochen aber sicher nicht so, wie wir sie von Skelettabbildungen kennen, da sind es abstrakte, fremde Knochen.
Alle Körperhaltungen sind durch Knochen ermöglicht. Die Knochen stützen und tragen das eigene Gewicht, wovon sie selbst ein guter Teil sind (Knochen sind zweieinhalbmal schwerer als das meiste übrige Gewebe). Knochen koordinieren Muskeln und Körperhaltung.
Ich möchte Ihnen eine einfache Übung angeben, wie Sie etwas über Ihre Knochen erfahren können.

Stellen Sie sich hin, und belasten Sie ein Bein mit Gewicht. Tasten Sie die Muskeln ab, gehen Sie leicht ins Knie, und tasten Sie die Muskeln vorne am Oberschenkel ab. Sie werden relativ fest, kompakt bzw. hart sein. Schieben Sie jetzt das Bein und damit den ganzen Körper nach hinten. Nun wird es Ihnen gelingen, die Oberschenkelmuskeln vorne locker zu lassen, die hinteren sind jetzt angespannt. Versuchen Sie jetzt, zwischen den Muskeln vorn und den Muskeln hinten zu belasten. Gelingt es Ihnen? Dann müßten die Muskeln hinten und vorne relativ wenig gespannt bis locker sein. Sie stützen sich über die Knochen. So können Sie auch im Alltag länger stehen.
Knochen sind hart, schwer, kompakt, stabil, fest und beispielsweise im Vergleich zu der Komplexität von Muskeln sehr einfach und klar strukturiert. In allen asiatischen Disziplinen ist es wichtig, einen Großteil der Stabilität und Ruhe in einer Bewegung über die Knochen und nicht über die Muskeln zu gewinnen. Über die oben beschriebene Übung, einfaches Stehen, gestützt vom Skelett, können Sie dazu leicht Zugang finden.

9.2 Was sind Knochen, und wie funktionieren sie?

Im Gegensatz zu den Muskeln, die sich mit Übungen schon innerhalb einiger Wochen an neue Bewegungsmuster anpassen können, finden Veränderungen im Bereich der Knochen wesentlich langsamer statt. Sie dauern etwa ein Jahr. Knochen hat die härteste Struktur der verschiedenen Körpermaterialien, dennoch hat er eine gewisse Elastizität. Der Härtegrad wird durch Einlagerung von Kalk etc. verändert. Auch die Elastizität der Knochen kann sich ändern, und Knochen können aufgrund der Belastung, der sie ausgesetzt sind, im Innern umgebaut werden.[77] Verletzungen des Knochens heilen im Vergleich mit Haut- oder Muskelverletzungen langsam.
Knochen gelten in der Biologie als Stützgewebe, das heißt, sie sind Druck- und Zugbeanspruchung ausgesetzt. Knochen sind die wichtigsten Bestandteile des passiven Bewegungsapparats. Sie wirken der Schwerkraft entgegen, stützen und machen die Muskeln frei für Bewegungen. Trotzdem denken viele westlich geprägte Menschen bei »Haltung« und »Bewegung« ausschließlich an Muskeln. Knochen können Ihnen die Bewegung erleichtern, weil sie stützen und Ihnen Stabilität geben, oder erschweren, weil sie Ihnen »im Weg« sind. Sie ermöglichen Halt in der Haltung.
In den Kursen versuche ich mittels eines kleinen Spiels die Funktion des Knochens zu verdeutlichen: Eine Teilnehmerin spielt den Knochen. Drei andere spielen Muskeln. Je ein Muskel »setzt« an einem Arm an, der dritte an einem Bein. In der ersten Phase des Spiels haben die Muskeln das Sagen. Sie können den Knochen ziehen, wohin sie wollen. Meistens wird der Knochen in drei verschiedene Richtungen gleichzeitig gezerrt und empfindet das als nicht besonders angenehm. In der

zweiten Phase wird gewechselt, jetzt hat der Knochen das Sagen, und die Muskeln lassen sich passiv ziehen. Nun zieht der Knochen die Muskeln in eine Richtung, und das erlebt er meistens als sehr viel angenehmer; obwohl er nur ein Bein zur Verfügung hat, fällt ihm die Bewegung erstaunlich leicht, da die passiven Muskeln zur Stabilisierung beitragen.

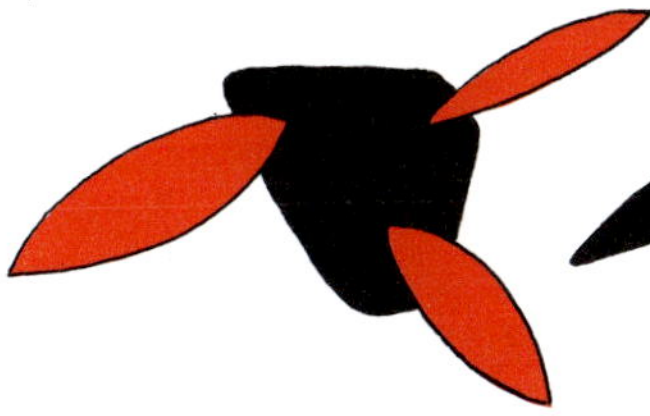

Muskel steht im Zentrum, kein Spannungsausgleich

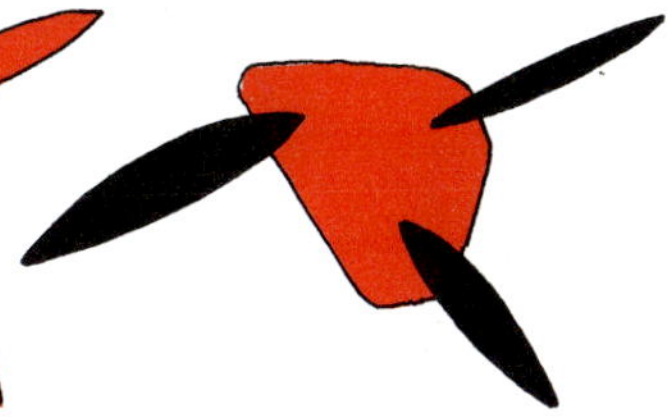

Knochen steht im Zentrum, Spannungsausgleich

Vielleicht können Sie sich jetzt die Funktion der Knochen besser vorstellen, sonst probieren Sie das Spiel selbst mit Freunden aus. Sie werden möglicherweise einwenden: Aber an den Knochen kann ich doch nichts verändern! Das ist richtig. Was Sie jedoch machen können, ist, den Knochen, ähnlich wie im Spiel, den Vorrang zu geben, Sie können ihnen die Steuerung überlassen, oder Sie können versuchen, die Muskeln zur Steuerung zu benützen. Wenn Sie sich vergegenwärtigen, daß für jede Bewegung, die Sie ausführen, die Stützbewegung als Voraussetzung wichtiger ist als die Zielbewegung, und wenn Sie sich weiter vergegenwärtigen, daß bei jeder Körperhaltung und Bewegung ein Großteil des Gewichts vom Knochengerüst getragen wird, so werden Sie verstehen, daß Knochen durchaus ins Zentrum der Aufmerksamkeit gerückt gehören. Der Anatom Faller, der den Körper des Menschen in Form und Funktion als Aspekt des Lebendigen beschreibt, beginnt das Kapitel über Knochengewebe mit der Bemerkung: »Das Knochenskelett stellt den wichtigsten Teil des passiven Bewegungsapparates dar. Durch das Knochengerüst erhält der Körper seine Form.«[78]

Knochen-Marmas gibt es auch in der indischen Architektur: z. B. die Pfeiler, die ein Gebäude stützen, oder die Punkte über der Tür, an denen das aufliegende Gewicht abgefangen und weitergeleitet wird und die es so möglich machen, eine Tür einzubauen.

Beide Funktionen sind in Yoga sehr wichtig: das Stützen des Körpergewichts durch die Knochen und das Einsetzen der Knochen für Koordinationsaufgaben. Diese Funktionen können Sie auch erleben. Deshalb spreche ich von Wahrnehmung und Bewußtsein von Knochen.

Vielleicht denken Sie: Mit den passiven Knochen kann ich doch nichts tun, nur die Muskeln kann ich aktiv bewegen. Berücksichtigen Sie jedoch: Die bewußten und willkürlichen Bewegungshandlungen laufen immer auf der Basis unbewußter, unwillkürlicher motorischer Abläufe. Es ist richtig, daß die Muskeln unserer bewußten Steuerung am nächsten stehen, Sie können jedoch den Schwerpunkt der Steuerung verlegen: Entweder stehen die Muskeln im Vordergrund, nur mit ihnen wird etwas gemacht, nur muskuläre Informationen und Eindrücke haben Bedeutung; oder Sie benützen die Muskeln so, daß die Empfindung an den Knochen wahrgenommen und die Lage der Knochen im Raum registriert wird und sie in einer optimalen Position gehalten werden. Dadurch treten die Knochen-Marmas unter Regulations- und Steue-

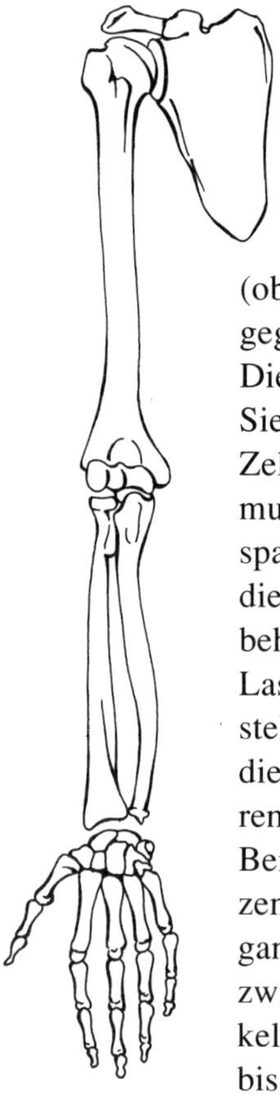

rungsgesichtspunkten in den Vordergrund. So kann die Möglichkeit, zwischen den Muskelgruppen über die Knochenorte eine Vermittlung zu erreichen, genutzt werden. Zum Beispiel kann ein Spannungsausgleich zwischen den verschiedenen Muskelgruppen bewirkt werden, was Sie bei der kleinen Übung zu Beginn dieses Kapitels schon erfahren konnten. Auch die räumliche Orientierung (oben – unten, nach vorne – nach hinten) können Sie über die Knochengegenden gut kennenlernen.
Die Knochen sind fähig, die Muskeln sogar genauer zu koordinieren, als Sie das willkürlich können. Denken Sie bei Knochen auch an eine Zeltstange, die in verschiedene Richtungen verspannt ist. Beim Zelt muß ein Mensch rundherum laufen, um die Schnüre entsprechend zu spannen. Im Körper macht der Organismus das selbst, wenn Sie ihm nur die Möglichkeit dazu geben, genauer gesagt: wenn Sie ihn dabei nicht behindern. Den Impuls oder Reiz dazu können wir willkürlich geben. Lassen Sie uns noch einen Augenblick weiter darüber nachdenken. Ich stelle Ihnen folgende Frage: Wo hören, von den Knochen her betrachtet, die Arme auf? Wo die Beine? Laut der anatomischen Einteilung gehören die Schulterblätter zu den Armen und die Beckenknochen zu den Beinen. Versuchen Sie einmal, das in den Übungen bewußt umzusetzen. Von den Gelenken her betrachtet, ist das Schultergelenk der Übergang zwischen Rumpf und Arm und das Hüftgelenk der Übergang zwischen Rumpf und Bein. Die Beckenknochen können also die Muskeln von Rumpf und Bein und die Schulterblätter die Muskeln von Arm bis Rumpf koordinieren. Der nächste Schritt wäre die Koppelung von Schulterblättern und Beckenknochen, und schon sind Arme und Beine nicht über die Vorstellung im Kopf, sondern über die konkreten Züge, Kräfte und Regulationen im Körper miteinander koordiniert. Durch die Knochen erhält nicht nur der Körper seine Form, sondern der Mensch erhält seine individuelle Körpergestalt. Im Laufe des Wachstums verschieben sich die Relationen zwischen Rumpf und Extremitäten.

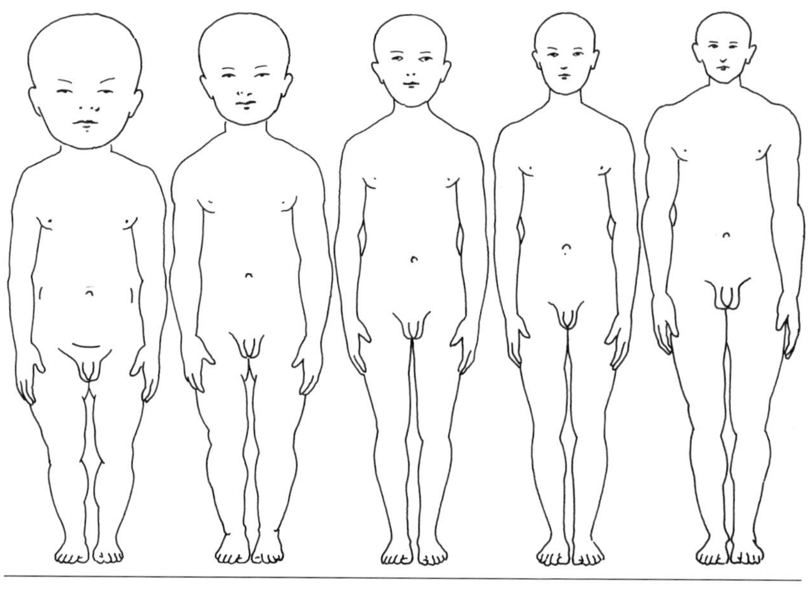

Interessanterweise bleibt aber die Relation Rumpf – Gesamtgröße das ganze Leben lang konstant: drei Achtel der Körpergröße. Beim Erwachsenen gilt die Beziehung zwischen der Knochenlänge und der Körpergröße als gattungsmäßig konstant[79], es kommen nur geringe individuelle Abweichungen vor. Trotzdem sprechen wir alltäglich von langen Armen oder langen Beinen und berücksichtigen etwa beim Fahrrad- oder Kleiderkauf unsere Körpergröße, Arm- und Beinlänge.
Eine selbstbewußte Haltung bei Erwachsenen hat etwas damit zu tun, daß die Länge seiner Knochen auch in der Haltung zum Ausdruck kommt und somit die Muskeln zwischen Rumpf und Extremitäten adäquat koordiniert sind. Die Haltung des Knochengerüsts ist für den nonverbalen Ausdruck der Körperhaltung grundlegend. Wie Schulterblätter und Becken zueinander stehen, läßt darauf schließen, ob jemand aufrecht geht oder sitzt, in sich zusammengesackt, abgewandt oder zugewandt ist. Wenn Sie sich selber beobachten, so können Sie feststellen, daß auch Stimmungen und Gefühle bei Ihnen mit bestimmten Haltungen einhergehen. Sicher, es sind wiederum auch Muskeln und anderes beteiligt, aber die Beziehungen der Teile des Knochengerüsts zueinander sind ebenfalls verändert. Aus diesem Grund studieren Künstler, die Menschen malen wollen, das Knochengerüst sehr genau.
In vielen alltäglichen Situationen sind Sie mit den Gegebenheiten Ihres Skeletts konfrontiert: Sie kaufen sich eine Bluse, eine Hose oder ein Fahrrad, das zu Ihren Knochen paßt. Die Länge Ihres Betts, die Höhe der Türen und Stufen, die Höhe der Küche, in der Sie arbeiten, und vieles mehr macht Sie auf Ihre Knochen aufmerksam. Zu nieder, zu hoch oder passend, das beurteilen Sie letztlich nach Ihren Knochen. So wie Sie auf diese äußeren Gegebenheiten Wert legen, so können Sie es auch für Ihr Inneres tun. Festes und bequemes Sitzen hat auch mit Ihrer Kleidung, der Sitzgelegenheit etc. zu tun. Darüber hinaus hängt jedoch ein fester und bequemer Sitz (Asanas) sehr stark von einem festen und bequemen Sitzen in den eigenen Knochen ab. Lernen Sie, die Knochen in die Gestaltung Ihrer Bewegung und Körperhaltungen voll einzubeziehen.

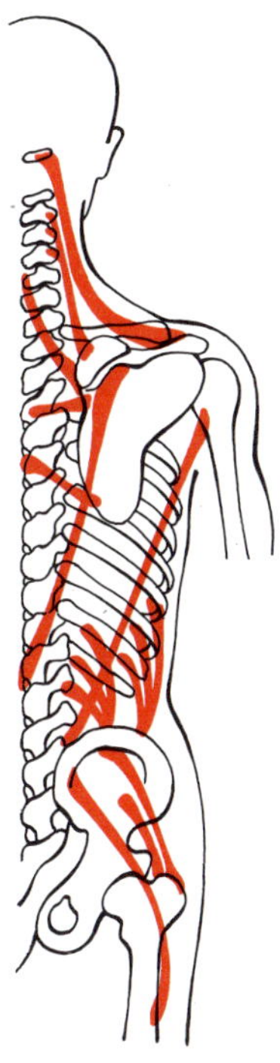

Einige der Muskelgruppen, die über die Knochen-Marmas koordiniert werden.

9.3 Die Knochen-Marmas

Die Marmas der Knochen (Asthi-Marmas) sind die oberen Kanten der Beckenknochen, die Verbindungsstellen zwischen Wirbelsäule und Becken sowie die Schulterblätter und die Schläfenbeine am Kopf. Die ersten vier genannten Marmas hängen eng zusammen und können, in einer vereinfachten Annäherung, als eine zusammenhängende Gegend betrachtet werden. Alle Knochen-Marmas liegen im Zentrum (Rumpf- und Kopfbereich). Innere und äußere Haltung ergeben sich aus dem Zusammenspiel zwischen Zentrum und Peripherie. Die Knochen-Marmas geben Aufschluß darüber, ob Zentrum und Peripherie koordiniert sind.
Die Beckenkante koordiniert die Muskeln des Beins und des Beckens mit den Muskeln am Rücken, die zum Teil bis in die Oberarme hinauf

gehen. Die Verbindungsgegend Becken/Wirbelsäule ist die zentrale Region für die Haltung der Wirbelsäule. Wie schon erwähnt, wird im asiatischen Raum der Rumpf mit einem Gefäß oder Topf verglichen. Die Becken-Wirbelsäule-Gegend ist wie ein Henkel am Gefäß. Zwei Finger genügen, um die Tasse am Henkel stabil und balanciert zu halten. Für die Koordination ist es daher bedeutsam, den Topf (Rumpf) an dieser Gegend zu erfassen. Ist der Topf stabil, so kann allein über diese Gegend die ganze Haltung gesteuert werden. Interessanterweise beginnen gerade an diesem Marma die sogenannten autochthonen Muskeln. Das sind diejenigen Muskeln des Bewegungsapparats, die gattungsgeschichtlich sehr alt sind und vom Stammhirn gesteuert werden. Diese Muskeln sind – im Gegensatz etwa zu den Muskeln der Hand – mit Fasern ausgestattet, die sich für langanhaltende, langsame, die Haltung aufrechterhaltende Kontraktionen eignen.[80] Über die Knochen-Marmas kann somit die Aufmerksamkeit für diese für die Haltung zentrale, jedoch weitgehend autonom gesteuerte Muskulatur erreicht werden. Bei Kindern wurde ein Wechselspiel und stufenweises Nacheinander beim Erlernen komplexer Bewegungen beobachtet. Unterarm- und Handbewegung und zugehörige Becken-Wirbelsäulen-Bewegung werden nicht gleichzeitig, sondern in Stadien erlernt.[81]

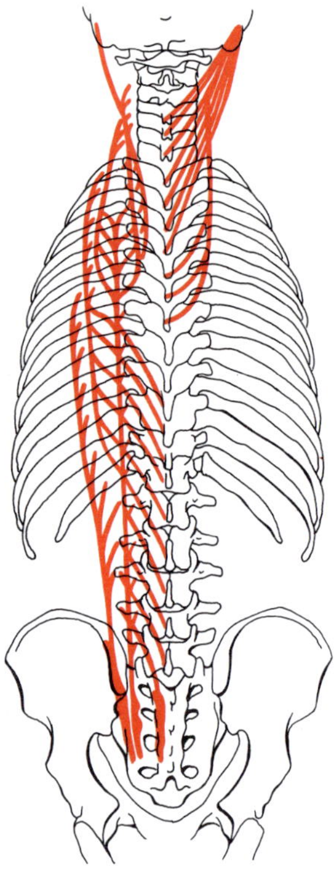

Die autonom gesteuerten Haltungsmuskeln, die über die Knochen-Marmas koordiniert werden.

Gerade für Menschen, die zu Rückenschmerzen neigen, ist es sinnvoll und wichtig, die sechs Knochen-Marmas am Rücken zu berücksichtigen. Sie können die Wirbelsäule in einer optimalen Position halten und die linke und rechte Hälfte des Rumpfs gleichmäßig belasten. Im Sitzen, bei Bewegungen, beim Bücken, im Sport, im Jazzdance oder Kung-Fu, immer ist es hilfreich, diese Gegenden in die Konzentration auf Haltung und Bewegung und in die Orientierung einzubeziehen.

Eine Jazz-Tänzerin hatte häufig Kreuzschmerzen. Als sie sich darauf konzentrierte, die Bewegungen weniger von den Armen und mehr vom Becken aus auszuführen, ließen die Schmerzen im Kreuz nach, und die Muskeln der Oberschenkel wurden beweglicher – ein Beispiel, wie der Spannungsausgleich über die Knochen in der Praxis funktioniert. Eine durch Yoga-Übungen erlernte Wachsamkeit für die Knochen-Marmas ist wichtig zur Pflege und zum Schutz der Wirbelsäule.

Es gibt eine Reihe von Mystifikationen im Zusammenhang mit der Erfahrung, daß Yoga für die Wirbelsäule gut ist. Eine 30jährige Frau, die in der Jugend schon an Wirbelsäulenverkrümmung und den damit zusammenhängenden Beschwerden litt, erhoffte sich, daß ihre Proble-

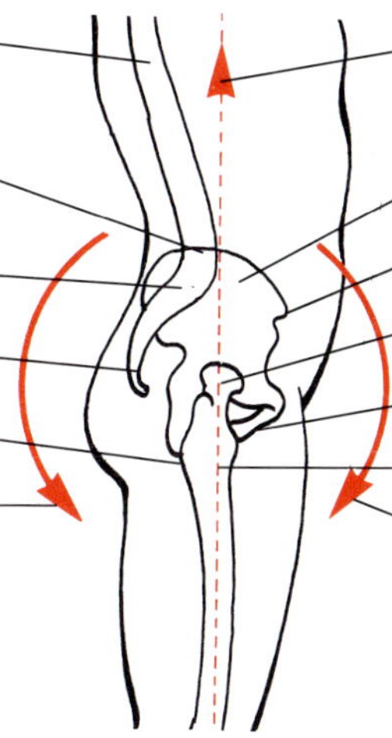

me durch Yoga gelöst würden. Aber Yoga kann die Wirbelsäule selbst nicht verändern, sondern nur die Haltung verbessern, stärken und korrigieren. Das Wichtigste ist, daß Sie mit Yoga die Logik des Körpers verstehen lernen, die Wachsamkeit für eine sinnvolle Haltung fördern und dadurch in der Lage sind, Fehlhaltungen zu bemerken, und schnell wieder zu einer optimalen Haltung gelangen können.
Wie sieht die optimale Stellung von Becken und Wirbelsäule aus? Der Körperschwerpunkt liegt im Beckenraum in der Höhe des zweiten und dritten Lendenwirbels. Das Becken strukturiert die Haltung der gesamten Wirbelsäule vor. Becken und Wirbelsäule bilden die zentrale Achse jeder Bewegung. Daher ist die Beckengegend für Haltung, Bewegung und Balance so wichtig. Eine optimale Stellung des Beckens folgt der Logik des Körperbaus und der dynamischen Funktionsweise des Körpers. Die Asanas sind Mittel, um gegen die Entfremdung vorzugehen und gezielt mit der inneren Logik in Kontakt zu kommen und sie zu verwenden.
In der aufgerichteten Position fällt oder kippt das Becken nicht nach vorne oder hinten, links oder rechts. Die Wirbelsäule bekommt dadurch vom Becken her die Voraussetzung und Grundbedingung für ihre normale Haltung. Von vorne gesehen ist sie gerade (senkrecht), von der Seite gesehen leicht geschwungen (physiologische, leicht s-förmig geschwungene Feder). Das Becken ist parallel zum Boden, das Hüftgelenk über dem Knie und dem Fußgelenk.

9.4 Übungen zu den Knochen-Marmas

Übungen zu den Beckenkanten

Übung 1
Setzen Sie sich auf den Boden, und tasten Sie die Kanten des Beckens ab. Versuchen Sie die oberen Kanten am Rücken zu spüren. Bewegen Sie nun genau diese Kanten, schieben Sie sie nach vorne und hinten. Ihr Becken wird dabei eine rollende Bewegung am Boden ausführen.

Lernen Sie zu unterscheiden, ob Sie die Beckenkanten bewegen oder ob Sie den Rücken von der Gegend der Lendenwirbelsäule aus bewegen. Versuchen Sie diese Bewegung auch von den Darmbeinstacheln her zu machen.

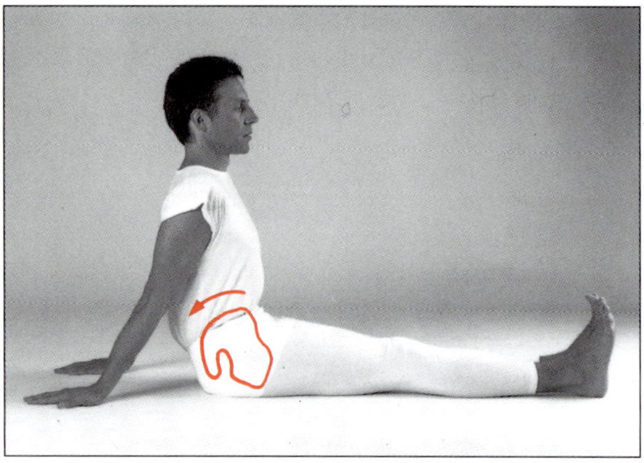

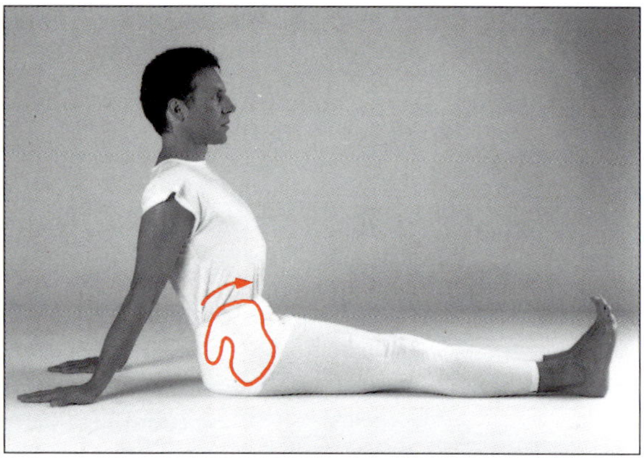

Übung 2

Wenn Sie sicher geworden sind, stehen Sie auf und versuchen Sie diese Übung im Stehen.

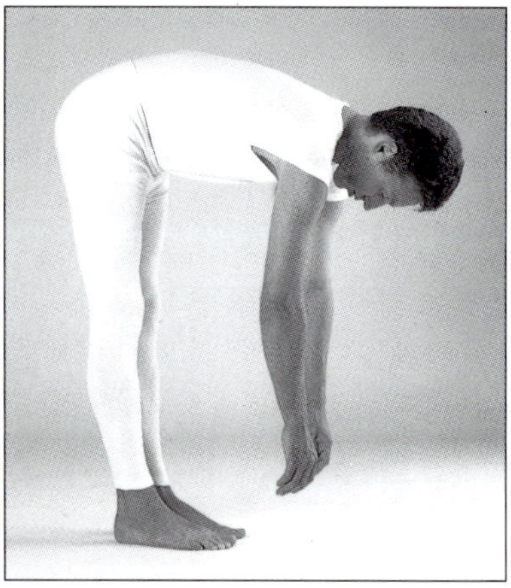

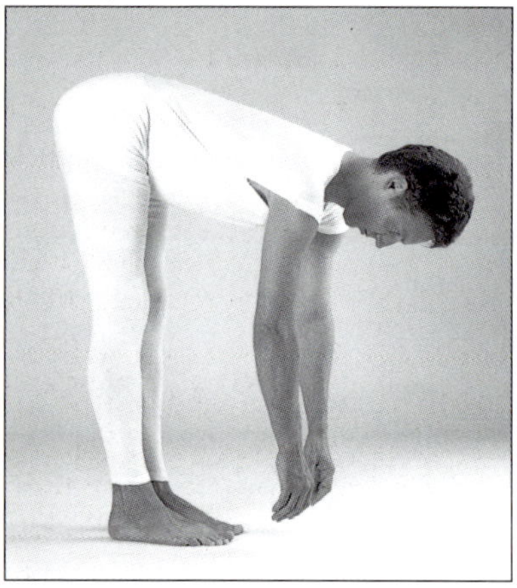

Übung 3

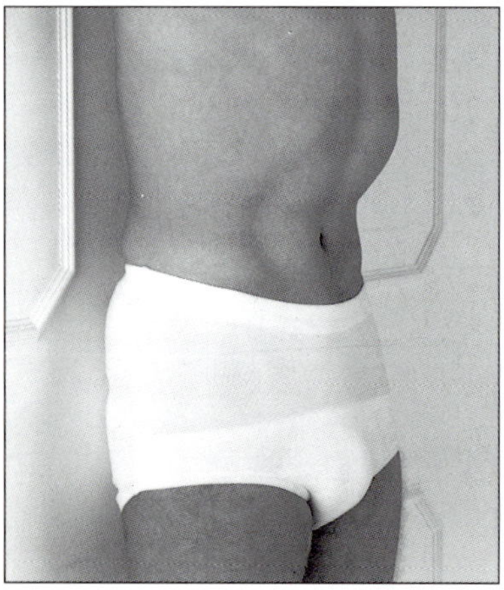

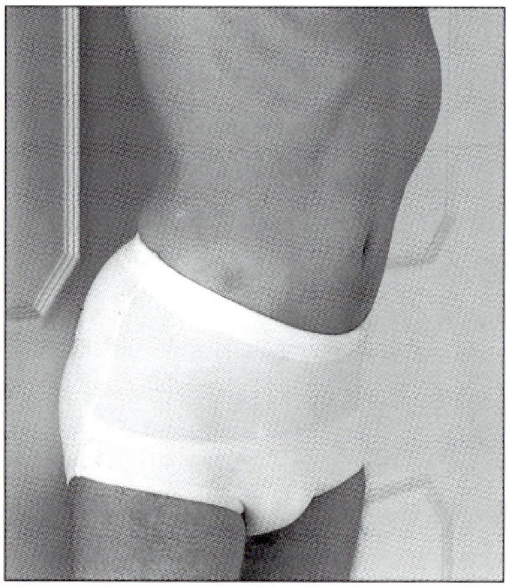

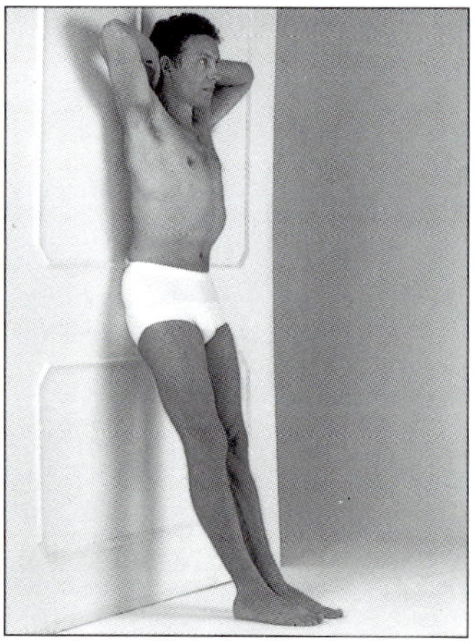

Stellen Sie sich rückwärts an die Wand. Versuchen Sie die Beckenkante an die Wand und zurück zu bringen. Vielleicht fällt es Ihnen leichter, wenn Sie die Beine etwas von der Wand wegnehmen. Versuchen Sie über einige Wochen, diese Bewegung (Darmbeinstacheln hoch, Bekkenkante zurück, Steißbein nach unten und vorne) einzuüben. Ziel ist es, das Becken so weit aufzurichten, bis Sie nur noch etwa zwei Finger zwischen Becken und Wand bringen. Die Fersen berühren die Wand, die Oberschenkel sind gerade (senkrecht).

Übung 4
Drehen Sie sich zur Wand, die Hände flach an der Wand, und konzentrieren Sie sich darauf, das Becken von der Wand wegzuschieben. Statt der Wand können Sie auch einen Tisch oder etwas Ähnliches benutzen. Legen Sie die Handflächen darauf, halten Sie sich jedoch nicht fest. Lernen Sie, das Becken als Ganzes, ausgehend von den Beckenkanten bis hin zu den Sitzhöckern, waagrecht zu halten. Schieben Sie die beckennahe Seite des hinteren Oberschenkels nach hinten. Bewegen Sie sich behutsam, so daß Sie sich langsam dem Punkt nähern, wo Sie nach hinten fallen würden. So spüren Sie die Knochen deutlich. Am Anfang geht es an der Wand oder mit Hilfe eines Tisches am einfachsten. Wählen Sie den Standort der Beine frei. Sie können näher zur Wand gehen oder weiter weg, je nachdem wie der Spannungszustand Ihrer Muskeln ist. Lernen Sie zuerst Ihre Beckenknochen kennen. Wählen Sie dazu den momentan günstigsten Ort für Ihre Beine.

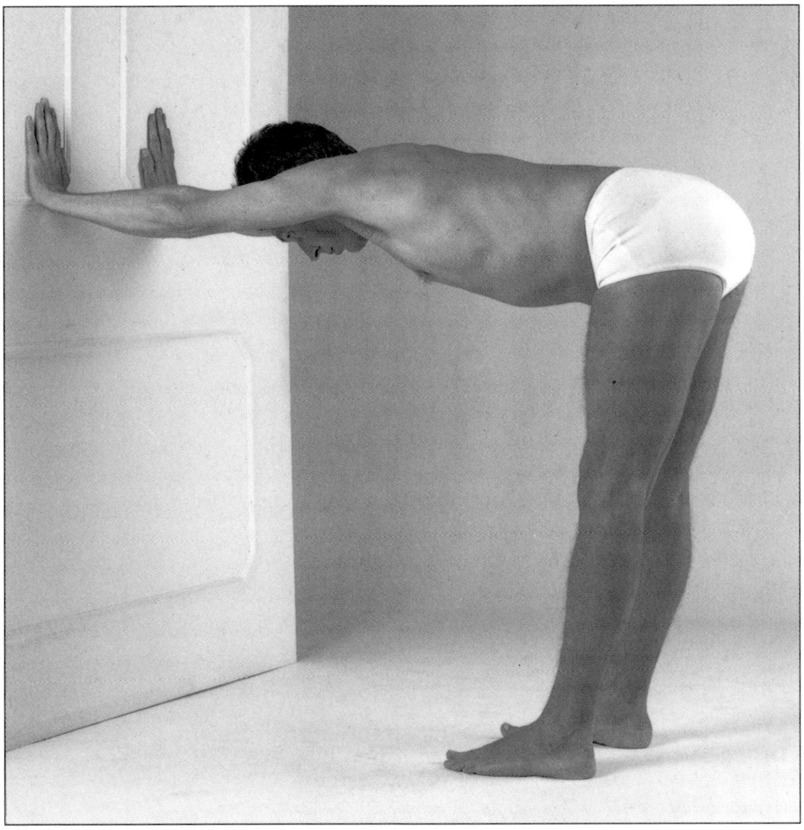

Übung 5

Nach einigen Wochen können Sie die Übung auch frei, ohne Wand, probieren. Konzentrieren Sie sich darauf, die Fläche, die Ihre Beckenkanten mit dem Kreuzbein bilden, nach hinten zu schieben; Ziel ist es, die Übung mit geraden Beinen zu machen. Sie können die Knie vorläufig so weit biegen, wie es für Sie sinnvoll ist. Achten Sie darauf, daß keine andere Gegend Ihres Körpers wichtiger ist oder wird als die Beckengegend; das heißt, daß Sie mit keiner anderen Körperregion mehr tun oder sie deutlicher wahrnehmen. Schieben Sie die Oberschenkel nahe des Beckens und besonders das Becken langsam so weit zurück, bis Sie sich wackelig fühlen, gehen Sie langsam vor, damit Sie nicht umfallen, sondern merken, wie die Balance durch den Körper selbst aufrechterhalten wird. Bleiben Sie im wackeligen Bereich, und gehen Sie ganz langsam noch etwas weiter zurück. Falls sich die Zehen oder Fußsohlen vom Boden lösen, bringen Sie diese wieder auf den Boden zurück. Bleiben Sie eine halbe bis drei Minuten in dieser Stellung.

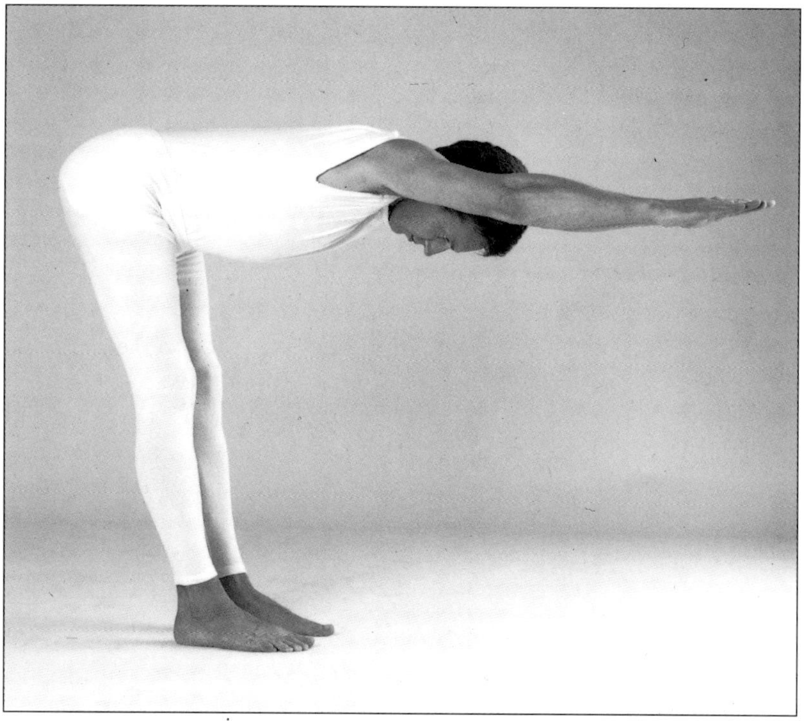

Übung 6

Heben Sie, ausgehend von den Fersen, über die Hinterseite der Beine hinauf, das Becken, so hoch es geht. Lassen Sie Rumpf und Kopf daran hängen wie eine Frucht am Baum. Drehen Sie das Becken (es dreht in den Hüftgelenken) und damit auch den Rumpf nach vorne. Dehnen Sie die Gesäßmuskeln. Helfen Sie aber keinesfalls mit Wippen, Pendeln oder Fallenlassen nach. Die Gegend zwischen Sitzhöcker/Gesäßmuskeln und oberen Oberschenkelmuskeln (und Knochen) öffnet sich dadurch wie ein Buch.

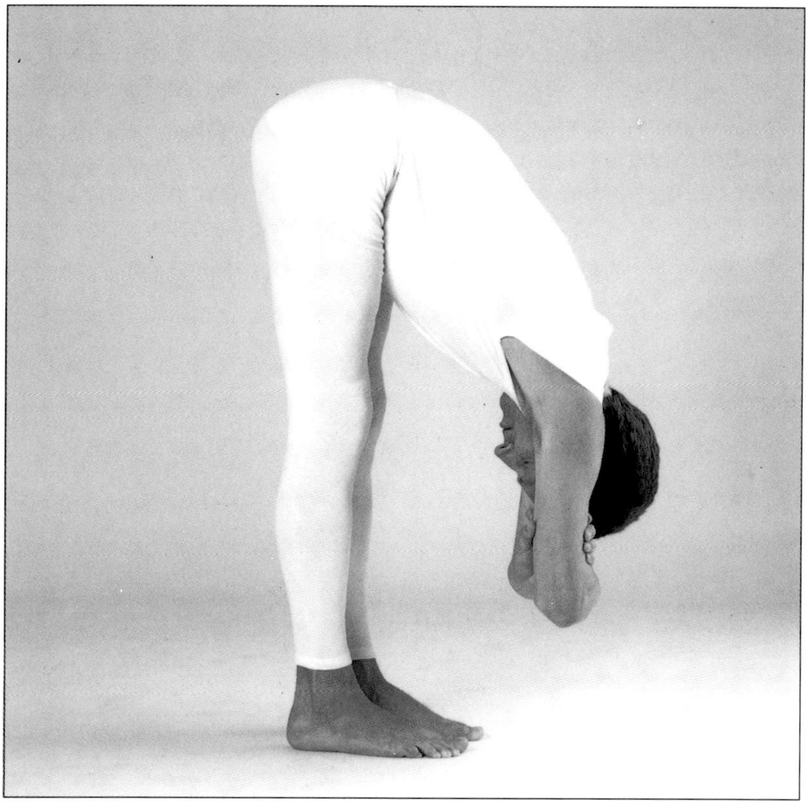

Übung 7
Bauen Sie diese Übung erst in Ihr Programm ein, wenn Sie mit den Beckenkanten sicher geworden sind. Setzen Sie sich hin, die Beine parallel, lang und gerade oder leicht angewinkelt. Drehen Sie die Beckenkanten nach vorne, und nehmen Sie Rumpf und Kopf so weit nach vorne mit, wie es Ihnen die Beckenkanten erlauben. Ziehen Sie nicht mit den Armen oder dem Kopf nach vorne. Konzentrieren Sie sich ausschließlich auf die Beckenbewegung. Bleiben Sie für 1 bis 3 Minuten in dieser Position, und versuchen Sie die Kanten ganz behutsam weiter nach vorne zu drehen. Das hintere Buch öffnet sich.

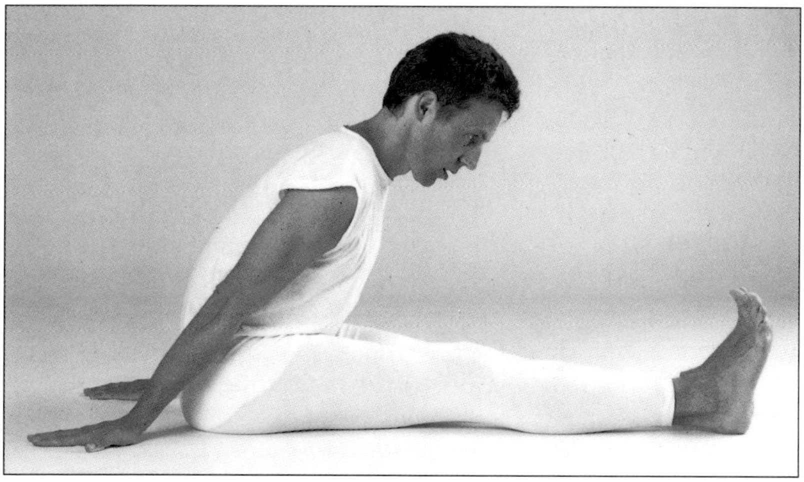

Übung 8
Legen Sie sich auf den Rücken. Halten Sie die Beine angewinkelt. Versuchen Sie die ganze Fläche des Beckens und vor allem die Beckenkanten auf den Boden zu bringen. Bleiben Sie 2 bis 3 Minuten in dieser Position. Wenn Sie die ganze Fläche deutlich spüren, können Sie die Beine auch nach oben strecken, um die Kanten noch mehr zu belasten.

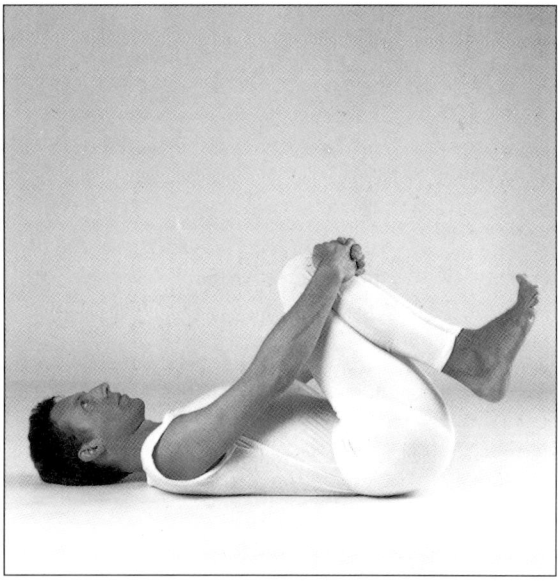

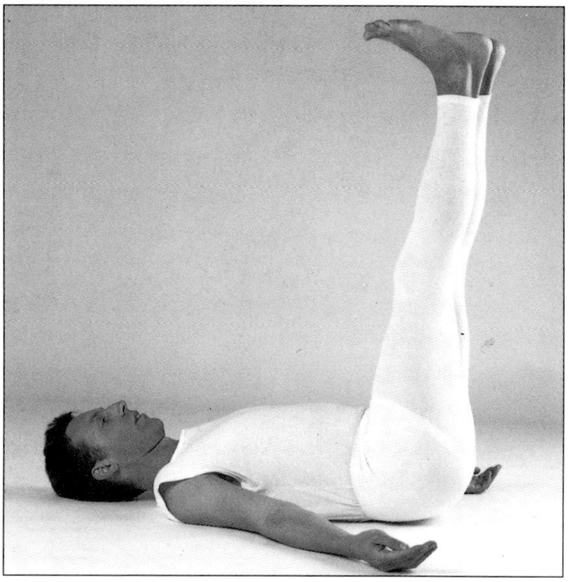

Übung 9
Bleiben Sie am Boden liegen, die Beine angewinkelt. Drehen Sie das Becken langsam der Beckenkante entlang zur Seite. Beachten Sie, daß die Beckenkante leicht schräg nach oben verläuft. Folgen Sie dieser Linie bis zur Seite der Kante, Ihre Beine stehen dann etwa in einem Winkel von 45 Grad zum Boden.

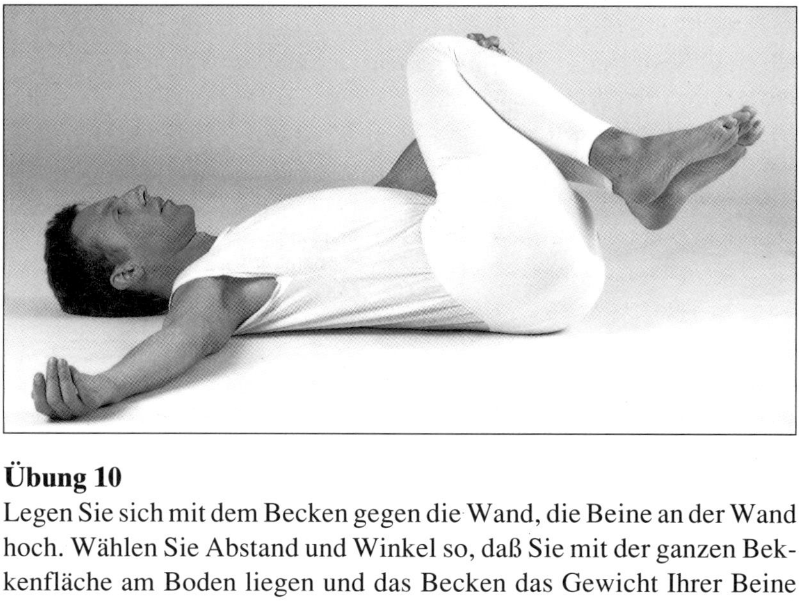

Übung 10
Legen Sie sich mit dem Becken gegen die Wand, die Beine an der Wand hoch. Wählen Sie Abstand und Winkel so, daß Sie mit der ganzen Bekkenfläche am Boden liegen und das Becken das Gewicht Ihrer Beine

trägt. Lehnen Sie die Hinterseite der Beine vom Becken bis zu den Fersen an der Wand an. Ihr ganzer Körper wird passiv, locker und gedehnt.

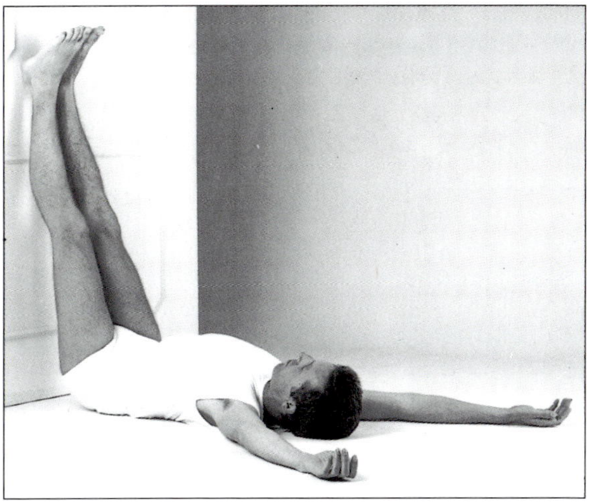

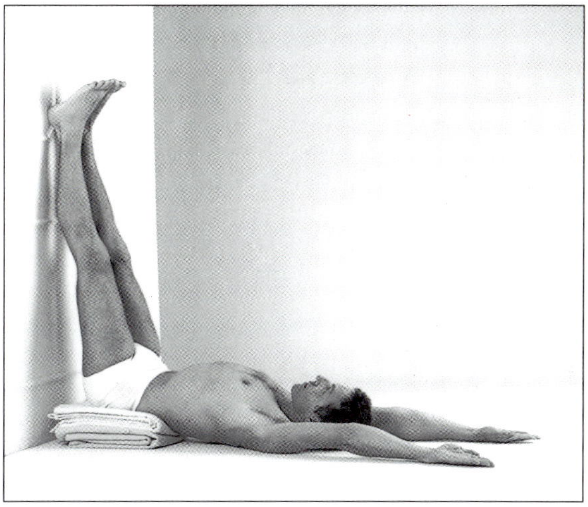

Mit der Zeit werden Ihre Beine locker genug sein, und Sie können mit dem Becken näher zur Wand kommen. Vielleicht hilft es Ihnen, das Becken deutlicher wahrzunehmen und zu unterstützen, wenn Sie eine oder zwei Decken unterlegen.
Bleiben Sie 3 bis 10 Minuten so liegen. Konzentrieren Sie sich auf die Knochen. Legen Sie die Arme bequem zur Seite, und schließen Sie die Augen. Beenden Sie mit dieser Übung die erste Übungsreihe zu den Knochen-Marmas. Üben Sie diese zehn Übungen einige Wochen.

Übungen zu den Becken-Wirbelsäulen-Verbindungen

Tasten Sie zuerst mit den Händen die Stelle am Rücken ab, wo die Wirbelsäule und das Becken verbunden sind. Beginnen Sie am besten bei den Beckenkanten, die sie schon kennen. Tasten Sie sich nun zur Mitte, bis Sie zur Wirbelsäule kommen. Gehen Sie dann langsam tiefer: Sie können beobachten, wie Wirbelsäule und Becken ein ganzes Stück weit gemeinsam verlaufen (Kreuzbeingegend). Am unteren Ende löst sich das Becken von der Wirbelsäule, der letzte Teil, das Steißbein, geht allein nach innen weiter. Die Verbindungsstelle heiß Iliosacralgelenk. Es ist jedoch außer bei Schwangeren nahezu nicht beweglich.

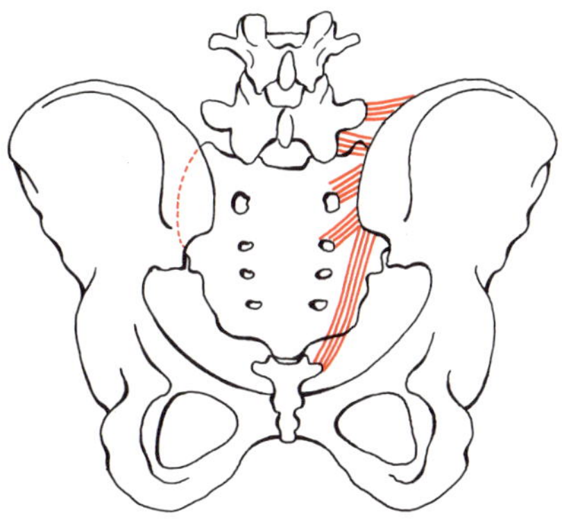

Die rote gepunktete Linie links zeigt den Gelenkspalt des Iliosakralgelenks (Kreuzbein-Darmbein-Gelenk), rechts sind rot die Bänder, die das Gelenk zusammenhalten, eingezeichnet.

Beim aufrechten Stehen wird diese Gegend nicht senkrecht, sondern leicht schräg gehalten. Von der Seite gesehen, ist zwar der Beckenknochen senkrecht, die Verbindungsstelle Wirbelsäule/Becken jedoch leicht schräg. Die Wirbelsäule verläuft in ihrer typischen leicht geschwungenen Form. Das Steißbein ist idealerweise nahezu senkrecht. Es ist wichtig, die Basis der Wirbelsäule seitlich links und rechts balanciert zu halten.

Übung 11

Stehen Sie auf einem Bein, und winkeln Sie das andere an. Versuchen Sie dabei, die Beckenkanten parallel zum Boden und im rechten Winkel zum Fuß zu halten.

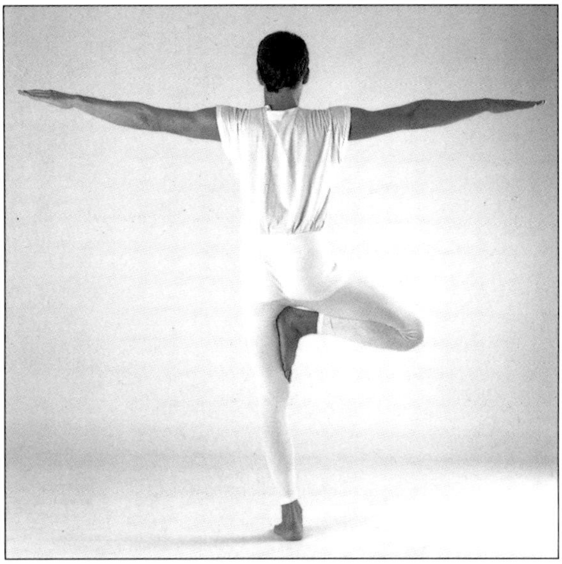

richtig

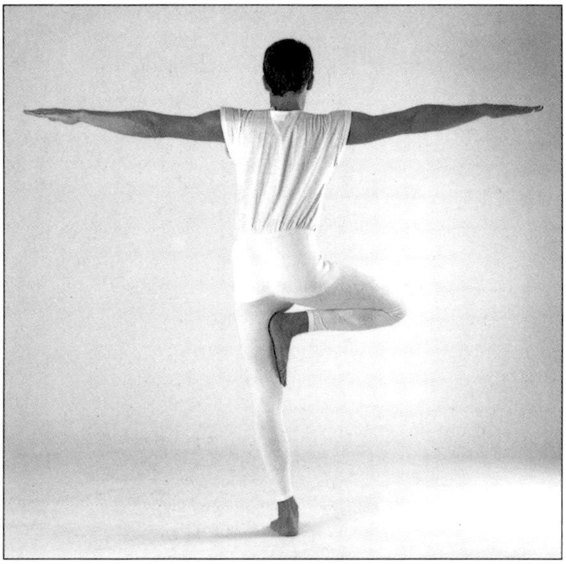

falsch

Schieben Sie dann von der Standbeinseite Ihre Beckenschaufel so in Richtung Wirbelsäule, daß diese von der entsprechenden Becken-Wirbelsäulen-Verbindungsstelle her Halt bekommt. Stellen Sie sich vor, Sie wollen die Wirbelsäule mit dieser Beckenhälfte gegen die andere Seite schieben. Da Ihr Gewicht ganz auf der Standbeinseite liegt, wird diese Becken-Wirbelsäulen-Verbindung stärker belastet als die der anderen Seite. Ein Tip zur Balance: Wenn Sie sich auf die linke und die rechte Seite der Becken-Wirbelsäulen-Verbindung konzentrieren, so haben Sie zwei Bezugspunkte. Falls Sie die beiden zueinander ruhig halten können, ist die Balance kein Problem mehr. Sie benützen so die beiden zentralen Orte; denken Sie daran: wie die Henkel an einem Topf!

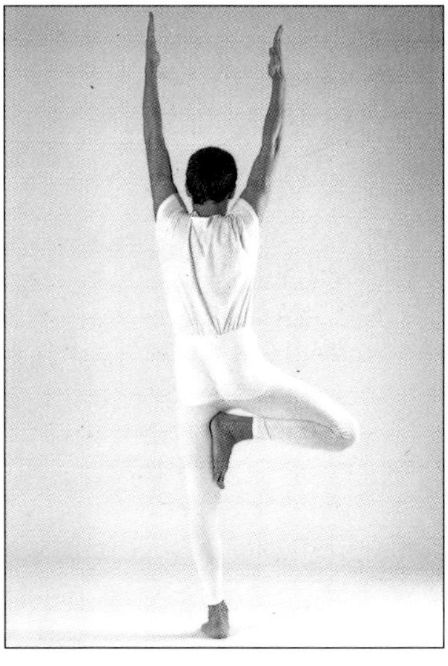

Falls Ihnen alles gelungen ist, heben Sie die Arme zuerst zur Seite, dann nach oben.

Übung 12
Biegen Sie ein Bein nach hinten, und halten Sie es hinter dem Rücken mit der gleichseitigen Hand fest. Erinnern Sie sich, was Sie über die Beckenkanten wissen: Beobachten Sie, ob Sie nach vorne gekippt sind.

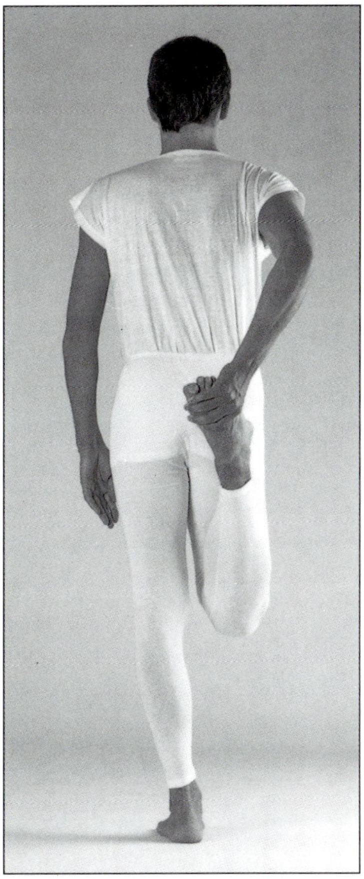

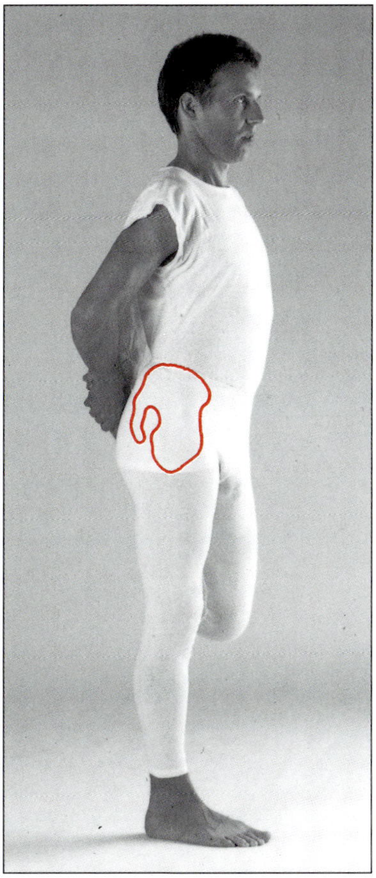

richtig: Das Becken ist aufgerichtet.

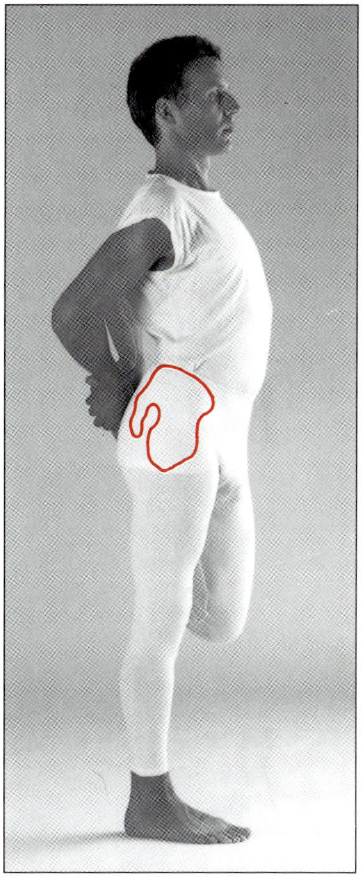

falsch: Das Becken ist nicht aufgerichtet, sondern fällt nach vorne.

Korrigieren Sie die Haltung des Beckens, falls es nach vorne gekippt ist. Halten Sie dann wieder die Becken-Wirbelsäulen-Verbindung von der Standbeinseite her stabil, und wahren Sie mit Hilfe beider Marmas das Gleichgewicht. Halten Sie das Standbein gerade. Dehnen Sie die Vorderseite des anderen Oberschenkels, bis beide Oberschenkel parallel sind. Übrigens, wenn Sie 45 Sekunden in dieser Übung stehenbleiben können, haben Sie nach dem Sportmediziner Dr. Papst schon 10 von 80 Fitneß-Punkten.[82]
Wahrscheinlich fällt Ihnen das relativ leicht. Sie merken daran einmal mehr, daß Yoga über durchschnittliche Fitneß weit hinausgeht und der Schwierigkeitsgrad höher ist. Sie merken daran auch, daß viele Aspekte von Fitneß bei Yoga-Übungen als erwünschte Nebeneffekte unmerklich eintreten. Die Schwierigkeiten, die Sie in den Yoga-Übungen feststellen, bedeuten daher oft nicht, daß Sie nicht fit sind, sondern sie zeigen, daß Sie mit den Übungen an Bereiche des psychosozio-biologi-

schen Zusammenspiels herankommen, in denen schwierige Zusammenhänge sichtbar und erlebbar werden.

Übung 13
Wiederholen Sie die Übung 4. Stellen Sie sich dann auf die Zehenspitzen, und heben Sie das Becken nach oben. Die Fersen können mit der Zeit noch höher kommen als auf der Abbildung.

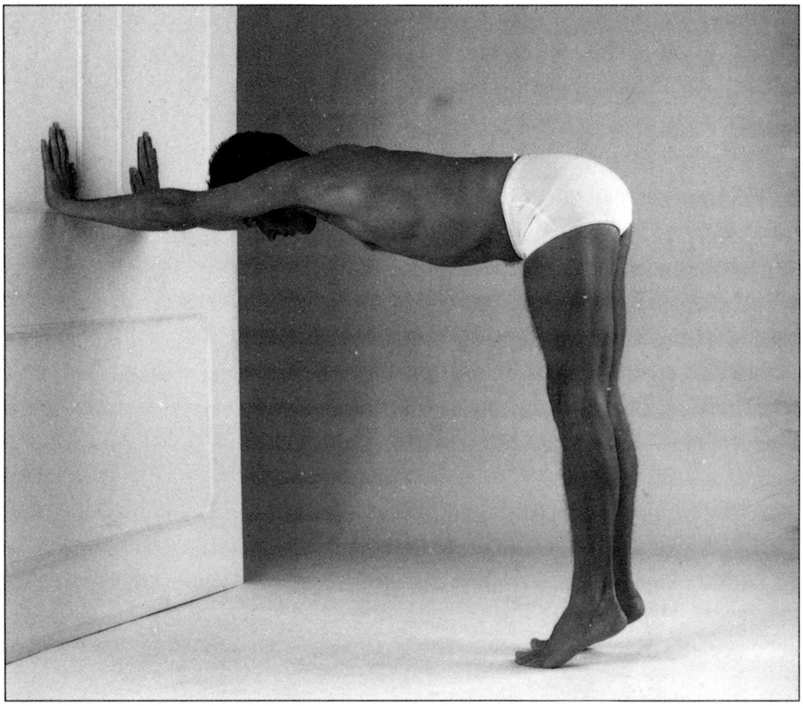

Übung 14
Gehen Sie in die Hocke. Das ist eine in Asien weitverbreitete Wartehaltung. Legen Sie sich etwas unter die Fersen, falls es Ihnen schwerfällt, die Fersen auf dem Boden zu halten. Eine andere Erleichterung ist es, an die Wand zu gehen und das Becken stabil an der Wand zu halten.

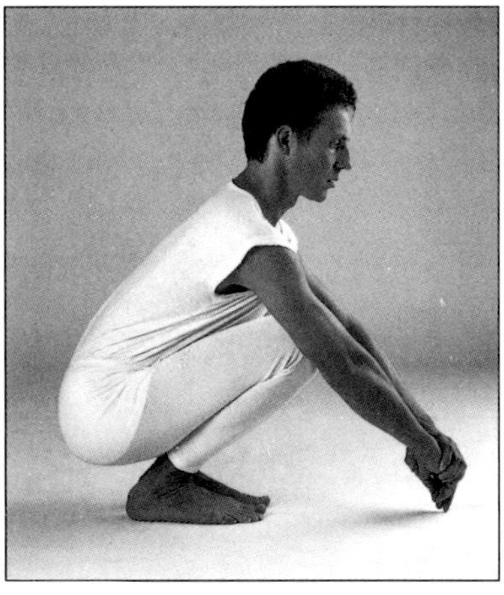

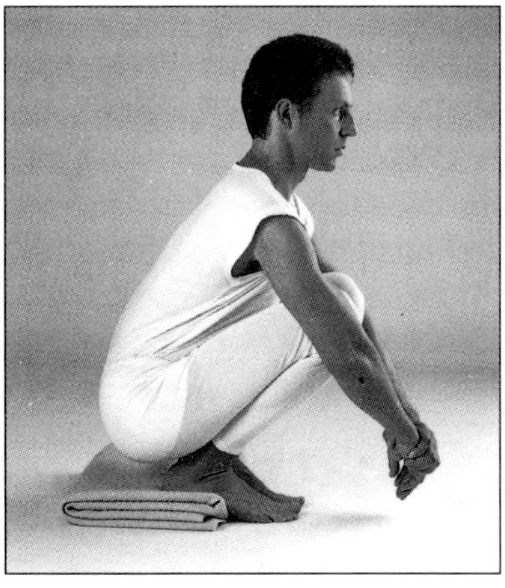

Übung 15
Legen Sie sich auf den Rücken. Ziehen Sie ein Bein gegen die Brust. Drehen Sie dieses Bein auf die gegenüberliegende Seite. Drehen Sie damit Ihre Becken-Wirbelsäulen-Verbindung. Beidseitig üben.

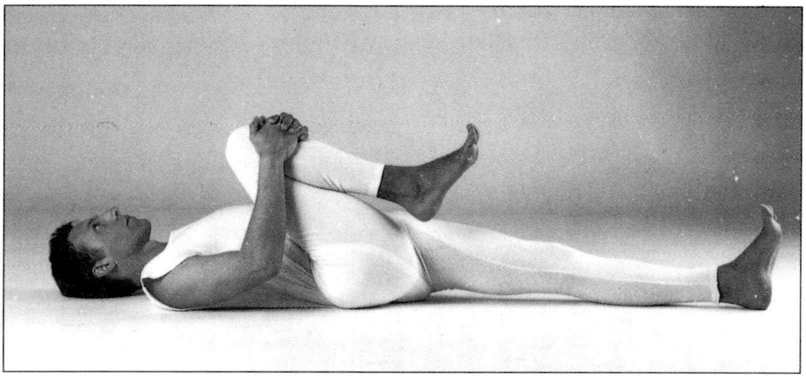

Übung 16
Wiederholen Sie Übung 10. Manche Menschen werden auf diese Übung, da sie sehr wohltuend ist, fast süchtig. Sie machen sie vor jeder Übungsstunde oder bei jeder möglichen Geiegenheit. Ich empfehle Ihnen, sie jeweils am Ende eines Übungszyklus zu wiederholen.

Übungen zu den Schulterblättern

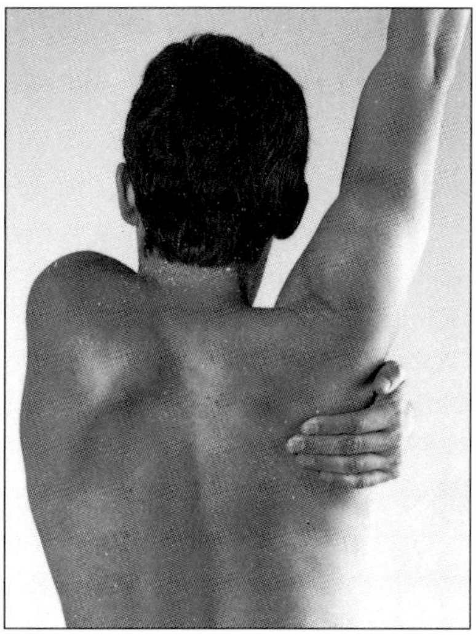

Tasten Sie zuerst die Schulterblätter ab. Das können Sie bei sich machen, aber auch bei einem Übungspartner. Bewegen Sie den Arm in alle möglichen Richtungen. Im Kontrast zu den Beckenknochen sind die Schulterblätter nicht fest. Sie rutschen mit jeder Bewegung des Arms dem Brustkorb entlang nach oben und unten, nach innen und außen. Die Schulterblätter können sich auch drehen.

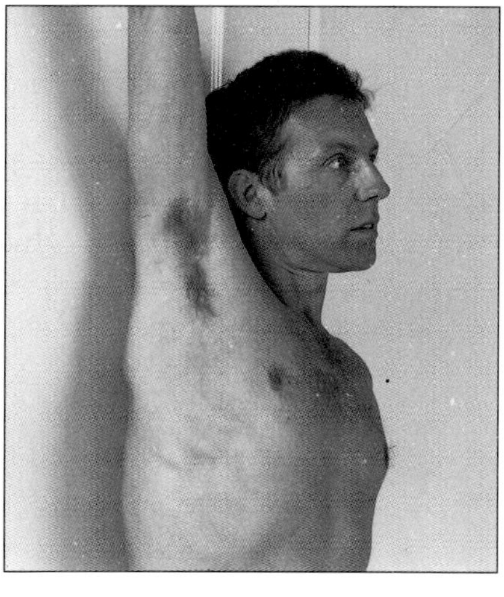

Übung 17
Stellen Sie sich vorwärts zur Wand, und nehmen Sie die Arme hoch, die Hände gegen die Wand. Bewegen Sie die Schulterblätter. Belasten Sie jeweils links und rechts des Schulterblattes. Lernen Sie unterscheiden, ob Sie die Nackenmuskeln oder die Schulterblätter belasten.

Übung 18
Stellen Sie sich mit dem Rücken an die Wand. Heben Sie nun von den Schulterblättern her die Arme nach oben.
Konzentrieren Sie sich darauf, nicht die Handflächen oder die Unterarme zu benützen, was Sie auch könnten, sondern deutlich und direkt von den Schulterblättern aus die Arme zu heben. Versuchen Sie mit dem Schulterblatt unter den Oberarm zu greifen.

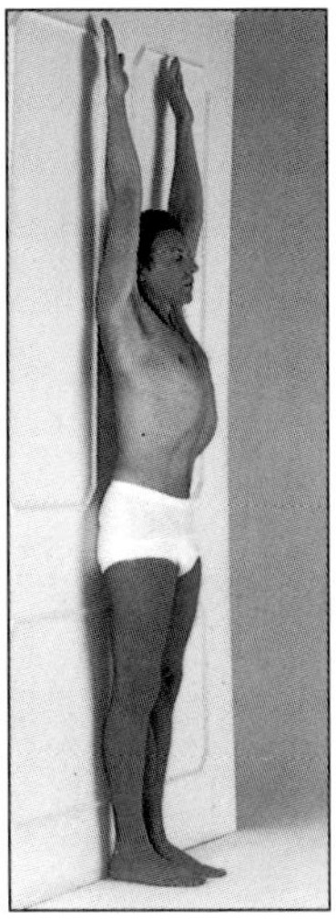
richtig

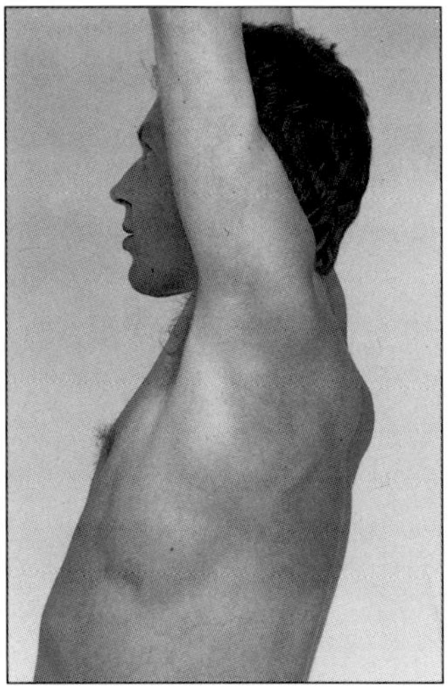
falsch

Übung 19
Wiederholen Sie Übung 4.
Achten Sie diesmal besonders auf die Schulterblätter.

Übung 20
Setzen Sie sich auf den Boden: ein Bein gestreckt, ein Bein angewinkelt. Halten Sie die Rumpfseite des gestreckten Beines stabil. Kreisen Sie nun mit dem Arm der angewinkelten Seite. Bringen Sie das Schulterblatt ins Rutschen. Versuchen Sie mit Hilfe dieser Bewegungen, die Muskeln zu aktivieren, die vom Schulterblatt aus nach unten verlaufen. Erinnern Sie sich: Am Schulterblatt setzen eine Vielzahl von Muskeln an. Eine ganze Reihe läuft vom Schulterblatt aus nach unten. Versuchen Sie bei der Bewegung des Schulterblatts nach oben, das heißt, wenn der Arm nach vorne geht, diese Muskeln zu spüren. Üben Sie auf beiden Seiten.

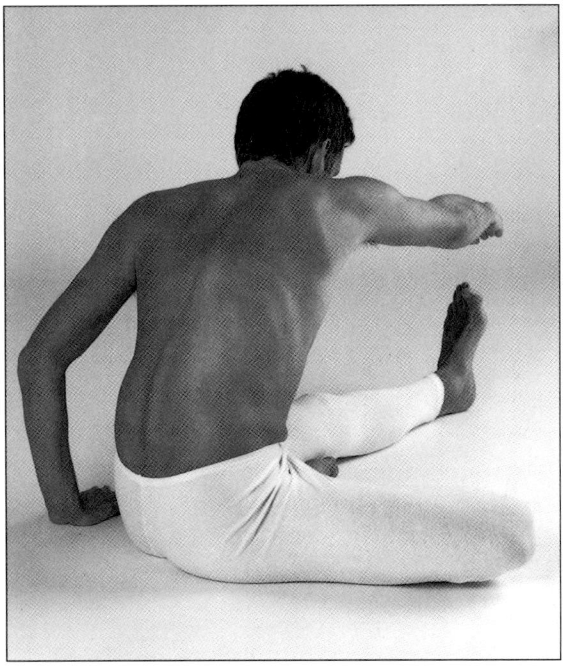

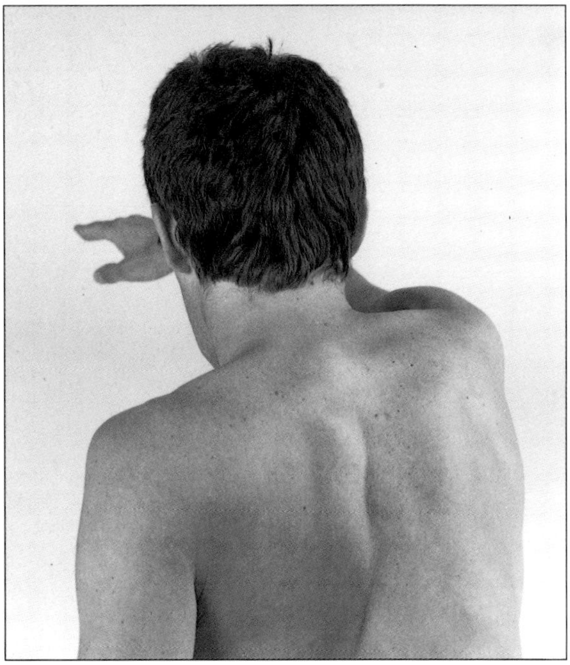

Übung 21

Bleiben Sie sitzen, und winkeln Sie ein Bein an. Schieben Sie Ihr linkes Schulterblatt nach unten und zur Wirbelsäule hin. Schieben Sie Ihr rechtes Schulterblatt nach oben und nach vorne in Richtung Ferse des linken Fußes. Dehnen Sie die Schulterblattsenker links. Beide Seiten üben.

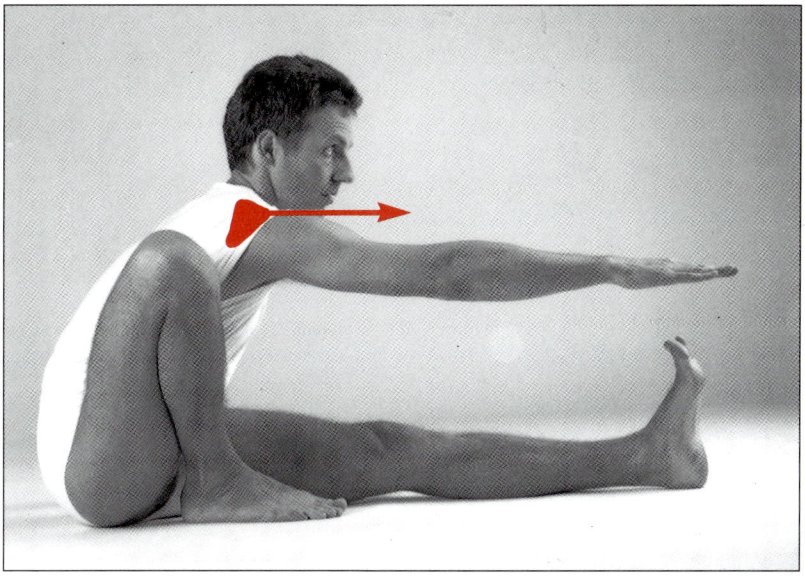

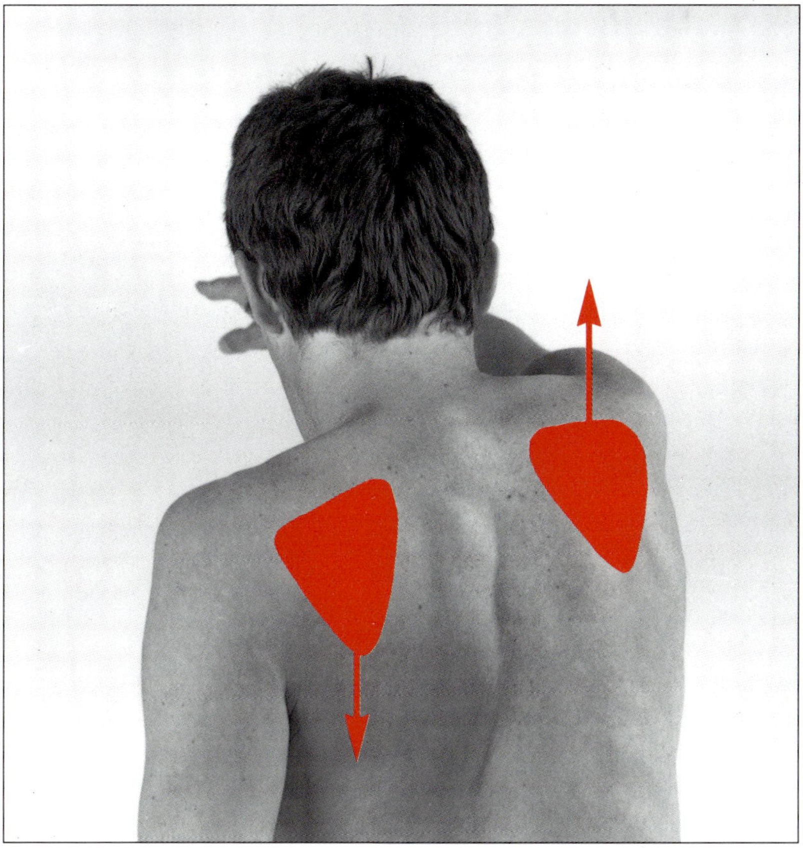

Übung 22
Sie sitzen auf dem Boden, die Beine zum Schneidersitz eingeschlagen. Heben Sie von den Schulterblättern aus die Oberarme, so hoch Sie können. Halten Sie die Schultern breit auseinander, und bleiben Sie für 2 bis 4 Minuten in dieser Position.

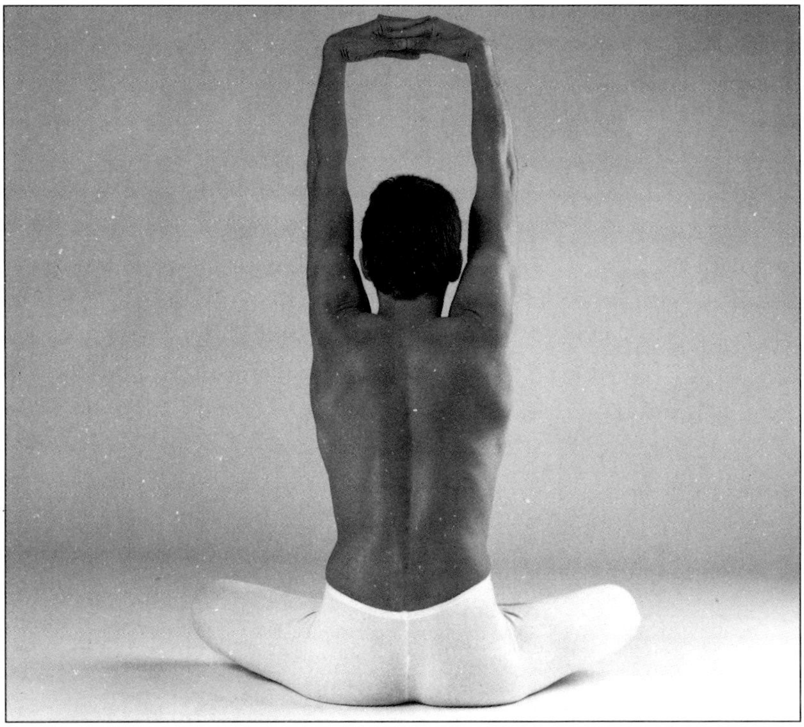

Übung 23
Knien Sie vor der Wand nieder, und setzen Sie sich nach hinten auf Ihre Unterschenkel. Das geht möglicherweise leichter, wenn Sie ein gerolltes Tuch unter die Fußgelenke legen. Schieben Sie nun die Arme von den Schulterblättern her gegen die Wand.

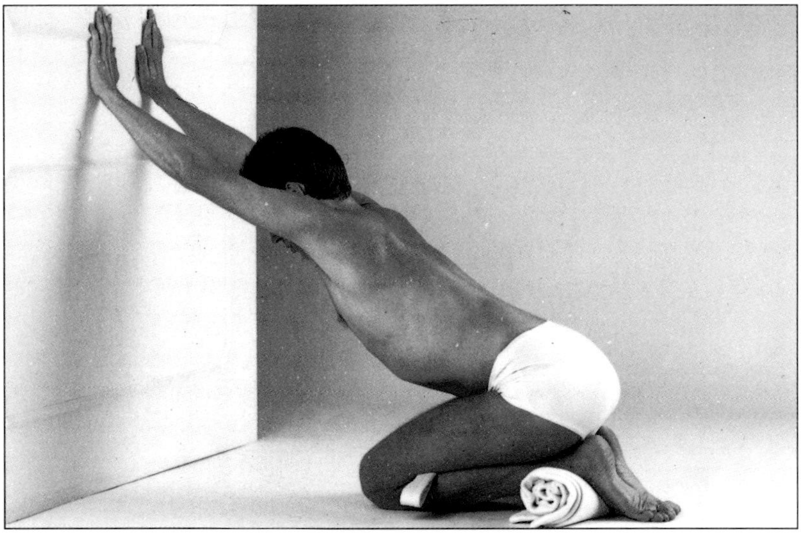

Übung 24

Legen Sie sich wieder in die Position von Übung 10. Beachten Sie diesmal besonders, daß Sie, von den Schulterblättern ausgehend, eine solche Lage für die Arme finden, bei der die Schulterblätter in einer angenehmen und deutlich spürbaren Position Ihren Brustkorb stützen. Sie können die Arme zur Seite oder nach oben legen. Halten Sie die Arme dabei aber gerade. Mit der Zeit bringen Sie die gestreckten Arme ganz nach oben. Beobachten Sie dabei die Rippen hinten unten. Sie haben in dieser Lage eine optimale Position. Merken Sie sich diese Lage auch für die anderen Übungen. Mit dieser Übung beenden Sie die Übungsreihe für die Schulterblätter. Üben Sie diese Reihe ein bis zwei Wochen.

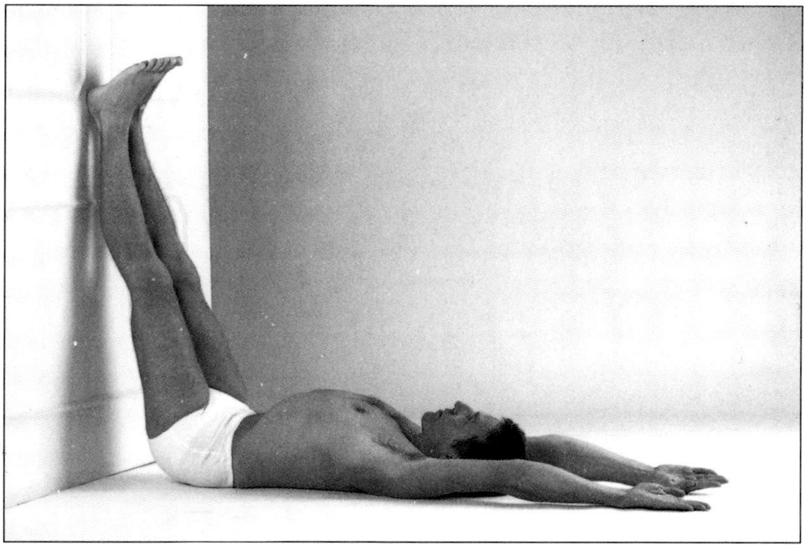

Übung zu den Knochen-Marmas am Kopf

Übung 25

Für die Knochen-Marmas am Kopf eignet sich Übung 6 am besten. Stehen Sie von den Füßen bis zum Becken ganz stabil. Lassen Sie den Rumpf an den Beckenkanten und die Wirbelsäule an der Verbindungsstelle Wirbelsäule/Becken hängen; lassen Sie auch die Arme von den Schulterblättern aus hängen. Halten Sie die Arme entweder gerade, oder fassen Sie mit den Händen die Oberarme. Beobachten Sie, ob die Muskeln oberhalb und unterhalb der Schulterblätter sich gleichmäßig dehnen, ob also der Spannungsausgleich gelingt.

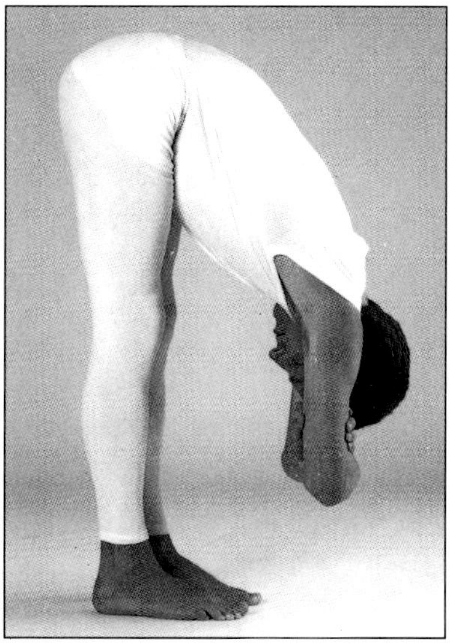

Lassen Sie auch den Kopf hängen. Wenn Sie den Kopf an der Wirbelsäule und an den Muskeln, die von den Schulterblättern her kommen, einfach hängen lassen, spüren Sie mit der Zeit sehr deutlich, daß der Kopf zwar hängt, aber gehalten wird: wie eine Frucht am Baum oder eine Melone im Einkaufsnetz.

Übungen zu den Schulterblättern und Beckenknochen

Übung 26

Wiederholen Sie Übung 4: Schieben Sie die obere hintere Seite der Oberschenkel nach hinten und gleichzeitig die Schulterblätter und mit ihnen die Arme nach vorne gegen die Wand. Halten Sie die Schultern breit. Suchen Sie sich einen solchen Abstand zur Wand, daß die Bewegungen optimal möglich sind. Versuchen Sie auf diese Weise, je die Beckenkante mit dem gleichseitigen Schulterblatt zu verbinden. Damit stellen Sie einen Spannungsausgleich zwischen den Muskelgruppen des Beins und dem unteren Teil des Beckens, den Muskeln des Rückens und den Muskeln der Arme her.

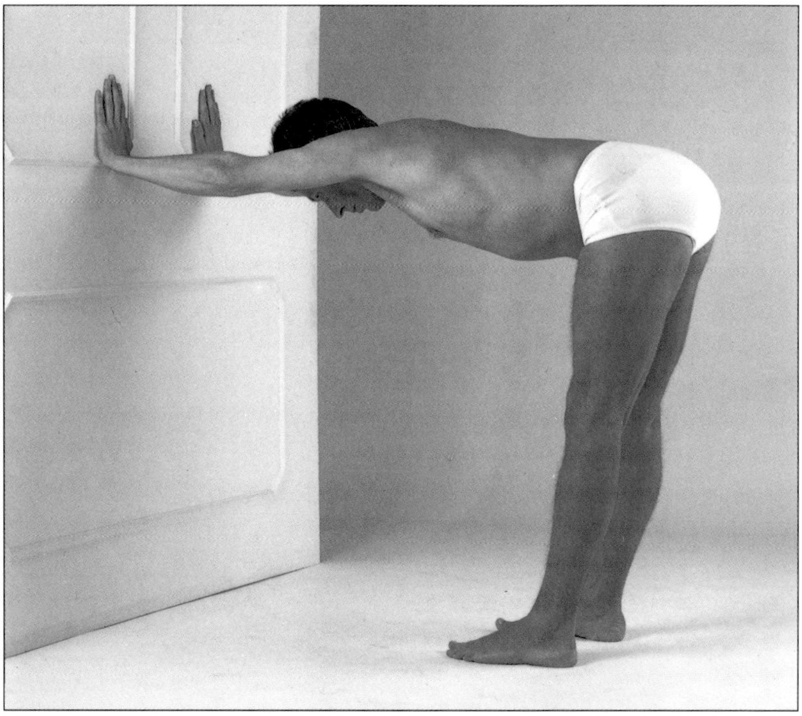

Übung 27

Kombinieren Sie nun Beckenkante und Schulterblatt der einen Seite miteinander. Stellen Sie sich schräg gegen die Wand hin, die Beine ca. 1 Meter auseinander, hinterer Fuß 60 Grad eingedreht, vorderer gerade. Stützen Sie sich mit der Hand der Seite des hinteren Beins gegen die Wand. Versuchen Sie das Becken von der Wand weg- und das Schulterblatt zur Wand hinzuschieben. Bringen Sie so Beckenkante und Schulterblatt miteinander in Kontakt. Auf beiden Seiten üben.

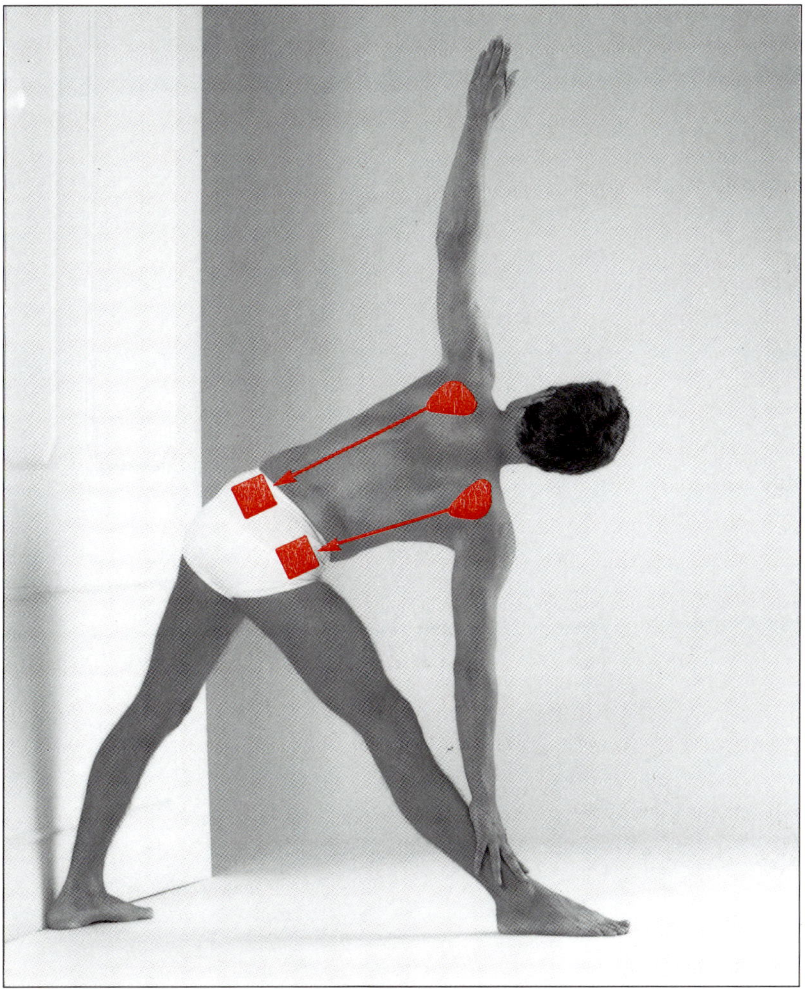

Übung 28

Stehen Sie wie in Übung 27. Das hintere Bein ca. 1,5 Meter von der Wand weg, vorderes Knie gebeugt bis 90 Grad. Lassen Sie die Becken-

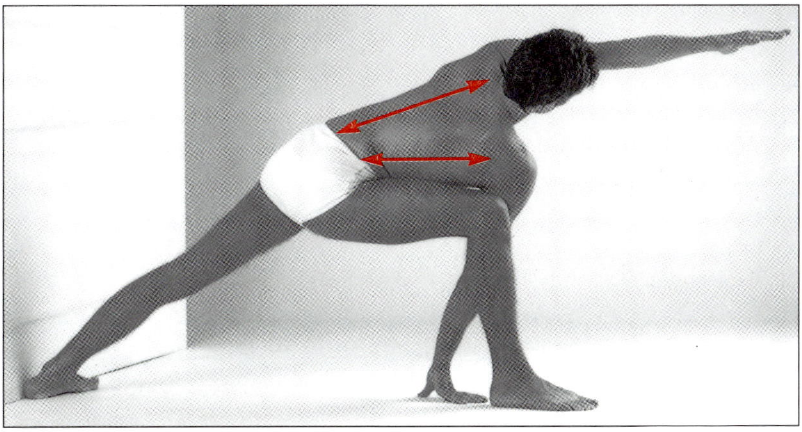

kante und die Verbindungsstelle Becken/Wirbelsäule nicht hängen. Heben Sie beide Gegenden leicht nach hinten oben, so daß der obere Teil des Beckens stabil gehalten ist und in Kontakt mit dem hinteren Bein bleibt. Schieben Sie den Arm vom Schulterblatt her wieder nach vorne gegen die Wand.

Übung 29
Stellen Sie sich mit dem Rücken zur Wand, und beugen Sie sich von der Wand weg. Halten Sie Ihr Brustbein über dem vorderen Bein. Hängen Sie nach unten, und beobachten Sie, ob sich von der Beckenkante des hinteren Beins aus bis zu den Schulterblättern die Rückenmuskeln dehnen und so ein Spannungsausgleich glückt. Beide Seiten üben.

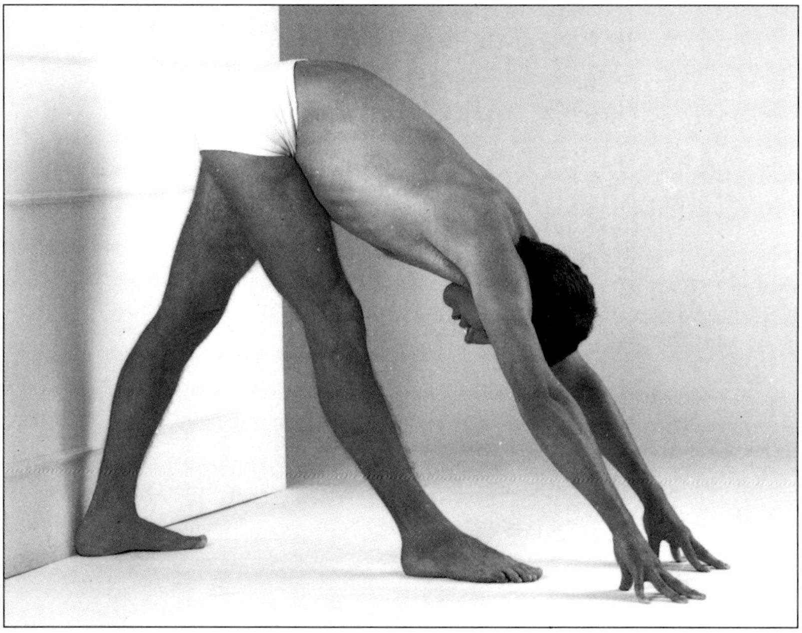

Achten Sie in all diesen Übungen (ab 26) darauf, daß Sie den Brustkorb nicht verdrehen, was häufig geschieht.

Übung 30
Setzen Sie sich wie in Übung 20. Versuchen Sie die Knochen-Marmas der Seite des geraden Beins stabil zu halten und durch eine drehende

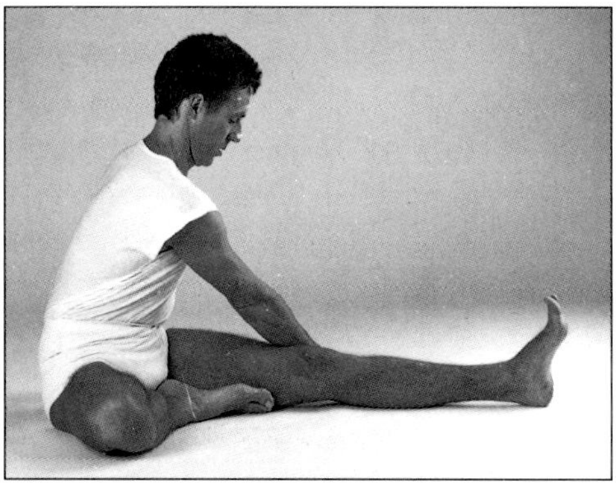

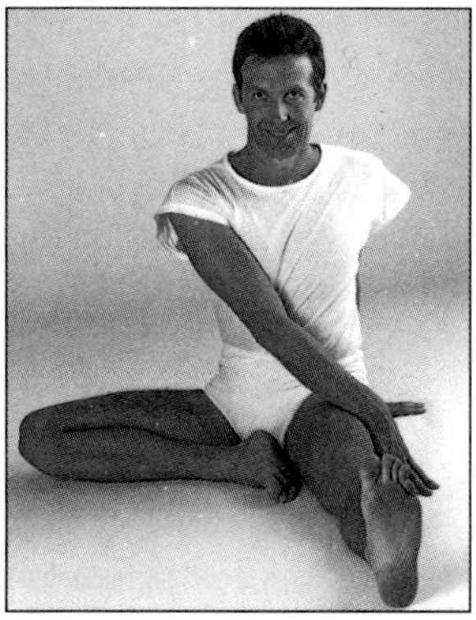

Bewegung des Schulterblatts die Knochen-Marmas der Seite des gebeugten Beins zu verbinden.

Übung 31

Ziehen Sie ein Bein an und nach hinten. Schieben Sie die Beckenkante und das Schulterblatt dieser Seite am Bein vorbei nach vorne. Becken breit halten.

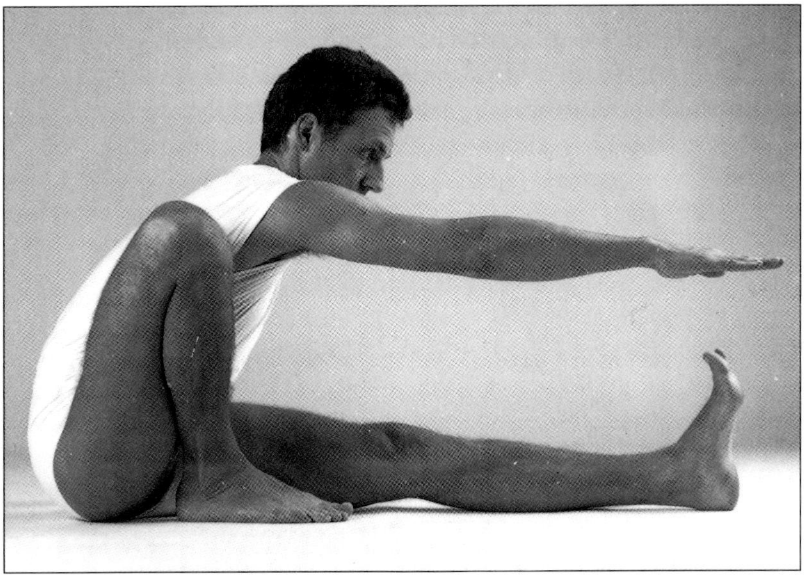

Übung 32

Legen Sie beide Beine parallel nach vorne, drehen Sie im Hüftgelenk das Becken nach vorne. Schieben Sie die obere, hintere Seite der Oberschenkel zum Boden, öffnen Sie das hintere Buch. Schieben Sie die Darmbeinstacheln nach oben Richtung vordere Rippen. Heben Sie mit den Schulterblättern den Brustkorb nach oben. Nehmen Sie wie im Bild einen Gürtel zu Hilfe, oder halten Sie sich an Ober- oder Unterschenkeln. Bleiben Sie 1 bis 2 Minuten in dieser Position.

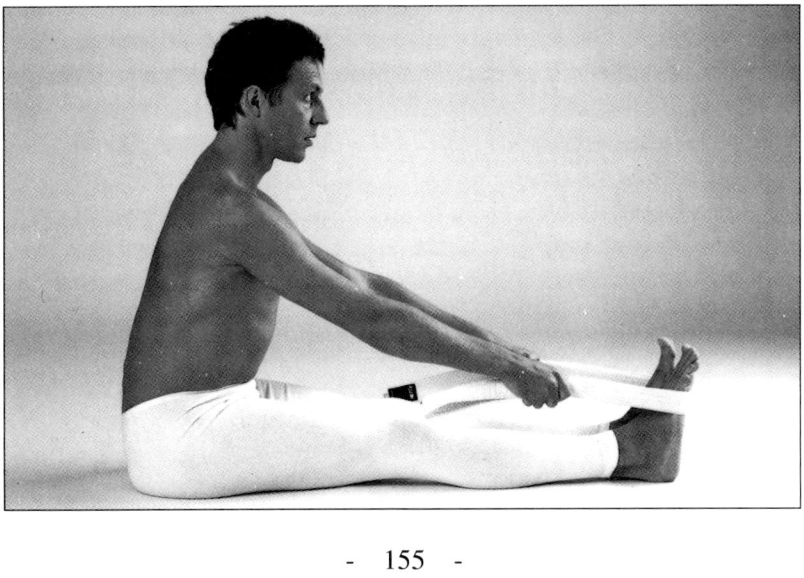

Legen Sie sich dann auf den Rücken. Beobachten Sie die Becken- und die Schulterblattknochen-Marmas, ruhen Sie sich für 3 bis 10 Minuten aus.
Beobachten Sie bei diesen Übungen immer, ob es Ihnen gelingt, die Muskeln minimal zu benützen. Im Vordergrund Ihrer Erfahrung stehen die Knochen, das heißt die Stabilität der Stellung, der Halt in der Haltung, die Entspannung der Muskulatur und leichte, koordinierende, nicht direkt gesteuerte Bewegungen, die unwillkürlich ausbalanciert werden. Versuchen Sie bei den Bewegungen u. a. die Knochen deutlich zu spüren; Erfahrungen in den Muskeln, Gelenken etc. sind diesmal sekundär.

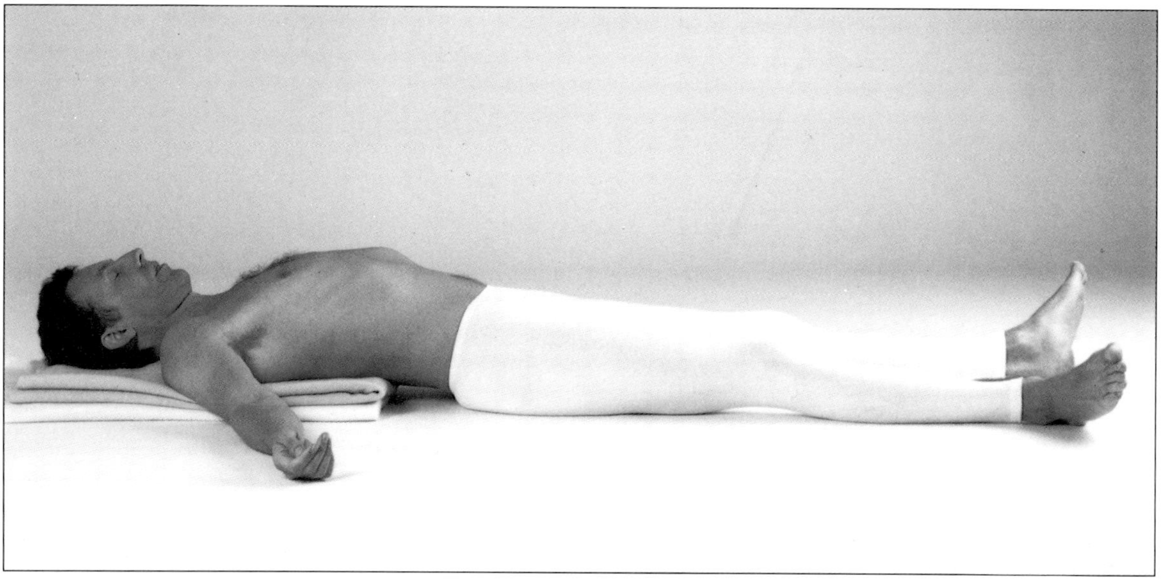

Was haben Sie an den Knochen-Marmas gespürt? Sie können als starr, spröde, eingeklemmt oder dynamisch, belastbar und elastisch empfunden werden. Sie können sich zerbrechlich, unbeweglich, hart oder weich, lebendig und in Bewegung anfühlen. Waren die Knochen innerhalb der Haltung isoliert oder koordiniert? Die Kräfte, die an den Knochenstellen wirken, ähnlich wie auf einen Balken in einem Haus, können einen umwerfen oder die Balance erstellen.
Wenn Sie umfallen, ist das nicht negativ zu bewerten, sondern es kann Ihnen ein Fingerzeig sein, in welche Richtung die Kräfte auf die Knochen wirksam sind. Ändern Sie die Richtung, so hilft Ihnen dasselbe Kräfteverhältnis, balanciert zu stehen. Im Laufe der Wochen gelingt es Ihnen, den Spannungsausgleich zwischen den Bein-Gesäß-Muskeln und den Muskeln des Rückens von den Beckenknochen über das Schulterblatt hinauf bis zu den Armen zu erstellen. Am Anfang stellen Sie möglicherweise fest, daß die Muskeln der Beine zuviel Spannung haben, die Rückenmuskeln zuwenig und die Muskeln der Arme wiederum zuviel. Dann sind Sie aufgefordert, mit Hilfe Ihrer Kreativität und der Kenntnisse, die Sie nun haben, den Ausgleich herzustellen. Erst wenn der Ausgleich gelungen ist, wissen Sie, ob die Gesamtspannung

in Ihrem Körper stimmt oder ob Sie zu hoch oder zu niedrig ist. Auch wenn Sie nun angefangen haben, sich mit Ihren Knochen-Marmas zu beschäftigen, wird es noch einige Zeit dauern, bis Sie ein klares Gefühl für Ihre Knochen entwickeln, das mit der Körperbewegung und der Haltung einhergeht, bis Sie die Orte, an denen sich Ihre Glieder im Raum befinden, immer besser in Beziehung zueinander setzen können und bis Sie die Knochen-Marmas fast automatisch in Ihre Haltungen und Bewegungen einbeziehen.

10

SEHNEN-MARMAS

Sprungbretter ins Glück

10.1 Was sind Sehnen, und wie funktionieren sie?

Sehnen sind wie Sprungbretter. Sie sind geeignet für schnelle, kräftige Bewegungen und stabile, dynamische Haltungen bzw. umgekehrt für die Erholung und Entspannung von schnellen, kräftigen Bewegungen und die Entlastung in stabilen, dynamischen Haltungen.
Wenn ich die Fragen stelle: »Was erwarten Sie von Ihren Sehnen? Was sollte an den Sehnen nicht passieren?« so sind die geläufigsten Antworten: Sehnen stabilisieren. Sie verbinden Muskeln mit Knochen, halten, dienen der Beweglichkeit überhaupt, stabilisieren Gelenke, übertragen Bewegung und Kraft auf Gelenke und Knochen. Sie sind für Elastizität zuständig, geben Sicherheit, auf sie wirken Zug, kräftige Spannung und deutliche Entspannung.
Viele Menschen gehen davon aus, daß ihre Sehnen zu kurz sind oder daß sie gedehnt werden sollen. Kommt jemand mit den Armen hinter dem Rücken nicht zusammen, so hört man oft: Die Sehnen sind zu kurz. Dies ist nicht richtig! Zwar bestehen die Sehnen aus elastischem Material, sie können sich jedoch nur minimal (2 bis 3 Prozent) dehnen. Was sich verkürzt hat und dehnen kann, sind die Muskeln.
Sehnen können mit Gewicht belastet oder von Gewicht entlastet werden. Gewicht meint Körpergewicht. Die Schwerkraft zieht Gewicht nach unten Richtung Boden. Diese Richtung ist eindeutig, wenn sie nicht durch Bewegungen oder andere Belastungen, also durch Arbeitsleistung von Muskeln, überlagert ist. In Haltungen wirkt sich eine Überlagerung störend aus: Die Arbeitsbewegung der Muskeln richtet sich dann nicht nach außen, ist nicht nach außen gerichtete Arbeitsvorbereitung, sondern nach innen gerichteter Haltungsersatz oder -behinderung. Die Stützmotorik, die für die Haltung zuständig ist, wird durch die Zielmotorik ersetzt, Stützen und Halten mit Zielen verwechselt. Damit wird die Haltung unnötig anstrengend und zur Fehlhaltung.
Stellen Sie sich die Sehnenstellen am Körper wie Sprungbretter vor; Sie belasten das Sprungbrett mit Ihrem Körpergewicht, das Sprungbrett unterstützt Sie. Vom harten Rand des Schwimmbeckens aus brauchen Sie viel mehr Anstrengung und können doch nicht so weit springen. Die Sehnen-Marmas sind Orte, die ähnlich funktionieren: Sie belasten sie

mit Ihrem Gewicht. Wenn Sie die Stellen so halten, daß Ihr Gewicht dort landen kann, unterstützt Sie Ihr Körper selbsttätig. Federnde, kraftvolle, elastische, tragfähige und auch schnelle, dynamische, deutlich aktive und wache Bewegungen und Haltungen gehen von den Sehnen aus. Im Negativfall können sie als spröde, zäh, überspannt, nicht belastbar, träge, instabil und hart erlebt werden. Dann haben Sie Schmerzen an diesen Stellen, haben keine Lust zu schnellen und dynamischen Bewegungen, wollen diese Stellen nicht mit Gewicht belasten. Sie haben statt dessen den Eindruck, etwas festzuhalten, zurückzuhalten; oder Sie können nicht nachlassen, wollen mit Gewalt etwas erreichen, aber das endet meist fatal. Das Sprungbrett sollte wegen Überlastung gesperrt werden, oder es ist schon gesperrt, und Sie haben keinen Zugang mehr. Umgekehrt können Sie die Sehnen-Marmas auch von Gewicht entlasten: das Sprungbrett nach dem Sprung! Dann erfahren Sie starke Entspannung, ausgehend und eingeleitet von den Sehnen-Marmas. Diese Entspannung kann am Anfang möglicherweise sehr stark sein, so daß Sie spüren, wie Ihre Muskeln oder Ihre Psyche noch nicht ganz bereit sind mitzumachen. Lernen Sie, das Tempo, das von den Sehnen ausgeht, auch in der Entlastung der Muskeln und der geistigen Entspannung zuzulassen.

Andererseits können Sie auch Unruhe und Bewegungsdrang an diesen Orten spüren. Häufig haben Sie aber weniger extreme Wahrnehmungen oder spüren gar nichts. Das ist die beste Ausgangssituation, um sich auf die Suche nach den Sehnen-Marmas zu begeben. Am Anfang kann Ihnen das so vorkommen, als ob Sie in einem dunklen Zimmer nach dem Lichtschalter suchen. Die folgenden Übungen helfen Ihnen, die verschiedenen Sehnen-Marmas zu finden.

Biologisch gesehen, bestehen Sehnen und Bänder aus straffem Bindegewebe und aus kollagenen Fasern und haben eine hohe Zugfestigkeit. Die Fasern sind in Form eines Scherengitters angeordnet. Das lockere Bindegewebe (z. B. Bänder) weist viele scherengitterartige Fasern auf, im straffen dagegen (Sehnen) sind kaum welche vorhanden. Die Faserung des straffen Bindegewebes der Sehnen zeigt eine leichte Wellung, wodurch das Anziehen der Sehne etwas verzögert wird.[83]

Die Sehnen sind daher vergleichbar mit Seilen. Sie funktionieren jedoch nicht nur mechanisch. In den Sehnen liegen Spannungsfühler, die dem Nervensystem Spannungszustände mitteilen. Ab einem bestimmten Spannungszustand wird eine reflexartige, also automatisierte Aktion erfolgen, die Lageveränderung und Spannungsänderung mit sich bringt.

Die Sehnenreflexe regulieren vorwiegend die Spannung der beteiligten Sehnen und Muskeln. Läuft ein Reflex mehrmals hintereinander ab, so wird der Ablauf beschleunigt. Bei den Reflexen liegt Angeborenes und durch Lernen Erworbenes nahe beieinander. Reflexe wurden früher als grundlegende biologische Einheiten verstanden, diese Auffassung ist heute jedoch nicht mehr akzeptiert. Auch in einfachen Reflexen werden Einflüsse durch Lernen angenommen. Reflexe bedingen eine rasche und unbewußte Anpassung des Organismus an die wechselnden Bedin-

gungen der Umwelt. Die Reflexe sind besonders für die Regulation der Muskelspannung und Gelenkstellung wichtig.[84]
Adäquater Reiz für die Spannungsfühler in den Sehnen sind Dehnung und Anspannung, sie zeigen die Spannung und Spannungsänderung des Muskels an, was wiederum für die gesamte Stellung des Körpers wichtig ist.[85] Die Muskeln übertragen über Sehnen ihre Kraft auf die Knochen. Muskelfasern können sich etwa auf die Hälfte ihrer Ausgangslänge verkürzen. Sehnenfasern hingegen behalten ihre Länge bei. Die Längen von Muskel- und Sehnenfasern sind auf die Bewegungsmöglichkeiten der Gelenke abgestimmt.[86]
Die Reibung der Sehnen an den Knochen und Gelenken wird von Faszien, Muskelbinden, Sehnenscheiden und Schleimbeuteln vermindert. Die Spannungsfühler in den Sehnen dienen der Regelung der Muskelspannung und schützen somit den Muskel vor zu hohen Spannungen.[87]
Die Sehnenstellen können mit dem eigenen Körpergewicht und mit fremdem Gewicht belastet werden. Mit Yoga üben Sie verschiedene Varianten der Belastung und Entlastung mit eigenem Gewicht. Die zentralen Sehnen-Marmas geben dem Übenden Auskunft über den Gesamterfahrungsbereich der Sehnen. Gleichzeitig werden Veränderungen eingeleitet, die den Körper anregen, mit dem eigenen Gewicht besser zurechtzukommen.

10.2 Übungen zu den Sehnen-Marmas

Vier grundlegende Sehnen-Marmas

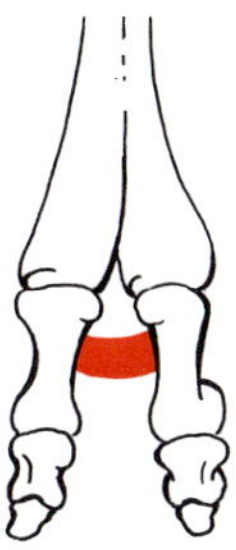

Fuß einer Gemse

Übung 1a: Die Sehnenstellung an den Füßen belasten
Ein Sehnen-Marma liegt zwischen der großen Zehe und der zweiten Zehe. Bei den paarhufigen Tieren, die nur zwei »Zehen« haben, können Sie die Funktion deutlich sehen, z. B. bei Kühen oder Gemsen: Bei Belastung mit dem Körpergewicht spreizen sich die beiden Zehen auseinander, bei Entlastung schließen sie sich wieder.
Bei Menschen ist diese Dualität immer noch vorhanden: Sie zeigt sich in der Größe der Zehenknochen und in der Muskelführung. Die große Zehe hat eigene Muskeln, die vier anderen Zehen sind muskulär zusammengefaßt.

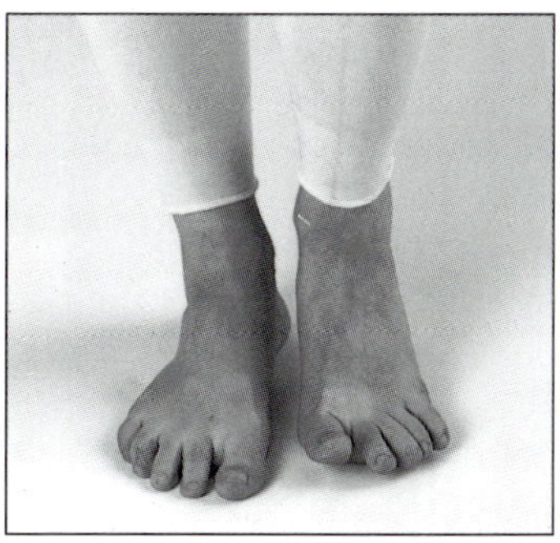

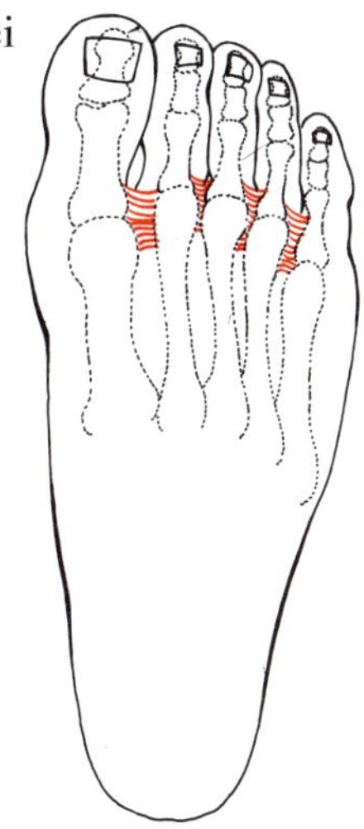

Belasten Sie nun den Fuß an dieser Stelle mit Gewicht.

Rein durch die Belastung mit Gewicht werden die vier kleineren Zehen sich zur einen und die große Zehe sich zur anderen Seite auseinanderspreizen. Am Anfang hilft es, die Ferse und die Zehen etwas zu heben. Es ist faszinierend zu beobachten, wie sich sogar die kleine Zehe ohne direkte Absicht bewegt, bzw. wie sich die große Zehe, selbst wenn sie zu den kleinen hingebogen ist, nur durch die Belastung der Stelle mit Gewicht bewegt. Vielleicht fällt es Ihnen schwer, die richtige

Stelle auf Anhieb zu finden: Es ist eine ovale, ca. 2 Finger breite Stelle, die spürbar ist. Eine 68jährige Dame konnte sich nicht vorstellen, daß sich bei ihren stark verkrümmten Zehen noch etwas verändern kann. Sie hatte keine Verletzung oder Operation am Fuß gehabt und war geistig so flexibel, es auszuprobieren, und nach vier Wochen berichtete sie von dem Erfolg.
Wird der Fuß auf diese Weise belastet, so bildet er eine um ein Viertel breitere Standfläche. Der Halt wird verbessert, die Sicherheit erhöht, die entsprechende Vorspannung für noch stärkere Bewegungen oder Haltungen ist gegeben. Der Fuß hingegen, der sich in der Luft befindet, ist schmäler, geschmeidig, locker, entspannt.
Menschen, deren Füße ständig gespreizt sind, haben also eine Haltung, als würden sie ständig mit beiden Beinen viel Gewicht tragen. Menschen, deren Füße ständig schmal sind, haben eine Haltung, als würden sie ständig kein Gewicht tragen. Beides paßt nicht zur Alltagserfahrung im Gehen, Laufen und Stehen.

Übung 1b: Belasten der Handsehnen

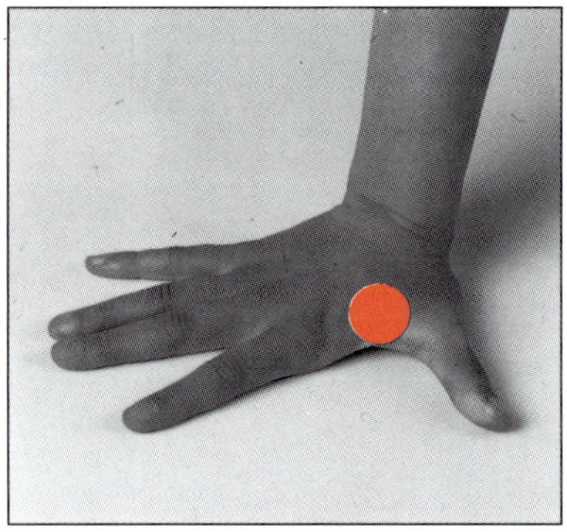

Zum Auffinden der entsprechenden Stelle an der Hand drücken Sie mit der einen Hand die Stelle zwischen Daumen und Zeigefinger an der anderen Hand. Hier finden Sie relativ schnell eine Stelle, die bei Druck etwas schmerzt. Jetzt haben Sie die vitale Stelle von außen gefunden. Von außen gedrückt oder getroffen, schmerzen alle Marmas mehr oder weniger. Wenn Sie dieselbe Stelle von innen drücken, werden Sie sie ganz anders erfahren: Sie ist belastbar und ermöglicht Ihnen kräftigen Halt. Versuchen Sie es mit offener Hand am Boden oder an der Wand.

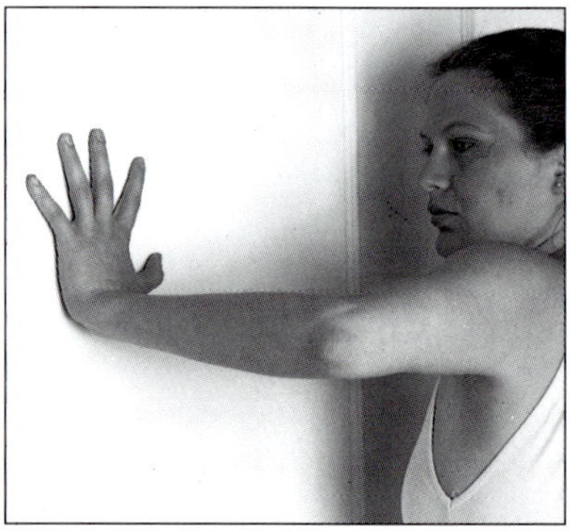

Im japanischen Bogenschießen wird diese Stelle sehr blumig Kokou, Tigermaul, genannt. Und es ist die Stelle, die zum Halten des Bogens sehr wichtig ist. Auch beim Halten der Bogensehne spielt sie eine wichtige Rolle: Pfeil und Bogen werden exakt zwischen diesen beiden Sehnenstellen gespannt.

Übung 2: Entlasten der Sehnenstelle am Fuß

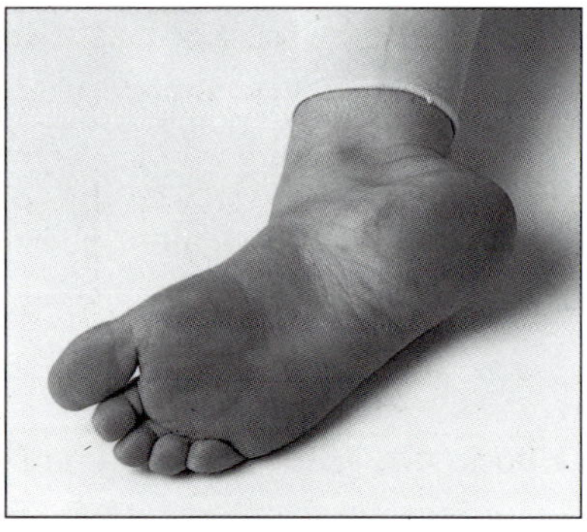

Im Sitzen kann nun das Sehnen-Marma am Fuß ganz von Gewicht und der Erwartung von Gewicht, wie etwa beim Gehen, entlastet werden. Dazu drehen Sie den Fuß um, so ist keine Belastung mehr möglich.
Das Sehnen-Marma ist nun entla-

stet, häufig läßt sich jedoch beobachten, daß statt dessen das Fußgelenk belastet wird. Die Übung ist dann keine Sitzübung mehr, sondern eine Aufstehübung. Sitzen Sie auf dem Gesäß, das – wie der Name schon sagt – für das Sitzen da ist. Das hört sich leichter und selbstverständlicher an, als es ist: Sitzen zu lernen kann einige Wochen und Monate oder sogar Jahre dauern.

Übung 3: Entspannen an einem Sehnen-Marma, Anspannen an der Partnerstelle
Bleiben Sie in der Position von Übung 2, und ziehen Sie den anderen Fuß zum Rumpf hin. So können Sie diese Sehne deutlich spüren. Bringen Sie als erstes Spannung in die Sehnen zwischen großer Zehe und den anderen Zehen. Halten Sie den Fuß mit beiden Händen. Nehmen Sie, wenn Ihnen das gelungen ist, die Oberschenkelsehnen mit dazu: Führen Sie den Oberschenkel zur Mitte des Brustkorbs. Sie können auch mit dem Brustkorb etwas entgegenkommen, und versuchen Sie dann, das Bein zusammen mit dem Brustkorb und den Armen nach oben zu heben. Achten Sie dabei auf die Achselhöhlen, die Sehnenstellen nach den Ellbogen und die Sehnen an den Händen. Schieben Sie den Brustkorb dem Oberschenkel entlang nach oben: Oberarmsehnen gehoben, Handsehnen aktiv. Machen Sie es ähnlich, wie wenn bei Marionetten an den Schnüren leicht gezogen wird. Je eine Schnur ist an jeder Hand und eine am Fußsehnen-Marma. Gelingt es Ihnen, gleichmäßig an allen drei Schnüren zu ziehen, dabei den Oberschenkel am Brustbein und das Brustbein am Oberschenkel angelehnt zu lassen? Beidseitig üben.

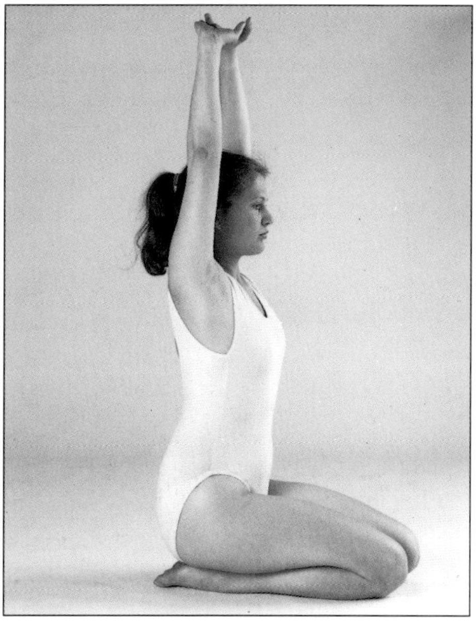

Übung 4a: Hand- und Fußsehnen der gleichen Seite entlasten
Der Oberschenkel wird nach hinten geschoben und der Brustkorb nach vorne. (Ähnlich dem Anlehnen von Brustkorb und Oberschenkel aneinander aus Übung 3.)

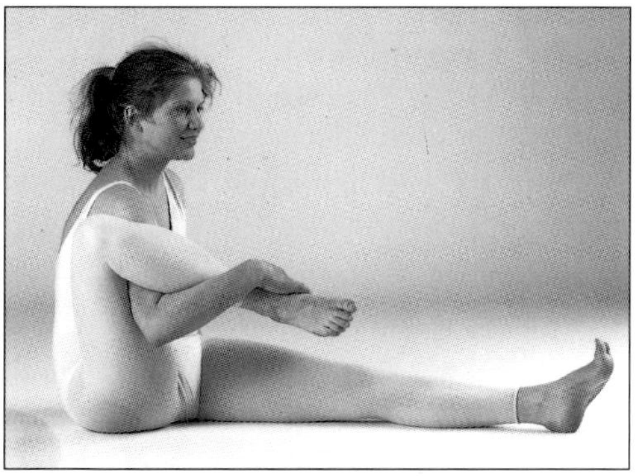

Übung 4b: Alle vier Orte von Gewicht entlasten
Dieselbe Übung läßt sich auch auf beiden Seiten gleichzeitig ausführen.

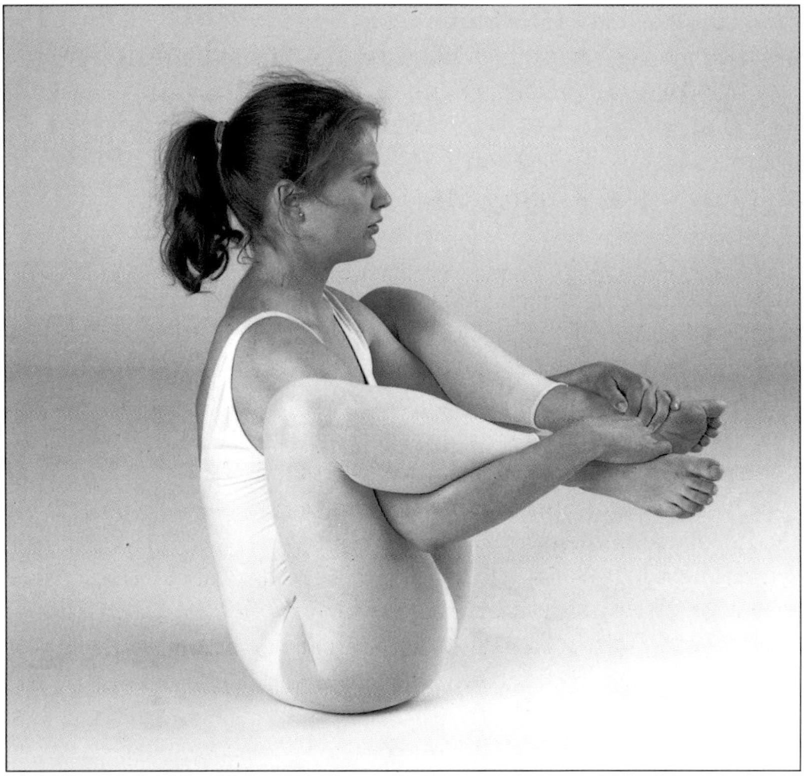

Beachten Sie: Das Gleichgewicht wahren Sie, indem Sie beide Oberschenkel nach hinten und den Brustkorb nach vorne schieben. Sie können diese zwei Bewegungen unabhängig voneinander ausführen. Je mehr Sie lernen, diese Bewegungen auszuführen, desto stabiler wird das Gleichgewicht. Balance ist nie Sache einer Bewegung!

Übung 5: Entlastung der Hand- und Fußsehnen im Liegen

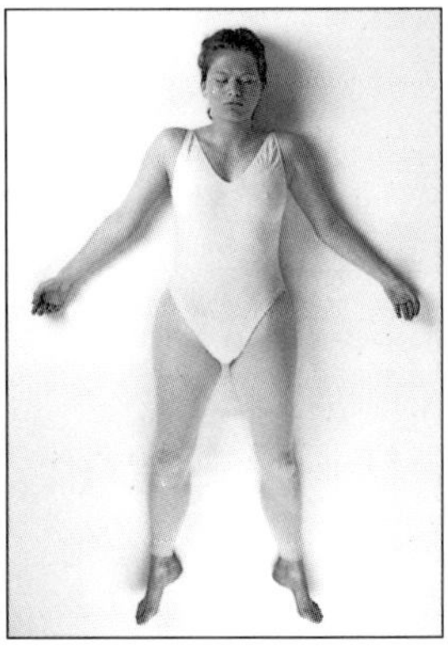

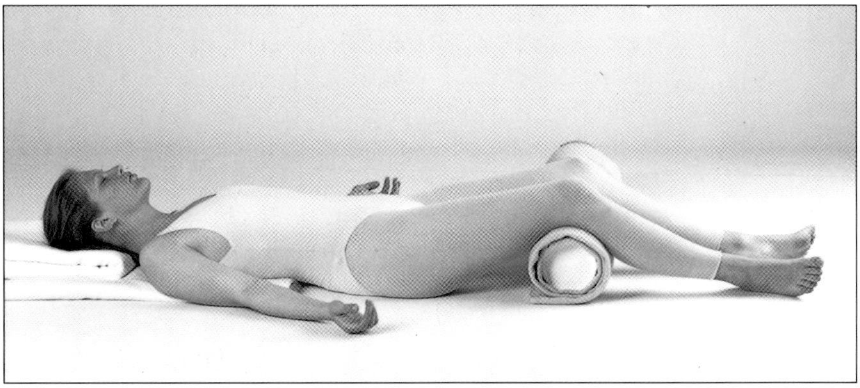

Die Sehnen der Hände können mit einem Kissen unterstützt werden, da sonst bei manchen Menschen rein durch die Lage Druck/Gewicht entsteht. Wem es schwerfällt, so zu liegen, dem sei eine Rolle unter die Knie empfohlen.
Liegen Sie ca. 5 Minuten in dieser Position. Überprüfen Sie, ob die Sehnen-Marmas der Hände und Füße tatsächlich nicht mit Gewicht

belastet sind, und beobachten Sie aufmerksam, was Sie fühlen, wenn die Sehnen der Arme und Beine nicht mit Gewicht belastet sind. Drehen Sie sich dann auf die rechte Seite, und stehen Sie auf.

Die Sehnen-Marmas an den Oberarmen und Oberschenkeln

Die folgenden Sehnen-Marmas sind für die kraftvollen und stützenden Bewegungen der Beine und Arme zuständig. Die Marmas an den Oberschenkeln merken Sie z. B. beim Gehen und Stehen. Den berühmten Kniesehnenreflex kennen ebenfalls viele: Durch die Spannung in den Sehnen werden die Muskeln über den Reflexbogen, der bis zum Rückenmark geht, eigenständig eingeschaltet, die höheren Zentren des Gehirns werden erst im nachhinein informiert.
Der Sehnenreflex funktioniert allerdings nur, wenn das Bein entlastet ist. Bei Belastung, das heißt beim normalen Stehen und Gehen, reguliert der Sehnenreflex die Muskeln des Beines und schaltet sich dann ein, wenn Sie im Knie zu stark abbiegen. So verhindert er ein Zusammensacken. Ohne diesen Reflex wäre normales Gehen und Stehen sehr anstrengend, denn Sie müßten bei jedem Schritt daran denken, das Bein gestreckt zu halten. Der Reflex übernimmt das zuverlässiger und schneller, als Sie das bewußt könnten. In der Medizin gilt er als wichtiger Indikator für das normale Funktionieren des Nervensystems. Ein relativ leichter Impuls auf die Sehne löst reflexartig, das heißt, ohne daß Muskeln angespannt werden, eine kräftige Bewegung aus. Diese Sehnenreflexe gelten daher als Eigenreflexe des Körpers. Im normalen Alltag erfahren Sie Ihre Sehnen z. B. beim Gehen.
Die Knochen von Oberschenkel und Oberarm werden wie ein Hebel verwendet. Setzen Sie die Hebelwirkung der Oberarme geschickt ein, so läßt es sich beispielsweise mit relativ wenig Kraftaufwand schaufeln. Beim Schaufeln wird der Hebel nach außen gerichtet eingesetzt. Nach innen gerichtet, stützt der Oberschenkel das Becken und der Oberarm den Brustkorb. Das Modell des Umgangs mit Sehnen ist ein anderes als das des Umgangs mit Muskeln. Die Frage ist, woher kommt der Impuls, der die Muskeln zum Arbeiten bringt? Sportlich trainierten Menschen ist oft das muskelorientierte Modell geläufiger, für sie kann es daher schwierig sein, ein Sehnenmodell zu verwenden. Andererseits erleben gerade sportliche Menschen, wenn sie einmal bereit sind umzudenken, die unterschiedliche Auswirkung beider Modelle sehr schnell und deutlich.
Die Aufgabe, die Sie Ihrem Körper stellen, ist: Auslösen des Reflexes, das heißt Finden des Sprungbretts und Belasten mit dem eigenen Körpergewicht in Relation zu Körpergröße, Reichweite etc. Die Aufgabe lautet nicht: Anspannen von Muskeln, um möglichst viel Kraft aufzuwenden.
Ihr Körper wird die Aufgabe, die er von Ihnen bekommt, in aller Regel richtig lösen. Gelingen Ihnen die Übungen nicht wie beschrieben, so überlegen Sie sich, ob Sie nicht die Aufgabenstellung ändern können.

Denken Sie immer daran: Es gibt nicht nur die Möglichkeit, daß Sie sich ändern, sondern auch, daß Sie die Aufgabenstellung verändern. Yoga-Übungen sollen von Menschen verwendet werden und nicht die Menschen von den Yoga-Übungen. Sie werden lernen, immer wieder leicht variierende Aufgabenstellungen zu finden, um die Sehnen-Marmas zu erreichen. Zielsetzung der Übungen ist es, durch entsprechende Konzentration in Kontakt mit den Sehnen zu kommen, den Reflex zu nutzen, auszulösen und kontinuierlich mit der Verlagerung des eigenen Gewichts in Einklang zu bringen. Gleichzeitig lassen Sie Muskeln, die »erlernt-automatisch« sich mit anspannen, entspannt, das heißt, Sie entspannen diejenigen Muskeln, die zu Fehlhaltungen führen. Daraus resultiert gleichzeitige Erfahrung von Anspannung (über die Sehnen) und Entspannung (in anderen Bereichen des Körpers, z. B. in der Mitte des Oberschenkels). Diese Erfahrung ist ein wichtiges Grundprinzip des Yoga-Trainings.

Übungen zu diesen Sehnen-Marmas

Beginnen wir mit ganz einfachen Suchübungen: Wo sind die Sehnen-Marmas, und wie lassen sie sich erfahren?

Übung 6: Stützen des Brustkorbs mit dem Oberarm
Legen Sie eine Handfläche an die Wand, und beachten Sie das Handsehnen-Marma. Beugen Sie leicht den Ellbogen, und bringen Sie so Gewicht auf den Arm, daß Sie es im Arm spüren. Die Spannung sollte etwa drei Finger oberhalb des Ellbogens empfunden werden. Stützt der Oberarm? Stützt er den Brustkorb? Wie fühlt es sich an, wenn er stützt?

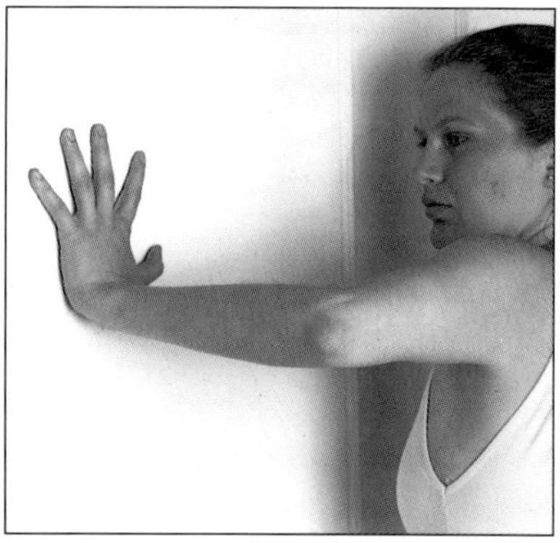

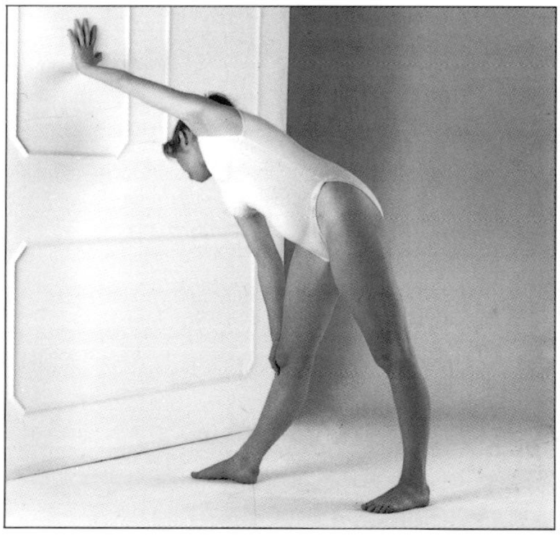

Übung 7: Stützen des Beckens im Oberschenkel
Drehen Sie den hinteren Fuß um 60 Grad einwärts und stützen Sie sich mit dem Arm an der Wand ab. Probieren Sie, ob der Oberschenkel das Becken stützt und der Arm den Brustkorb. Lassen Sie das andere Bein locker, bzw. heben Sie es vom Boden ab. Beziehen Sie das Sehnen-Marma des Fußes und der Hand mit ein. Stützen Oberarm und Oberschenkel? Wie fühlt es sich an? »Gewöhnen« Sie sich allmählich daran?

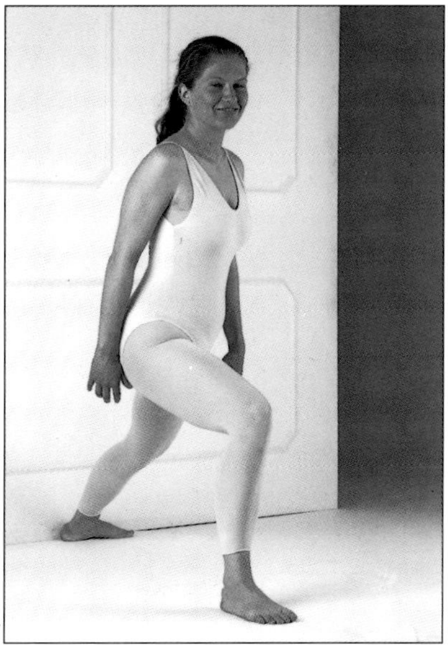

Übung 8
Bringen Sie die Ferse an die Wand. Beugen Sie das vordere Bein, bringen Sie den Oberschenkel fast bis zur Waagrechten. Spüren Sie die Spannung etwa eine Handbreit oberhalb des Knies?

Übung 9: Unterstützung des Brustkorbs durch die Bewegung der Arme
Setzen Sie sich. Heben Sie einen Arm so über vorne hoch, daß Sie spüren, wie der Brustkorb mehr Spannung bekommt, die Haut am Brustkorb sich dehnt und die Brustmuskeln leicht gezogen werden. Lassen Sie sich Zeit, die Bewegung, die Sie direkt ausführen (Arm heben), und jene, die am Brustkorb indirekt ausgelöst wird, zu spüren. So können Sie die Hebelwirkung des Arms und die Unterstützung/Stütze, die der Brustkorb dadurch erfährt, erleben. Übung auch mit dem anderen Arm und mit beiden Armen gleichzeitig ausführen.

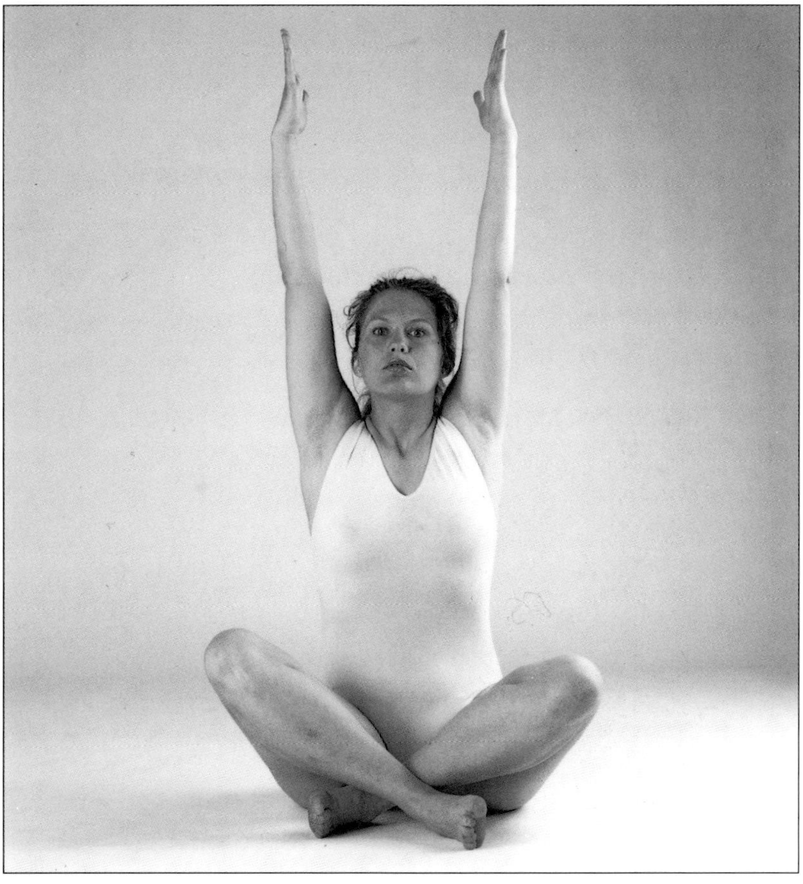

Übung 10

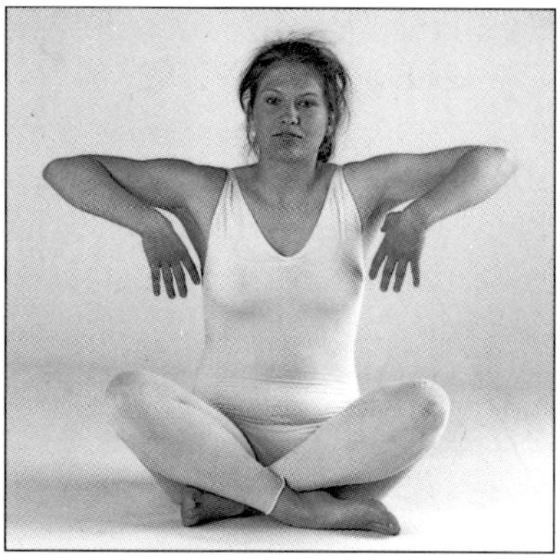

Winkeln Sie beide Arme an, und bewegen Sie sie zur Seite, bis die Ellbogen etwas über der Waagrechten sind. Halten Sie die Ellbogen gehoben, und beobachten Sie Ihren Brustkorb. Versuchen Sie die Arme so zu heben, daß die obersten Rippen in den Achselhöhlen mit der Bewegung erreicht und gehoben werden.

Übung 11

Heben Sie den rechten Oberarm nach oben. Unterarm locker. Die Sehnenstelle schaut nach vorne. Wenn es noch nicht gut geht, können Sie die Bewegung mit der anderen Hand unterstützen.

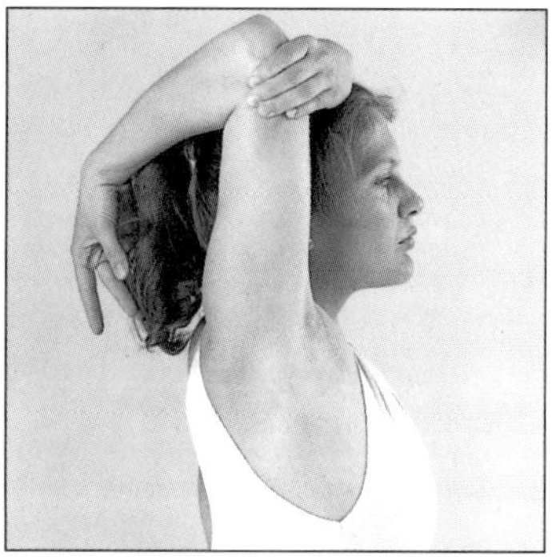

Wenn Sie das gelernt haben, setzen Sie sich auf Ihren Unterschenkel nahe dem Fußgelenk. Legen Sie das andere Bein über die Sehnenstelle am Oberschenkel. Drehen Sie den Oberarm an der anderen Seite am Körper vorbei nach hinten. Beugen Sie im Ellbogen, und fassen Sie die Hände. Machen Sie gezielte Bewegungen an den Sehnenstellen. Lassen Sie viele der Muskeln locker, und dehnen Sie einige.

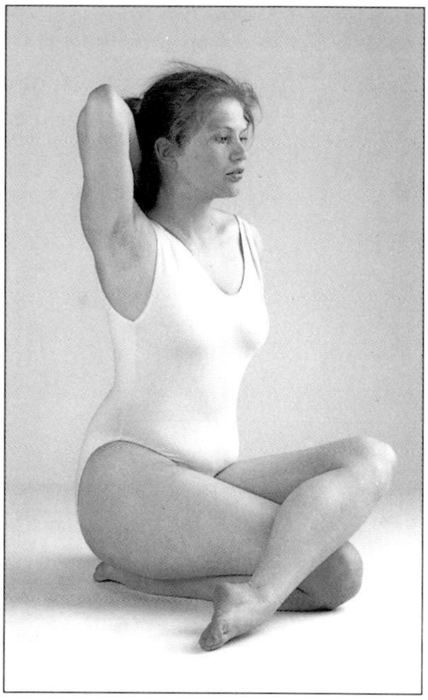

Nicht in jeder, aber wahrscheinlich in der einen oder anderen Übung war es Ihnen möglich, zu spüren, wie der Brustkorb durch die Bewegung der Arme unterstützt wird: Wie es leichter fällt, ihn zu heben, er sich fast von selbst, indirekt über den Arm ausgelöst, hebt, wie Sie mehr Luft bekommen und erleichtert aufatmen, wie Sie Ihren Brustkorb voller und deutlicher spüren. Ruhen Sie sich 3 bis 5 Minuten auf dem Rücken liegend aus, und genießen Sie dieses Erlebnis.

Sie haben jetzt versucht, die beiden Sehnen-Marmas in den Achselhöhlen von den Armen her zu erreichen. Wenn es Ihnen gelungen ist, versuchen Sie die Sehnenstellen in den Achselhöhlen direkt zu erreichen. Dies wird nicht leicht sein. Sie werden einige Zeit brauchen, bis Sie die »normale« Aufrichtbewegung des Körpers über die Sehnen von einer über Arbeitsmuskeln gesteuerten Bewegung unterscheiden können. Die »normale« Aufrichtbewegung gibt Ihnen das Gefühl, daß Sie von Ihrem Körper unterstützt werden; der Brustkorb hebt sich nach oben. Bei der über Arbeitsmuskeln gesteuerten Bewegung haben Sie das Gefühl, daß es anstrengend ist, und Sie verspannen sich möglicherweise.

Stellen Sie sich vor: Wie wäre es, wenn Sie diese Unterstützung den ganzen Tag hätten? Wie wäre es, wenn Sie einen ganzen Tag lang bei allen Tätigkeiten, die Sie machen wollen, und allen Anforderungen, die aus der Außenwelt an Sie herangetragen werden, diesen Anteil an nach innen gerichteter Bewegung beibehalten, wenn Sie nach außen gerichtete Bewegungen ausführen?
Seien Sie nicht überrascht, wenn Sie plötzlich mehr atmen. Auch dies kann durch den Sehnenreflex in den Achselhöhlen ausgelöst sein. Sie atmen jetzt mehr, weil das Körpergewicht nicht mehr auf die Lungen/Atmungsorgane drückt, sondern durch die Sehen-Marmas gestützt ist. Dadurch ist es möglich, daß die normale Atemtätigkeit im oberen Brustkorb erfolgt.

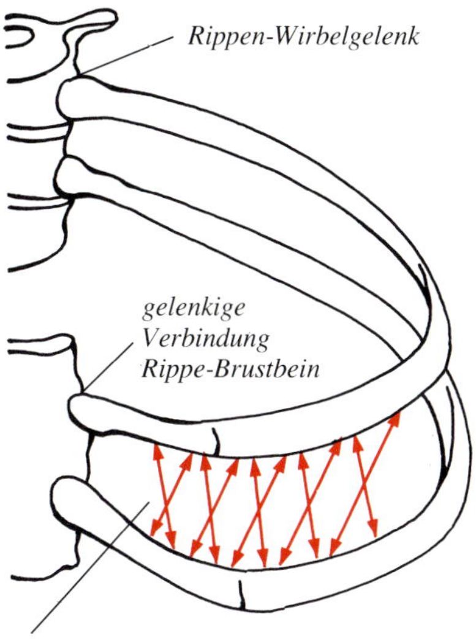

Muskeln, die Rippenbögen bei der Atmung heben und senken

Es gibt zwei Möglichkeiten zu atmen: In einem Fall, und das ist, was viele Menschen als »Normalzustand« erleben, bewegt sich der Brustkorb beim Atmen nicht oder kaum. Im zweiten Fall bewegen sich die Rippen beim Atmen. Beim Hinlegen und Entspannen ist in bezug auf die Atmung ein interessantes Phänomen festzustellen. Viele Menschen legen sich hin und bremsen sofort mehr oder weniger bewußt die Atmung. Das mag daher kommen, daß im Liegen der Bewegungsapparat weniger intensiv erfahren wird und die Atmungserfahrung zunimmt. Aus der Yoga-Sicht ist es normal, daß im Liegen die Atmung deutlicher erfahren wird und daß wahrzunehmen ist, daß die Rippen sich bewegen. Das gehört zu Atmung und Entspannung. Das heißt, das Yoga-Konzept geht davon aus, daß Sie in entspanntem Zustand mehr spüren, mehr Atembewegung wahrnehmen als in angespanntem Zustand.
Das gilt im übrigen auch für den Herzschlag. Keine Aktivität und Wahrnehmung von Atmung und Herz/Kreislauf ist kein Zustand der Entspannung. Deutliche Aktivität der Atmung gehört zu Entspannung. Diese deutliche Aktivität der Atmung ist etwas anderes und anders verursacht als diejenige Atemaktivität, die Sie vielleicht besser kennen, nämlich das Resultat starker Anstrengung, wenn Sie außer Atem kommen. In diesen Fällen sind Sie an der Grenze zur Überlastung, bzw. die starke Atemtätigkeit ist ausgelöst durch Bewegung. Atemaktivität in der Entspannung ist durch Wegnahme von Druck auf den Brustkorb entstanden. Das wird mitunter auch als Öffnen des Brustkorbs bezeichnet. Bei relativ niedrigem Verbrauch haben Sie eine hohe Zu- und Abfuhr an Luft. Beim Laufen z. B. haben Sie hohen Verbrauch bei relativ niedriger Luftzufuhr.
Die beiden Sehnen-Marmas in den Achselhöhlen (am Brustkorb und nicht am Arm) geben Ihnen, wenn es Ihnen gelingt, diese Orte zu nützen, den Eindruck, daß der Brustkorb gehoben wird, wie wenn Ihnen jemand unter die Achseln greift. Es ist aber Ihr eigener Körper, der Sie

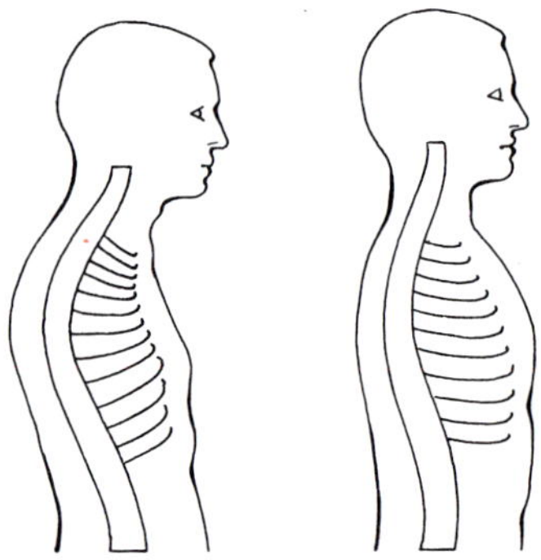

unterstützt. Beziehen Sie die Übung in die anderen Übungen des Buches mit ein. Zusammen mit den Muskel-Marmas vorne am Brustkorb sind diese beiden Sehnen-Marmas wichtig, um den Brustkorb oben zu halten.
Sind diese Sehnen-Marmas blockiert oder nicht vital, etwa wenn Sie müde werden und sich niederlegen oder eine Verschnaufpause machen wollen, so wird der Brustkorb beginnen nach unten zu hängen.

Die vier Sehnen-Marmas der Fuß- und Handgewölbe

Die Zehenglieder am Fuß und die Fingerglieder der Hand werden durch Bänder im Bereich der Mittelhand und des Mittelfußes zusammengehalten. Wie Sie mit der Hand ein Bündel Gras ergreifen und dabei die einzelnen Grashalme zusammenhalten, so halten die band- und sehnenartigen Strukturen der Hände und Füße die Finger- und Zehenglieder zusammen. Aus der Sicht der Sehnen-Marmas ist das kein passiver Vorgang, sondern ein aktiver. Jeder Mensch kann sozusagen wählen, wie er die Füße und Hände mit Gewicht belastet, den Boden oder etwas anderes ergreift, berührt und sich in Beziehung dazu setzt. Von der Struktur her lassen sich diese Marmas mit einem Reisigbesen vergleichen: Der Besen ist dann stabil und brauchbar, wenn das Bündel Reisig mit zwei Bändern am Stock befestigt wird.

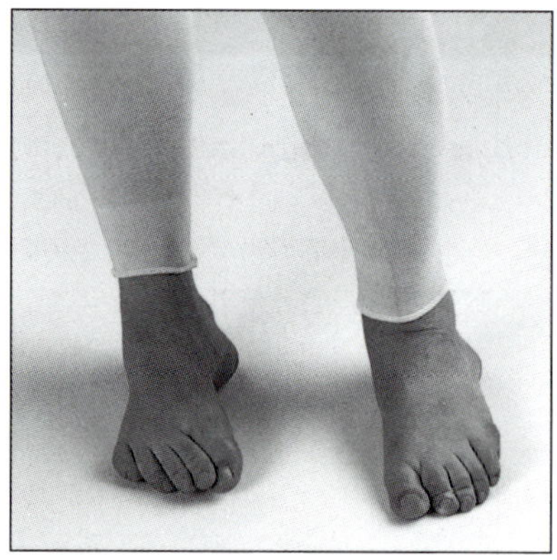

Bezüglich der Füße vergleicht Iyengar die vier Marmas mit den vier Rädern eines Autos. Das Auto ist nur stabil, wenn alle vier Räder am Boden aufliegen. Manchmal sieht der Fuß so aus wie ein Auto, wenn es zu stark in die Kurve geht. Der Fuß ist dann nicht stabil am Boden.

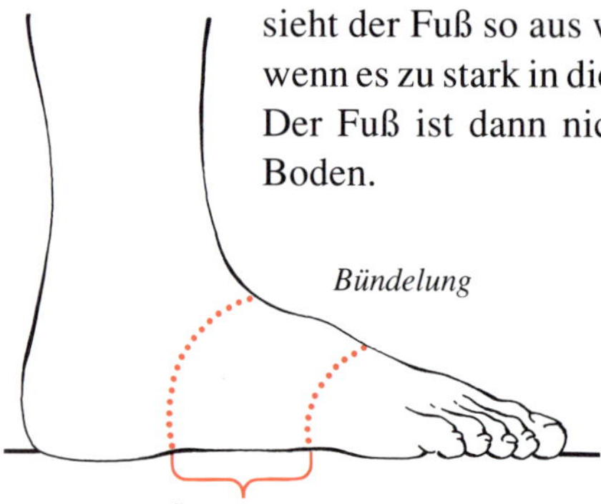

Natürlich sind die vier Marmas nicht alle gleichartig am Boden, jedoch sind alle vier belastet. Hand und Fuß können auch in der Luft angespannt werden. Sie bilden einen inneren und einen äußeren Bogen, die zusammen die Fußgewölbe bzw. Handfläche spannen.
Am besten ertasten Sie die vier Marmas zuerst einmal im Sitzen.

Übung 12

Stellen Sie sich dann im Stehen auf die Außenkanten bzw. auf die Innenkanten der Füße. Laufen Sie auch auf den Außen- bzw. Innenkanten ein Stück durch den Raum. Sie können die Instabilität und die Anstrengung spüren, die durch die Lockerung des Bündels zustande kommt. Bei einer solchen Lockerung können Sie sich den Fuß übertreten.

Versuchen Sie dann an beiden Füßen alle vier Marmas zu belasten. Gehen Sie auch so etwas durch den Raum. Stellen Sie sich dann hin. Stehen Sie auf beiden Füßen. Beobachten Sie, welche der acht Marmas Sie spüren und an welchen Marmas der Fuß gebündelt erlebt wird. Probieren Sie, auch die Stellen zu aktivieren, die Sie noch nicht spüren. Sie können dazu z. B. folgende Übung machen: Verlagern Sie Ihr Gewicht leicht in Achterschleifen oder Ellipsen von einem Marma zum anderen.

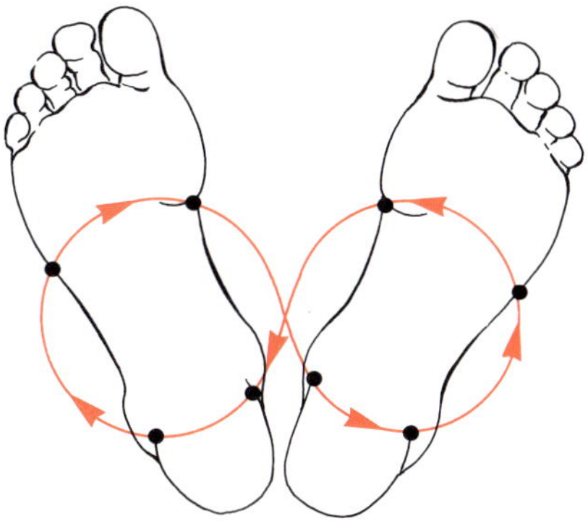

Führen Sie die Übung für 2 bis 5 Minuten mit geschlossenen Augen aus. Wenn Sie dann mit den Marmas sicherer geworden sind, bleiben Sie nochmals einige Minuten stehen, und versuchen Sie alle acht Stellen gleichmäßig zu belasten. Mit der Zeit gewinnen Sie den Eindruck, Ihre Füße seien großflächig wie Schneeschuhe. Die Füße gehen von den Fersen her fächerförmig auseinander. Befürchten Sie nicht, diese Art zu üben würde zu Plattfüßen führen. Mit Gewicht belasten heißt nicht, die Füße breitzutreten, sondern vielmehr Marmas reaktionsfähig und wach zu halten und die Reaktionsfähigkeit des Fußgewölbes, das durch Bänder zusammengehalten wird, zu trainieren.

Übung 13

Versuchen Sie nun, auf einem Bein zu stehen und nur die vier Marmas des einen Beins zu belasten. Geben Sie sich Zeit. Am Anfang haben Sie vielleicht Schwierigkeiten mit der Balance und wackeln mit dem Fuß.

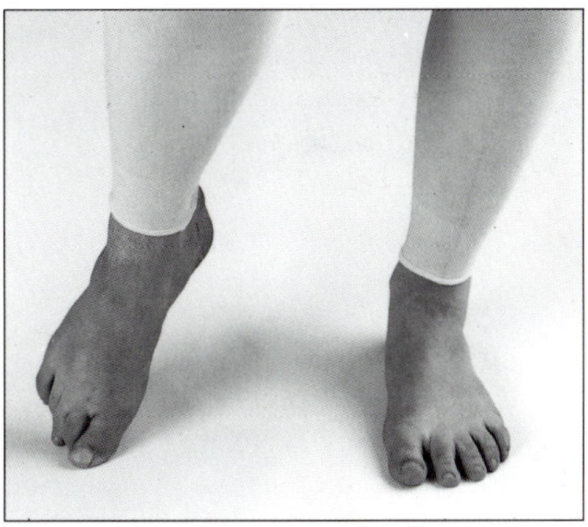

Das bedeutet, daß mindestens zwei oder vier Marmas in Unruhe sind. Die anderen Marmas können dann nur blockiert oder verspannt sein, die Dynamik ist weg. Versuchen Sie die vier Marmas ruhig zu halten und mit Gewicht zu belasten. Versuchen Sie Ihr ganzes Gewicht auf den einen Fuß zu übertragen. Wenn Sie merken, daß es wackelig wird, nehmen Sie den anderen Fuß mit dazu und probieren Sie es wieder. Im Laufe von einigen Wochen werden Sie Fortschritte machen, das heißt, Sie merken, daß Ihr Mittelfuß ein stabiles Bündel wird, das mit Gewicht belastet ist und auf das Sie Ihr Gewicht »setzen« können. Denken Sie an die Grundsteine eines Hauses. Lernen Sie, Ihre Füße so lebendig und dynamisch zu benutzen, daß beim Aufsetzen der Füße dieser Eindruck entsteht. Sie stehen stabil und kompakt, dynamisch und aktiv mit den Füßen auf dem Boden.

Übung 14

Setzen Sie sich dann hin. Nehmen Sie ein Band oder einen Gürtel. In den Seminaren mit Taekwon-Do-Kollegen haben wir herausgefunden, daß Taekwon-Do-Gürtel dafür ideal sind. Sie sind den Yoga-Bändern ähnlich, die früher in Indien benutzt wurden. Ziehen Sie ein Bein an, und entlasten Sie die vier Marmas, indem Sie den Fuß umdrehen. Machen Sie diese Bewegung ganz genau. Manche Menschen belasten im Sitzen fälschlicherweise die Außenkante dieses Fußes.

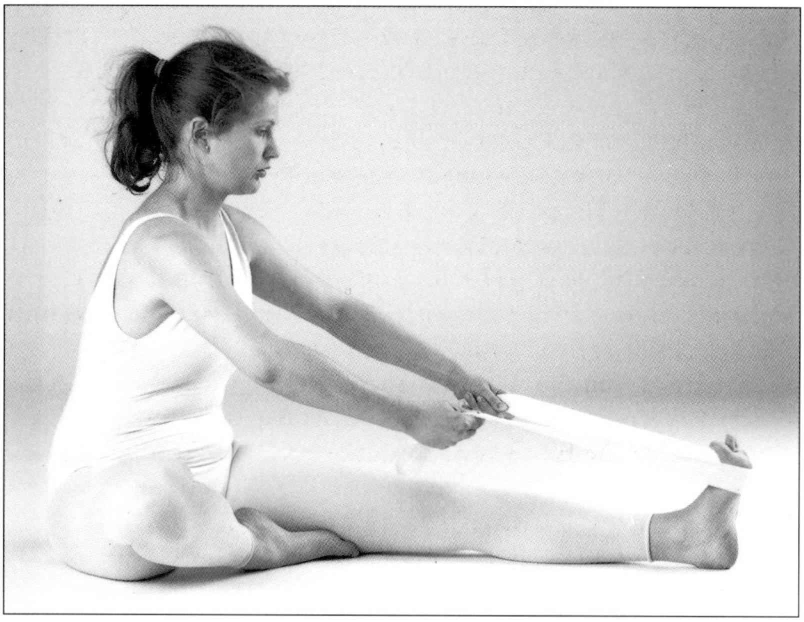

Nehmen Sie das Band, und legen Sie es um die oberen Sehnen-Marmas des Fußes. Halten Sie das Band mit beiden Händen so, daß diese beiden Stellen stimuliert werden. Ziehen Sie nicht zu stark. Bleiben Sie 1 bis 2 Minuten in dieser Position, und wechseln Sie dann zum anderen Fuß. Wechseln Sie danach wieder zum anderen Fuß, und legen Sie das Band etwas tiefer. Führen Sie es um die unteren beiden Sehnen-Marmas. Ziehen Sie wieder während 1 bis 2 Minuten leicht und stimulierend am Band. Wechseln die dann auf die andere Seite.

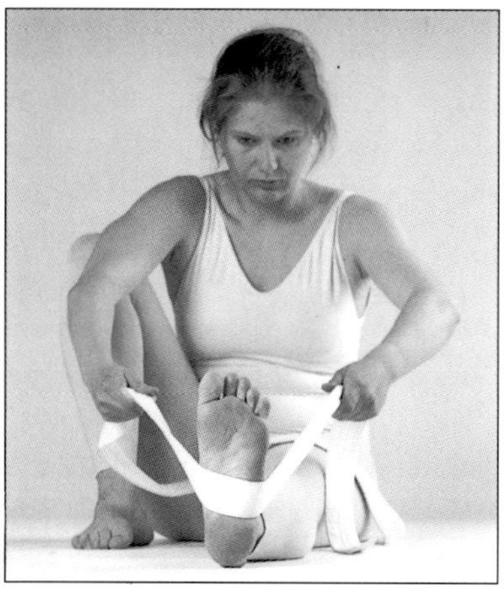

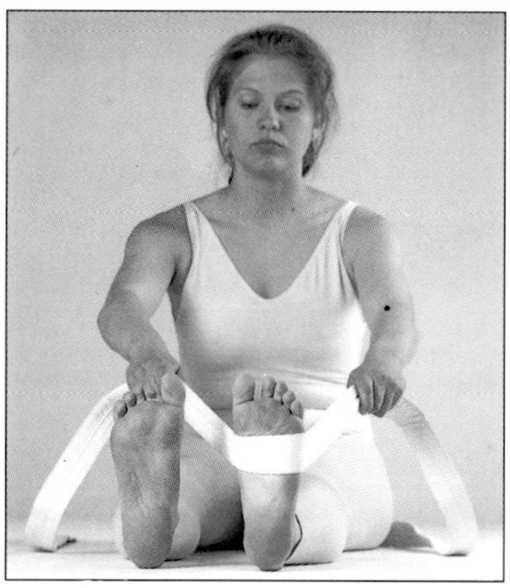

Führen Sie diese Übung auch mit angewinkeltem, aufgestelltem Bein aus. Machen Sie diese Übungen auch, während Sie beide Beine parallel halten. Bleiben Sie jeweils 2 bis 5 Minuten in der Position.
Das Band hilft Ihnen, von außen zu erleben, wie die Bänder innen den Fuß halten. Fortgeschrittene können auch die Finger nehmen und den Fuß von außen her halten.
Ähnliche Übungen können Sie auch mit den Händen ausführen. Integrieren Sie die 16 Marmas an Händen und Füßen in alle Bewegungen und Haltungen, die hier vorkommen oder die Sie kennen und üben.
Diese Übungen scheinen Ihnen vielleicht auf den ersten Blick lapidar, doch wenn Sie sie konzentriert und mit Zeit und Ruhe ausführen, werden Sie überrascht sein, welche Wirkung gerade diese Übungen haben: Hände und Füße werden Sie wesentlich intensiver spüren. Die Wahrnehmung wird von einem dumpfen, undeutlichen Gefühl zu einem belebten, klaren, entspannten Gefühl wechseln; Sie empfinden diese Stellen nicht mehr als rauh, trocken, unelastisch und erstarrt, sondern als glatt, geschmeidig und elastisch. Denken Sie an das Beispiel des Reisigbesens: Die Ruten, die man dazu verwendet, sind noch im Saft und elastisch, und gerade die Zweige zum Festbinden müssen elastisch sein, sonst bricht die Befestigung. Denken Sie also nicht: Diese Übungen sind ja gar nicht schwer, weshalb soll ich sie überhaupt üben? Eine solche Einstellung läßt aus der Sicht von Yoga auf eine gewisse Unerfahrenheit mit dem eigenen Körper schließen. Diese wichtigen Marmas an Händen und Füßen, mit denen Sie ständig in vielfältigsten Formen mit der Umwelt Kontakt aufnehmen, gehören zu den ersten Stellen, die für eine wache Kontaktaufnahme systematisch geschult werden sollen. Alle asiatischen Übungswege legen darauf Wert. Bei den Kampftechniken werden Hände und Füße zur Verteidigung und zum Angriff trainiert. Bei allen Hand- und Fußtechniken ist es wichtig, wie diese Orte verwendet werden.

Übung 15

Eine Übung für die Hände will ich Ihnen zur Orientierung noch angeben: Knien Sie vor der Wand, und schieben Sie die Hände in Richtung Wand. Schieben Sie aktiv. Stützen Sie sich nicht lediglich

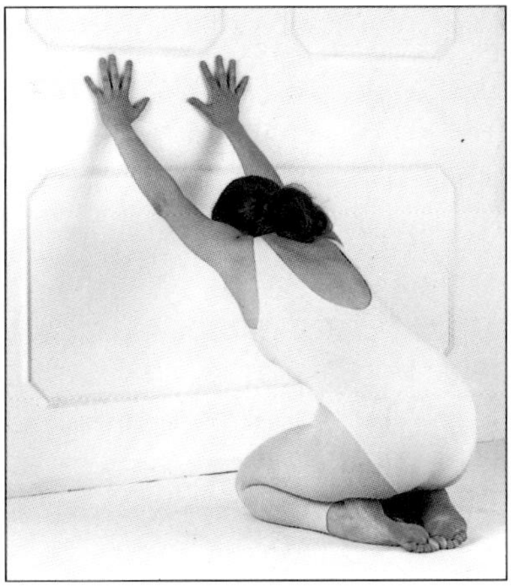

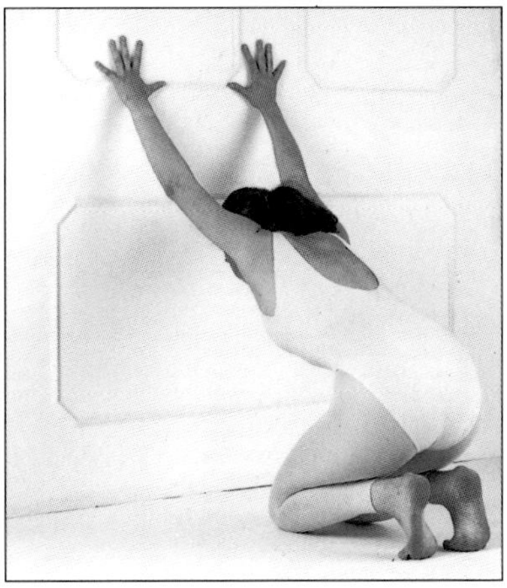

passiv ab. Versuchen Sie die acht Marmas an den Händen so zur Wand zu bewegen, daß sich Ihr ganzer Rumpf bis hin zum Becken wohl fühlt. Bewegen Sie sich gegen die Wand, nicht gegen Ihren eigenen Körper. Führen Sie diese Übung beim nächsten Mal gleich zu Beginn aus. Diese aktive Haltung der acht Marmas können Sie auch in das Halten des Bandes integrieren.

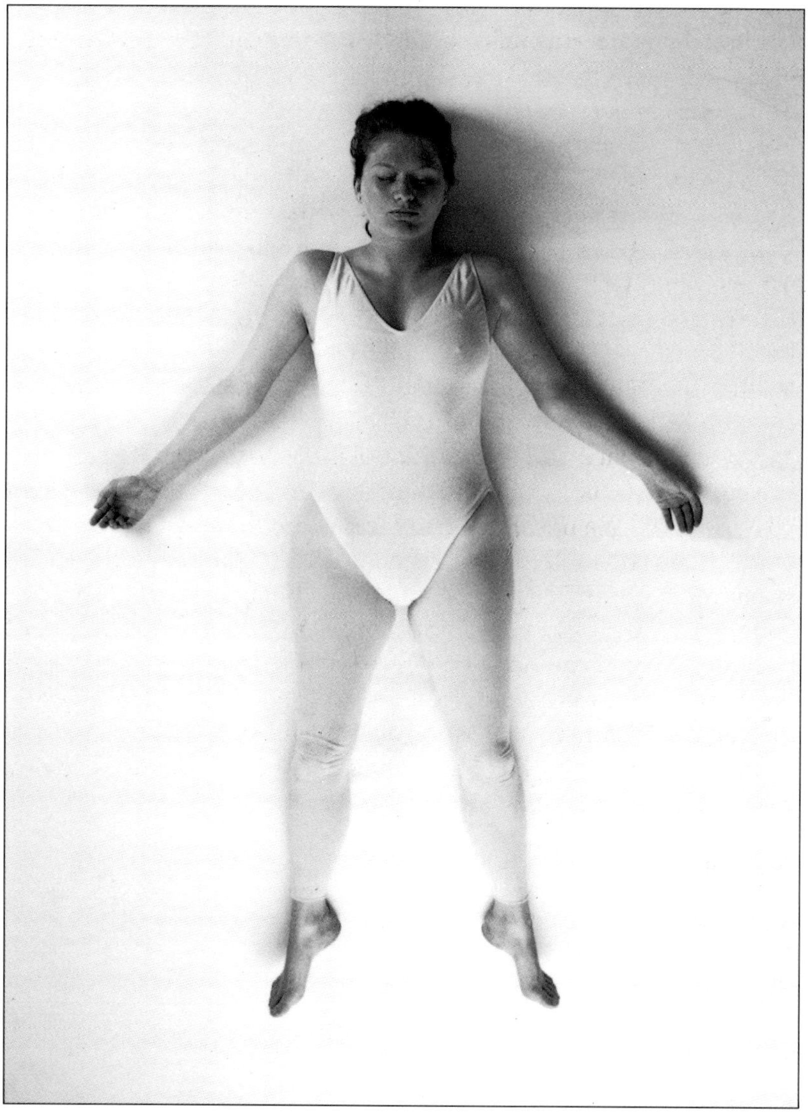

Legen Sie sich dann hin, und entlasten Sie die Marmas der Füße und Hände. Beobachten Sie sich, achten Sie auf Reaktion und Wahrnehmungen. Versuchen Sie diese Empfindungen auf das nächste Mal zu speichern. Wenn Sie diese Übungen einige Wochen machen, werden Sie feststellen, daß Sie auch im Liegen Ihre Marmas immer mehr spüren.
Aus der Sicht von Yoga heißt das: Die Marmas sind aus ihrer Ummantelung durch Dumpfes, Dunkles, durch Schlaf, der die normale Wahrnehmung behindert hat, befreit. Sie lernen mit der Zeit, wie auch in

Ruhestellungen Dynamik an den Sehnen-Marmas spürbar ist. Dynamik und Kraft müssen nicht immer sofort verwendet werden. Sie können die Dynamik und Kraft, die von den Sehnen ausgeht, jeweils sofort in Aktion umsetzen, so lange, bis Sie geschafft sind. Dann sind Sie k. o. und müde. Und Sie können sich dann wieder mit Selbstbefehlen oder Zigaretten, Alkohol oder ähnlichem aufputschen. Aus dem Erlebnis von Kraft und Dynamik entsteht jedoch aus der Sicht von Yoga noch kein unmittelbarer Handlungsbedarf. Sie können mit diesem Gefühl gut leben und die Kraft und die Dynamik dann einsetzen, wenn es die Situation erfordert.
Einen Mangel an Kraft und Dynamik zeigen die Sehnen-Marmas deutlich an. Solche Mangelphasen treten allerdings nur so lange auf, als Sie Ruhe und Erholungsphasen nicht zu einem normalen Bestandteil Ihres Lebens rechnen. Das persönliche Gleichgewicht zwischen Anwendung von Kraft und Dynamik, z. B. Übungen im Stehen, und den Erholungsphasen, z. B. Übungen im Sitzen, lernen Sie mit Hilfe der Erfahrungen, die Sie in diesen Übungen machen, allmählich herzustellen. Die Übungen helfen Ihnen, einen feineren Wahrnehmungsraster zu entwickeln und sich dadurch vor Über- und Unterforderung zu schützen. Denn es geht um den Spielraum zwischen Aktivität und Passivität, in dem Sie sich bewegen. Wo liegt die Grenze zu Überlastung und Überaktivität? Wo liegt die Grenze zu Unterforderung und Aktivitätsmangel? Innerhalb dieser Grenzen ist sowohl Anspannung wie Entspannung möglich: Bei großer Aktivität geht es mehr Richtung Anspannung, bei geringer Aktivität geht es mehr Richtung Entspannung. Auch noch in großer Entspannung können Sie eine wache Gespanntheit an den Sehnen-Marmas spüren. Ein Beispiel dafür sind die Achselhöhlen, die für die Wahrnehmung der Atmungsintensität wichtig sind. Die Sehnen-Marmas und Ihre Wahrnehmung helfen Ihnen, die Grenzen immer wieder für Sie passend abzustecken.

11

BLUTGEFÄSS-MARMAS

Fließende Bewegung und dynamische Haltung

Die vorangegangenen Kapitel decken alles ab, was für eine gute Haltung notwendig ist: Die Kraft kommt von den Sehnen-Marmas, die Muskel-Marmas übernehmen die Feinregulation, die Drehungen erfolgen an den Gelenk-Marmas, und die Koordination übernehmen die Knochen-Marmas. Einige Bereiche des Körpers haben wir jedoch noch nicht erwähnt. Was geschieht dort? Es verhält sich damit, wie wenn Sie ein Zimmer einrichten: Tische, Stühle, Teppiche, Lampen, alles ist da, und es hat trotzdem noch freien Platz.
Beginnen wir bei den Beinen: Die Füße und Unterschenkel bis zu den Knien und den Sehnen-Marmas an den Oberschenkeln haben Sie schon kennengelernt. Die Mitte des Oberschenkels ist noch nicht besprochen. Genauso bei den Armen: Die Mitte der Oberarme ist noch nicht besprochen; ebenso große Gegenden des Rumpfs, etwa die Nabelgegend und die Herzgegend. Können Sie dort überhaupt etwas spüren? Können Sie damit etwas tun? Überlegen Sie sich, was Sie von diesen wichtigen Blutgefäßstellen an sinnlicher Wahrnehmung erwarten. Notieren Sie sich Ihre Erwartungen. Ich werde darauf zurückkommen.

11.1 Wie werden Herz und Kreislauf erlebt?

»Herz und Kreislauf sind in jede Lebenstätigkeit einbezogen, ohne daß dies normalerweise wahrgenommen wird«,[88] schreibt der Fachmann für Psychosomatik, Bräutigam. Dies greift medizinisch eine Gegebenheit unserer Kultur auf: In unserer Gesellschaft ist es üblich, Herz und Kreislauf unter normalen Umständen nicht wahrzunehmen. Auch hier bringt Yoga eine ganz andere, auch kulturell andere, Erfahrung ein. Es ist möglich, mit seinem Körper in so direktem Kontakt zu stehen, daß Herz- und Kreislauftätigkeit miterlebt werden können. Westlich gesprochen, würden wir sagen: Es gibt Menschen, die so gut in ihren Körper hineinhören können, daß sie auch Herz- und Kreislaufgegebenheiten mitbekommen. Die Yoga-Denkart geht umgekehrt davon aus, daß es eine Störung im Normalablauf ist, wenn die Herz- und Kreislauftätigkeit nicht wahrgenommen wird. Herz und Kreislauf geben uns ständig Informationen: Das Blut fließt ununterbrochen, das Herz gibt und nimmt permanent. Selbstverständlich können diese Informationen unterdrückt oder ignoriert werden.

Das Herz gilt in Yoga und Ayurveda als zentraler Ort, an dem zwei der lebensunterstützenden Systeme (Prana und Vyana), sozusagen Teile unserer Software, erlebt werden können. In Zusammenhang mit dem Kreislauf ist es vor allem Vyana-vayu, das für Rhythmus und gleichmäßiges Fließen verantwortlich ist, was wiederum emotionales und physiologisches Gleichgewicht ermöglicht. Westliche Psychosomatik wie indische Medizin sind sich einig, daß Aktivität und Ruhe, Schlaf und Wachheit, seelische Bewegtheit und Erregung, geäußerte und unterdrückte Gefühle je mit sehr unterschiedlichen Herz- und Kreislauftätigkeiten verbunden sind (vgl. dazu Kap. 5.2 Samkhya).
Nach Bräutigam hat das Herz, wenn es erfahren wird, eine eigentümliche Unbestimmtheit und ist nicht verfügbar wie eine Extremität. Das Herz beinhaltet deshalb die Möglichkeit zu Angst und Wut. Jeder Mensch kann die Aktivitätsbereitschaft von Herz und Kreislauf aus äußeren oder inneren Gründen ignorieren: Sie können z. B. äußerlich und sich selbst gegenüber ruhig und zurückhaltend sein und die Emotionen bewußt kontrollieren. Herz und Kreislauf dagegen sind innerlich übermäßig aktiv. Dies wird oft nicht oder kaum gespürt oder, wenn es gespürt wird, übergangen. Aus Befragungen weiß man, daß viele Herzinfarktpatienten vor dem Infarkt etwas spürten, jedoch keine Notwendigkeit oder Möglichkeit sahen, darauf einzugehen.
Wenn das Zusammenspiel von Körper und Geist nicht einseitig blokkiert ist, können Sie die Blutgefäß-Marmas sehr unterschiedlich wahrnehmen: weich, pulsierend, warm, fließend, elastisch, durchlässig, wach, lebendig etc.
In einseitig blockiertem Zustand, bei dem entweder innere Aktivität nicht in äußere Aktivität übergehen kann oder wenn äußere (dargestellte) Ruhe nicht tatsächliche innere Ruhe widerspiegelt, ein entspannter Zustand also nicht erreicht werden kann, dann werden Sie Härte und Verspannung, fehlende Wärme in den Oberschenkeln und Oberarmen wahrnehmen. Sie spüren dann an den Blutgefäß-Marmas gar nichts, empfinden sie als taub, hart, abgedrückt, wie wenn sie zu eng wären. Kribbeln etwa ist ein Übergangszustand: Es kann kribbeln, wenn »eingeschlafene« Beine aufwachen, oder es kribbelt wie die letzten Regungen vor dem Einschlafen.
Beispiele fließender Bewegungen kennen Sie aus dem Tierreich: die Bewegung eines Panthers etwa. Denken Sie aber auch an Tanzbewegungen und Arbeitsbewegungen von Menschen aus sogenannten »primitiven« Kulturen in Afrika oder Südamerika; oder stellen Sie sich Bewegungen von Menschen vor, die es gewohnt sind, Lasten auf dem Kopf zu tragen, die ein ausgeprägtes Gefühl für Balance, Gleichmäßigkeit und Rhythmus haben. Auch Sie können Bewegungen ausführen und Haltungen einnehmen, die mit dem Fließen des Bluts in Ihren Adern in Einklang sind. Versuchen Sie, diese Anteile Ihres Körpers wieder einzuschalten, wieder wahrzunehmen und ein Bewegungs- und Sozialverhalten zu entwickeln, das nach dem Körpereinschaltungs- und nicht nach dem Körperausschaltungsprinzip funktioniert.

11.2 Den Körper aus- und einschalten

Die Möglichkeit, körperliche Wahrnehmungen zugunsten von intellektuellen und körperlichen Leistungen auszuschalten, ist eine Fähigkeit des Menschen, die uns viele Vorteile verschafft. Eine ganze Summe kultureller Annehmlichkeiten und technischer Errungenschaften basiert darauf. Andererseits hat die Körperausschaltung auch Nachteile mit sich gebracht, z. B. das Nichtwahrnehmen des emotionalen Erlebnisses beim Töten von Tieren oder Menschen. Bei extremen körperlichen Leistungen, etwa beim Marathonlauf, wird systematisch mit dem Prinzip der Körperausschaltung (Dissoziation) gearbeitet: In dem Moment, wo der Läufer aufhören möchte, weil der Körper Überanstrengungs- und Überlastungsbotschaften sendet, versucht er intensiv an Ereignisse zu denken, die weit weg sind, also z. B. an Ereignisse in der Schule oder in der Kindheit. So spürt er möglichst wenig und kann weiterlaufen. Körpereinschaltung läuft genau umgekehrt: Die Botschaften, die der Körper sendet, werden assoziativ sowohl in bezug auf die körperliche als auch auf die soziale Situation einbezogen.

Der Fluß des Blutes in den Blutgefäßen hängt eng mit dem Blutdruck und der Zusammensetzung des Blutes – dick oder dünnflüssig – zusammen. Menschen mit Bluthochdruck neigen dazu, in Situationen zu verharren, in denen der Organismus mit Hilfe höherer Fettanteile das Blut dickflüssig hält. Besser ist es, die Situation zu verändern u. a. durch regelmäßige körperliche Aktivität, die sinnvollerweise ca. alle 2 Stunden stattfindet, den Organismus anzuregen, damit er das Blut dünnflüssig hält. Unsere Wahrnehmung scheint nach innen und nach außen vom Blutdruck mit beeinflußt zu sein: Menschen mit Bluthochdruck tendieren zu Überanpassung, das heißt, sie orientieren sich stark an äußeren Gegebenheiten und an anderen Menschen und achten nicht auf ihren eigenen Kreislauf. Dies hat sicher damit zu tun, daß wir durch unsere kulturelle Einbindung nicht mehr wie die Tiere mit aggressivem Angriff oder deutlicher Flucht auf eine bedrohliche Situation reagieren können. Diese natürlichen Alarm- oder Abwehrreaktionen laufen aber trotzdem in uns ab. Das Verhältnis des Individuums zu seiner Umwelt zeigt sich dann letztlich in den Bluteigenschaften wie Druck etc. und der Geschmeidigkeit der Gefäße. Wenn ein Mensch sich aus äußeren oder inneren Gründen in einer Situation, die er als bedrohlich oder beeinträchtigend erlebt, nicht zur Wehr setzt, so kann gleichwohl sein Körper reagieren. Seine Reaktion ist nur noch in der Sprache der Physiologie, nicht mehr in der erlebnisorientierten Sprache vorhanden. Die Spannung zwischen beiden Ebenen müßte, so der Psychosomatiker Uexkuell, wieder durch eine »Bedeutungskoppelung« überbrückt werden.[89]

Den Beginn zu dieser Entspannung finden Sie in den Yoga-Übungen, indem diese der Befindlichkeit Ihres Herz-Kreislauf-Systems gezielt Bedeutung geben. Schwierigkeiten mit dem Kreislauf können auf mehreren Ebenen liegen: Es kann sein, daß Ihr Kreislauf, etwa wegen eines angeborenen Herzfehlers, körperlich bedingt erschwert ist. Es ist

aber auch möglich, daß Ihr Kreislauf zuwenig Unterstützung durch Bewegung bekommt, weil Sie Ihre Bewegungsimpulse nicht wahrnehmen. Oder es handelt sich um soziale und kulturelle Barrieren: Sie werden z. B. am Arbeitsplatz schief angeschaut, wenn Sie nach längerem Sitzen aufstehen und für 5 Minuten im Zimmer auf und ab gehen oder einfache Bewegungsübungen machen.
Aus der Sicht von Yoga heißt es auf jeden Fall: Interessieren Sie sich in den Übungen intensiv für die wünschenswerten und gesunden Eigenschaften Ihrer Blutgefäße, für das Fließen und für das rhythmische Geben und Nehmen des Herzens. Beginnen Sie, sobald Sie einen Mangel bemerken, in den Übungen besonders darauf zu achten. Überprüfen Sie zunächst in Ihren Bewegungen all die mehr oder weniger bewußten Verhaltensweisen, und ändern Sie sie, wo Sie einen störenden Zusammenhang mit den angegebenen Blutgefäß-Marmas vermuten.
Wenn Sie bisher möglicherweise noch mit westlich geprägten Vorstellungen vom Körper klargekommen sind, so werden Sie im Zusammenhang mit den Blutgefäßen auf einen Widerspruch im Umgang mit dem Körper in unserer westlichen Kultur hingewiesen. Obwohl zumindest alle, die einen Führerschein besitzen, gelernt haben, wo sich an den Oberschenkeln, Oberarmen und am Hals Blutgefäße befinden, ist die Vorstellung sehr verbreitet, daß gerade an jenen Stellen die Muskeln besonders kräftig, fest und ausgeprägt seien. Die asiatische Denkart geht davon aus, daß diese Stellen weich und elastisch benutzt werden sollen. Die Beschreibung von Geben und Nehmen, wie sie in Ayurveda für das Organ in unserem Brustkorb und seine rhythmische Bewegung existiert, ist ein weiteres Beispiel für das andere Denken. Der ayurvedische Fachmann B. P. Nanal etwa betont immer wieder, daß es eigentlich verkehrt ist, von »Herz« zu sprechen, denn es ruft ganz andere Assoziationen hervor. Im Deutschen hat das aus dem Germanischen kommende Wort Herz keine direkte Bedeutungswurzel.[90] Kulturell wird das Herz mit mutig, beherzt etc. in Zusammenhang gebracht und in Redewendungen wie »sich ein Herz fassen«, »sein Herz ausschütten« oder auch im übertragenen Sinne für Innerstes, Liebstes etc. gebraucht. Es gilt als gedachtes Zentrum der Empfindungen, des Gefühls und des Gemüts.[91] Das indische Bild von Geben und Nehmen enthält die soziale Idee, daß die Menschen aufeinander angewiesen sind, daß es wichtig ist, zuerst zu geben, dann zu nehmen, oder zu bekommen und dann auch zu geben. Dies finden wir etwa in der Idee der Gastfreundschaft oder in anderen Gepflogenheiten im Umgang mit Menschen als soziale Regel bestätigt.

11.3 Smoothing: Dehnung der Blutgefäße

Seit Yoga und Stretching aufgekommen ist, ist auch im Westen der Umgang mit den Blutgefäßen leichter möglich geworden. Immer noch herrscht aber viel Unklarheit. Immerhin ist weiten Kreisen, insbesondere im Sport, die Bedeutung des anhaltenden Dehnens, ohne Wippen und

Reißen, bewußt. Solche Dehnungen waren in bestimmten Formen von Gymnastik bereits üblich.
Dehnung ist genau das Entgegengesetzte von Muskelkontraktion: Der Muskel wird nicht angespannt, sondern langgezogen. Er wird ganz leicht gezogen und entspannt sich dabei. Verbreitet ist die Regel, daß Sie mild dehnen und warten sollen, bis die betreffende Stelle warm ist. Die Yoga-Übungen sind noch eine Stufe präziser: Sie versuchen nicht nur die Muskeln zu dehnen, nein, auch die großen Blutgefäße in den Armen und Beinen, im Rumpf, im Hals und im Kopf sowie die kleinen Blutgefäße an der Hautoberfläche werden in die Dehnung einbezogen. Dabei dehnen sich nicht nur die Blutgefäße, sondern auch Luft- und Speiseröhre und das Bindegewebe. Dementsprechend wird auch das Blut im Körper anders verteilt, mehr zur Verdauung hin und in die Haut. Die Durchblutung der Haut geht Hand in Hand mit der Wärmebildung. Eine ausreichende Durchblutung hält u. a. die Sauerstoffversorgung und die Entsorgung von Kohlendioxid aufrecht.
In den Yoga-Übungen geht es darum, die Selbstregulation des Kreislaufs zuzulassen und zu erleben. Da Herz und Kreislauf dem Prinzip einer optimalen Regelung unterliegen (Homöostase), bringt jede Haltungsänderung und jede Änderung des Dehnungszustands der Muskulatur auch Änderungen im inneren Milieu mit sich. Die Blutgefäße sind ähnlich wie die Muskeln vor Überdehnungen geschützt, und zwar dadurch, daß die Muskeln über die Nerven einfach angespannt werden. Sie merken, daß die Blutgefäße gedehnt sind, an den folgenden Anzeichen: Die Haut über der Muskulatur läßt sich leicht ziehen und dehnen, rutscht etwas über den Muskeln. Sie kommen leicht ins Schwitzen, ähnlich dem anfänglichen leichten Schwitzen, das sie vielleicht aus der Sauna kennen. Die Muskeln lassen sich in die Länge ziehen; Sie stellen anfangs in sehr langen, später kürzer werdenden Zeitabständen leichte, kleine, fast ruckartige Bewegungen in Dehnrichtung fest, die ohne willkürliche Einflußnahme, nur durch das Halten einer Position über einen Zeitraum von 40 bis 60 Sekunden (bei einzelnen Übungen länger), zustande kommen. Die Gegenden der Blutgefäß-Marmas fühlen sich auch im Inneren warm und elastisch an, in manchen Haltungen werden sie sehr locker und butterweich, viel weicher, als Sie sich zunächst vorstellen können. In anderen Haltungen fühlen sich die Blutgefäß-Marmas flächig und langgezogen an. Der Unterschied zwischen Ziehen oder leichtem Zerren und dieser Art der entspannten und flexiblen Dehnung ist etwa so, wie wenn Sie ein Tischtuch mit der flachen Hand glattstreichen oder mit beiden Händen am Gewebe ziehen und zerren. Denken Sie bei den Blutgefäß-Marmas an großflächige Bewegungen, die mit Wärme gekoppelt sind. Ziehen Sie nicht mit Kraft an einem Punkt. So lösen Sie nur den Dehnreflex aus und ziehen dann gegen die eigene Anspannung des Körpers. Sie verspannen sich, und Sie verplempern Ihre Zeit.
Ich schlage vor, statt von Dehnung oder Stretching, von »Smoothing« zu sprechen. Denn es geht ja um das Feingefühl für Haut und Blutgefäße in Dehnung und Entspannung.

»Smooth« heißt glatt, reibungslos, geschmeidig, weich, sanft, mild, angenehm, fließend, und in der amerikanischen Umgangssprache wird »smooth« für perfekt, großartig, hervorragend und gutaussehend gebraucht. Im übertragenen Sinn bedeutet es beruhigen, besänftigen, daß etwas ohne Schwierigkeiten geht, wie geschmiert läuft. Smoothing nenne ich deshalb die aktive Tätigkeit, die eigene Dynamik anhand der Erlebnisse an den Blutgefäß-Marmas weich und wie geschmiert zu gestalten. Das entspricht dem Gefühl, das von vielen während und als Folge des Übens geschätzt wird: Leichtes Kribbeln der Haut und warmes Fließen des Bluts gehören ebenso als Wahrnehmungen dazu wie ein Gefühl für die eigene Kraft und Aktivität. Gleichzeitig erleben Sie, daß Sie keine Kraft brauchen, obwohl sie vorhanden ist. Sie genügen sich selbst und anderen schon dadurch, daß Sie nichts tun, weich, warm und entspannt sind. Ausgehend von der Arbeit an den Blutgefäß-Marmas wird der ganze Körper zum Ausdrucksorgan für das Gefühl, daß das Leben glatt läuft.
Viele Frauen sind in bezug auf die Blutgefäße wegen der monatlichen Menstruationsblutung den Männern etwas voraus, denn es fällt ihnen nicht so leicht wie den Männern, ihre Blutgefäße zu ignorieren. Eine ganze Reihe Frauen, die ich kennengelernt habe, lernten durch die monatliche Blutung, daß es für sie wichtig ist, phasenweise sehr nahe bei sich zu sein und die Regungen und Bedürfnisse des Körpers ernst zu nehmen.
Spüren und die Erlebnisse ernst nehmen ist aus der Sicht von Yoga eine gute Grundlage. Wie Sie in den Übungen damit umgehen können, darauf gehe ich im Kapitel »Wie üben« ein.

11.4 Übungen zu den Blutgefäß-Marmas

Für die praktischen Übungen habe ich, da es sehr viele Blutgefäßstellen gibt, einige der wichtigsten ausgewählt. Manche Übungen sind Ihnen schon bekannt. Verwenden Sie das, was Sie in den anderen Kapiteln gelernt haben, und konzentrieren Sie sich in diesem Kapitel auf die Details, die neu hinzukommen.

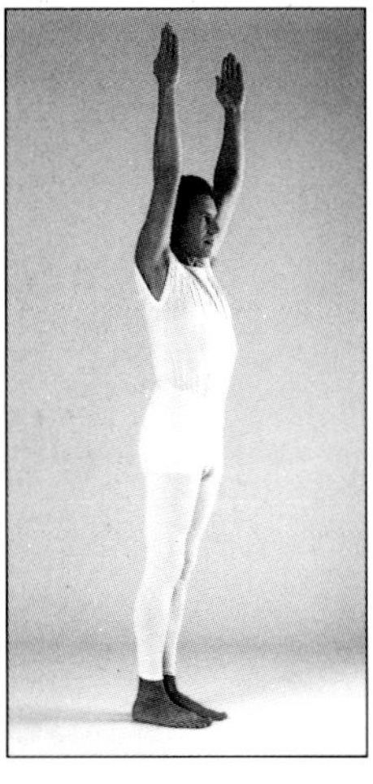

Übung 1: Mitte der Oberarme
Stellen Sie sich hin, Fersen und Rücken an der Wand, heben Sie die Arme hoch, und beobachten Sie, ob die Mitte Ihrer Oberarme besonders innen, aber auch rundherum, wie beschrieben weich und elastisch ist.

Übung 2: Mitte der Oberschenkel
Stellen Sie sich der Wand gegenüber, die Handflächen in Höhe des Beckens an der Wand, schieben Sie die geraden Arme zur Wand und das Becken so weit wie möglich von der Wand weg. Den Winkel

der Beine können Sie frei wählen. Gehen Sie so weit von der Wand weg, wie die Oberschenkel brauchen, um in der Mitte nicht hart zu werden. Gehen Sie dann im Laufe der Zeit immer näher zur Wand, so weit es die Oberschenkel zulassen. Halten Sie die Oberschenkel in einer Linie mit den Unterschenkeln.

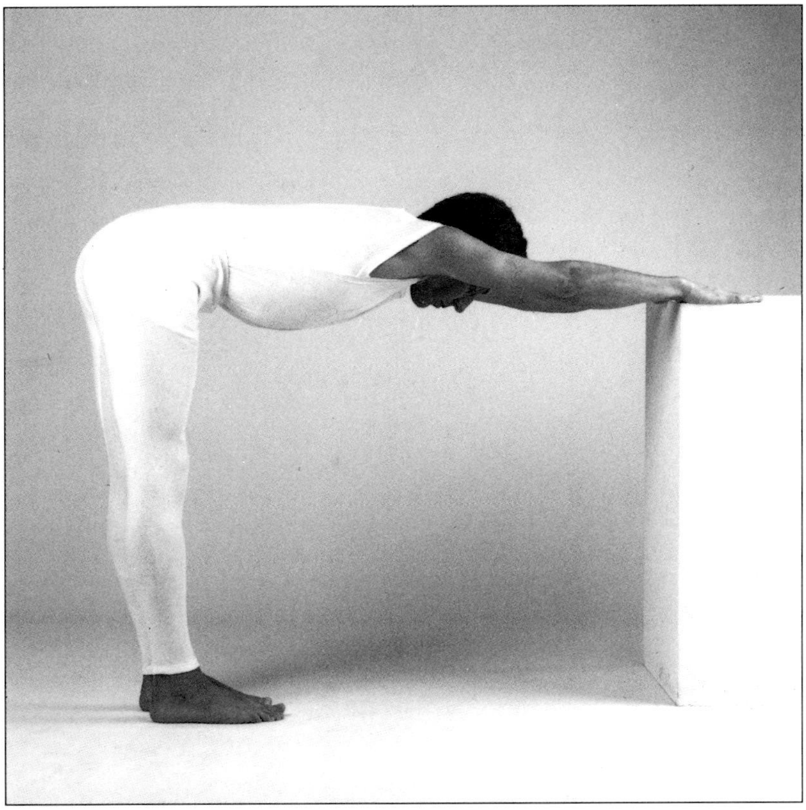

Je nach der Elastizität der Oberschenkel können Sie verschiedene Variationen dieser Übung ausführen.

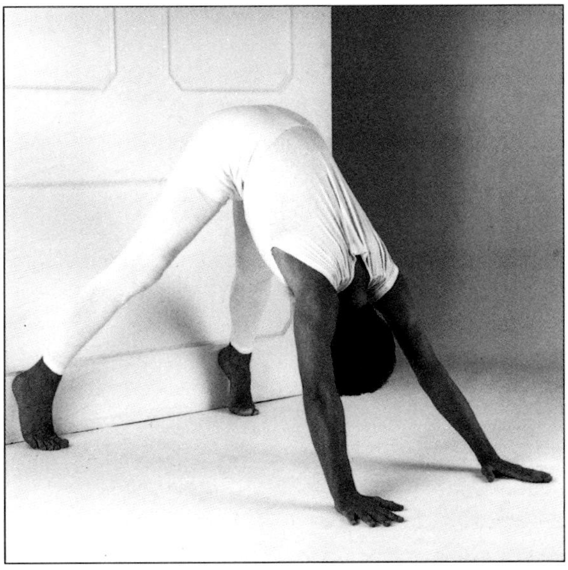

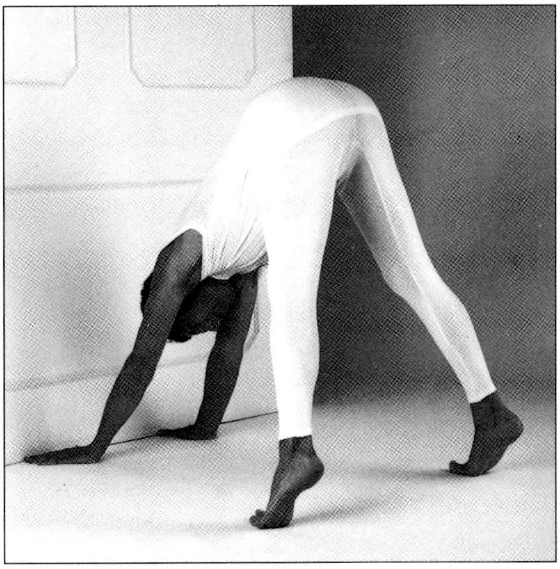

Übung 3: Zwischen den Schulterblättern

Bei den vorangegangenen Variationen sind die Marmas am Rücken zwischen den Schulterblättern schon mit einbezogen. Beachten Sie, daß Sie am Rücken zwischen den Schulterblättern und von dort über die Rippenbögen nach vorne hin elastisch und dehnungsfähig bleiben und nicht nach hinten gebogen, steif und hart sind.

Stellen Sie sich dann mit einem Bein, das im Oberschenkel eingedreht ist, an die Wand. Drehen Sie das Becken und damit den ganzen Rumpf zur Seite. Gehen Sie nur so weit, wie es die Elastizität Ihrer Oberschenkel erlaubt. Achten Sie jetzt auf die Marmas zwischen den Schulterblättern. Manchen fällt es schwerer, die obere Seite des Brustkorbs hinten und vorne elastisch zu halten, andere werden besonders auf der unteren Seite mit Härte zu tun haben. Üben Sie daher beide Seiten, unter Umständen auch mehrmals, und beobachten Sie die Reaktionen Ihres Körpers. Sie können die Übung auch umgedreht machen und sich an der Wand abstützen.

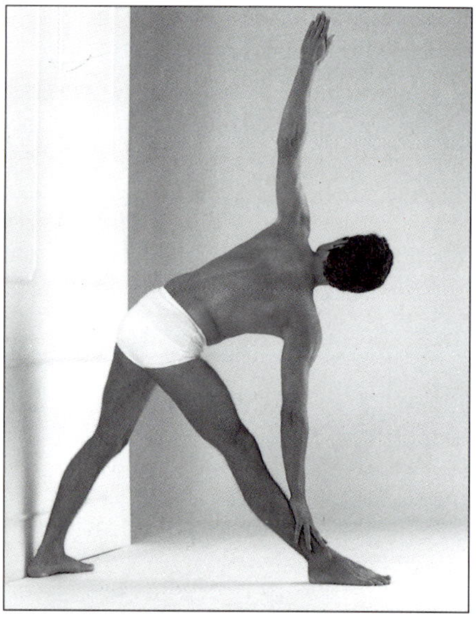

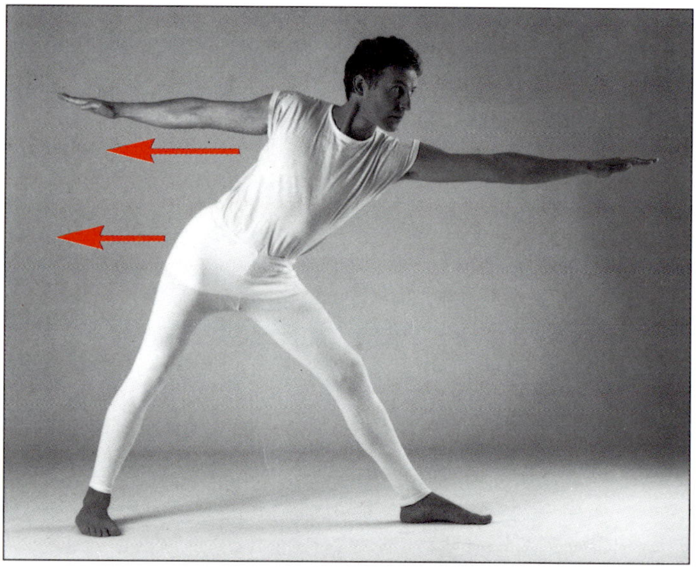

Als Vorbereitung ist folgende Übung sehr hilfreich:

Schieben Sie das Hüftgelenk des vorderen Beins nach hinten, und dehnen Sie die vordere Seite von der Hüftgelenksbeuge bis zur Achselhöhle, so daß sich die Rippenbögen bewegen können. Beginnen Sie in der abgebildeten Höhe, und gehen Sie dann allmählich tiefer, bis die vordere Flanke waagrecht ist.

Übung 4: Brustkorb vorne

Auch der Brustkorb vorne an den Rippen und besonders in Höhe des unteren Endes des Brustbeins kann elastisch sein. Das heißt, der Brustkorb läßt sich etwas in die Länge ziehen und bewegt sich auch mit der Atmung elastisch. Er ist nicht eingedellt, sondern wölbt sich eher nach außen. Bei Männern ist dieses Marma einige Finger unterhalb der Brustwarzen. Die Frauen orientieren sich wegen der unterschiedlichen Größe von Brustwarzen und Brüsten besser an den Rippen.

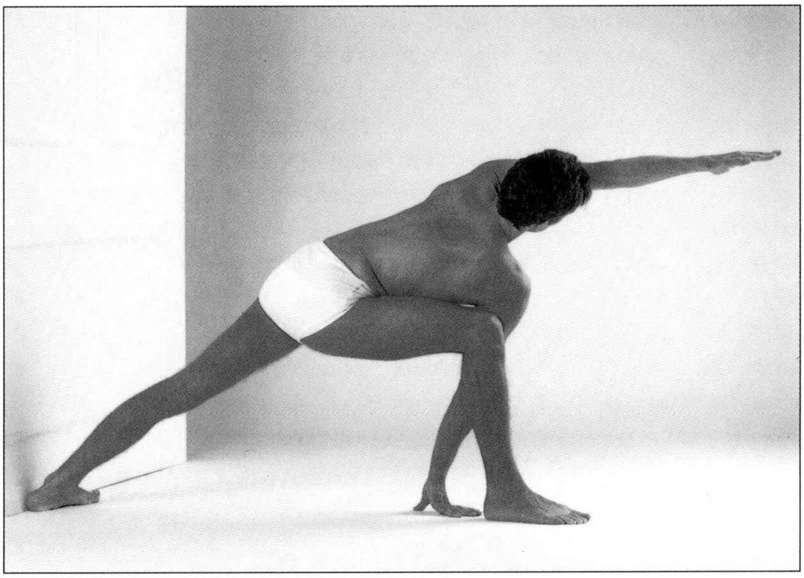

In der nächsten Übung werden die Oberschenkel noch stärker auf ihre Elastizität hin gefordert. Das vordere Knie ist gebogen, und die Oberschenkel sind weit gedehnt. Drehen Sie den Brustkorb wieder vom Bekken her zur Seite, und halten Sie ihn dann aktiv so, daß Sie zumindest die obere Brustkorbhälfte vorne gedehnt und elastisch halten können. Heben Sie dazu den Arm über den Kopf, das unterstützt die Dehnung dieser Hälfte des Brustkorbs.
Sie können auch diese Übung wieder gestützt gegen die Wand ausführen. Gehen Sie in den Oberschenkeln, dem Brustkorb und den Armen nur so weit, wie die Blutgefäße es zulassen, das heißt so weit, wie Sie an den Blutgefäß-Marmas Elastizität und nicht Härte spüren. Als Vorbereitung können Sie den Arm auch senkrecht nach oben halten.

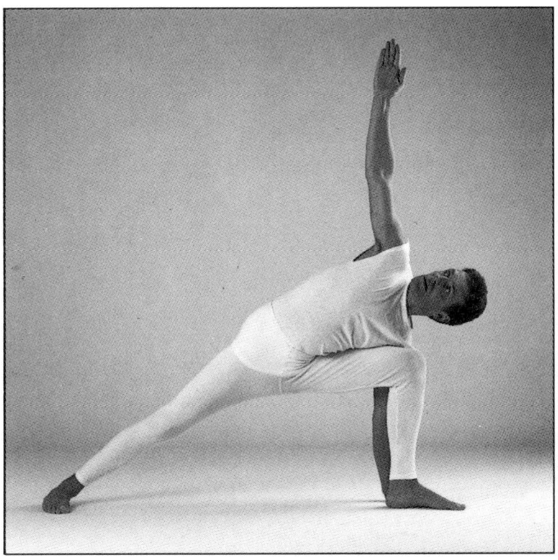

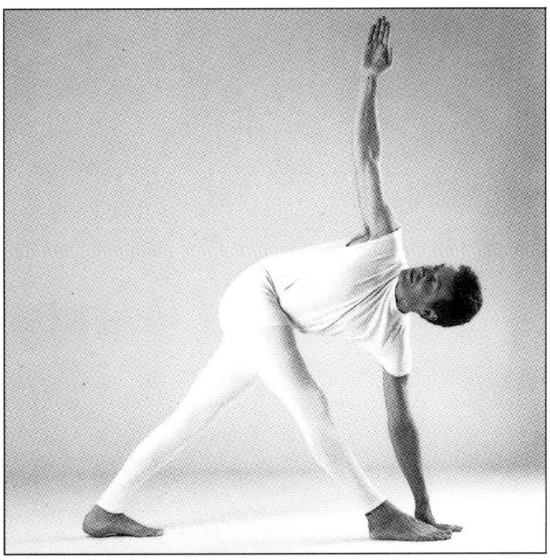

Drehen Sie nun den Rumpf. Die Blutgefäße der einen Seite (Oberschenkel, Brustkorb, Schulterblatt, Oberarm) ziehen und drehen eigenaktiv und elastisch. Die Blutgefäße der anderen Seite gehen nahezu von alleine mit.

Übung 5: Nabelgegend
Die Nabelgegend können Sie sich wie ein Rad vorstellen. Denken Sie an die Bewegung, die Sie mit der Hand machen, wenn Sie etwas Gutes gegessen haben. Beobachten Sie, ob in den nächsten Übungen der Kreis um das Nabel-Marma flexibel und rund oder einseitig ist. Lassen Sie den Bauch von innen her locker. Er bewegt sich im Rhythmus der Atmung. Ihr Gewicht steht auf den Beinen, Ihr Bauch kann sich daher vom Schambein hinauf zum Brustbein elastisch dehnen, behält aber seine Rundungen bei.
Der Raum zwischen der Wirbelsäule hinten und dem Nabel vorne kann sich dabei vergrößern. Schieben Sie jedoch nicht von hinten die Wirbelsäule nach vorne (Hohlkreuz), um den Bauchraum locker erscheinen zu lassen. Damit verändern Sie das Gefühl für den inneren Bauchraum, für die Druckverhältnisse und Entspannungsmöglichkeiten nicht. Drücken Sie den Bauch auch nicht mit Kraft nach außen. Steuern Sie die Bewegung so, daß der Bauchraum, also die Gegend um den Nabel, zu einem Zentrum der Haltung wird, daß sich rundum elastisch und weich anfühlt.
Nehmen Sie dazu wieder die Haltung mit dem vorderen angewinkelten Bein ein. Stehen Sie fest auf dem hinteren Bein, die Oberschenkel sind elastisch. Halten Sie das Becken leicht schräg und den Bauchraum von innen her locker und elastisch.

Übung 6: Herzgegend

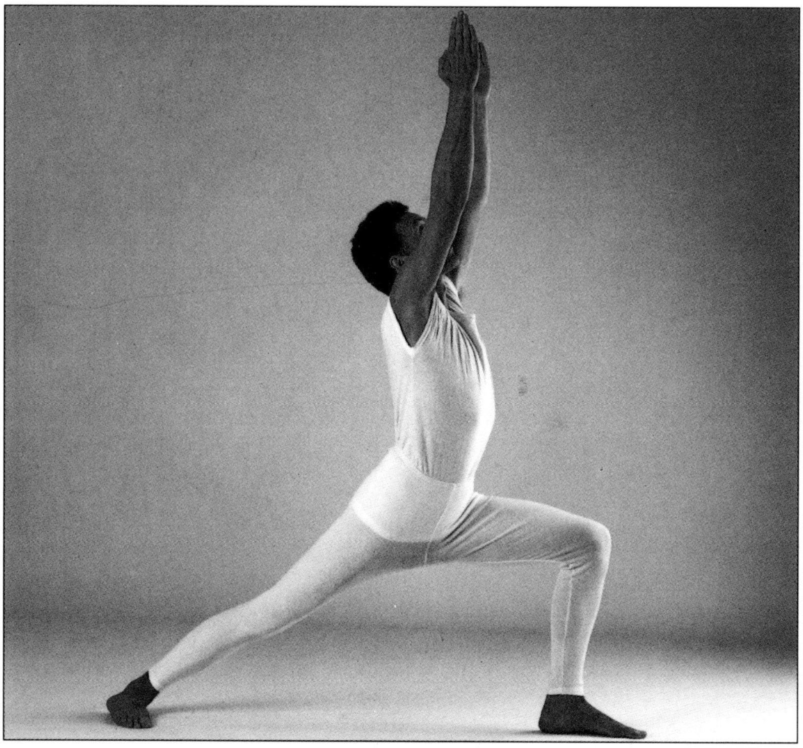

Heben Sie als nächstes die Arme hoch, und sehen Sie, ob die mittlere Linie ihres Körpers vom Schambein hinauf zum oberen Teil des

Brustbeins auch im Bereich des Brustbeins elastisch ist und sich leicht nach vorne wölbt. Das ist das Herz-Marma. Bringen Sie es ins Zentrum der Haltung, und sehen Sie, ob es dort rundum elastisch und dehnungsfähig ist. Achten Sie darauf, daß es ohne Muskelspannung geht und das Erlebnis entspannter Elastizität möglich wird. Die Stellung ist durchaus aktiv, aber nicht anstrengend. Versuchen Sie Druck, Anspannung und auch die Idee, daß Kraftaufwand nötig ist, aus dem Spiel zu lassen. Dies ist meiner Erfahrung nach für viele Menschen nicht nur am Anfang schwierig. Suchen und finden Sie einen Weg, wie es ohne Anstrengung geht und wie Sie dieses Marma elastisch, weich, fließend und dehnungsfähig in Ihre Vorstellung und Ausführung der Haltung integrieren können.

Übung 7: Hals
Auch die Vorder- und die Rückseite des Halses gelten in Yoga als entspannte Stellen. Fassen Sie mit einer Hand die Vorder-, mit der anderen die Rückseite Ihres Halses, und spüren Sie, ob er vom Brustkorb bis zum Kopfansatz weich ist. Versuchen Sie dann, den Kopf zur Seite zu drehen und den Hals vorne und hinten möglichst weich zu lassen.
Stellen Sie sich wieder mit abgebogenem vorderem Bein hin. Halten Sie das Becken jetzt in einer Linie zu den Beinen. Bauch und Brustkorb stehen parallel zur Wand, die Beine quer dazu. Um solche Richtungen vom Körper aus klar zu beschreiben, werden oft Himmelsrichtungen angegeben. Bauch- und Brustraum würden somit nach Osten zeigen, während das hintere Bein im Süden und das vordere im Norden steht. Der Rücken ist im Westen. Sie halten Arme und Beine elastisch auseinander Richtung Norden und Süden, Vorder- und Rückseite streben ebenfalls elastisch auseinander nach Osten und Westen. Dadurch entsteht im Rumpf das Gefühl für die Mitte, für den eigenen Standort, sozusagen die fünfte Richtung. Ist die Mitte klar, so werden die verschiedenen Richtungen sehr deutlich. Drehen Sie den Kopf nach Süden, also zur vorderen Hand. Gehen Sie dabei von der Erfahrung der Mitte aus.

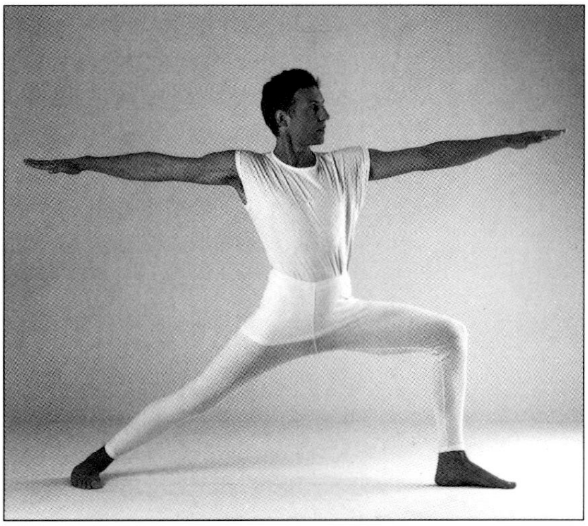

Im Alltag werden Bewegungen häufig zuerst über den Hals und erst dann vom übrigen Körper umgesetzt. In diesen Übungen versuchen wir das Umgekehrte: die Erfahrung aus dem Körper für die Orientierung im Raum zuerst einzubeziehen und die Bewegung des Halses und Kopfs daran zu orientieren. Um damit Erfahrungen zu sammeln, können Sie den Kopf vom Gesicht aus leicht nach vorne, vom Hinterkopf aus nach hinten, nach links und rechts bewegen. Biegen Sie den Hals auch einmal nach vorne und hinten, und kreisen Sie leicht. So lernen Sie die

Bewegungsmöglichkeiten kennen. Nehmen Sie jetzt wieder die vorherige Stellung ein, achten Sie auf die Oberschenkel, die Oberarme und die Flanken. Wenn Sie senkrecht stehen, können Sie an den Flanken gut ablesen, ob die Nord-Süd-Richtung im Rumpf und in den Armen und Beinen stimmt. Achten Sie vorne auf die Linie über Schambein-, Nabel- und Herzgegend (Brustbein) und die hintere Wirbelsäulenlinie. Wenn diese Voraussetzungen erfüllt sind, drehen Sie Ihren Kopf, ausgehend von den Erfahrungen im übrigen Körper, so, daß es paßt. Der Hals wird frei von Druck, und Sie können entspannt zu Ihrem Daumen nach vorne schauen.
In zwei weiteren Übungen können Sie die Elastizität und das Fließen in der Haltung erproben.

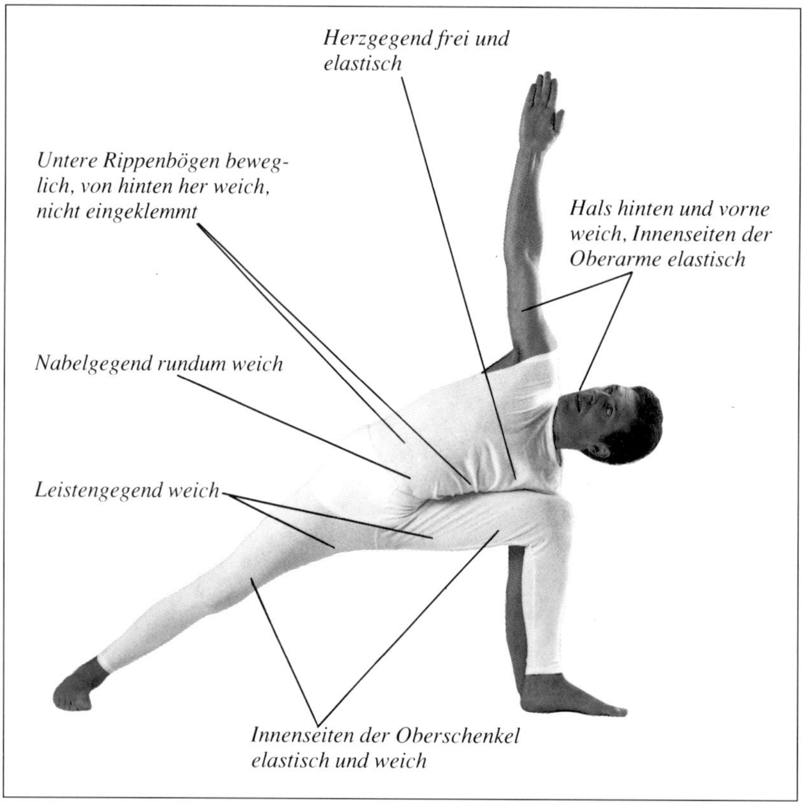

Übung 8

Drehen Sie in den Oberarmen, und biegen Sie dann die Ellbogen. Soweit das ohne Druck möglich ist, können Sie die Arme nach oben und die Hände zwischen die Schulterblätter nehmen. Halten Sie die Nabel- und Herzgegend flexibel, drehen Sie im Becken, und gehen Sie so weit in Richtung des vorderen Beins, wie es Ihre Blutgefäße an Oberarmen, Oberschenkeln und am Rücken erlauben. Achten Sie auf die Herz- und Bauch-Marmas. Diese sollten nicht an gedehnter Flexibilität verlieren und etwa eingeklemmt oder gequetscht werden. Gehen Sie mit dem Hals wieder so weit, wie es die Blutgefäße in Rumpf, Armen und Beinen zulassen. Gehen Sie nicht so weit, wie Sie es sich wünschen oder vorstellen, Sie setzen sonst Ihre Blutgefäße unter Druck. Entspannen Sie in dieser Stellung den Kopf und den übrigen Körper.

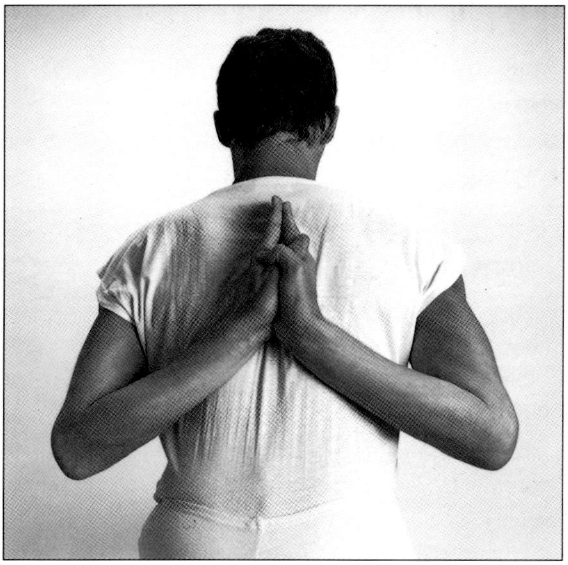

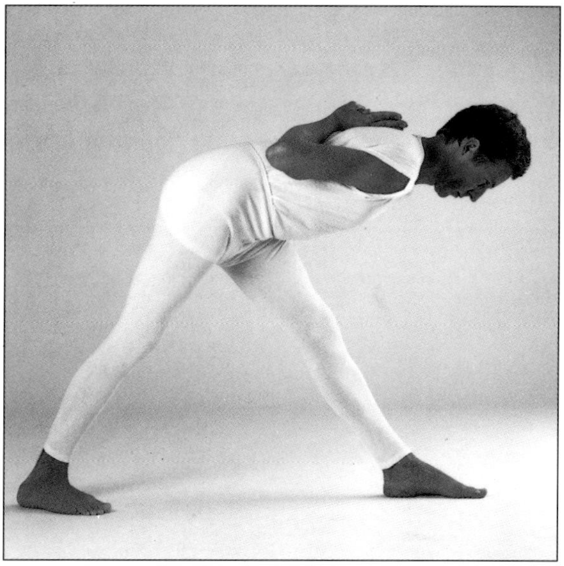

Übung 9

Stellen Sie die Beine ca. 1,2 bis 1,5 Meter auseinander, die Füße parallel, die Oberschenkel in derselben Richtung wie die Unterschenkel. So sind die Beine lang, flexibel und elastisch. Beugen Sie sich in den Hüftgelenken nach vorne, und schieben Sie das Becken nach hinten. Halten Sie Rücken und Vorderseite des Körpers gedehnt, und bringen Sie die Handflächen auf die Linie zwischen den beiden Füßen. Gehen Sie mit dem Kopf wiederum synchron so weit mit, wie es Ihre Mitte erlaubt. Nicht mit dem Kopf voraus.

Obwohl Ihr Körper in fast jeder Übung anders im Raum steht, können Sie, vom Rumpf ausgehend, miterleben, daß die Orientierung von der eigenen Mitte und vom inneren Raum her in allen Übungen gleichbleibt. Es verschieben sich lediglich die Schwerpunkte und die Richtungen, in denen das eigene Gewicht mehr oder weniger erlebt wird.

Übung 10a

Wenn Sie ein Bein anwinkeln, wird die Oberseite des Oberschenkels gedehnt, die Unter- und Innenseite ist weich und locker. Lassen Sie das andere Bein gerade. Beugen Sie sich jetzt im Becken nach vorne, und stellen Sie fest, ob der Oberschenkel des geraden Beins sich hinten und innen dehnen läßt. Lassen Sie auch hier die Oberseite locker. Gehen Sie nur so weit nach vorne, wie die Elastizität des Oberschenkels es Ihnen erlaubt, zerren Sie nicht, denken Sie an »glattstreichen«! Wenn Sie merken, daß es zu stark ist, oder wenn es schmerzt, gehen Sie wieder bis kurz vor diese Position zurück und halten Sie 30 bis 60 Sekunden aus. Kümmern Sie sich zuerst nur um die Beine. Wenn Sie nach einigen Tagen oder Wochen gut zurechtkommen, heben Sie den Brustkorb elastisch auf der Vorder- und der Rückseite und beobachten Sie, ob die

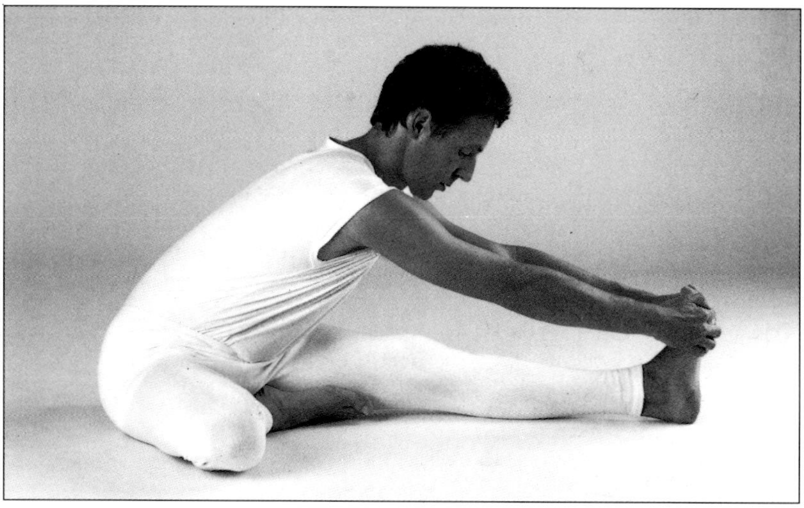

Gegenden zwischen den Schulterblättern und vorne am Brustkorb auch elastisch sind. Lassen Sie den Bauchraum von innen her locker, und ziehen Sie das Brustbein sanft nach oben. Fassen Sie Ober- oder Unterschenkel mit den Händen, die Oberarme sind dabei parallel und elastisch. Am Anfang wird es Ihnen leichter fallen, wenn Sie einen Gürtel oder ein Band nehmen. Halten Sie dann die Oberarme leicht abgewinkelt. Bleiben Sie 1 bis 2 Minuten auf jeder Seite.

Übung 10b

Nach einigen Wochen versuchen Sie dieselbe Übung, mit dem Oberschenkel in die andere Richtung gedreht. Halten Sie dabei Fuß und Unterschenkel des gebogenen Beines in einer Linie und nahe beim Oberschenkel. Bleiben Sie anfänglich mit dem Becken in der Luft, so lange, bis Sie durch langsames, gefühlvolles Üben erreicht haben, daß sich der Oberschenkel entspannt und glatt wird und so kein Druck aufs Knie entsteht.

Andernfalls bleiben Sie leicht am Boden. Achten Sie auf die Grenze zu Überdehnung und Überlastung des Knies, halten Sie kurz davor und

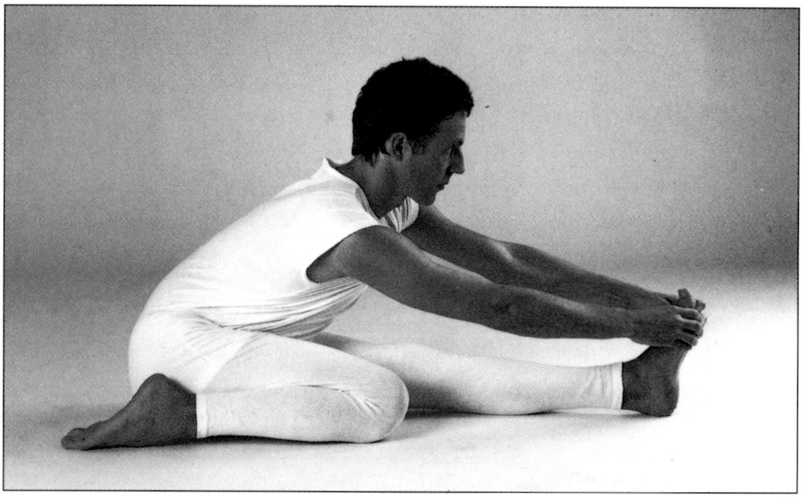

bleiben für 1 bis 2 Minuten auf beiden Seiten in dieser Position. Beugen Sie sich im Becken erst nach vorne, wenn sich der Oberschenkel genügend gedehnt hat. Viele Menschen brauchen für diese Bewegung einige Monate, möglicherweise sogar ein, zwei Jahre. Lassen Sie sich also Zeit. Die Übung ist sehr gut geeignet, um zu erkennen, welches Übungstempo Ihrem Körper entspricht. Halten Sie sich an dieses Tempo!

Übung 11

Als nächstes winkeln Sie ein Bein an. Bringen Sie die Ferse so nahe als möglich ans Gesäß heran, so weit es die Flexibilität des Oberschenkels zuläßt. Versuchen Sie dann auf der Seite des angewinkelten Beins, ausgehend vom Rücken, sich elastisch nach vorne zu bewegen. Besonders die Gegend zwischen den Schulterblättern, aber auch die ganze Seite den Rücken hinunter können Sie dehnen. Drehen Sie dann den Oberarm, winkeln im Ellbogen ab, wodurch der Arm nach hinten kommt.

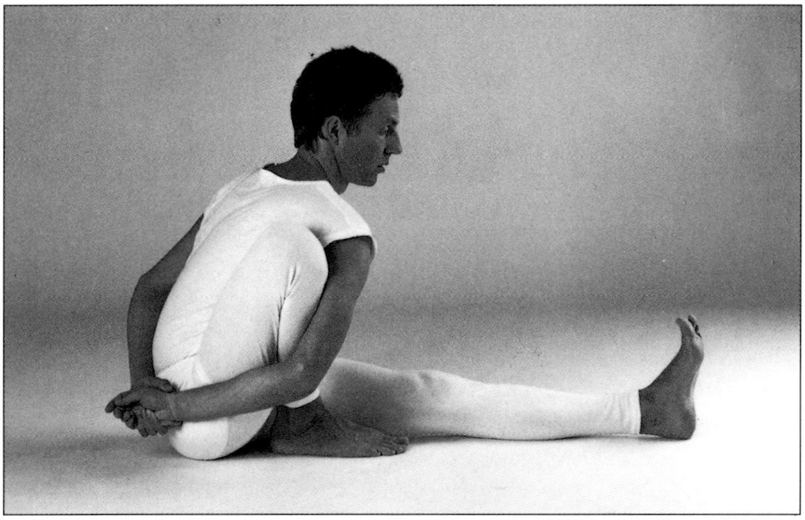

Üben Sie beide Seiten. Am Anfang versuchen viele, mit dem Oberarm gegen das Bein zu drücken. Sie können wahrscheinlich unter Berücksichtigung der Marmas schon erklären, weshalb das verkehrt ist: Die Blutgefäße des Oberarms und die Muskeln werden so gegen den Knochen des Beins gedrückt und möglicherweise abgeklemmt. Von »weich« und »elastisch« kann keine Rede mehr sein. Versuchen Sie die Rückenhälfte des abgewinkelten Beins und den Oberarm zu dehnen. Auf der anderen Seite ist der Brustkorb stärker gedehnt. Diese Dehnbewegung führen Sie als zweiten Schritt aus, wenn Ihnen der erste erlebnismäßig klar ist. Beobachten Sie, ob beide Rumpfhälften elastisch sind, obwohl die beiden verschieden gehalten werden. Sitzen Sie auf beiden Beckenseiten? Wenn nicht, setzen Sie sich wieder hin.
Auch diese Übung müssen Sie über einen längeren Zeitraum üben, bis sich die Flexibilität Ihres Körpers Millimeter um Millimeter flächig erweitert und Sie zu Ihrer unbehinderten persönlichen Dehnungsfähigkeit gelangen. Am Anfang können Sie einen Gürtel oder ein Tuch be-

nutzen, um mit den Händen zusammenzukommen. Mit der Zeit werden sich die Finger ohne Tuch berühren können, dann greifen langsam die Finger ineinander, bis sich am Schluß die ganzen Hände berühren. Wenn Sie täglich nur einen Millimeter vorankommen, kommen Sie in einem Monat schon 3 Zentimeter vorwärts! Bei vielen geht's sicher schneller. Nehmen Sie dieses Tempo jedoch als grobe Orientierung.

Übung 12

Halten Sie beide Beine so weit auseinander, wie die Oberschenkel es Ihnen erlauben. Drehen Sie die Oberschenkel etwas nach innen, so daß die Beine gerade sind. Bewegen Sie sich dann im Becken nach vorne. Versuchen Sie wiederum den Brustkorb gehoben zu halten, und greifen Sie mit den Händen an die Ober- und Unterschenkel. Zu dieser Übung gibt es nicht viel Neues zu sagen. Führen Sie die Übung nicht mit dem Hals oder Kopf aus, sondern mit dem Rumpf und den Oberschenkeln.

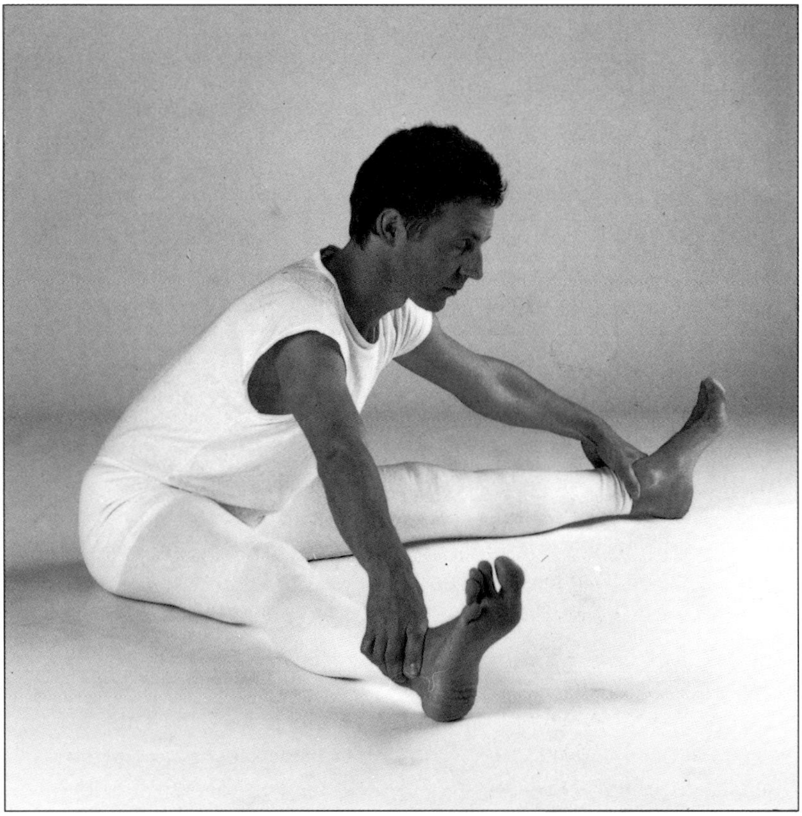

Übung 13a

Halten Sie dann die Beine wieder parallel. Beugen Sie sich wiederum im Becken, und heben Sie das Brustbein und den Brustkorb nach oben. Auch hier können Sie ein Band oder einen Gürtel nehmen und um die Füße legen. Das hilft Ihnen, den Brustkorb nicht fallen zu lassen. Achten Sie auf Oberschenkel, Oberarme, die Linie von der Nabel- bis zur Herzgegend und die vordere Seite des Brustkorbs.

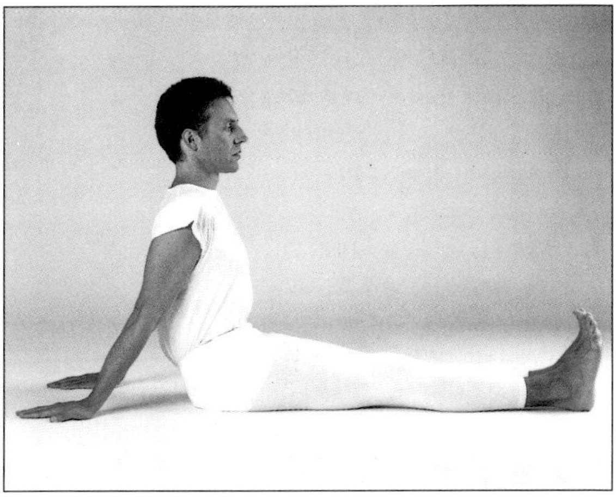

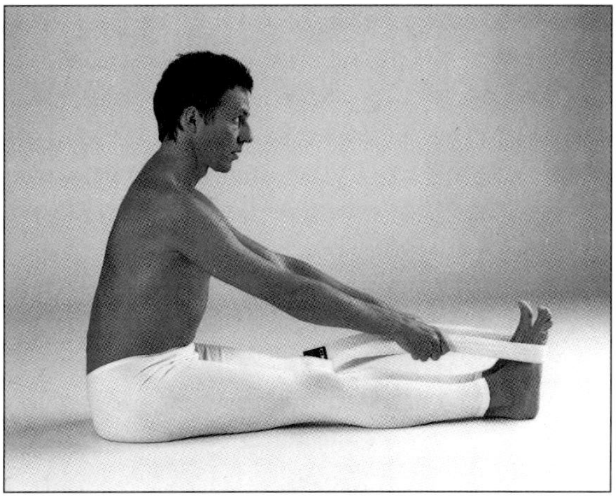

Übung 13b

Wenn Sie den ersten Schritt über einige Wochen geübt haben, können Sie die obige Übung mit zusätzlicher Betonung der Elastizität des Rückens üben. Beugen Sie sich im Becken, und sehen Sie, wie weit Sie nach vorne gehen können und der Rücken glatt bleibt. Nicht zerren! Schieben Sie auch dabei Ihren Brustkorb nach vorne. Nicht mit den Armen ziehen, sondern nur leicht die Arme nach vorne schieben. Halten Sie diese Position 2 bis 5 Minuten.

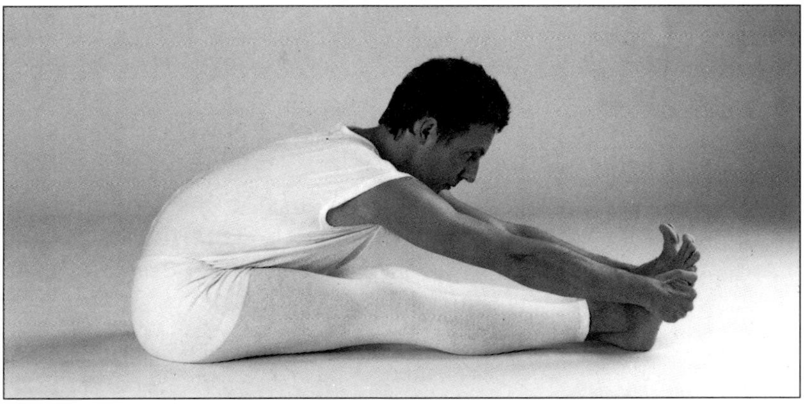

Legen Sie sich nach dem Übungszyklus wie gehabt 5 bis 15 Minuten hin.

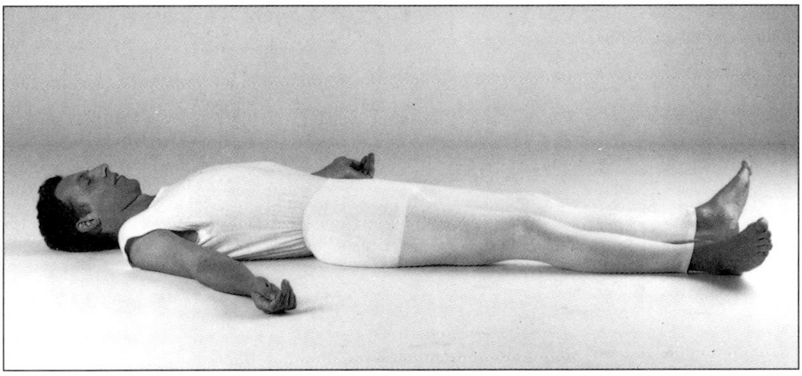

Es gäbe noch viele weitere Übungen, bei denen Sie an den Blutgefäß-Marmas beobachten können, ob Sie glatt und fließend, hart und unflexibel sind. Mit diesem Zyklus von Übungen im Stehen und im Sitzen legen Sie die Grundlage für die weiteren Übungen. Ich möchte nochmals in Erinnerung rufen, daß es bei den spezifischen Haltungen in Yoga um das geht, was ich »Smoothing« genannt habe und was nach indischer Vorstellung in Zusammenhang mit den Blutgefäßen steht, nicht um ein Strecken oder Dehnen von Muskeln geht und schon gar nicht um etwas noch Stärkeres wie das Auslösen von Dehnreflexen. Im Gegenteil: Mit den Übungen sollen viele Muskeln ihre Dehnungslänge erreichen, sich so entspannen, daß sogar die Blutgefäße im Inneren und die Haut sich elastisch dehnen. Es ist zunächst schwer vorzustellen, daß auch Entspannung ein relativ aktiver Zustand ist und nichts mit Sich-einfach-fallen-Lassen zu tun hat. Eine aktiv entspannte und innerlich dynamische Haltung wird von einer glatten, weichen und flächigen Hautoberfläche begleitet. Besonders die Übungen im Stehen werden Ihnen die Wahrnehmung der fließenden Bewegung und Haltung von den Zehen bis hinauf zu den Fingerspitzen ermöglichen. Da die Übungen gleichzeitig festen Stand, Halt im Becken und das Erlebnis von Kraft vermitteln, können Sie herausfinden und mit den Übungen erlernen, wie ein geglückter Ausgleich von fließend und stabil in den Haltungen möglich ist.

11.5 Übungen für sehr angespannte Blutgefäß-Marmas

Menschen mit sehr angespannten Blutgefäß-Marmas sollten zuerst lernen, die Spannung insgesamt zu reduzieren. Dies gilt auch für Menschen, die begleitend zu ärztlicher Betreuung etwas für die Reduktion ihres Blutdrucks tun wollen. Die vorstehenden Übungen sind dann sinnvoll, wenn der gesamte Spannungszustand in Richtung auf mehr Flexibilität und flächig-weiche, glatte Bewegungen und Haltungen verändert ist. Gehen Sie bei angespannten Blutgefäß-Marmas nach folgenden Schwerpunkten vor:

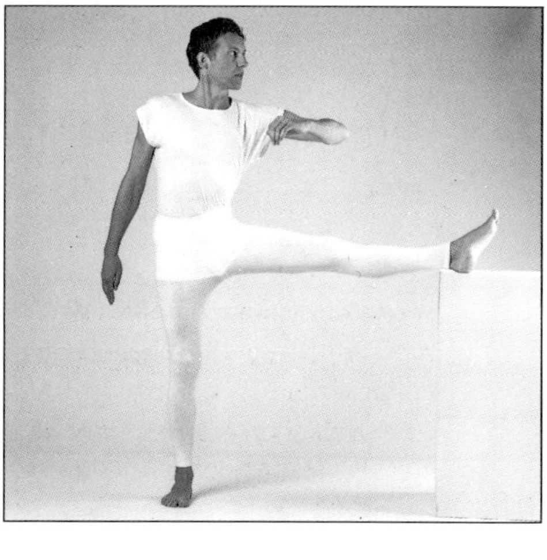

1 Oberschenkel

Lernen Sie, einen Kontrast im Spannungszustand zwischen den beiden Oberschenkeln herzustellen. Stellen Sie sich auf ein Bein, legen Sie das andere Bein ganz passiv auf einen Tisch o. ä. Spüren Sie mit den Händen und auch direkt in den Oberschenkeln einen Kontrast zwischen dem relativ angespannten Standbein und dem lockeren oben liegenden Bein.

2 Oberarme
Stützen Sie sich mit beiden Armen gegen die Wand, schieben Sie die Arme von der Wand weg, und beobachten Sie, ob Sie in den Oberarmen weich und elastisch sind.
Nehmen Sie auch einen Arm nach oben, und tasten Sie mit der anderen Hand, ob Sie im Oberarm weich und elastisch sind.

3 Brustkorb hinten und vorne
Führen Sie die obigen Übungen aus, und achten Sie einmal auf den Brustkorb hinten, einmal auf den Brustkorb vorne. Lassen Sie sich Zeit. Üben Sie genau, jede Stelle links und rechts, vorne und hinten extra.
Knien Sie sich nieder, eventuell legen Sie ein gerolltes Handtuch unter die Fußgelenke, solange die Fußsohlen und Waden nicht weich genug sind. Oder Sie setzen sich auf eine Decke, wenn die Vorderseiten der Oberschenkel nicht weich sind.

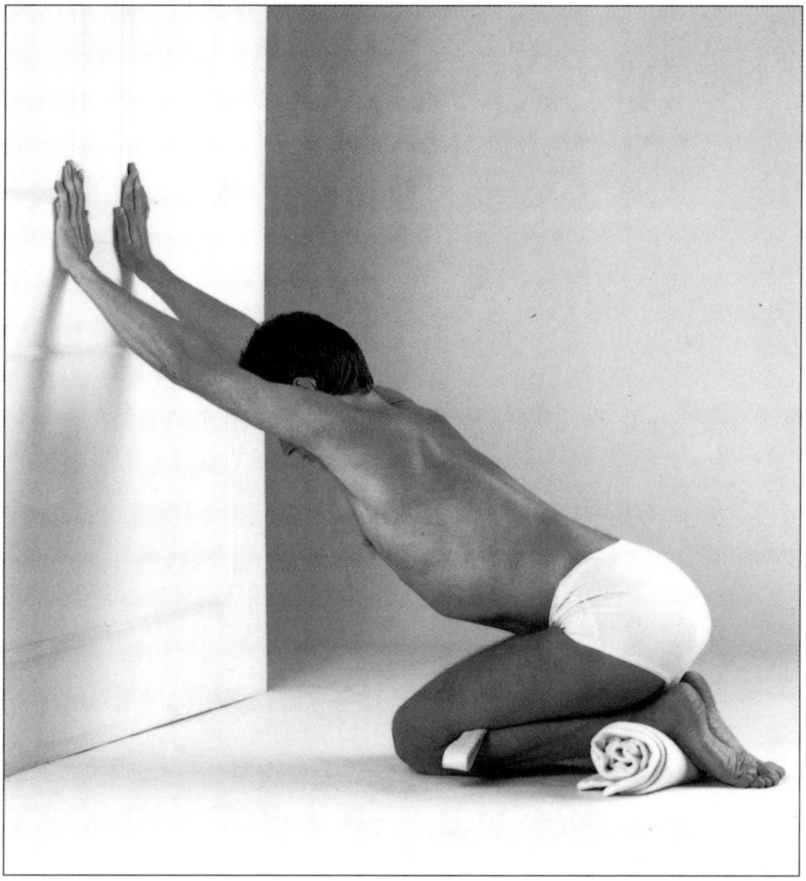

Wenn der Rücken nicht weich genug ist, legen Sie eine Rolle oder ein großes Kissen zwischen Beine und Brustkorb. Legen Sie die Arme höher, wenn Oberarme und Vorderseite des Brustkorbs nicht weich sind. Schieben Sie die Arme wie angegeben nur wenig nach vorne, so daß die Haut leicht gezogen wird und Oberarme und Brustkorb sich etwas dehnen.

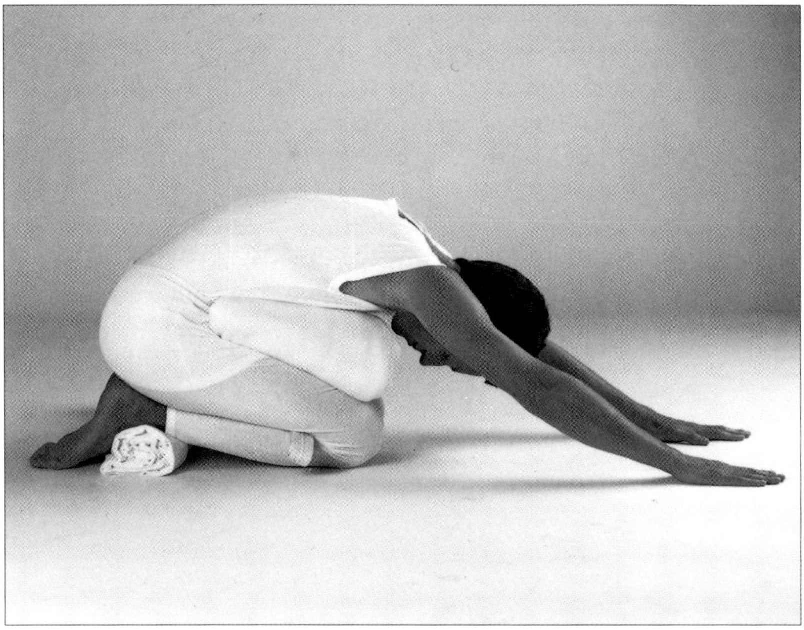

4 Oberarme und Oberschenkel
Üben Sie auch die Übungen 4, 5, 6 von Kapitel 10 und die Übung 19 von Kapitel 9 für die Oberarm- und Oberschenkelblutgefäß-Marmas.

5 Oberschenkel und Brustkorb
Benützen Sie in der Entspannungsstellung die Variante mit der Unterstützung unter den Knien, so dfaß besonders die Oberschenkel locker werden. Nehmen Sie auch ein oder zwei Decken unter Brustkorb und Kopf, so daß die Gegend zwischen Schulterblättern und Wirbelsäule weich und elastisch liegt.

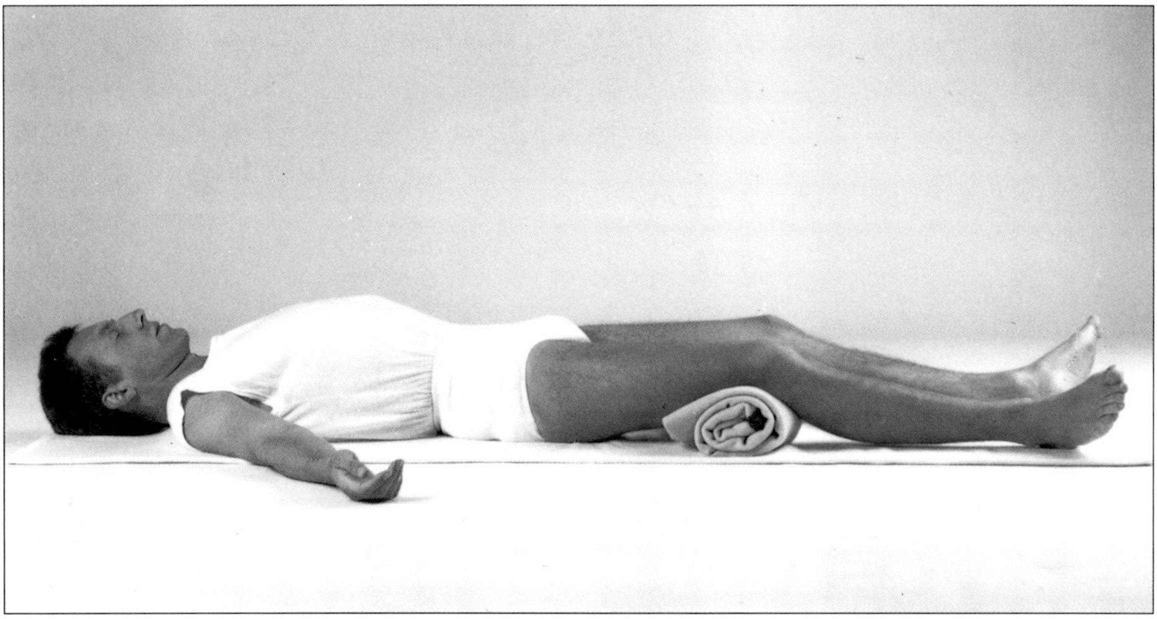

6 Herz

Versuchen Sie ab und zu im Liegen zu beobachten, ob Sie Ihr Herz spüren. Falls es direkt nicht geht, spüren Sie über außen mit den Fingern. Lernen Sie mit der Zeit, die nicht so aufdringlichen Impulse und Regungen Ihres Herzens zu spüren.

7 Alle Blutgefäße

Üben Sie die Übungen der Muskel-, Sehnen-, Knochen- und Gelenk-Marmas sehr genau. Über diese Orte wird Ihnen der Zugang zu Ihren Blutgefäß-Marmas über Wochen, Monate und Jahre eröffnet werden. Üben Sie Shavasana (siehe Kap. 14).

12

BEGEGNUNG MIT DER INNEREN SONNE

Der folgende kurze Übungszyklus geht auf einen weiteren wichtigen Aspekt der Yoga-Übungen ein: die dynamischen, schnellen Bewegungen, die es in Yoga auch gibt. Sie werden Vinyasa genannt und sind eine Folge oder Serie von Asanas, die in raschem Rhythmus ausgeführt werden.

Der in diesem Kapitel vorgestellte Übungszyklus (Vinyasa) wird oft als »Surya Namaskara« bezeichnet, im modernen Unterricht bei B. K. S. Iyengar heißt er »Jumpings«, Übungen in Bewegung. »Namaskara« ist eine Begrüßungsfloskel und bedeutet soviel wie grüß Gott, guten Tag, auf Wiedersehen, meine Verehrung etc. Surya (oder Agni) ist die Sonne, das, was warm und hell macht und dies aus sich heraus ermöglicht. In der vedisch-brahmanischen Mythologie sind Surya, Vayu und Soma – Sonne, Wind und Mond – drei wichtige Götterfiguren. So wie die Sonne die Erde erhellt und wärmt und der Mond sie kühlt, beruhigt und Feuchtigkeit bringt, so ist die Sonne im Herzen das, was den Geist des Menschen erhellt, und der Mond bringt die Beruhigung des Geistes.

Der Übungszyklus »Surya Namaskara« wird in Indien häufig bei Sonnenaufgang geübt. Surya ist jedoch nicht nur die Sonne an sich, sondern alles, was Hitze abgibt, kann damit bezeichnet werden, also auch das Feuer im Herd oder das Feuer im Menschen.

Aus der Sicht von Yoga und Ayurveda ist mit Sonne und Feuer immer das Feuer im Menschen gemeint, das sogenannte Verdauungsfeuer im Bauchraum (Jatharagni), derjenige psychosomatische Anteil im Menschen, der sowohl die Körpertemperatur als auch den Verdauungsprozeß reguliert. Dieser Prozeß ist von tageszeitlichen Veränderungen in Zusammenhang mit der Ernährung und von jahreszeitlichen Veränderungen des Sonnenzyklus abhängig. Im Winter führt die körpereigene Temperaturregulation zur Erzeugung von mehr Wärme als im Sommer. Der Körper stellt sich auf die Gegebenheiten und jahreszeitlichen Schwankungen ein. Menschen, die in Großstädten in Häusern mit Zentralheizung leben, sind sich dessen nicht mehr so bewußt wie Menschen, welche die Jahreszeiten noch hautnah erleben. Dieses zentrale Feuer (Agni) ist eine ausgesprochen wichtige Größe in Ayurveda. Erlischt es, so stirbt der Mensch und wird kalt. Die Übungen des »Surya Namaskara« dienen der Wahrnehmung, der Pflege und der sinnvollen Mitgestaltung dieses inneren Feuers. Die indische Medizin unterteilt das »Agni« in fünf große Gruppen: Sadhaka Pitta (oder Agni) beispielsweise ist hauptsächlich im Herzen lokalisiert und gibt Selbstvertrauen, Weisheit, Antriebskraft etc. Andere Agnis sind auf der Haut oder in den Augen lokalisiert. Agnis sind ölig, warm, leicht, kräftig, fließend, scharf etc. Sie haben diese Eigenschaften schon im Kapitel 5 kennengelernt. Scharfe, klare Wahrnehmungen, präzise Gedanken, kraftvolle Entscheidungen werden also ebenfalls durch Agni ermöglicht. Da die Übungen in einem recht schnellen Tempo ausgeführt werden, sind Konzentrations- und Wahrnehmungsfähigkeit gefordert. Präzise, klare Übergänge von einer Phase der Übung zur nächsten, klare Bewegungsvorbereitung, Durchführung, schnelle Wahrnehmungen und scharfsinnige Entscheidungen sind nötig. Der Übungsablauf ist relativ einfach, kann jedoch genauer oder weniger genau ausgeführt werden. Alles, was Sie über die Marmas gelernt haben, können Sie in diese Übungsfolge integrieren. Ich beschreibe zuerst die Übungssequenz und gebe dann Hinweise auf vorbereitende Übungen.

12.1 Übungsablauf

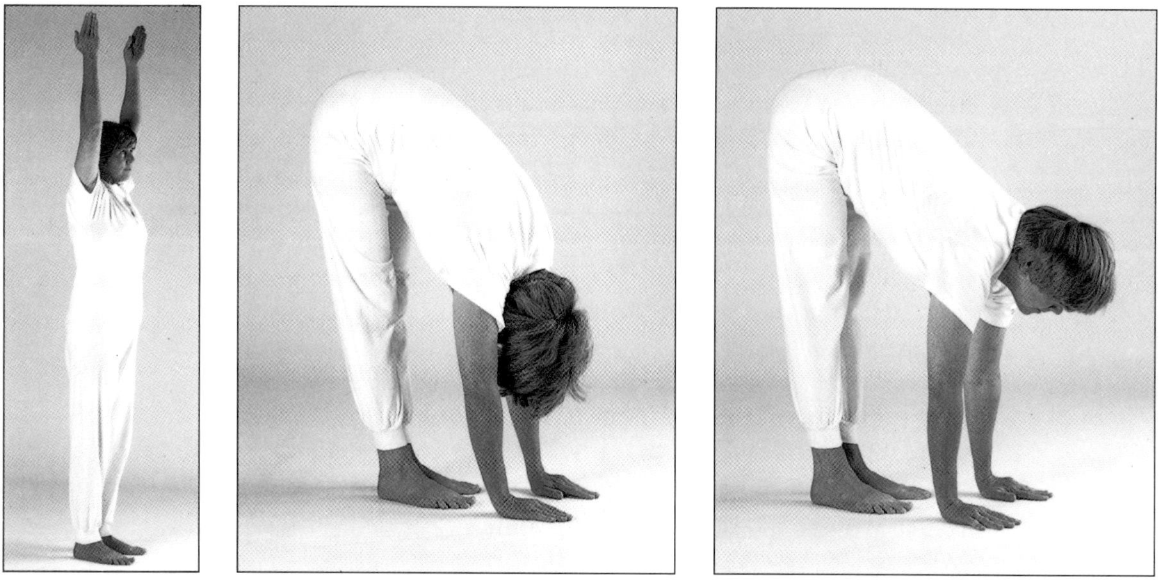

Phase 1
Stellen Sie sich gerade hin, heben Sie die Arme über den Kopf nach oben.

Phase 2
Beugen Sie im Hüftgelenk, und bringen Sie die Handflächen zum Boden. Solange sich Ihre Muskeln nicht genügend dehnen lassen, können Sie in den Knien leicht nachgeben.

Phase 3
Schieben Sie das Brustbein nach vorne, und belasten Sie Ihre Arme mit Gewicht.

Phase 4

Bringen Sie die Beine nach hinten. Ich empfehle Ihnen, anfangs einen Schritt mit einem Bein nach hinten zu machen und dann das zweite Bein nachzuziehen. Lernen Sie, die Schritte genau so groß auszuführen, daß die Zehen am Boden bleiben, das Sehnen-Marma zwischen der großen und der zweiten Zehe ebenfalls am Boden und mit Gewicht belastet ist. Achten Sie darauf, daß Arme, Schultern und Achselhöhlen dabei nicht wackeln. Am Anfang werden Sie die Ihnen entsprechende Schrittgröße noch nicht genau einschätzen können. Mit der Zeit kennen Sie Ihre Körpergröße von den Schulterblättern bis zum Becken und den Fersen sehr genau.

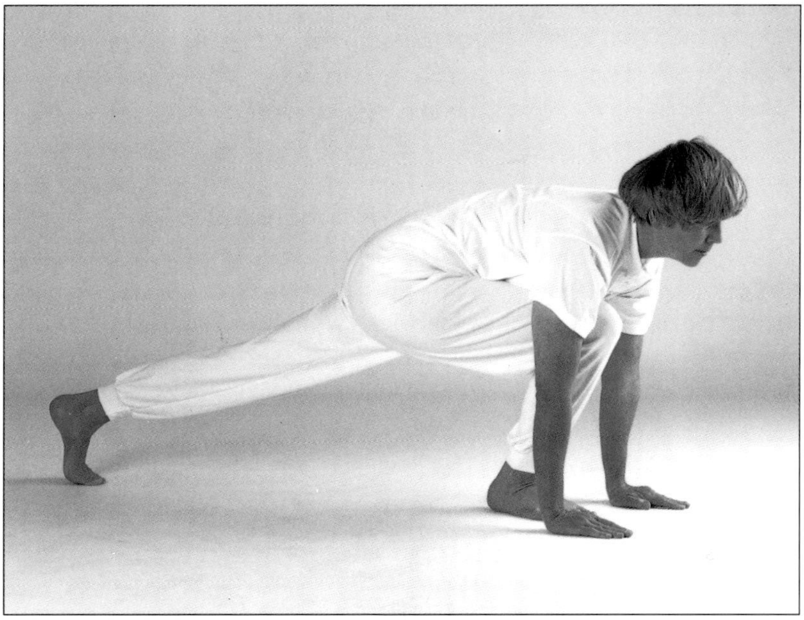

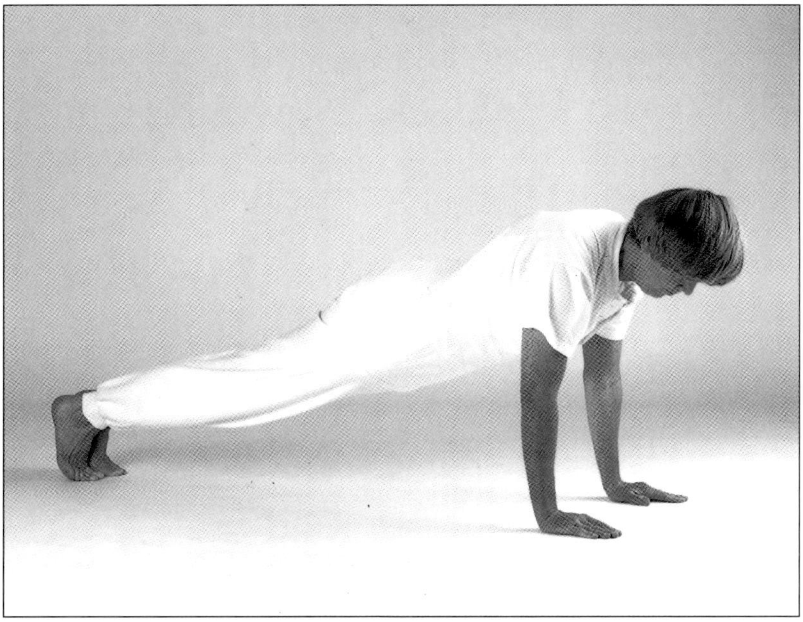

Phase 5

Beugen Sie dann die Arme. Halten Sie dabei die Arme parallel zum Brustkorb. Am Anfang wird Ihnen das schwierig vorkommen. Viele Frauen, aber auch Männer, haben mit dieser Phase zunächst Mühe. Lernen Sie, die Sehnen-Marmas der Hände, Oberarme und Achselhöhlen zu benützen, und Sie werden merken, wie einfach die Übung geht.

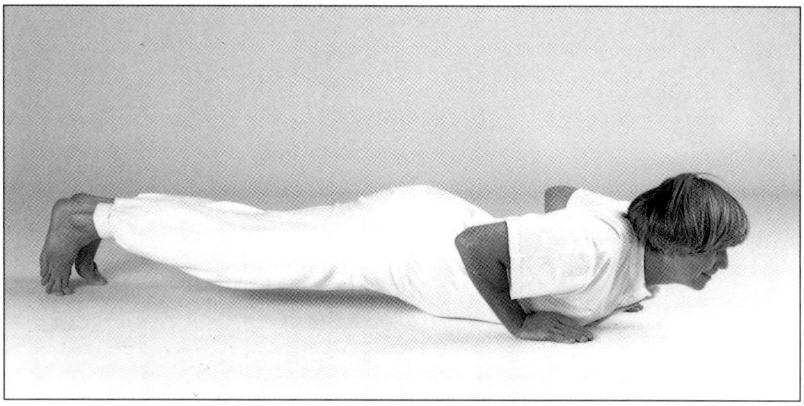

Phase 6

Heben Sie das Brustbein nun mit einer leichten Drehung nach oben, und stoßen Sie von den Schulterblättern aus die Arme gegen den Boden, bis sie durchgestreckt sind. Achten Sie darauf, daß die Hauptspannung vorne im Rumpf liegt, also vom Schambein hinauf zum oberen Ende des Brustbeins. Spannen Sie im Rücken nicht an, versuchen Sie ihn möglichst locker zu lassen. Eine fortgeschrittene Variante ist es, die Füße dabei abzubiegen und die Oberseite zu belasten.

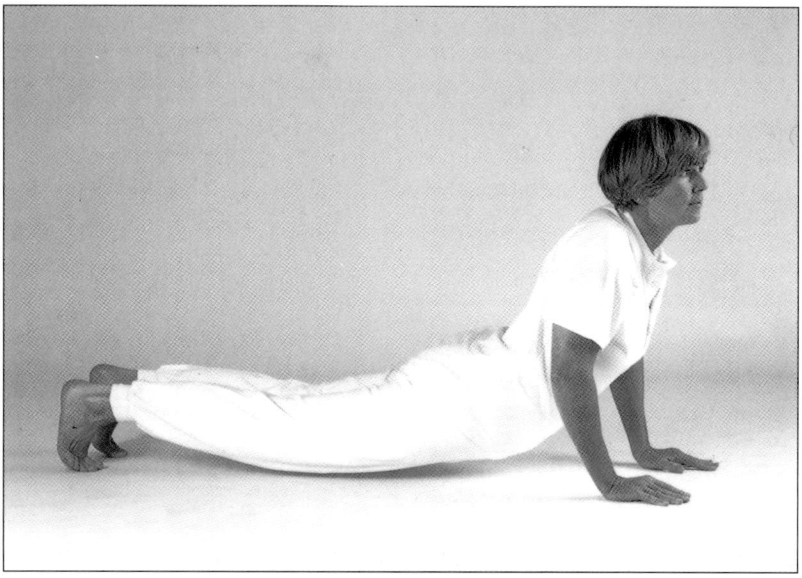

Phase 7

Schieben Sie das Becken zurück, und rollen Sie dabei die Füße schnell wieder zurück auf die Zehenfläche der Fußsohle. Achten Sie darauf, daß die Füße nicht zu nahe stehen. Dehnen Sie jetzt die hintere Seite Ihres Körpers.

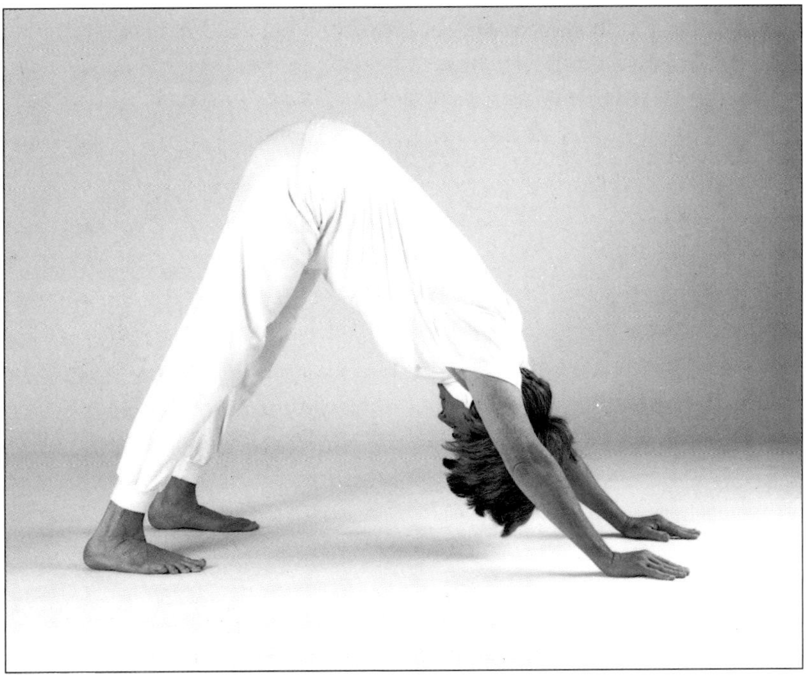

Phase 8

Gehen Sie zunächst in zwei Etappen, später mit einer dynamischen Bewegung in die Hocke.

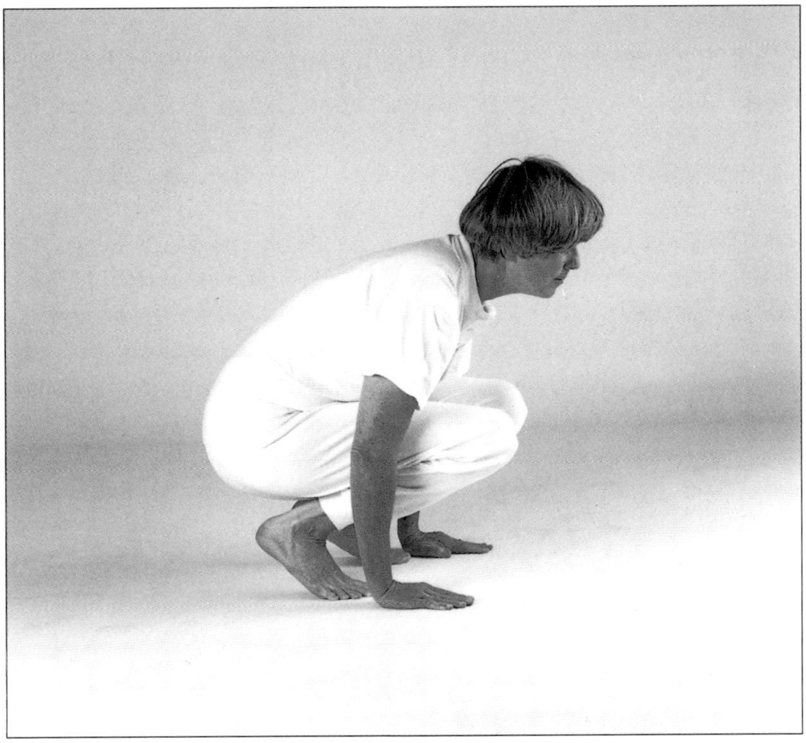

Phase 9 (wird zu Phase 1)
Kommen Sie nun von der Hocke aus wieder hoch. Schieben Sie dazu das Becken hoch, bis die Beine gestreckt sind. Rollen Sie dann langsam den Rumpf auf, bis Sie wieder stehen. Damit ist der Zyklus abgeschlossen, und Sie können wieder von vorne beginnen.

Wenn Sie viel Sport treiben, achten Sie weniger auf die Muskeln als zunächst vielmehr auf die Sehnen-Marmas an Händen, Oberarmen, Achselhöhlen, Oberschenkeln und Zehen. In einer nächsten Phase beziehen Sie dann zuerst die Gelenk-, dann die Knochen-, dann die Muskel- und zuletzt die Blutgefäß-Marmas an den Oberarmen, Oberschenkeln und am Rücken mit ein.
Menschen, die sportliche Betätigung nicht gewohnt sind oder eine negative Einstellung dazu haben, tendieren möglicherweise dazu, diese Übungen als zu sportlich abzutun. Sie gehören jedoch zum normalen Fundus von Yoga-Übungen. Es ist wichtig, sie nicht »sportlich« auszuführen, das heißt, Genauigkeit der Ausführung ist wichtiger als die Zahl der durchgeführten Zyklen. Die fünf Marma-Gruppen müssen adäquat benutzt werden: Wenn Sie die Übungen schneller ausführen, springen Sie weniger, das heißt, Sie stoßen sich weniger vom Boden ab, Sie bewegen sich dann dynamischer aus dem Körper heraus und setzen weniger die Muskeln zu Arbeit und Leistung ein (und tragen damit »fremde Gewichte«), als daß Sie Ihr eigenes Gewicht klug und mit Vertrauen in die Dynamik des eigenen Körpers (Sehnenorte, Knochenorte, Blutgefäßorte etc.) gebrauchen.
Es ist ganz wichtig, daß Sie ausprobieren, ob Sie die Gegenden oberhalb der »eigenen Sonne«, also Arme und Brustkorb, ebenfalls mit dem eigenen Gewicht, das ja über das Agni ernährt und warm gehalten wird, belasten können wie die Gegenden unterhalb, also die Beine und das Becken. Achten Sie auch darauf, ob beide Bereiche von der Mitte, also vom Bauchraum, aus bewegt werden können.
Im Laufe der Übung wird das Gewicht verlagert und verschoben, und zwar bis zum Höhepunkt in Phase 5 nach oben in Richtung Brustkorb und Arme. In Phase 2 bis 4 wird die Gewichtsverlagerung allmählich vorbereitet und gesteigert. Ab Phase 5 verschiebt sich das Gewicht wieder nach unten, also zum Becken und zu den Beinen hin: In Phase 6 ist das Becken tiefer als der Brustkorb, und das Brustbein wird vom Schambein aus nach oben gehoben. In den Phasen 7 und 8 wird das Gewicht mehr und mehr ins Becken und auf die Beine zurückgeholt, bis es in der Ausgangshaltung wieder hauptsächlich vom unteren Bereich getragen wird. Wenn Sie mit der Zeit lernen, die bedeutsamen Marmas systematisch einzubeziehen, so erfahren Sie, daß Ihnen die Übungen immer leichter fallen. So wie die Sonne die Pflanzen zum Leben erweckt, so spüren Sie, wie Ihre »innere Sonne« Sie unterstützt. Üben Sie so, daß Sie leicht ins Schwitzen kommen, Ihre Atmung aber immer unbehindert fließt. Probieren Sie 5 bis 10 Durchgänge zu erreichen. Steigern Sie später die Zahl. Vergessen Sie aber keinesfalls Ihre Atmung!

Atmen Sie wie folgt:

Phase 1: einatmen
Phase 2: ausatmen
Phase 3: einatmen
Phase 4 und 5: ausatmen
Phase 6: einatmen
Phase 7 und 8: ausatmen
Phase 9 (= Phase 1): einatmen

Wenn Sie keine Probleme mit der Atmung verspüren, halte ich es für besser, der Atmung freien Lauf zu lassen und zu lernen, unabhängig von den Bewegungen und dem Bewegungsrhythmus frei zu atmen. Finden Sie Ihren Bewegungsrhythmus, bei dem Atmung und Bewegung Hand in Hand gehen und Sie nicht einer schematischen, willkürlich gesteuerten Atemfolge nachgehen!
Es gibt eine ganze Reihe Varianten dieser Grundübung: Manche kehren von Phase 6 wieder zurück in Phase 5, und erst dann folgt Phase 7. Auch wird in Phase 8 mitunter nicht in die Hocke gegangen, sondern Phase 3 und 2 wiederholt. Ich habe bei mehreren Lehrern die oben beschriebene Variante kennengelernt; sie ist von mittlerem Schwierigkeitsgrad. Eine einfachere Variante davon ist in Indien sehr verbreitet, daraus entnehme ich einige vorbereitende Übungen.

12.2 Vorbereitende Übungsphasen

Wenn Ihnen die Übung schwerfällt, können Sie sich folgende Phasen etwas erleichtern.

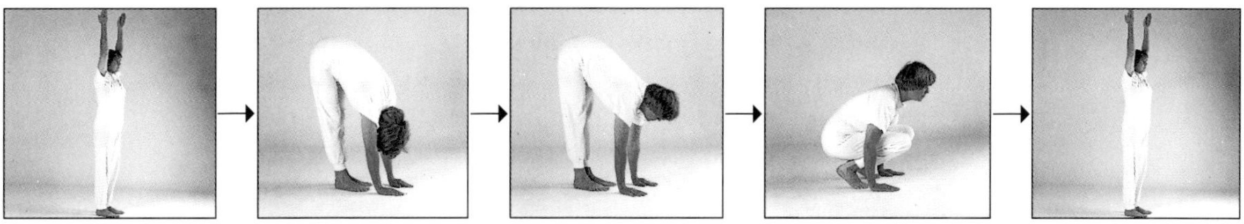

Einige habe ich schon angedeutet. Beginnen Sie mit Phase 1, lassen Sie aber vorerst die Arme seitlich des Körpers hängen. Heben Sie dann die Arme hoch, beugen Sie sich dann im Becken nach vorne, und belasten Sie das Brustbein. Gehen Sie dann direkt in die Hocke, und beginnen Sie wieder von vorn. In Phase 2 und 3 können Sie die Knie leicht beugen, so daß die Gewichtsverlagerung in den Oberkörper möglich ist. Einen weiteren vorbereitenden Ablauf sehen Sie auf den untenstehenden Bildern. Wiederholen Sie diese Übungsfolge 6 bis 10mal.

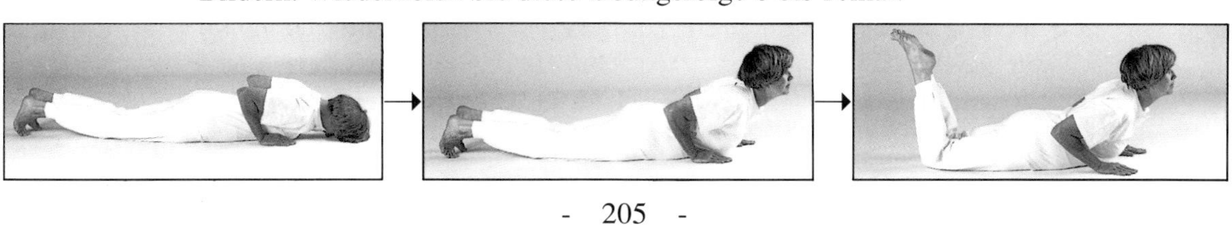

Phase 4 können Sie anfänglich in zwei Schritten ausführen, später schieben Sie von den Schulterblättern und vom Becken aus die Beine mit einer rutschenden, flüssigen Bewegung nach hinten.
In Phase 5 können Sie zunächst auf die Knie kommen und das Becken dann zurückschieben. Höhe und Bogen, um nach vorne zu kommen, wählen Sie frei. Es ist auch Ihnen überlassen, wie weit Sie nach vorne gehen wollen. Suchen Sie eine Variante, bei der Sie sich nicht überfordern, trotzdem aber vorankommen. Im Laufe der Wochen und Monate werden Sie lernen, die Bewegungsbahnen zu verändern.

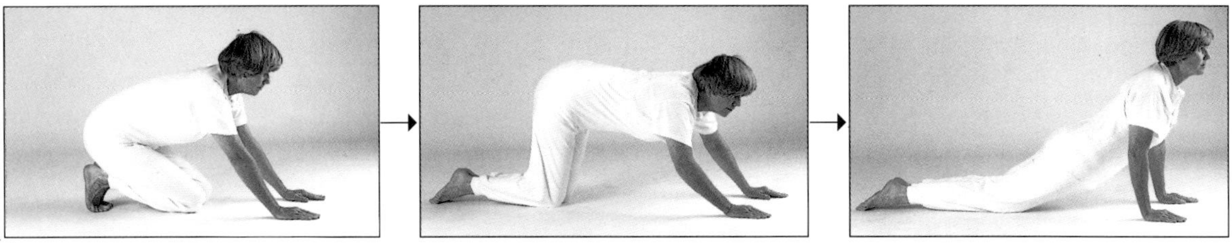

In Phase 6 können Sie ebenfalls die Knie beugen und die Beine nacheinander knapp 1 Meter breit auseinanderstellen (Phase 7).

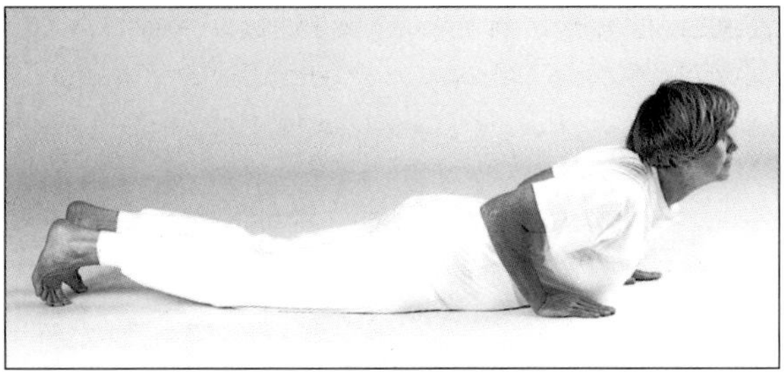

Den folgenden kleinen Ablauf können Sie in den Gesamtablauf einbauen oder einzeln üben:

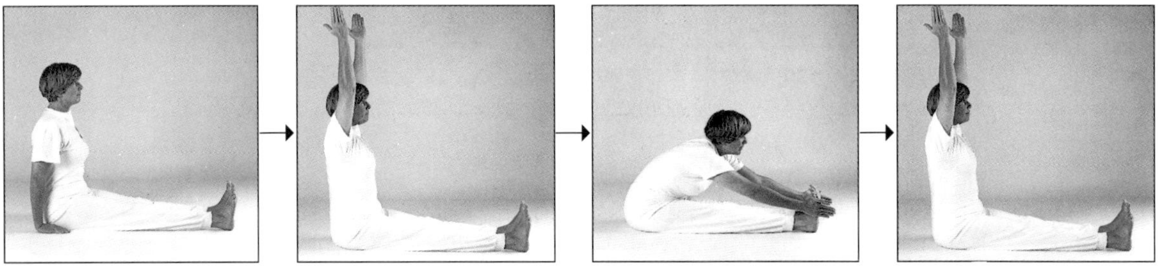

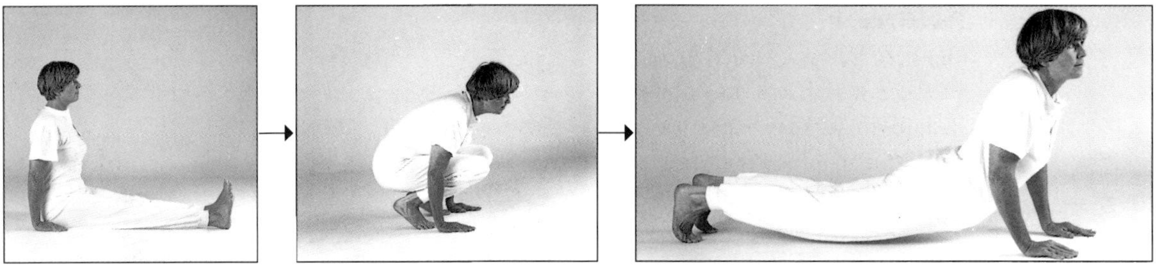

Wenn Sie morgens üben, ist es gut, vorher die obigen Übungen zu machen. Eine andere Möglichkeit ist es, ganz langsam und wachsam für die vitalen Marmas zu beginnen, daß diese – wie die Lebewesen bei Sonnenaufgang – erwachen und dynamisch werden, Sie Zeichen begin-

nender Dynamik empfangen und dementsprechend Geschwindigkeit und Intensität der Phasen steigern. Wenn Sie merken, daß durch die Wärme Müdigkeit und Steife im Körper vergehen, können Sie, angelehnt an diese im Körper ablaufenden Prozesse und nicht dominiert von Ihren Vorstellungen im Kopf, die Übungen gestalten.
Auf diese Weise wärmen Sie sich in und mit den Übungen auf. Im Herbst und Winter ist es sehr sinnvoll, diese Übungen regelmäßig auszuführen. Sie spüren so die Stärke Ihrer »Sonne«, Ihres »Feuers«, pflegen es und unterstützen es und bekommen von ihm Unterstützung.

12.3 Fehlerhafte Haltungen

Ich will noch einige fehlerhafte Haltungen beschreiben und zeigen, was Sie wie verbessern können.

Zu Phase 1
Gehen Sie, wie Sie es in den Kapiteln Knochen und Muskeln gelernt haben, von den Schulterblättern aus, um die Arme nach oben zu schieben, das heißt, heben Sie die Handflächen ohne Kraft. Drehen Sie nicht den Brustkorb, sondern in den Schulterblättern, und heben Sie die Arme so, daß die Achselhöhlen (Sehnen-Marma) und der Brustkorb vorne (Muskel-Marma) aktiv in die Bewegung einbezogen werden. Ihre Atmung wird dadurch aktiviert, der Brustkorb gerät in Bewegung, öffnet sich, und das Brustbein wird nach oben gehoben.

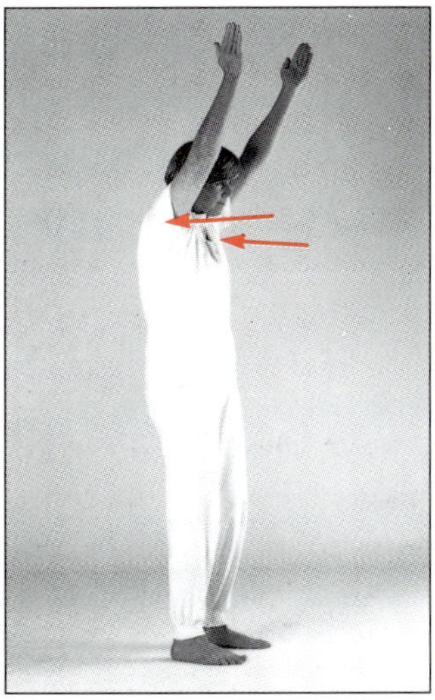

falsch

Zu Phase 2
Dehnen Sie den hinteren Teil des Körpers von den Beckenkanten über die Schulterblätter, und lassen Sie den Kopf locker hängen.

Zu Phase 3
Dehnen Sie die Vorderseite des Rumpfs, vom Schambein bis zum Brustbein. Bringen sie die Schulterblätter in eine Position, aus der heraus Sie das Brustbein nach vorne (von außen gesehen) bzw. oben (vom Körper her gesehen) bringen können. Bereiten Sie die Arme auf das Gewicht vor, das heißt, verlagern Sie langsam einen Teil des Gewichts auf die Arme. Handflä-

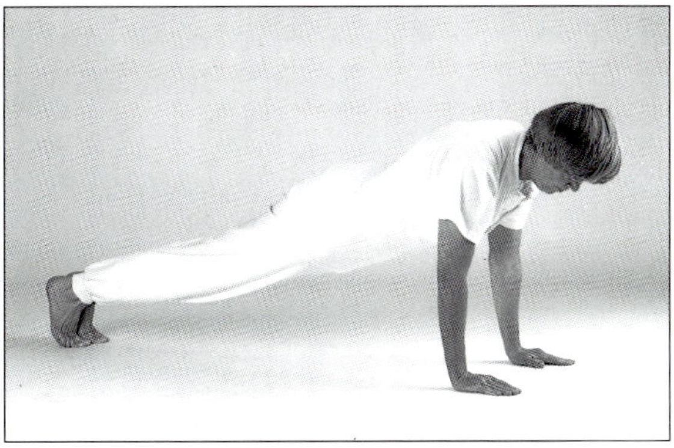

chen flach am Boden, Sehnen-Marma zwischen Daumen und Zeigefinger belastet, Achselhöhlen aktiv. Mit diesen Vorbereitungen ist es Ihnen möglich, den Kopf leicht zu heben. Heben Sie nicht mit Kraft vom Kopf aus.

Phase 5

Ihr Körper sollte parallel zum Boden eine gerade Linie bilden. Arme und Hände stehen nahe am Körper, diese Haltung heißt auch Krokodilstellung: Ein Krokodil hat nur kleine Beine nahe am Körper, ist auf der Unterseite flach und glatt, bewegt sich nur wenig über dem Boden und kann das Becken nicht drehen. Die Wirbelsäule geht gradlinig in den Schwanz über.

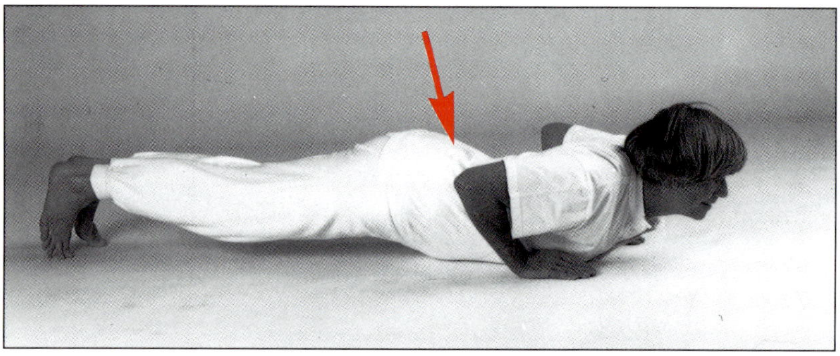

falsch: Darmbeinstacheln gehören nach vorne geschoben

Phase 6

Hier wird häufig die Hinterseite des Körpers statt die Vorderseite gedehnt. Dadurch entsteht ein Knick in der Wirbelsäule. Versuchen Sie, vorne vom Schambein bis zum Brustbein hochzuziehen und die Schulterblätter gegen die Arme zu schieben. (Da der Boden nicht wegzuschieben ist, wird dadurch der Brustkorb hochgehoben.)

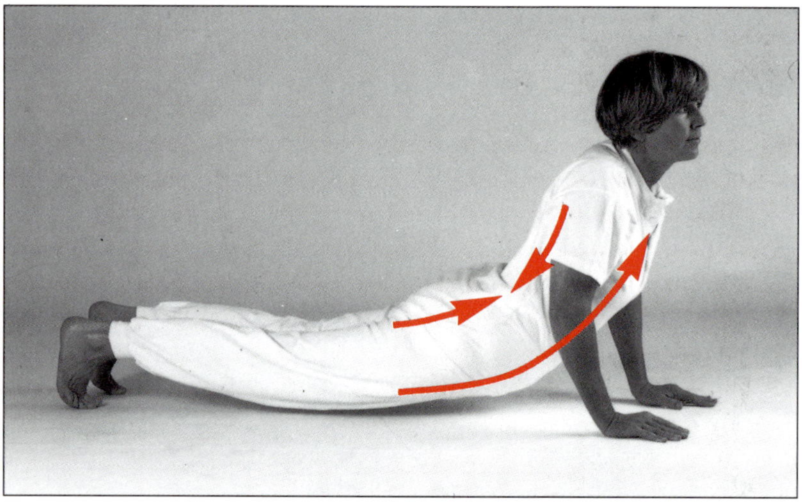

falsch: Rücken/Wirbelsäule zusammengedrückt
richtig wäre: Oberschenkel und Waden strecken, Darmbeinstacheln nach oben schieben, vom Schambein über die Nabelgegend zum Brustbein nach oben ziehen

Phase 7
Diese Phase ist nicht schwer. Schieben Sie das Becken nach hinten. Dehnen Sie den Rücken, von den Beckenkanten über die Schulterblätter bis zu den Händen. Sehr bewegliche Menschen ziehen mitunter nicht auf dieser Linie, sondern drücken die Schulterblätter nach unten statt nach vorne.

12.4 Dynamik und Spannung

Dieser Übungsablauf ist deshalb so dynamisch, weil dabei der Körper in verschiedene Richtungen gespannt wird. Das Erlebnis dieser bogenartigen Spannung kommt über die gezielte Einbeziehung der Sehnen-, Muskel-, Knochen-, Gelenk- und Blutgefäß-Marmas zustande. Können im Laufe der Zeit diese Orte mehr und mehr funktionsgerecht einbezogen werden, so wird jede Phase des Bewegungsablaufs zu einer Vorstufe der nächsten. Wird die Spannung nicht mehr gehalten, sondern losgelassen, so schnellt der Körper fast von selbst in die nächste Phase. Phase 3 etwa, wenn das Gewicht schon auf die Arme verlagert ist, ermöglicht mit genügend Spannung im Arm-Brustbein-Bereich, daß die Beine fast von alleine nach hinten schnellen. Von Phase 4 zu Phase 5 brauchen Sie nur die Spannung, die Sie oben hält, zu lockern. Auf dem Weg zu Phase 5 werden die Arme wie große Spiralfedern durch das Körpergewicht, das auf ihnen liegt, gespannt. Wenn Sie es zulassen, daß die Spannung in Bewegung umgesetzt wird, gelangen Sie leicht in Phase 6. Wird dort die Spannung in der Schambein-Brustbein-Linie wieder in Bewegungsdynamik umgesetzt, so schnellt der Körper mit geringer Anstrengung in Phase 7. Lassen Sie die Spannung wieder frei, so sind Sie in der Hocke. Aus der Hocke gelangen Sie wieder wie eine gespannte Feder zum aufrechten Stehen.
Erfahrene Yoga-Übende beginnen die ersten Zyklen dieser Übung vorsichtig und mit Bedacht und berücksichtigen die Wahrnehmungen an ihren Marmas augenblicklich. Nach einigen Durchgängen gewinnen auch Sie den Eindruck, daß es immer leichter wird, daß sich die Dynamik von einer Phase zur nächsten verselbständigt. Sie fühlen sich wohl bei der Ausführung, und aufhören wäre eine unangenehme Störung dieses schönen Ablaufs. Wenn Sie so weit sind, können Sie 10 bis 20 Abläufe hintereinander machen oder auch mehr. Dieser Übungsablauf benötigt wenig Zeit, beinhaltet aber sehr komprimiert verschiedene Aspekte Ihres Übungsprogramms (z. B. Muskeln, Herz/Kreislauf, Gelenke, Kraft, Koordination, Schnelligkeit, Wahrnehmung, Bewegungsplanung). Es ist daher eine sehr empfehlenswerte Grundübung. Die Übungsfolge des nächsten Kapitels ist ein wichtiger Gegenpart dazu. Machen Sie anschließend 10- bis 20mal die Übungen »Begegnung mit dem inneren Mond«. Legen Sie sich dann hin, und ruhen Sie sich aus.

13

BEGEGNUNG MIT DEM INNEREN MOND

Dies ist ebenfalls ein Übungszyklus, der in einer Bewegungsfolge (Vinyasa) ausgeführt wird. Die Bezeichnung »Chandra Namaskara« – Begegnung mit dem inneren Mond – ist mir aus dem Indischen nicht bekannt. Funktionell jedoch sind diese Übungen die Gegenspieler zu den Übungen in Kapitel 12. Wie die Sonne draußen die Erde und die Lebewesen erwärmt, so bringt der Mond kühle und angenehme Feuchtigkeit, sein weiches Licht beruhigt und lindert, was von der Sonne verbrannt wurde.
Aus der Sicht von Yoga und Ayurveda geht es wiederum nicht um den realen Mond, sondern um die Beruhigung und Kühlung, die der »innere Mond« zustande bringen kann. Wenn der Kopf durch viel Denken und Erleben heißgelaufen ist, haben Sie den Wunsch nach dieser Kühle sicher schon verspürt. Der Sitz des Mondes wird im Kopf, in den Sinnen des Kopfes, dem Hals bzw. dem Brustkorb angegeben. Auch die Wirbelsäule und das Becken werden als Sitz dessen betrachtet, was Kühle ermöglicht. Brennen in den Augen, heißgelaufener Geist, trokkene Atmung, trockener Mund, spröde Eindrücke in der Wirbelsäule, Unbeweglichkeit des Brustkorbs, Brennen im Hals oder trockener Hals, das alles sind Anzeichen für übermäßige Hitze, die mittels der kühlenden Funktionen des inneren Mondes ausgeglichen werden kann.

Ähnlich wie die Hitze ist auch die Kühle von den jahreszeitlichen Bedingungen abhängig. Während Sie im Winter eher Sehnsucht nach Wärme haben, schätzen Sie im Sommer die kühlen Abende. Die lokalen Klimaverhältnisse spielen dabei auch eine Rolle. Während sich die Menschen in unseren Breitengraden nach der Wärme des Südens sehnen und bei den ersten Sonnenstrahlen schon im Freien sitzen, sehnt sich die Bevölkerung in Mittel- und Südindien nach den Nächten, in denen es angenehm kühl wird, um sich dann ins Freie zu setzen. Diese Synchronisierung des inneren Milieus mit dem äußeren ist jedoch etwas anderes als das Kennenlernen der Abläufe und Orte im Körper, die Kühle ermöglichen. Diese Übungsfolge will Ihnen einen Einblick in diese Zusammenhänge ermöglichen und Ihnen helfen, die gattungsmäßig angelegten und durch Ihre bisherige Lerngeschichte mitbestimmten Abläufe nun auch aktiv mitzugestalten.
Im Gegensatz zum vorherigen Bewegungsablauf, der sich mit Wärme und schnellem präzisem Wechsel der Haltungen aus innerer Dynamik

heraus beschäftigt hat, geht es jetzt um den langsamen und kontinuierlichen Übergang von einer Haltung zur anderen. Die Arme und Beine sind nicht mit Gewicht belastet. Der Rumpf vom Becken zum Schultergürtel ist auf dem Boden und mit Gewicht belastet. Probieren Sie, ob es Ihnen möglich ist, sich ruhig, langsam, geschmeidig, weich, stabil, träge, fast faul und schwerfällig zu bewegen. Beobachten Sie, ob es Ihnen gelingt, den Bewegungsablauf ohne Unterbrechung auszuführen. Läuft es wie geölt?
Ihre Aufmerksamkeit ist bei diesem Ablauf nicht durch schnelle Wechsel in klar unterscheidender Wahrnehmung gefordert. Kontinuierlich und ohne Sprünge und abrupte Veränderungen wird der Bewegungsablauf gesteuert und vollzogen: eine ruhige, fast zeitlupenartige Konzentration, die die Sinne weich, entspannt und satt macht und die Aufmerksamkeit zu Ihrer eigenen Grundlage zurückbringt. Die Aufmerksamkeit wird dadurch nicht minder klar, bekommt aber die beruhigende Schwerfälligkeit, die Sie brauchen, um »abschalten« zu können. Der Übungsablauf wird vielen anfangs schwerfallen, obwohl er keine körperliche Anstrengung verlangt. Die Verspannungen der Beine und des Beckens machen sich deutlich störend bemerkbar. Dehnungsfähigkeit, Koordinationsfähigkeit, Flexibilität und Ausdauer in ruhigen und gleichmäßigen Bewegungen werden gebraucht und gefördert. Auch diesen Übungsablauf können Sie mehr oder weniger exakt ausführen. Integrieren Sie auch hier alles, was Sie über die Marmas gelernt haben. Da diese Übungsfolge nicht sehr einfach ist, beschreibe ich Ihnen zuerst einige Vorübungen und Vorbereitungsmöglichkeiten.

13.1 Vorübungen

Übung 1
Legen Sie sich auf eine weiche Unterlage auf den Rücken. Führen Sie die Beine über den Kopf nach hinten. Gehen Sie nur so weit, daß Sie

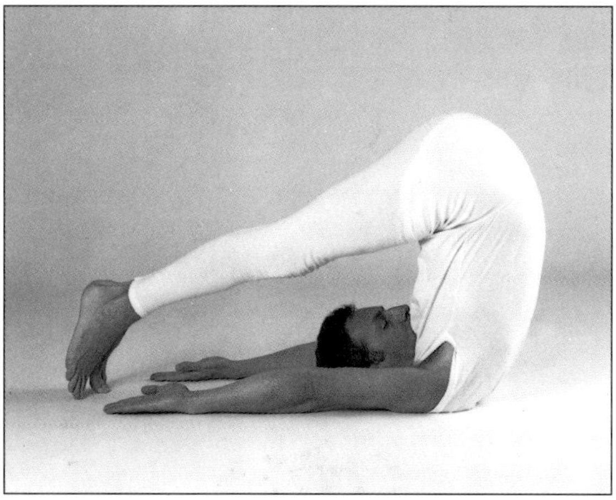

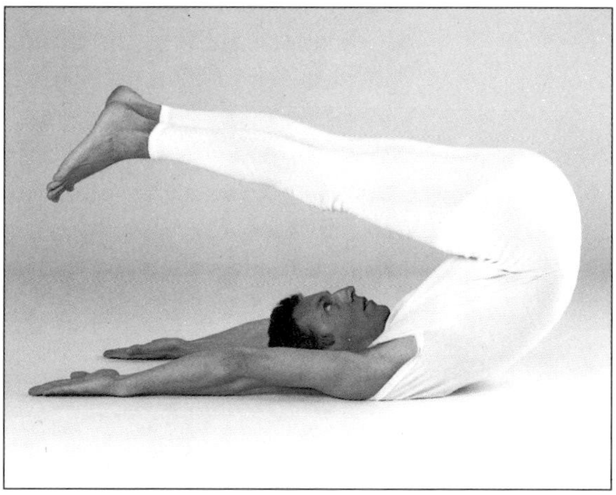

Kopf und Hals nicht mit Gewicht belasten. Halten Sie die Beine gerade. Verlagern Sie langsam das Gewicht im Rücken nach unten, und rol-

len Sie das Rückgrat Wirbel für Wirbel, wie eine Perlenkette, auf dem Boden ab.
Machen Sie das so weit, bis das Becken am Boden liegt. Danach gehen Sie wieder mit Schwung hoch und kommen wieder ganz langsam herunter. Je langsamer es Ihnen gelingt, desto besser. Am Anfang werden Sie bemerken, daß größere Teile der Wirbelsäule in einem Stück runtersacken. Das ist nicht weiter tragisch. Gehen Sie beim nächsten Versuch langsamer an diese Gegend der Wirbelsäule und des Rückens heran. Verlangsamen Sie das Tempo, wenn Sie bei diesem Stück ankommen, noch mehr, so daß Sie spüren, wie Sie auch diesen Bereich in die Gewichtsverlagerung einbeziehen können. Auf diese Weise gelingt es Ihnen allmählich, sich tieferen Schichten der Muskulatur im Rücken zu nähern. Üben Sie diesen Ablauf über einige Wochen täglich 10- bis 20mal. Im Laufe der Zeit lernen Sie, die Wirbelsäule gleichmäßig zu benutzen. Sie werden merken, wie Ihre Schwachstellen beweglicher werden und nicht mehr an einem Stück hinunterfallen.

Übung 2
Wenn Sie die Beine nicht hinter den Kopf bringen oder wenn Sie noch gezielter an Ihren Schwachstellen arbeiten wollen, so legen Sie sich eine mehrfach gefaltete Decke oder ein kompaktes Polster an die Wand, plazieren Ihr Becken darauf, die Beine Richtung Wand. Halten Sie dann die Beine eine Weile in der Luft. Falls Ihnen diese Übung schwerfällt, suchen Sie sich eine Höhe und Lage aus, in der es für Sie geht. Belasten Sie Hals und Kopf nicht. Bleiben Sie einige Minuten in dieser Position, und lassen Sie zu, daß Ihr Rücken sich lockert. Die Arme liegen neben dem Kopf oder neben dem Rumpf, wie immer es Ihnen bequem ist.

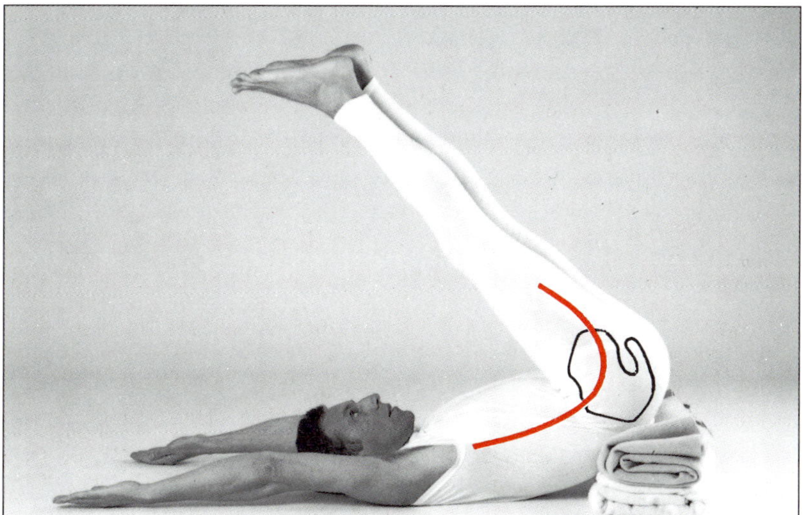

Wenn Sie Ihren Rücken an bestimmten Stellen verbessern wollen, legen Sie sich so hin, daß gerade diese Wirbelsäulenabschnitte durch die Körperhaltung in der Dehnung und Biegung leicht unterstützt werden.

Bleiben Sie einige Minuten, und beobachten Sie, wie Ihr Körper diese Bewegung langsam, weich und geschmeidig zuläßt.

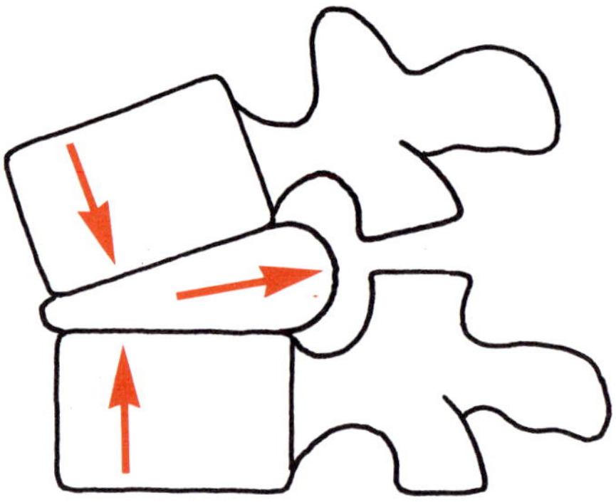

Überlastete, geknickte Wirbelsäule, die Bandscheibe ist verschmälert.

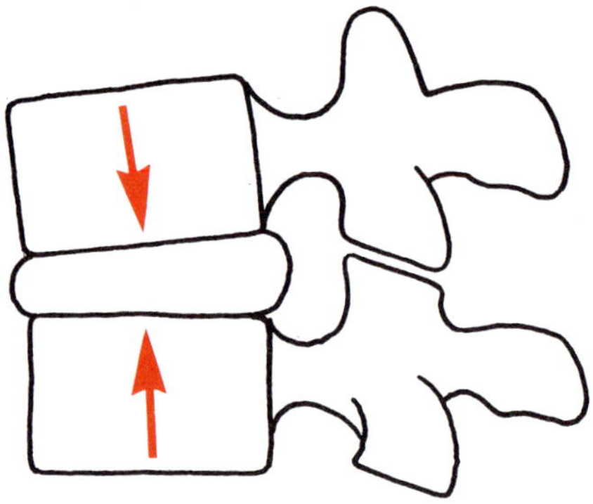

Entlastete, gebogene Wirbelsäule, die Bandscheibe ist verbreitert

Übung 3
Wenn Ihnen Übung 1 gelungen ist und Sie langsam abrollen können, so versuchen Sie nun das schwierigere langsame Hochkommen.
Anfänglich werden Sie es mit Schwung versucht haben. Lernen Sie, Becken und Rücken aktiver zu benutzen: Heben Sie Ihr Becken, und schieben Sie die Beine vom Becken aus nach oben. Bewegen Sie Rücken und Wirbelsäule in jeder Phase aktiv, machen Sie ihn rund, und rollen Sie hoch. Zu Beginn wird es Ihnen nur gelingen, wenn Sie sehr konzentriert und aufmerksam sind. Jeder Mangel an Konzentration verleitet Sie zu Schwung und lenkt Sie von den Bereichen am Rücken ab, die Sie für die Bewegung brauchen. Im Laufe der Zeit werden Sie sich weniger anstrengen müssen und eine Beweglichkeit erreichen, die Sie sich möglicherweise gar nicht zugetraut haben. Mehr und mehr werden Sie auf die bewußte Kontrolle der Bewegung verzichten und dafür miterleben und teilnehmend beobachten können. Der Kontakt zwischen der Aufmerksamkeit und Ihrem Körper läuft weicher, beide gehen Hand in Hand, der Mangel an Gleichgewicht zwischen Körper und Aufmerksamkeit wird verbessert. Körper und Aufmerksamkeit werden »geölt«, wie der verstorbene Präsident des Ayurveda in seinem Buch über Prävention von Rückenschmerzen schreibt.

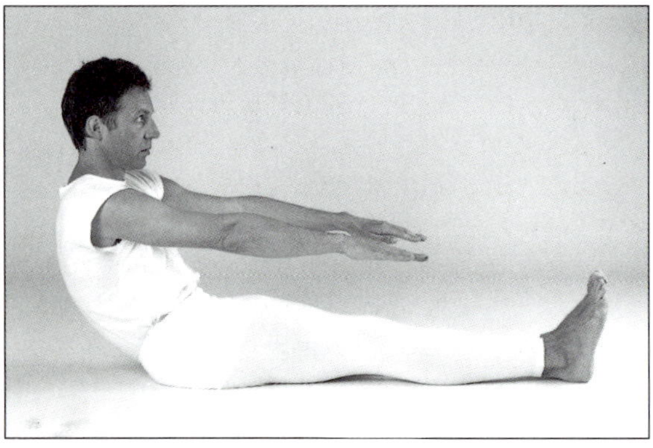

Übung 4
Arbeiten Sie als nächstes an dem Abschnitt, über den Sie sanft rollen, wenn Sie vom Sitzen ins Liegen kommen. Setzen Sie sich hin, die Beine parallel gestreckt. Drehen Sie langsam das Becken, und verlagern Sie auf diese Weise langsam das Gewicht nach hinten. Rollen Sie langsam,

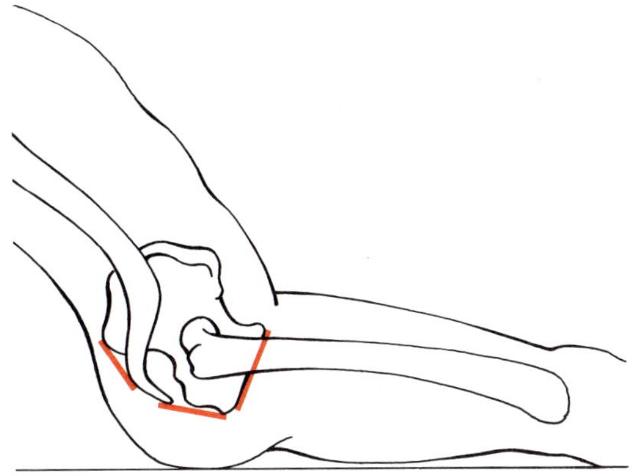

von den Sitzhöckern des Beckens ausgehend, nach hinten ab.
Verlagern Sie das Gewicht an den Punkten langsamer, an denen Sie Schwierigkeiten haben. Ihr Becken ist oval, nicht rund. Schematisch dargestellt, kommen Sie beim Abrollen am Becken an drei Flächen entlang. Verlagern Sie Ihr Gewicht bis zu Fläche 3. Lassen Sie die Beine mitgehen, wenn Sie von Fläche 1 auf Fläche 2 kommen. Bleiben Sie in den Hüftgelenken leicht fest, wenn Sie von Fläche 2 auf Fläche 3 kommen. Dadurch kommen die Beine in die Luft. Da der Schwerpunkt im Becken und nicht in den Beinen liegt, gehen die Beine nahezu ohne Anstrengung mit hoch.

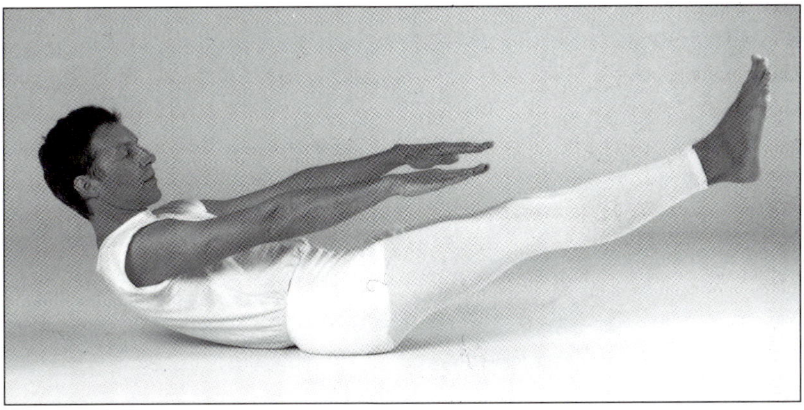

Üben Sie diesen Ablauf, bis er Ihnen langsam und ohne Unterbrechung der Bewegung oder der Aufmerksamkeit gelingt. Viele von Ihnen werden als erstes denken: Um die Beine zu heben, brauche ich viel Bauchmuskulatur. Sicherlich spannen sich Ihre Bauchmuskeln etwas. Diese Übung ist jedoch kein Bauchmuskeltraining. Erinnern Sie sich an die Kapitel Muskel-, Knochen- und Blutgefäß-Marmas. Muskel-Marmas finden wir an den Waden und Fußsohlen etc., die zehn Orte können sie zur Feinregulierung der Balance verwenden. Die Gewichtsverlagerung hat aber vielmehr mit den Knochen-Marmas am Becken/Rücken zu tun. Die Nabelgegend dagegen ist ein Blutgefäß-Marma, und entsprechend paßt »elastisch« dazu. Eine leichte Spannung in der Bauchgegend und wenig Spannung oberhalb der Nabelgegend (Magengegend) ist normal. Iyengar schreibt zu diesen Übungen: »Zu Beginn wird der Rücken zu schwach sein, um die Spannung der Stellung zu ertragen. Wenn die Kraft zunimmt, zeigt dies, daß der Rücken sich kräftigt. Ein schwacher Rücken ist auf verschiedenste Weise ein Nachteil, vor allem bei Frauen, da sie einen kräftigen Rük-ken für das Austragen ihrer Kinder brauchen.«[92] Wer über die Knochen-Marmas am unteren Rücken die Haltungsmuskulatur am Rücken aktiviert, sie wach und lebendig halten kann, fühlt sich, so die Yoga-Erfahrung, auch im Alter jung.

Als Einzeldarstellung heißen die Asanas, bei denen auf Fläche 1 belastet wird, »Dandasanas«, die Wirbelsäule wird dabei als Ganzes benützt wie ein Stock. »Navasanas« werden die Stellungen genannt, bei denen Fläche 2 und 3 belastet sind: Der Körper ist wie ein Boot, das eine schalenförmige Spannung hat. Wer die Luft anhält, wird zu sehr mit den Bauchmuskeln arbeiten.

Übung 5

Wenn Ihnen Übung 4 gelingt, gehen Sie nun zur umgekehrten Bewegung über: Versuchen Sie vom Liegen zum Sitzen hochzukommen. Heben Sie den Brustkorb, von Brustbein und Rücken ausgehend, schon bevor Sie das Becken vom Boden wegdrehen. Versuchen Sie keinesfalls mit einem Hohlkreuz hochzukommen. Machen Sie Ihren Rücken rund. Es ist eine ähnliche Bewegung, wie wenn Sie vom Stuhl aufstehen, den Oberkörper nach vorne bewegen und langsam das Gewicht verlagern.

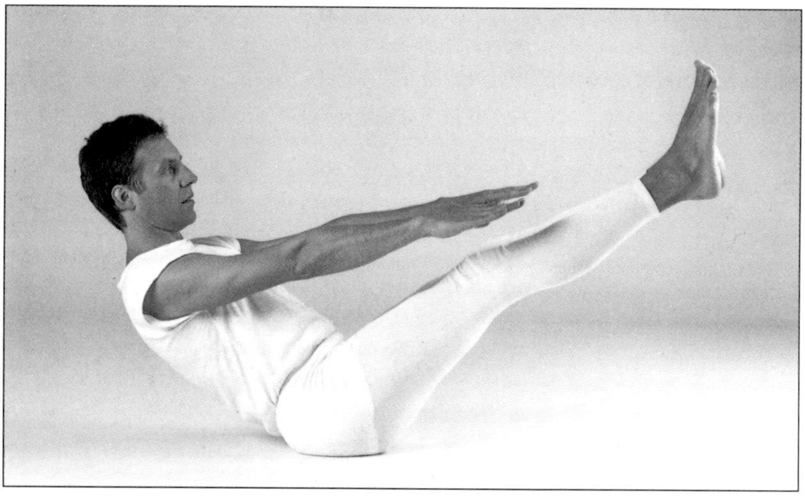

Halten Sie mit den Beinen das Gleichgewicht. Indem Sie den Brustkorb vom Becken her langsam höher bringen und wieder langsam Ihr Becken kippen, kommen Sie hoch und nach vorne.

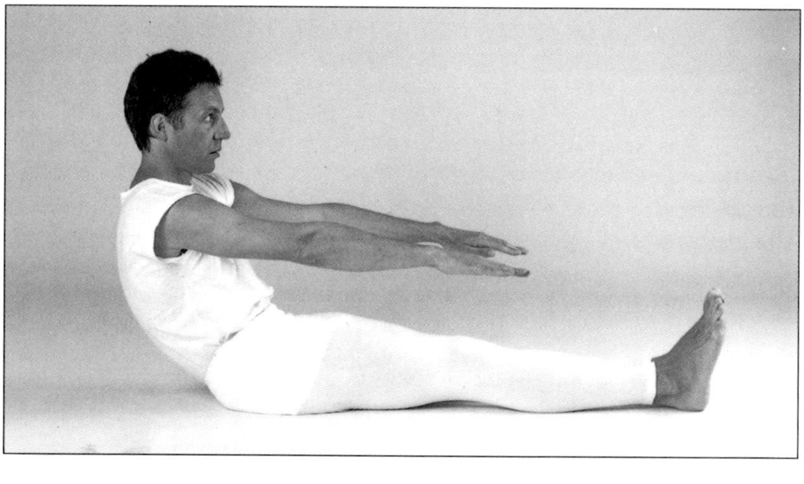

Übung 6
Wenn Sie sich mit Übung 4 und 5 recht schwer tun, können Sie noch andere Vorübungen probieren: Liegen Sie auf Beckenfläche 3 am Boden, die Beine lang und schräg gegen die Wand gelehnt.

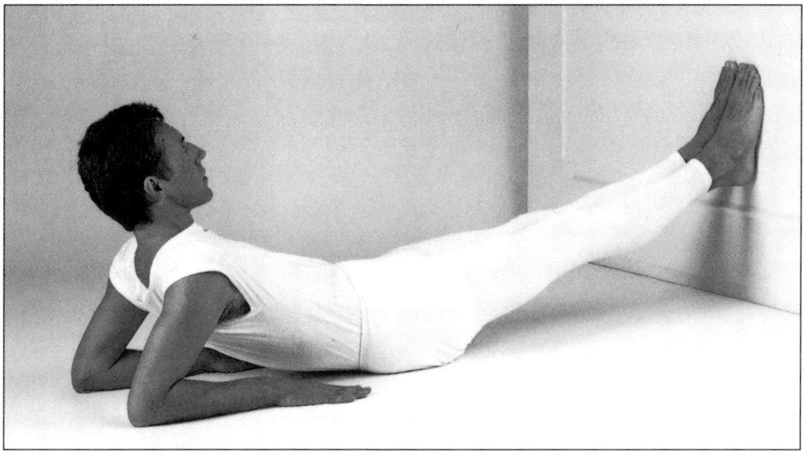

Liegen Sie auf Beckenfläche 2, die Beine ebenfalls an die Wand gelehnt und den Brustkorb/Rücken mit den Armen gestützt.

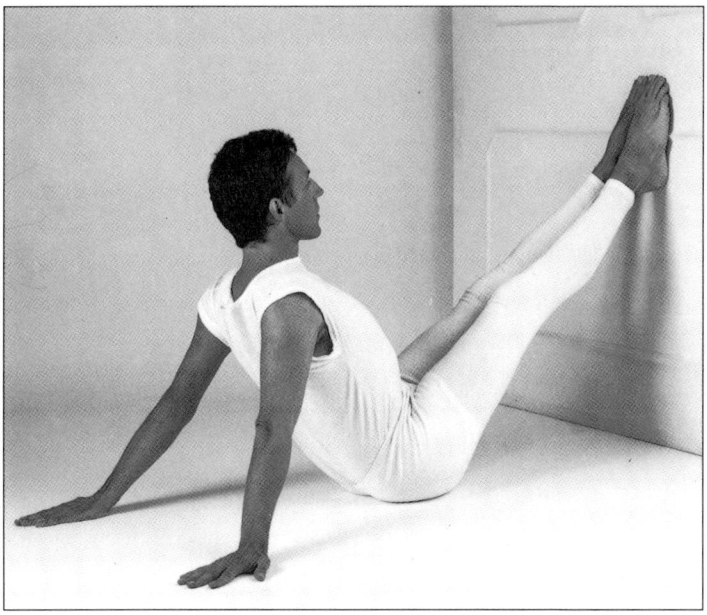

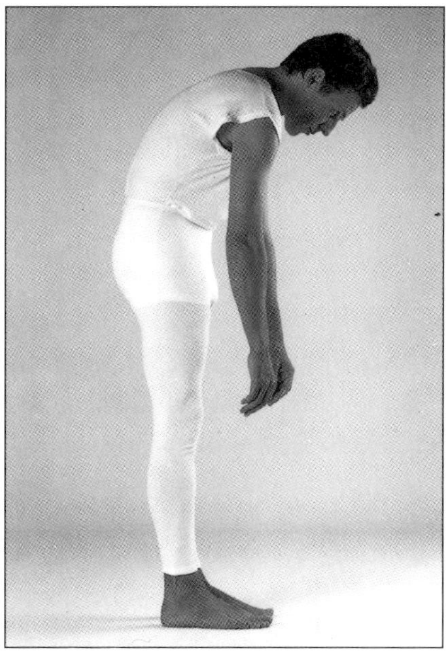

Übung 7
Eine weitere Vorübung ist es, im Stehen den Rücken zu runden und das Brustbein nach innen gehen zu lassen. Achten Sie darauf, daß der Rücken von unten nach oben kurvenförmig geschwungen ist.

Übung 8
Von der Stuhlkante aus nahezu ohne Kraft, besonders ohne Anspannung in der Hohlkreuzgegend, langsam hochkommen, indem Sie Ihren Schwerpunkt vom Becken aus nach vorne verlagern.

13.2 Übungsablauf

Setzen Sie sich auf eine kompakte, aber weiche Unterlage. Die Yogis in Indien haben früher Matten verwendet, die der abgeschälte Rindenbereich eines großen Baums waren. Ich habe solche Matten in Indien gesehen; sie sind warm, elastisch, weich und doch kompakt. Die verschiedenen Iso-Matten und Gymnastikmatten sind ihnen von den Eigenschaften her ähnlich. Eine doppelt oder vierfach gefaltete Decke ist auch gut. Gerade wenn der Rücken und die Wirbelsäule noch nicht so elastisch sind, ist es wichtig, eine weiche Unterlage zu haben. Halten Sie die Beine gerade und parallel. Drehen Sie das Becken nach vorne, dadurch führen Sie Rücken und Kopf nach vorne. Nehmen Sie die Arme so weit nach vorne, wie es Ihr Rücken ermöglicht.

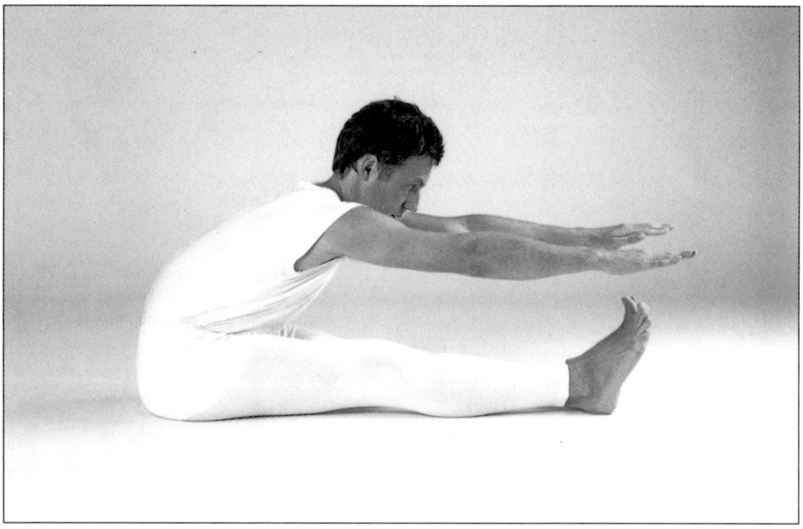

Drehen Sie das Becken dann nach hinten. Rumpf, Arme und Kopf gehen selbstverständlich mit.

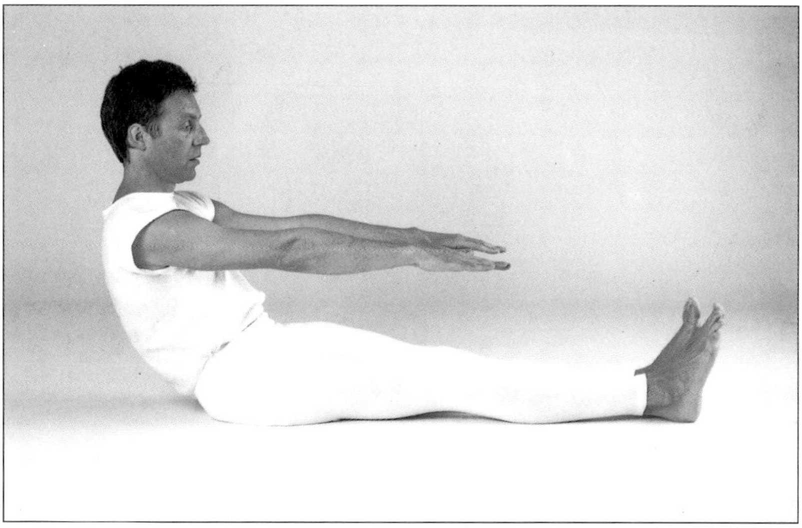

Von einem gewissen Punkt an werden auch die Beine mit in die Bewegung einbezogen. Lassen Sie sie mitgehen. Die Drehung des Beckens leitet eine weitere Gewichtsverlagerung ein. Im Laufe dieses Prozesses ergibt es sich, daß die Beine fast von selbst hochgehen. Sie brauchen nur im Becken die Beine etwas zu halten. Nur wenn die Bewegung abreißt und Sie ein gewisses Trägheitsmoment im Becken verlieren, bleiben die Beine am Boden. Lassen Sie die Beine also mitgehen und immer höher kommen.

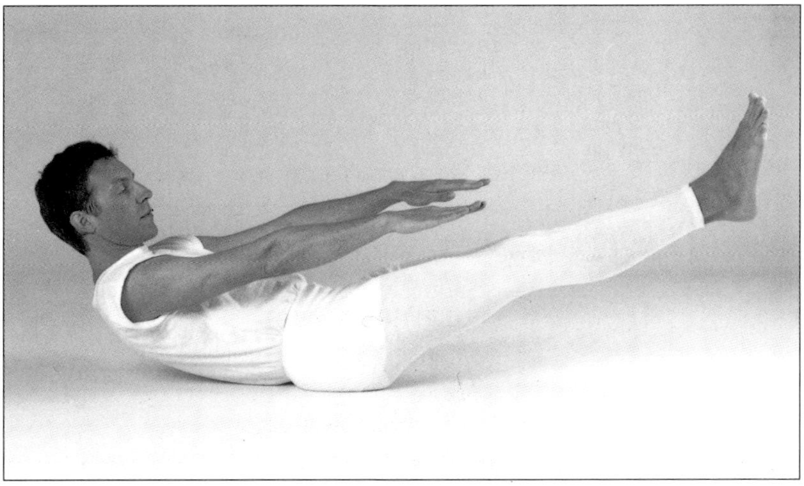

Führen Sie dann das Becken gleich weiter, und schieben Sie vom Rücken und Becken her die Beine nach oben/hinten. Rollen Sie am Rücken langsam und gleichmäßig nach hinten ab.

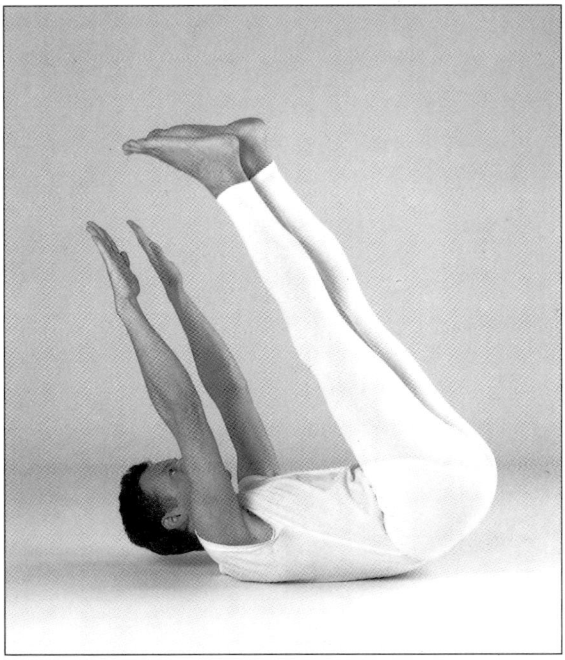

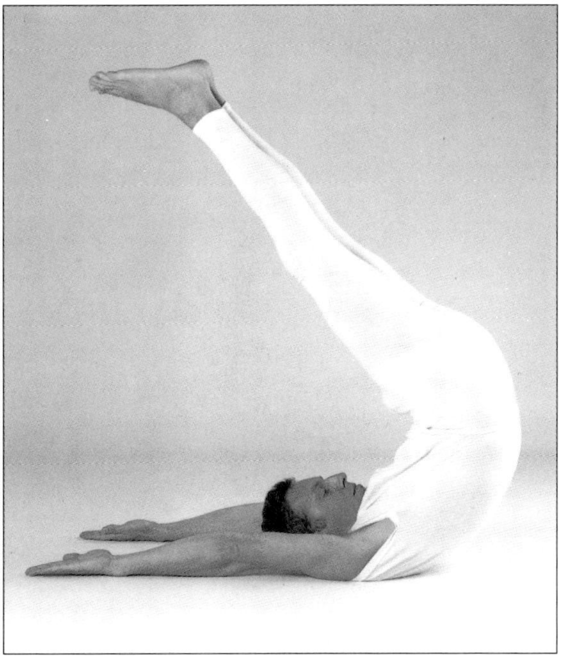

Machen Sie Ihren Rücken elastisch und weich. Rollen Sie am Rücken langsam und gleichmäßig weiter.

Rollen Sie so weit, bis Ihr Kopf am Boden ist. Sobald Sie den geringsten Druck auf Hals oder Kopf spüren, ist das Ende der Bewegungsmöglichkeit erreicht, der elastische Ölfilm sozusagen unterbrochen. Kehren Sie kurz davor um, und rollen Sie langsam in der umgekehrten Richtung. Ist Ihr Rücken sehr elastisch, so können Sie ohne Druck in Hals oder Kopf weiterrollen.

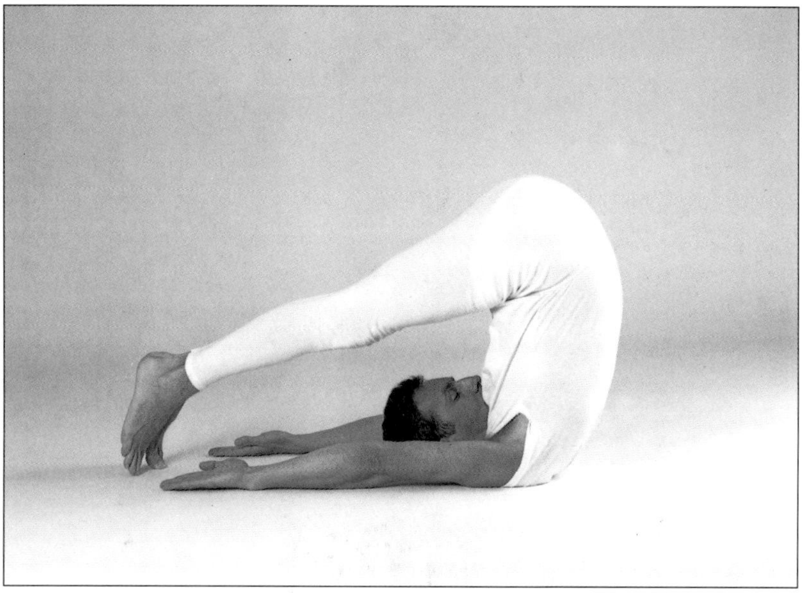

Rollen Sie ebenso langsam und geschmeidig zurück wie auf dem Hinweg. Lassen Sie den Fluß der Bewegung nicht abreißen. Machen Sie keine ruckartigen Bewegungen, sacken Sie nicht ein, lassen Sie sich nicht fallen oder durchhängen. Der Trägheit, die Sie im Becken spüren, geben Sie langsam nach. So verlagert sich das Gewicht langsam den Rücken hinunter.

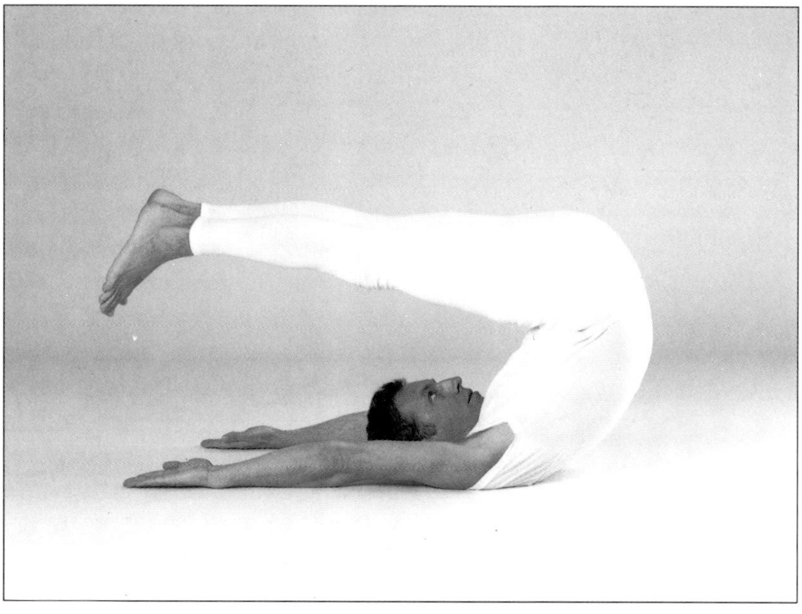

Sobald der obere Teil des Brustkorbs von Gewicht entlastet ist, führen Sie ihn, eingebettet in die Rollbewegung, gleich wieder nach oben.

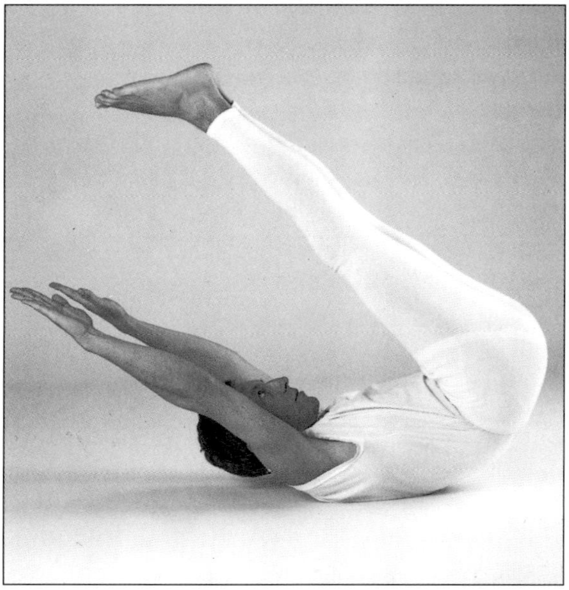

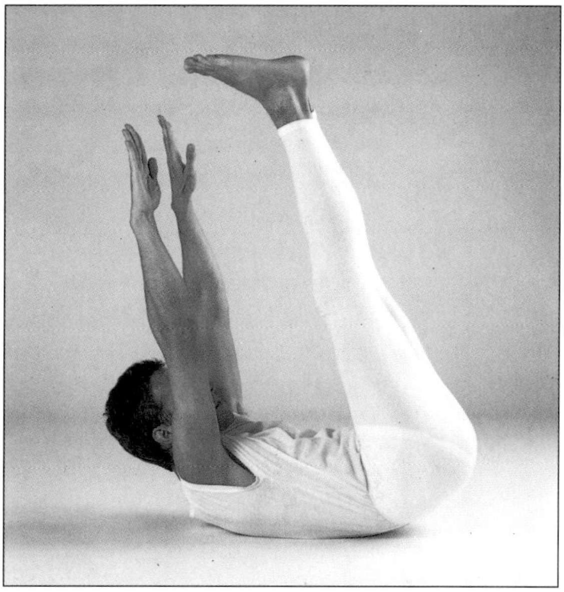

Sobald das Gewicht im Becken angekommen ist, sind Sie bereit, um ins Sitzen hochzukommen. Rollen Sie kontinuierlich weiter, und Sie gelangen nahezu ohne Anstrengungen hoch.

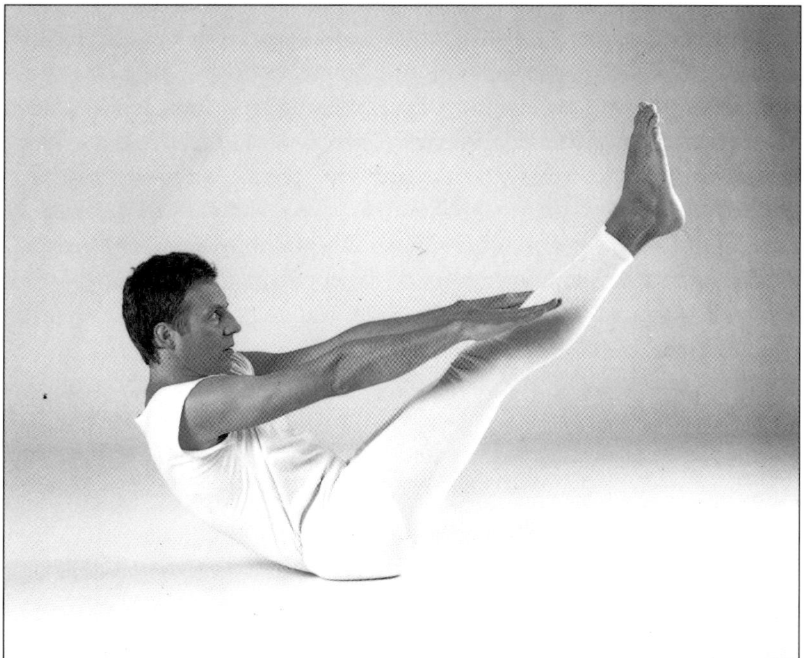

Drehen Sie das Becken langsam weiter nach vorne. Da das Becken nicht rund, sondern oval ist, wird die kontinuierlich weitergeführte Bewegung in diesem Abschnitt von außen als Verlangsamung aussehen. Für Ihr Bewegungsempfinden bleibt sie jedoch gleichmäßig.

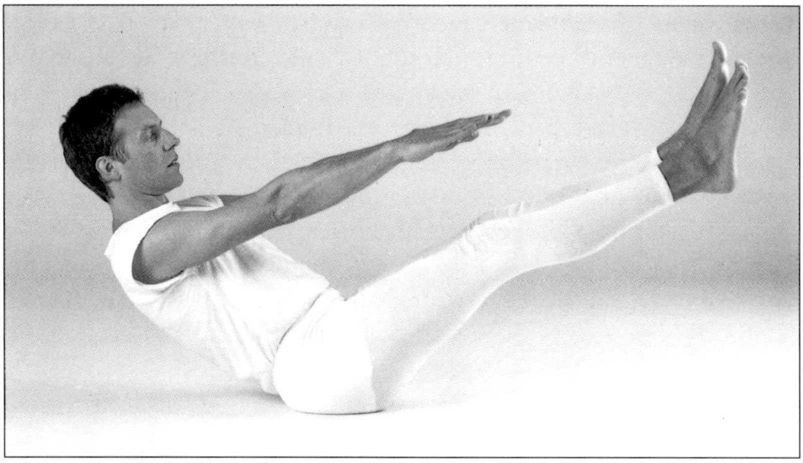

Drehen Sie weiter, ohne zu beschleunigen, um ins Sitzen zu gelangen.

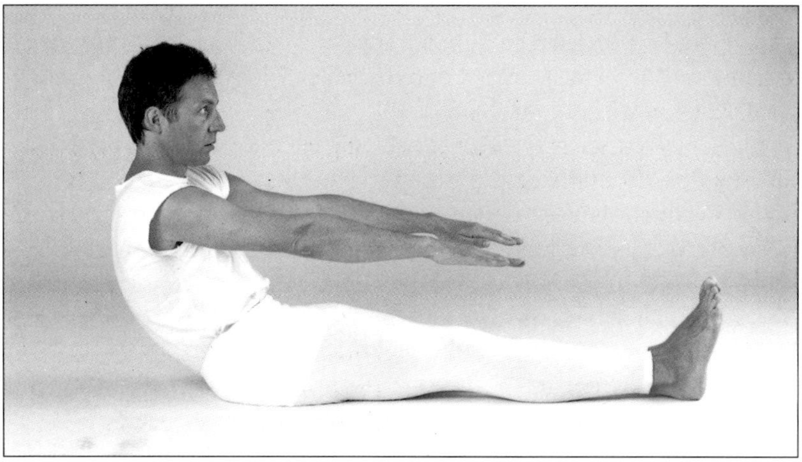

Drehen Sie das Becken noch weiter nach vorne, so weit es die Beweglichkeit des Beckens ermöglicht. Rumpf und Arme kommen ohne Ziehen oder zusätzlichen Kraftaufwand dann nach vorne. Sobald Sie den Eindruck haben, der Bewegungsfluß reiße ab, wechseln Sie wieder die Richtung und rollen rückwärts ab.

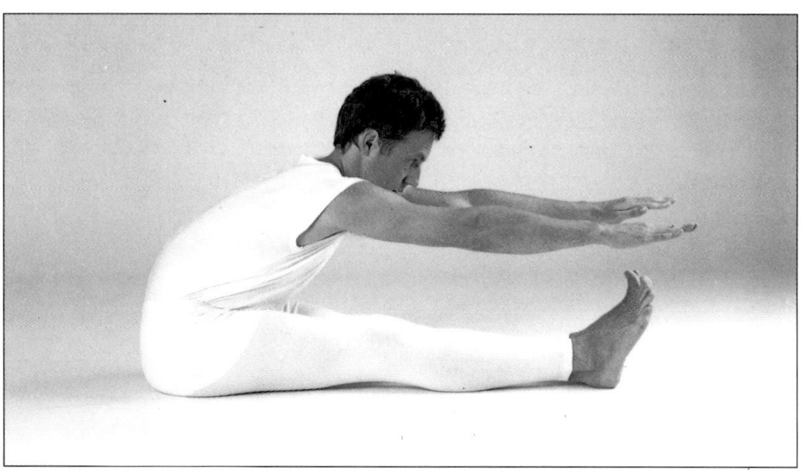

Verlagern Sie Ihr Gewicht ganz gleichmäßig. Wann immer es unruhig oder wackelig wird oder Sie zu Kraftaufwand oder Anstrengung neigen, sind Sie dabei, den Kontakt zu den Anteilen Ihres Körpers, um die es in dieser Übungsfolge geht, zu verlieren. Rollen Sie ruhig und gleichmäßig. Beobachten Sie die Verlagerung des Gewichts dabei. Die Bewegung sollte sich mit der Zeit der eines Pendels annähern, das sich gleichmäßig hin und her bewegt. Erleben Sie das runde Gefühl dieses Bewegungsablaufs.

Mit dem angegebenen Grundmuster dieses Bewegungsablaufs lernen Sie, die Wirbelsäule und ihre verschiedenen Teile zu bewegen. Sie lernen wieder, Bereiche, die Ihnen weniger zugänglich sind, zu integrieren und die Wirbelsäule, anfänglich mit konzentrativer Anstrengung, mit der Zeit mehr und mehr von selbst, als Ganzes zu benutzen. Die Wirbelsäule stellt man sich in Yoga als eine elastische Rute, einen biegsamen Ast vor, wie wir sie im Frühjahr an Sträuchern und Bäumen finden. Eine solche Rute läßt sich nicht teilweise bewegen, reagiert immer als Ganzes. Diese Vorstellung deckt sich mit derjenigen der westlichen Medizin. Platzer schreibt: »Die Wirbelsäule ist beim Erwachsenen ein federnder Stab.«[93]

Am besten üben Sie die beiden Bewegungsabläufe »Begegnung mit der inneren Sonne« und »Begegnung mit dem inneren Mond« nacheinander. Sie können als Vorbereitung beide, insbesondere den letzteren auch allein üben. Legen Sie sich dann 5 bis 10 Minuten hin. Dies ist eine Übungsfolge, die, wenn Sie sie einmal erlernt haben, lediglich rund 20 Minuten in Anspruch nimmt.

Beide Übungszyklen haben mit je einem Erfahrungsbereich zu tun: dem Prozeß des Erwärmens bzw. dem Prozeß des Abkühlens (letzteres wurde in das Aerobic-Training z. T. übernommen). Beobachten Sie, ob es Ihnen im Laufe der Jahre gelingt, diese beiden Erfahrungsbereiche auch im Alltag wachzuhalten. Am Anfang werden Sie die Übungen und damit verbunden zwei neue Umgangsweisen mit Ihrem Körper lernen. Mit der Zeit werden Ihnen die Übungen geläufig sein, und Sie merken anhand der Übungen jeweils, wie nahe oder fern Ihnen diese beiden Prozesse und Erfahrungsbereiche sind. Gelingt es Ihnen, im Alltag ein relatives Gleichgewicht zwischen erhitzenden und kühlenden Prozessen zu halten, so werden Ihnen die beiden Übungsabfolgen leichtfallen. Glückt es Ihnen im Alltag nicht, so merken Sie dies sofort in den Übungen, denn sie gelingen Ihnen dann nicht so leicht; der »Sonnen«-Zyklus und/oder der »Mond«-Zyklus bereiten Ihnen Schwierigkeiten. Orientieren Sie sich daran! Lernen Sie mit Hilfe und anhand der Übungen, was es heißt, einen geglückten Ausgleich zwischen der inneren Sonne und dem inneren Mond zu schaffen.

14

ENTSPANNUNG

Es gibt ganz verschiedene Ebenen und Vorstellungen von Entspannung. Einige habe ich in den vorangegangenen Kapiteln schon erwähnt. Viele Menschen üben Yoga mit dem Ziel, sich besser entspannen zu können. Sie fühlen sich abgespannt, müde oder überspannt, also geistig überreizt, und wollen entspannen, Spannungen lösen. Es ist jedoch nicht immer sinnvoll, sich zu entspannen. Eine Dame in einem meiner Kurse kam jeweils direkt von der Arbeit und legte sich gleich hin, um zu entspannen. Auf meine Frage, warum sie das tue, antwortete sie, sie wäre so angespannt den ganzen Tag und brauche deshalb Entspannung. Ich fragte sie, ob sie bereit sei, etwas Neues auszuprobieren. Sie willigte ein, und ich zeigte ihr Übungen, in denen ziemlich starke Anspannung vorkam. Es waren keinerlei Anzeichen von Überanstrengung bei ihr zu bemerken, und auch sie selbst fühlte sich nicht stark beansprucht. Im Gegenteil, sie war über diese aktiven Übungen zu kräftiger Atmung und deutlicherer Wahrnehmung gekommen. Das Verhältnis von Spannung und Entspannung war, was die Eigenaktivität des Körpers betraf, eher zuungunsten der Spannung verschoben; in bezug auf die Arbeit war das Verhältnis sicherlich umgekehrt: Hier war die Dame abgespannt und durch die Belastungen und Einseitigkeiten ermüdet und reif zum Ausspannen.

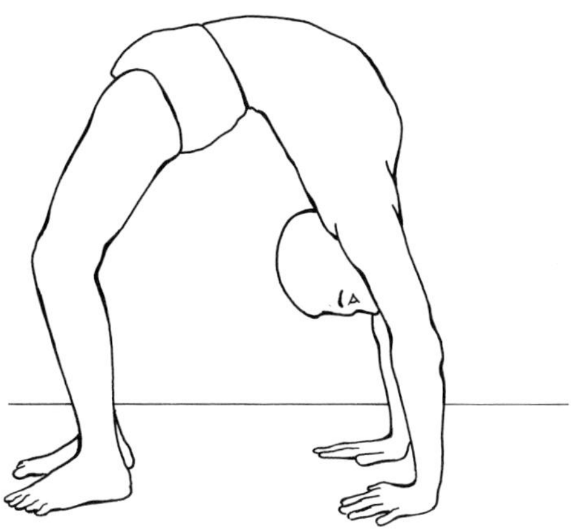

Es gibt zwei traditionelle Bilder, die zeigen, worum es in Yoga geht. Das eine ist das Bild von Pfeil und Bogen, wobei Sie sich sowohl Bogen und Pfeil als auch das Ziel als im eigenen Körper befindlich vorzustellen haben. So wie mit Pfeil und Bogen ein Ziel erreicht, getroffen werden kann, so kann mit Yoga ein Ziel in einem selbst erreicht werden. Die Kunst des Bogenschießens läßt sich auf die Kurzform bringen: Spannung bei gleichzeitiger Entspannung. Worauf es ankommt, ist oft nicht einfach Entspannung, sondern die Form und Kombination von geistiger und körperlicher Spannung und Entspannung. Wenn Sie abgespannt sind, fehlt es Ihnen gerade an Spannung. Natürlich können Sie auch überspannt oder in den Muskeln verspannt sein. Konzentration z. B. ist erwartungsvolles, aufmerksames Gespannt-Sein. Doch es ist wichtig, daß sich die Spannung, die durch die Aufgabenstellung entsteht, nach Erreichen des Ziels wieder abbaut.

Das zweite Bild, das im Zusammenhang mit Entspannung und Spannung in Yoga oft verwendet wird, ist das des Ochsenkarrens.

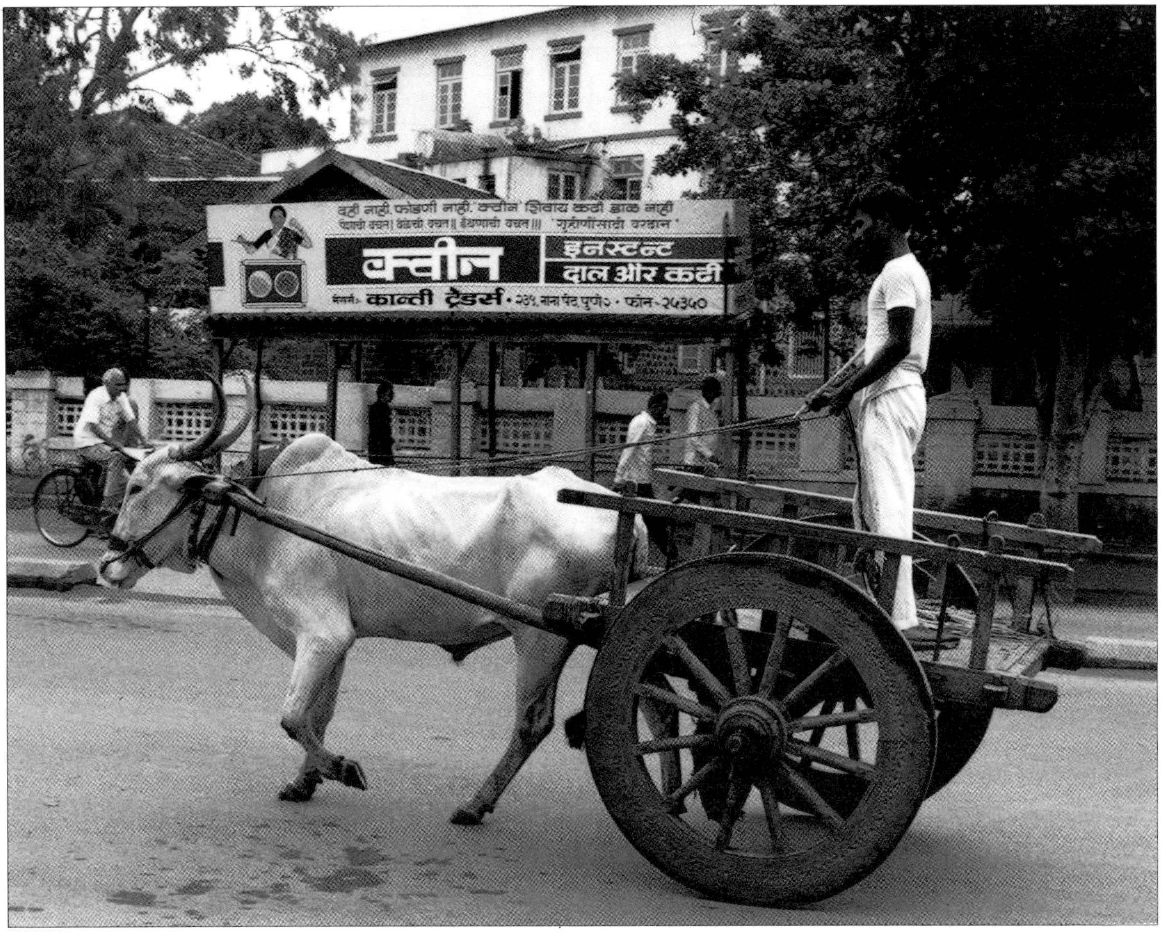

Der Beziehung zwischen Ochsen, Fahrzeug, Zügeln, Wagenlenker und Passagier entspricht die Beziehung zwischen Sinnen, Körper, Wahrnehmung, Ich (Lenkender) und Selbst, das fahren läßt. Die Ochsen werden eingespannt, und das Gefährt befindet sich zum Wohle des Selbst auf dem Weg, das heißt in Bewegung. Ziehen, dehnen, sich ausdehnen, Unterstützung finden in den verschiedenen Anteilen des Körpers, das ist es, was einem dazu verhilft, sich in Bewegung zu setzen, seinen Weg zu gehen. Yoga, das Joch, von der Sanskrit-Wurzel: anjochen, verbinden, ist dazu das traditionelle kulturelle Hilfsmittel. Was entspannt sein muß, ist das Verhältnis zwischen Zugtieren, Wagenlenker (Ich) und Passagier (Selbst).
Ziel und Zweck der Fahrt müssen klar sein, sonst wird es ein schwieriges Unterfangen. Die indischen Ochsenkarren werden von zwei Ochsen gezogen. Der eine Ochse ist Prana, die eigene Lebensdynamik, die vitalen Steuerungsbewegungen, der andere bzw. beide repräsentieren die Kräfte der Sinneswahrnehmungen. Die Aufgabe Apana des Wagenlenkers ist es, mit klarem Unterscheidungsvermögen Buddhi die Kräfte beider Ochsen so zu kombinieren, daß das ganze Gefährt, die

Verbindung Sinne – Gedanken – Verstand – Selbst, zu einer Einheit wird und sein Ziel mit Gelassenheit erreicht. Die Kräfte der Sinneswahrnehmungen und Gefühle und die vitale dynamische Steuerung müssen harmonieren, nur so gibt es aus der Sicht von Yoga innere Ruhe, Seelenfrieden. Kurz: Es geht bei Yoga nicht um Unterdrückung oder Ausgrenzung von Gedanken oder Gefühlen. Das Ziel ist es, klare Unterscheidungsfähigkeit zu entwickeln. Dies erreichen Sie, indem Sie Ihre Aufmerksamkeit gebrauchen lernen. Es geht nicht um den Seelenfrieden eines Toten, sondern um den dynamischen Seelenfrieden eines lebendigen Menschen, der wie Gandhi oder der mythologische Virabhadra auch klar erkennen kann, was das Leben der Menschen erschwert. Virabhadra, nach dem einige wuchtige Yoga-Stellungen benannt sind, ist ein Kämpfer, ein Held, den Shiva, der mythologische Schöpfer des Yoga, erschuf. Shiva hatte die Tochter des Brahmanen Daksha zur Frau. Daksha lud Shiva und seine Frau nicht zu einer Feier ein. Als sie trotzdem hingingen, beachtete der Vater seine Tochter nicht. Shiva erfuhr davon, wurde wütend und ging auf seinen mit Regeln statt mit Menschen kommunizierenden Schwiegervater los, was die scheinheilige Feierlichkeit störte. Aus Wut riß sich Shiva ein Haar aus und schleuderte es auf den Boden. Daraus entstand Virabhadra. Für B.K.S. Iyengar haben die Stellungen, die nach Virabhadra benannt sind, dementsprechend mit dem Maß für Gerechtigkeit, dem Vertrauen aufs Vorwärts und dem Wahrnehmen von Erhabenheit und Größe zu tun. Shiva begleicht die Schmach, die ihm und seiner Frau zuteil wurde, indem er wütend die brahmanische Sozialordnung bekämpft. Das ist Entspannung, die innere Ordnung ermöglicht.

Entspannung kann also ein beschreibbares, soziopsychologisches Phänomen sein, es kann aber auch als einfaches Sich-Hinlegen verstanden werden. Es kann rein psychisch oder nur physisch definiert werden. An einem meiner Seminare war ein Teilnehmer, dessen Waden in einer Sitzübung hart und angespannt waren, was er durch Abtasten auch selbst spüren konnte. Trotzdem sagte er: »Ich fühle mich ganz entspannt.« Das geht. Sie können von sich sagen: Ich fühle mich entspannt, obwohl körperliche Zeichen dagegen sprechen. Leider treten solche Phänomene gerade auch bei Menschen auf, die Entspannungsmethoden üben, welche stark mit psychischen Vorstellungen arbeiten. Dabei stellt man sich so stark vor, entspannt zu sein, bis man selbst davon überzeugt ist und gegensätzliche Informationen des Körpers nicht mehr wahrnimmt. Formeln werden auswendig gelernt, und es wird nicht genug darauf geachtet, diese auch umzusetzen.

Das umgekehrte Phänomen kommt dagegen kaum vor, daß nämlich die Muskeln sehr locker sind und sich der Mensch nicht entspannt fühlt. Was mir jedoch schon begegnet ist, sind überentspannte Menschen. Diese versuchen ständig, sich sehr ruhig zu halten, atmen kaum und wollen auch Bereiche ihres Körpers lockern, die eine normale Spannung brauchen, z. B. die Sehnen-Marmas oberhalb der Knie. In beiden Fällen ist die von der Vorstellung ausgelöste Beeinflussung des Körpers nicht das, was wir unter Entspannung verstehen.

Entspannung ist ein komplexes soziopsychosomatisches Zusammenspiel, bei dem gerade die Hirnteile, die für das Denken zuständig sind, weniger aktiv sind, keine körperlichen oder emotionalen Begleiterscheinungen des Denkens mehr auftreten und von nicht willentlich steuerbaren Hirnteilen aus (Stammhirn, Mittelhirn) Wachheit, Wohlbefinden, Entspannung, Glücksgefühle und Unbekümmertheit ausgehen. Es wird oft versucht, diese Entspannung über Alkohol, Rauchen, Essen, Fasten, Fernsehen oder ähnliches zu erreichen. All dies ermöglicht jedoch nicht die in Yoga beabsichtigte Entspannung. Wenn Sie sich auf den Rücken legen und Hunger oder Durst haben oder vollgegessen und müde sind oder Kreuzschmerzen verspüren, so ist Entspannung nicht möglich. Die Grundbedürfnisse sollten zuerst einmal abgedeckt sein. Wenn Sie Hunger haben, sollten Sie essen und nicht sich entspannen. Wenn Sie Rückenschmerzen verspüren, ist es besser, andere Übungen zu machen, als zu liegen. Auch können Sie sich qualitativ besser entspannen, wenn die Muskeln durch Übungen gelokkert und langgedehnt sind. Denn die Anregung zur Entspannung, die vom Körper ausgeht, ist nach Übungen größer, als wenn Sie sich nur hinlegen und Ihre Muskeln locker lassen. Konzentration und Aufmerksamkeit, die Sie zur Ausführung gewisser Yoga-Übungen benötigen, sind wichtige Vorstufen zur Entspannung. Sie wenden Ihre Aufmerksamkeit Ihren Gelenken, Ihrer Haltung, Ihrem Gewicht etc. zu. Dadurch wird Ihr Kopf frei von den Gedanken um Arbeit, Beziehungen und Alltagsprobleme. Sie sind nicht gefordert, plötzlich abzuschalten, sondern Sie beschäftigen sich intensiv mit Vorgängen, die für die Entspannung wichtig sind. Am Ende der Übungsreihen haben Sie jeweils einige Entspannungsübungen kennengelernt. Diese Übungen sind die Vorbereitung auf tiefere Entspannungsmöglichkeiten.

14.1 Shavasana – das Asana der Entspannung

In der Position »Shavasana« liegt der Körper von außen gesehen wie ein toter Körper da, also ganz ruhig. Sie tragen keine Aufgabe mehr von innen an den Körper heran, in dieser Hinsicht gleicht der Zustand dem eines Toten. Auch die Psyche beruhigt sich. Viele Menschen, die schwere Krankheiten oder Unfälle überlebt haben, berichten, daß sich ihr Leben verändert hat, daß andere Dinge wichtig geworden sind. Für Yoga-Treibende ist es nicht nötig, erst in eine lebensbedrohende Situation zu kommen, um eine derartige Umorientierung vorzunehmen. Auch als gesunder Mensch können Sie Ihren Lebensstil und Ihren Wertmaßstab an dem orientieren, was für Sie persönlich, familiär und gesellschaftlich bedeutsam ist. Entspannung hilft Ihnen, die nötige Distanz zu gewinnen, um Wesentliches von Unwesentlichem besser unterscheiden zu können und gezielt aktiv zu werden. Entspannung ist eine lebenswichtige Voraussetzung für gezielte Aktivität. Shavasana ist eine bequeme und stabile Haltung, in der Sie in entspanntem Zustand,

aber psychisch und emotional wachsam miterleben können, was in Ihrem Körper los ist. Und da ist was los! Das Herz schlägt, Sie hören die Atmung oder Ihren Magen gurgeln, und im Mundraum spüren Sie, wie Sie angenehmen, dünnflüssigen Speichel produzieren. Im entspannten lebendigen Körper tut sich also einiges.
Aus Versuchen ist bekannt, daß z. B. der Herzschlag der Mutter kleine Kinder sehr entspannt und sie sich beruhigen, selbst wenn sie den Herzschlag ab Tonband vorgespielt bekommen. Als Erwachsene lernen Sie neue körperliche und nichtkörperliche Gegebenheiten kennen, die Sie beruhigen oder in Unruhe versetzen. Die eigene Atmung und der Herzschlag im Liegen, lockere Muskeln, weiche und warme Haut sind körpereigene Zeichen, mit Hilfe deren Erwachsene entspannt und ruhig werden können. Um sie zu verstehen, schalten Sie im Liegen sozusagen von Sender auf Empfänger um. Erinnern Sie sich daran, was Sie in den vorstehenden Kapiteln gelernt haben: Yoga üben besteht darin, einen gezielten Impuls, eine systematische, klare Bewegung und Haltung einzuleiten, um dadurch zu Wahrnehmungen, insbesondere an den sehr bedeutsamen Marmas, zu gelangen. Besteht ein Kontrast oder eine Spannung zwischen der erwarteten Bewegung und der eingetretenen Wahrnehmung, ist das nicht ein Problem, sondern eine Spannung. Sie wahrzunehmen ist eine wichtige Übergangssituation, die durch kreative Gestaltung zu einer entspannenden Lösung gebracht werden kann. Sie können sich und Ihrem Körper Zeit lassen, eine kreative Lösung zu finden.

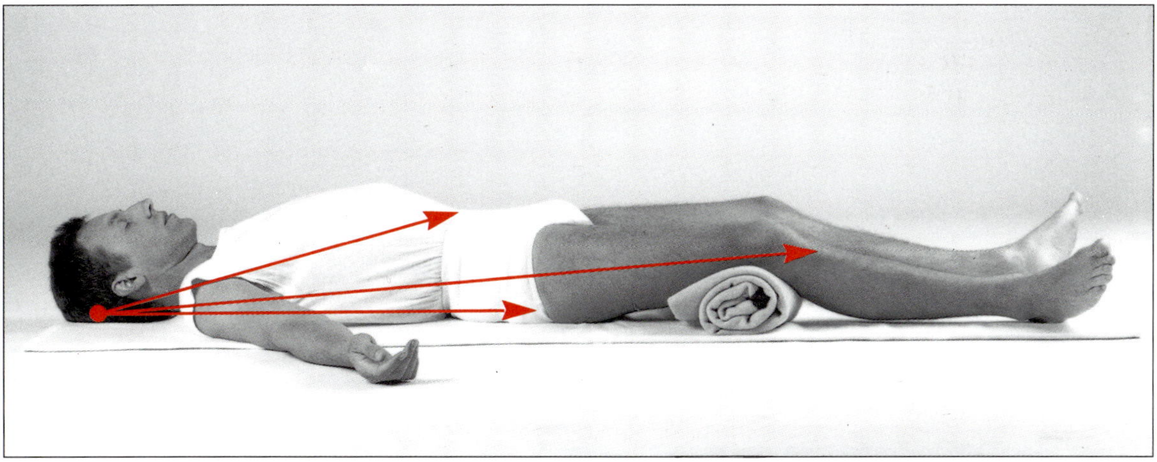

Im Liegen haben Sie bereits die verschiedenen bedeutsamen Marmas des Körpers beobachtet:
Ihre Aufmerksamkeit wanderte zu den Marmas, wo Sie Eindrücke gewannen, die sich zu einem Bild zusammensetzten. Gehen Sie so z. B. Ihrer Wirbelsäule entlang; beginnen Sie unten, in der sogenannten Kanda-Gegend, an der Verbindungsstelle zwischen After und Geschlechtsorgan, und wandern Sie langsam mit Ihrer Aufmerksamkeit bis hinauf zum Hinterkopf. Verändern Sie nichts, versuchen Sie sich ein Bild zu machen, indem Sie die einzelnen Gegenden erspüren und

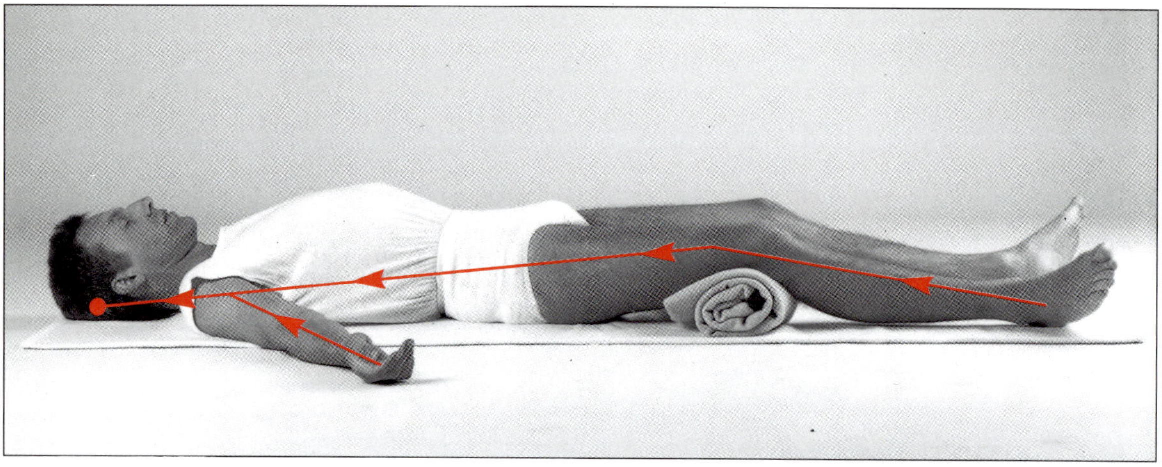

herausfinden, wie sich Ihre Wirbelsäule anfühlt. Es ist eine »anteilnehmende Beobachtung«. Lassen Sie die Eindrücke, das Bild, das Sie gewonnen haben, einfach stehen. Verändern Sie nichts! Das ist gemeint mit »von Sender auf Empfänger umzuschalten«. Der nächste Schritt auf dem Entspannungsweg ist folgender: Bleiben Sie mit Ihrer wachen Aufmerksamkeit im Hinterkopf, und achten Sie darauf, ob Eindrücke, Empfindungen und Wahrnehmungen aus den verschiedensten Bereichen Ihres Körpers in den Hinterkopf gelangen. Wenn Sie vorher andere Yoga-Übungen gemacht und gezielt mit bestimmten Marmas Kontakt aufgenommen haben, fällt Ihnen das leichter.

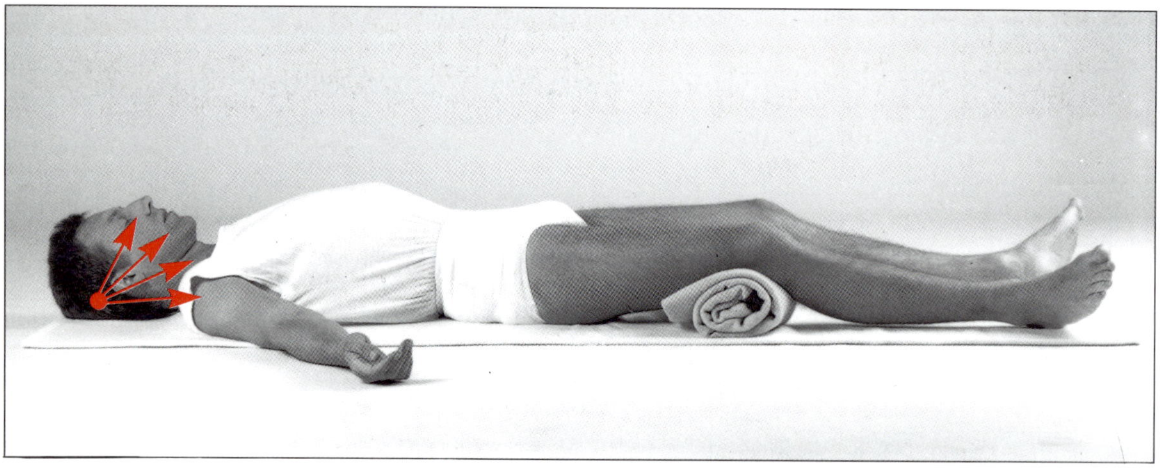

Ohne entsprechende Yoga-Übungen wird möglicherweise wenig oder gar nichts im Hinterkopf ankommen. Manche Menschen empfinden es als hilfreich, wenn Sie sich vorstellen: »Ich bin ganz ruhig« oder »In diesem vertieften Ruhezustand erholt sich mein ganzes Nervensystem«. Andere Menschen empfinden solche Ruhesuggestionen als störend. In Yoga sind Vorstellungen nicht wichtig und nicht nötig, sie können allenfalls am Anfang als Übergang verwendet werden. Denn Sie sollen ja Ihre Aufmerksamkeit nicht mit Vorstellungen beschäftigen, sondern im Gegenteil, sich entspannen und abschalten.

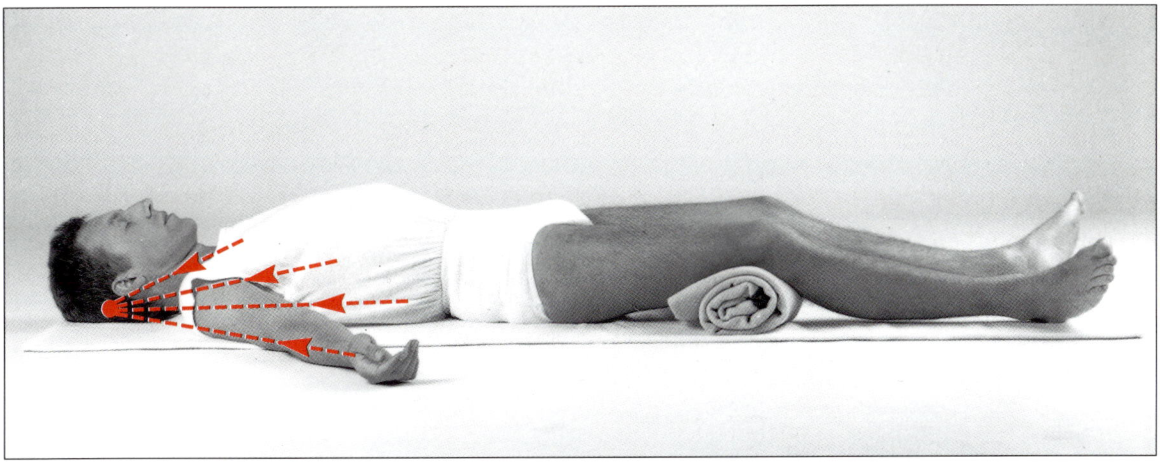

Wenn von Ihren vitalen Orten, Ihren Marmas, von Ihrer Wirbelsäule, von Ihrer Atmung, Wahrnehmbares ausgeht, ohne daß es nötig ist, sich darauf zu konzentrieren, so können Sie auch die Aufmerksamkeit selbst noch verringern. Eine weitere Phase breiterer Entspannung ist erreicht.

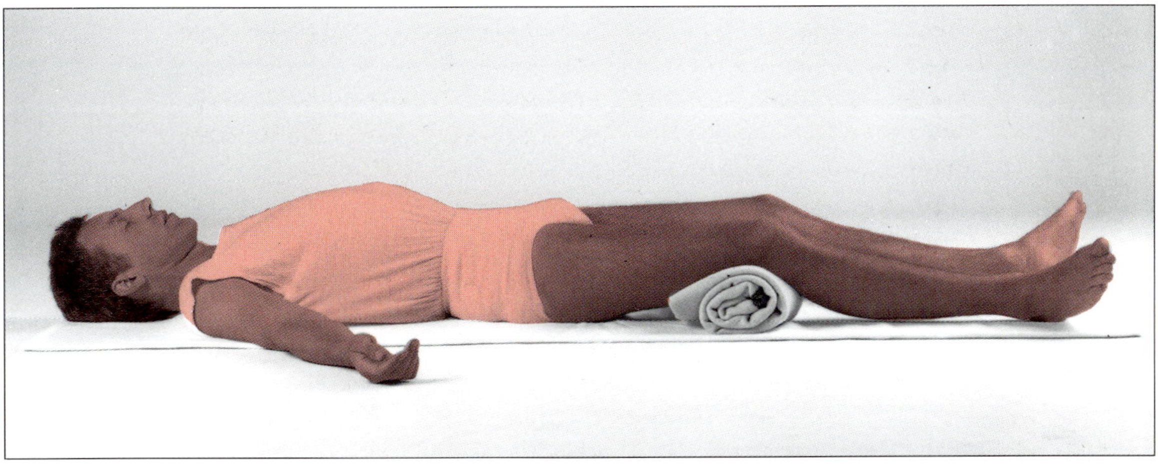

Sollten Sie zu keinen Wahrnehmungen gelangen oder Unangenehmes, in Richtung Schmerz Gehendes oder Schmerzhaftes wahrnehmen, so ist Entspannung der Aufmerksamkeit nicht gut möglich und auch nicht wünschenswert. Wenn Ihre Muskeln angespannt, Ihre Gelenke blokkiert, Ihre Atmung flach und gebremst und Ihre Blutgefäße beengt sind, so ist es durchaus angebracht, nicht entspannt zu sein. Versuchen Sie durch geeignetes Vorgehen, etwas zu verändern. Denken Sie darüber nach, wie Sie mit Ihren Muskeln umgehen, wie Sie diese anders benützen könnten. Legen Sie sich eine Decke unter Ihren Brustkorb, um die Atmung ohne eigenes Zutun zu unterstützen. Überdenken Sie Ihre Situation, und überprüfen Sie Ihre Umgangsweise mit Belastungen. Denken Sie daran: Entspannung ist nicht die Lösung aller Probleme, kein Wegschieben und kein »Wegzaubern«. Entspannung ist einfach ein tägliches körperliches Bedürfnis. Probleme werden aber auch nicht gelöst, indem Sie sich die tägliche Entspannung streichen. Wenn die

Belastungen muskuläre und organische Daueranspannung mit sich bringen, ist es notwendig, die Probleme lösen zu lernen. Vergessen Sie nicht: Verspannungen haben Ursachen! Diese liegen zum einen in der inneren Entwicklung des einzelnen und seinem effektiven Umgang mit Belastungen und Problemen, zum anderen liegen sie im sozialen und gesellschaftlichen Umfeld sowie im beruflichen Alltag. Es ist wichtig, auf die Ursachen übermäßiger Belastungen oder Unterforderungen einzugehen, sie in der eigenen Erlebniswelt zu bearbeiten und sich Alternativen bewußt zu machen. Aus der geglückten Entspannung heraus läßt sich möglicherweise ein neuer Ansatz zur Lösung von Aufgaben und Problemen des Alltags finden.

Entspannung heißt also keinesfalls nicht mehr denken, Denkprozesse als unwichtig erklären oder sie unterdrücken. Entspannung ist vielmehr der Versuch, auch Impulse und Aktivitäten, die vom Reptilien- und Säugetiergehirn ausgehen, gewollt zuzulassen. Durch die liegende Körperhaltung sind diese Gehirnteile sowieso daran, die innerkörperlichen Funktionen wie z. B. Herzschlag, Atmung auf ihre Weise zu regulieren, automatisch zu steuern bzw. die Steuerung des Verhaltens nach außen vorzubereiten. Diese Anteile sind die Quelle des Auf und Ab unserer Stimmungen. Die vom Zwischenhirn kommenden Regungen sorgen dafür, daß wir die Welt »ganz automatisch« sowohl mit ihren bedrohlichen als auch mit ihren verlockenden Aspekten und Möglichkeiten vor Augen geführt bekommen. Entspannung heißt in diesem Fall, den tieferen Schichten der Atmung und der Herzkreislauftätigkeit mehr Vorrang zu geben, um dadurch die Selbstüber- oder Selbstunterschätzung, die vom Großhirn ausgeht, auf das individuell passende Maß zu bringen. Im günstigsten Fall können Sie im Zusammenhang mit geglückter Entspannung eine intensive körperunterstützte Erfahrung gewinnen, die Ihnen hilft, Ihre Möglichkeiten zu erkennen und zu nutzen und eine Wachsamkeit zu entwickeln gegenüber Risiken und Gefahren.

Shavasana gilt als diejenige Yoga-Übung, die am schwierigsten in all ihren Aspekten auszuführen ist. Setzen Sie sich deshalb nicht unter Druck, lassen Sie sich Zeit. Wenn Sie sich selber unter Druck setzen, ist schon wieder ein Aspekt von Entspannung verunmöglicht.

Im Rahmen der Yoga-Philosophie kann Entspannung folgendermaßen erklärt werden: Die grundlegenden körperlichen Aktivitäten von den Dosas her sind in entspanntem Zustand so im Gleichgewicht, daß Manas, unser Wahrnehmungsvermögen, nicht in Unruhe versetzt wird, obwohl es diese Aktivität mitbekommt. Der Körper ruht wie im Tiefschlaf. Manas und Ahamkara (das Ich) sind entspannt wie beim Träumen, das sie auch nicht steuern. Allerdings träumen Sie nicht, sondern erleben, daß das Ich nichts tun muß, um danach berichten zu können: »Ich war entspannt.« Buddhi, die Aufmerksamkeit, der Intellekt, ist entspannt und wachsam, hat nichts zu beurteilen und zu entscheiden, ist daher mit Manas und Ahamkara eng verbunden. Purusha, die Instanz in Ihnen, die aus der Sicht des Yoga Ihre tiefsten glückbringenden Wünsche und Neigungen, die »Wünsche des Herzens«, entstehen läßt, nehmen Sie dann wahr, oder Sie erleben sich als wunschlos glücklich.

Manchmal ist Buddhi leer wie der Mond bei Neumond; Sie wissen, daß es ihn gibt, nehmen ihn aber nicht wahr. Dieser Zustand ist dem vergleichbar, wenn Sie zwar wissen, was Sie können und daß Sie zu guten Ideen fähig sind, jedoch im Moment keine haben. Manchmal ist Buddhi voll wie der Vollmond, der das Licht der Sonne widerspiegelt. Dies ist dem Zustand vergleichbar, in dem Sie die guten Ideen hervorbringen. Je mehr Ihnen bewußt ist, daß es beide Zustände gibt, desto weniger bringen Sie die normalen Schwankungen durcheinander. Die Beruhigung von Citta gemeinsam mit der Beruhigung der biologischen Abläufe ist nach Yoga nur über alle Marmas möglich, da Citta über alle 107 Marmas verteilt ist. Deshalb ist die Körperhaltung für die Entspannung so bedeutsam.

14.2 Der Ablauf von Shavasana

Führen Sie zuerst Ihre Yoga-Übungen aus, danach fällt es Ihnen leichter. Sie können Shavasana aber auch separat üben. Wählen Sie einen Ort, an dem es ruhig ist und Sie für die nächsten 15 Minuten ungestört sind, der wohltemperiert und gelüftet ist. Ziehen Sie bequeme Kleidung an, die Sie nicht drückt und die Sie über 10 bis 15 Minuten warm hält. Legen Sie Brille und alles, was Sie behindern könnte, ab. Nehmen Sie eine bequeme, nicht zu harte und nicht zu weiche Unterlage. Wenn Sie Ihre Atmung unterstützen wollen, legen Sie Brustkorb und Kopf auf zwei zusammengefaltete Decken. Wer sich schwertut, die Beine locker zu lassen, nimmt eine Rolle unter die Knie.

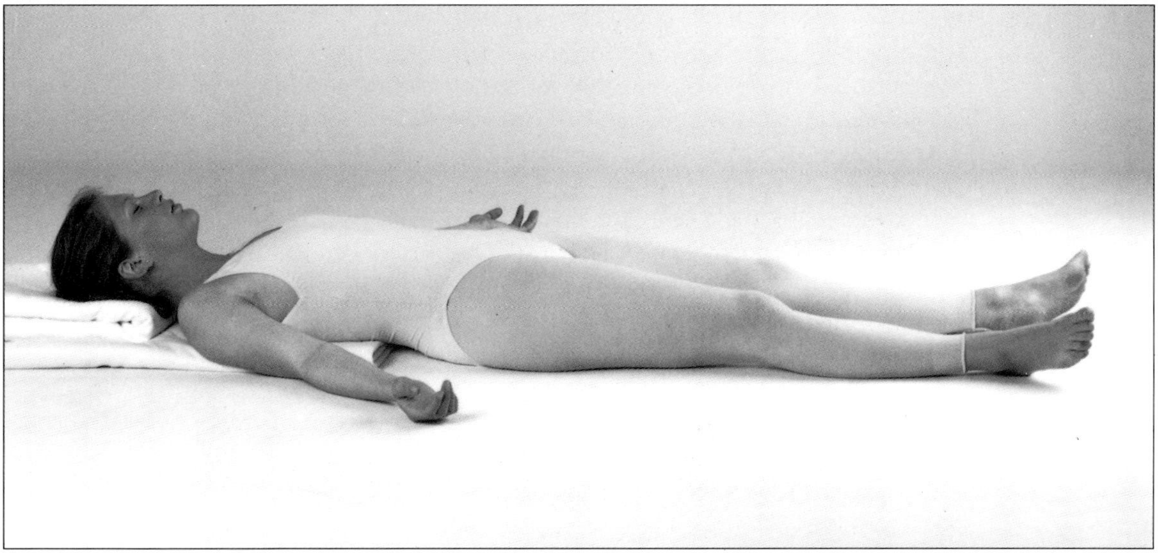

Stellen Sie sich eine gerade Linie vor, und legen Sie sich auf diese Linie. Die Fersen liegen in gleichem Abstand links und rechts neben der Linie. Ihre Wirbelsäule verläuft genau auf dieser Linie, ebenso der Kopf. Die Arme liegen in einem Winkel von 30 bis 45 Grad neben dem Rumpf.

Schließen Sie die Augen. Binden Sie sich eventuell ein Tuch um die Augen.

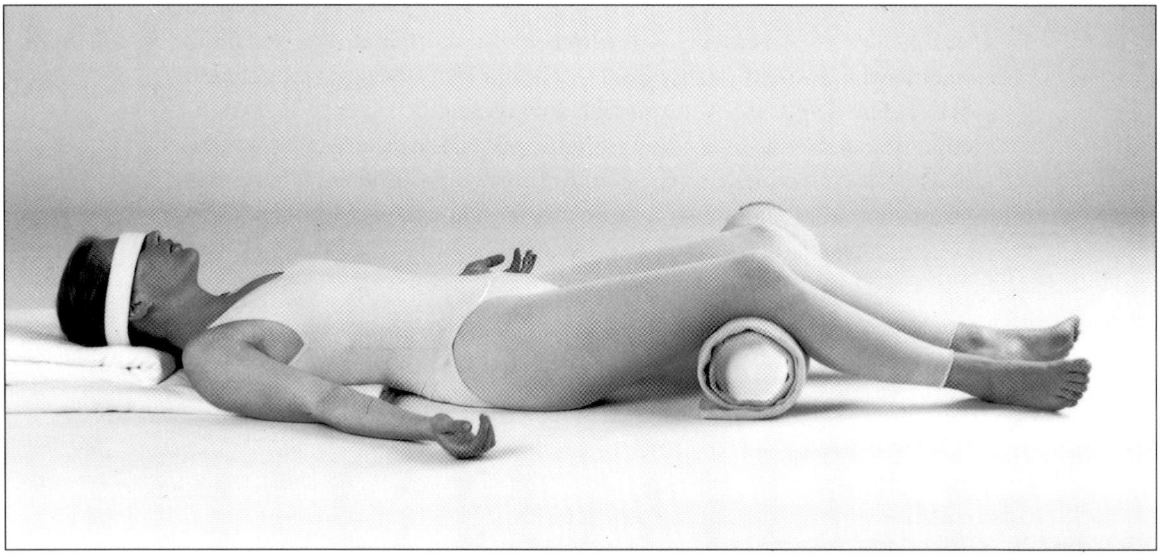

Liegen Sie so, und schalten Sie, wie oben beschrieben, von Sender auf Empfänger um. Seien Sie völlig inaktiv, das heißt, geben Sie Ihren motorischen Organen, den Armen, Beinen etc., keine Aufträge, wie Sie das in den Übungen oder bei alltäglichen Aktivitäten wie Laufen, Tragen und Schreiben tun. Gehen Sie sanft und gefühlvoll mit sich um. Geben Sie einen leichten bewußten Entspannungsimpuls, um Anspannungen zu lösen. Lassen Sie ihn zu Ende gehen, so daß Sie fühlen, Sie können ohne bewußtes Zutun entspannen. Lassen Sie die Entspannung zu, nehmen Sie die Wahrnehmungen in Empfang.
Es gibt verschiedene Anzeichen, die auf einen entspannten Zustand hinweisen: Sie spüren Ihr volles Gewicht am Boden liegen. Sie spüren Ihre normale Wärme. Sie empfinden eine Art Körpergenuß. Legen Sie nicht zuviel Wert darauf, etwas Bestimmtes spüren, empfinden, hören oder sehen zu wollen. Versuchen Sie, zu ruhevoller Aufmerksamkeit zu gelangen. Wenn Sie merken, daß Sie sich anstrengen, ärgern Sie sich nicht über sich selbst. Reagieren Sie nicht mit Anspannung auf Ihre Anspannung. Bleiben Sie mit wacher Aufmerksamkeit im Hinterkopf. Reduzieren Sie Ihre Aufmerksamkeit, soweit Sie sie nicht mehr benötigen, so daß Sie zwar nicht etwas von Ihrem Körper mitbekommen, sich in ihm aber entspannt und gelöst fühlen.
Üben Sie mit ganzem Herzen und Ausdauer. Verschwenden Sie nicht Ihre Zeit mit hartnäckigem oder halbherzigem Üben. Halten Sie die Stirn waagrecht zum Boden. Fällt sie und damit der Kopf nach hinten, so brüten Sie nach der Yoga-Erfahrung über die Vergangenheit; neigt sie sich zu sehr nach vorn, so sind Sie schon in der Zukunft. Seien Sie stabil und ruhig in der Gegenwart. Mitunter werden Sie das Gefühl bekommen, daß die Zeit stillsteht.
Wenn Sie nach 10 oder 15 Minuten aufstehen wollen, heben Sie den Kopf nicht zu schnell. Drehen Sie sich langsam auf eine Seite, vorzugs-

weise nach rechts (da das Herz mehr links ist), öffnen Sie langsam und behutsam die Augen,und bleiben Sie noch 1 oder 2 Minuten liegen. Kommen Sie dann langsam hoch. Es ist ja sinnlos, sich zuerst 15 Minuten Zeit zu nehmen, um zu entspannen, und dann mit einem schockartigen Ruck aufzuspringen. Ein leichter Übergang ermöglicht Ihrem Herz-Kreislauf-System, sich anzupassen.
Richtig ausgeführt, ist der Energieaufwand der Shavasana minimal und die Erholung maximal. Erfrischt und dynamisch können Sie Ihre Wünsche und Aufgaben angehen. Machen Sie sich ein gewisses Maß an Ruhe und Entspannung zur Gewohnheit.

15

ATMUNG

Viele Menschen haben schon gehört, daß Yoga etwas mit sinnvoller Atmung zu tun hat, und erwarten entsprechende Atemübungen. Dies ist einerseits richtig, andererseits verkehrt.
Traditionellerweise werden zuerst Asanas geübt, und wenn daraus einiges gelernt wurde, kommt Pranayama dazu. In den Asanas sammeln Sie eine ganze Menge Erfahrungen mit der eigenen Atmung. Sie sind die Basis, um in Pranayama leichte Steuerungen vornehmen zu können, die weitere Erfahrungen ermöglichen. Ohne die Atemerfahrungen aus den Asanas werden Sie wahrscheinlich bezüglich Ihrer Atmung alles verkehrt machen, und zwar einfach deshalb, weil grundlegende Erfahrungswerte als Orientierungshilfen fehlen. In den Asanas lernen Sie die verschiedenen Atmungsqualitäten kennen: intensives volles Atmen, außer Atem kommen, die Luft anhalten, die Intensität der Atmung entsprechend der Intensität der Körperhaltung zulassen, fast außer Atem kommen. In den Stellungen merken Sie, wie die Atmung ruhig, voll und tief wird, Sie atmen erleichtert auf, und Sie nehmen die Körperbereiche und Marmas wahr, die mit dem Atem in Berührung kommen oder in die Atembewegung einbezogen sind. Sie lernen auch, Haltungen einzunehmen, die Ihre Atmung nicht behindern, und spüren dadurch den Unterschied zwischen flacher Atmung, bedingt durch schlechte Haltung, und unbehinderter Atmung. Weiter lernen Sie, sich in der Haltung zu entspannen, mit der Atmung etwas zu bewirken, die Atmung zu intensivieren, so daß sie der Intensität der Haltung entspricht. Die Intensität der Atmung in den Haltungen ist dann auch ein wichtiger Indikator dafür, ob es gilt, mehr zu entspannen oder aktiver zu werden.

Aus der Sicht der Psychosomatik ist die Atmung ein organischer Ablauf, den der Körper selbsttätig ausführt und der nicht willkürlich gesteuert werden soll. Etwas anderes ist es bei der Ausscheidung: Hier lernen wir ein entsprechendes Sozialverhalten. Was Sie jedoch lernen können, ist zu beobachten, ob Ihre Atmung durch soziale oder psychische Geschehnisse beeinflußt oder überlastet ist. Das kann durch eine ungünstige Sitzhaltung, durch Bildschirmarbeit, die den Rhythmus durcheinanderbringt, durch Belastungen, die einen zum Anhalten der Luft bringen, durch eingeengte Konzentration auf das Denken, wodurch die Körperwahrnehmung und das Atmen behindert werden, geschehen oder durch konfliktreiche Arbeits- oder Privatsituationen.

Wir sind in der Lage, die sozialpsychobiologische Harmonie mittels einer »kreativen Gesamtleistung« wieder herzustellen. Die entwicklungsgeschichtlich bedingte Organfunktion jedoch ist durch eine komplizierte Mehrleistung überlastet. Der Psychosomatiker Overbeck schreibt: »Der Mensch ist in erstaunlichem Maße in der Lage, seine Organe und Funktionen nach ganz persönlichen Motiven einzusetzen.«[94] Für Menschen, die sich wenig spüren, kann dies zunächst ein Selbstschutz sein. Wird die Überlastung jedoch chronisch, wird der Körper nur ausgebeutet, können die körperlichen Signale immer weniger verstanden werden, der eigene Körper wird einem fremd. Ziel des Yoga-Umgangs mit der Atmung ist es, die Atmung frei zu machen von Beeinflussungen und Überlastungen, die den Rhythmus, die Intensität und das Muster der eigenen Atmung verändert haben (vgl. Kap. 2, Pranayama).

15.1 Immer gut atmen

Die erste und wichtigste Atemübung und ein zentraler Aspekt der Atmung ist: Atmen Sie immer. Das heißt, lassen Sie keine Gelegenheit zum Atmen aus, und konzentrieren Sie sich darauf, Ihre Atmung nicht zu behindern, dann regelt der Körper die Intensität der Atmung nämlich selbst. Diese spezifische Art des Kontakts mit der Konzentration auf Ihre Atmung können Sie auch alleine üben. In den Asanas schaffen Sie wichtige Voraussetzungen dafür: Sie nehmen Haltungen ein, in denen der Brustkorb nicht eingezwängt wird, sondern sich bewegen und in denen der Bauchraum sich ausbreiten kann. Dadurch wird die Atmung intensiver.

Machen Sie dazu folgende Übung: Legen Sie sich zwei Decken unter den Brustkorb, daß er gehoben wird. Nehmen Sie eine weitere Decke oder ein kleines, festes Kissen, um den Kopf zu stützen. Atmen Sie ganz normal, ohne die Atmung zu beeinflussen. Das heißt, lassen Sie es zu, daß Sie atmen, beobachten Sie die Atmung, und konzentrieren Sie sich darauf, sie nicht zu stören. Nehmen Sie leicht, weich, zart Kontakt mit Ihrer Atmung auf. Seien Sie interessiert und warm. Die passive Haltung ermöglicht es Ihnen, Ihre Atmung so zu erleben, wie sie jetzt gerade von Ihrem Körper selbsttätig gesteuert wird. Erleben Sie die Impulse zum Einatmen und Ausatmen, den Rhythmus, den Umfang der Atmung, wie auch Aufatmen (erleichtertes Aufatmen, Seufzen). Beobachten Sie, wie Ihre Atmung verläuft, lassen Sie Rhythmusänderungen, Unregelmäßigkeiten etc. zu, stören Sie sich auch nicht daran, wenn Sie relativ rasch atmen.

Die Atmung wird manchmal mit einer jungen Frau verglichen, die sich für den jungen Mann interessiert, der bei ihrem Vater zu Gast ist, sich jedoch zurückzieht, sobald er sie offensiv wahrnimmt. Der junge Mann kann sich dann alle möglichen Phantasien über die junge Frau machen, hat es jedoch schwer, sie kennenzulernen. Versuchen Sie daher nicht, Ihre Atmung durch bestimmte Vorstellungen, etwa von langsamem,

ruhigem, gleichmäßigem und tiefem Atmen, zu beeinflussen. Zum einen ist dies anstrengend, zum anderen führt es zu einer Verwechslung von vorgestellter und wirklicher Atmung.
Liegen Sie mit wacher Aufmerksamkeit während 5 bis 15 Minuten. Bleiben Sie danach noch weitere 3 bis 5 Minuten in dieser Position, und ruhen Sie sich aus. Aus der Sicht von Yoga gehen wir davon aus, daß schon die aufmerksame Beobachtung der Atmung anstrengend ist. Sammeln Sie Ihre Aufmerksamkeit im Hinterkopf, und reduzieren Sie sie dort. Lassen Sie die Atmung wieder ohne gezielte Beobachtung geschehen, und nehmen Sie nur das wahr, was ohne aktive Kontaktaufnahme an Botschaften zur entspannten Aufmerksamkeit in den Hinterkopf gelangt (vgl. Kap. 14, Entspannung).
Mit der Zeit gewinnen Sie ein komplexes Bild Ihrer Atmung. Manche Menschen gehen davon aus, daß die Atmung etwas ist, was der Körper selbst erledigt, und haben keine Lust, sich damit zu beschäftigen. Andere Menschen haben sehr feste Vorstellungen, wie geatmet werden soll, und versuchen sich daran zu orientieren. Diese Übung liegt dazwischen: Sie machen sich ein Bild, aber ein Bild Ihrer Atmung, so wie Sie bei Ihnen abläuft. Geben Sie der Atmung mehr Bedeutung, denn Sie ist ein wichtiger Indikator; etwa dafür, ob Sie die Luft anhalten und dadurch die Sauerstoffversorgung der Zellen behindern, angestrengt und angespannt sind. Wenn Sie gemäß einer bestimmten Vorstellung atmen, strengen Sie sich an, setzen Sie sich unter Druck bzw. überlagern die körpereigene Steuerung der Atmung.
Die Aufgabe, die Ihnen diese Übung stellt, ist vergleichbar mit dem Spurenlesen und der Beobachtung von Tieren und Pflanzen in der Natur. Aus einer Summe von Spuren und Eindrücken komplettiert sich das Bild allmählich. Denken Sie z. B. an Pflanzen, die zu verschiedenen Tages- und Jahreszeiten beobachtet werden müssen, bevor Sie etwas Definitives aussagen können.
Wenn Sie diese Atemübung einige Wochen ausgeführt haben, so ist es Ihnen möglich, leichter Kontakt mit Ihrer Atmung aufzunehmen, und Sie haben eine ganze Reihe von Eindrücken gewonnen und Erlebnisse mit Ihrer Atmung gemacht. Jetzt können Sie zu einem nächsten Schritt übergehen.
Nehmen Sie zuerst, wie oben beschrieben, Kontakt mit Ihrer Atmung auf. Machen Sie sich während 5 Minuten ein Bild. Beobachten Sie dann, ob Sie Atempausen feststellen. Halten Sie in der Ein- oder Ausatmungsphase oder dazwischen die Luft an? Versuchen Sie, diese Unterbrüche wegzulassen und kontinuierlich zu atmen. Probieren Sie das während 5 bis 10 Minuten. Ruhen Sie sich dann wieder 3 bis 5 Minuten aus.
Immer gut atmen, das können Sie auch im Alltag, etwa im Büro. Wer am Bildschirm sitzt, ist besonders gefährdet, die Luft anzuhalten. Die Geschwindigkeit der Abläufe am Bildschirm stört und unterbricht die Atmung. Es ist daher zu empfehlen, jede Stunde einige Minuten im Raum umherzulaufen oder vor dem Fenster langsame Bewegungen auszuführen und sich darauf zu konzentrieren, die Atmung nicht zu behindern.

15.2 Haltung ermöglicht Atmung

Die zweite wichtige Atemübung und ein weiterer zentraler Aspekt der Atmung ist, daß Sie eine Körperhaltung einnehmen, in der es Ihnen auch möglich ist zu atmen. Die Asanas und Vorübungen der vorstehenden Kapitel sind hierfür bestens geeignet und geben Ihnen Anhaltspunkte. Der Prozeß, der durch die Haltungen in Gang gesetzt wird, ist mit dem Formen eines Gefäßes aus Lehm vergleichbar. Wenn das Gefäß fertig geformt ist, wird es in Indien an der Sonne getrocknet oder im Ofen gebrannt. Danach kann im Topf Flüssiges, etwa Wasser, transportiert werden. Analog dazu sollen durch regelmäßiges Üben der Asanas der Rumpf stabil und fest, der Brustkorb und Bauchraum offen werden, damit die Atmung frei und ungehindert fließen kann. Keine Frage, daß die Haltung dann nicht nur aus der Sicht der Atmung bequem ist. Die Atmung wird in erster Linie indirekt über die Haltung beeinflußt. Dazu werden Haltungen eingenommen, die die Atmung nicht behindern, sondern sie intensivieren.
Auch im Alltag, am Schreibtisch, im Zug, wo immer Sie sich befinden, können Sie eine entsprechende, für die Atmung vorteilhafte Haltung einnehmen. Im Stehen erleichtern leicht eingebogene Knie und gehobener Brustkorb die Atmung. Verzichten Sie beim Sitzen auf die Lehne, richten Sie das Becken auf, und heben Sie den Brustkorb. Das geht am besten, wenn Sie sich auf die Stuhlkante setzen.

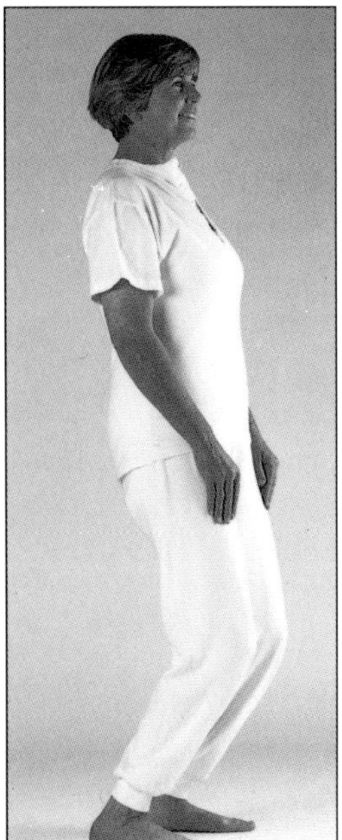

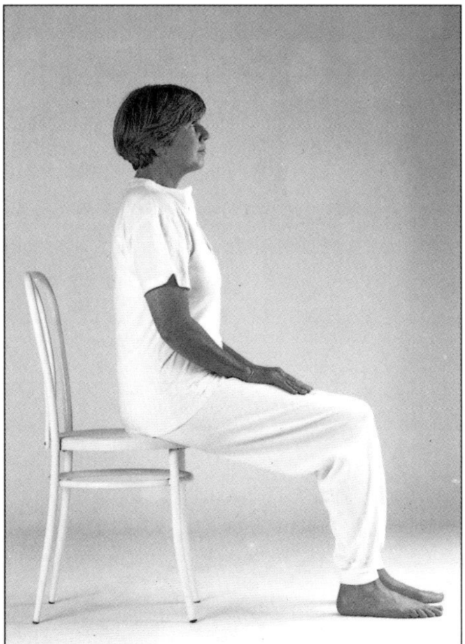

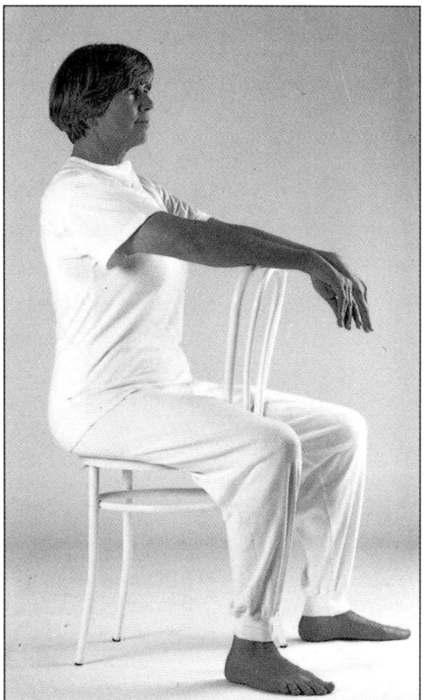

Eine der einfachsten Haltungen, um die Atmung zu steigern, können Sie auf jedem Stuhl ausführen, auch im Zug, Flugzeug oder in einer Fahrpause. Sie setzen sich, etwas weiter vorne als gewöhnlich, auf die Stuhlkante, heben den Brustkorb nach oben und die Ellbogen zur Seite etwas über Schulterhöhe. Wenn Sie Ihre Arme 2, 3 oder 5 Minuten so halten, werden Sie spüren, wie Ihre Atmung intensiver, kräftiger und voluminöser wird. Sie müssen es nur zulassen und beobachten.

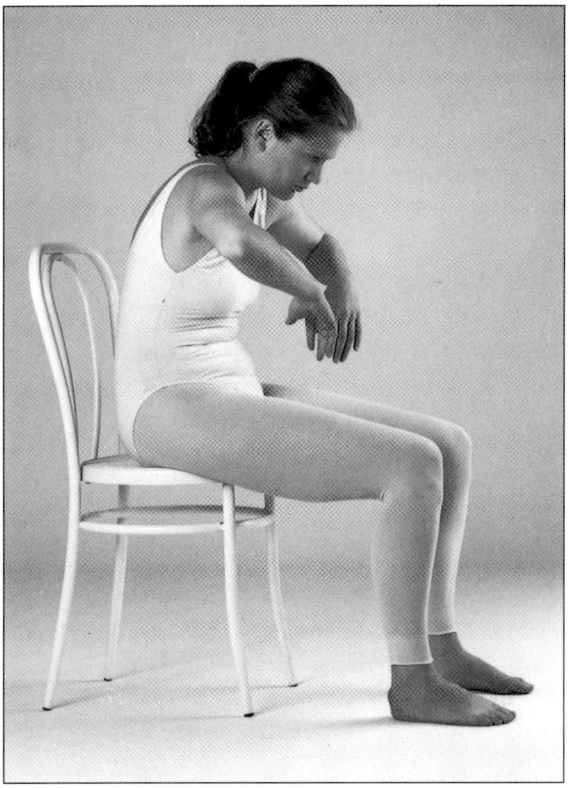

falsch

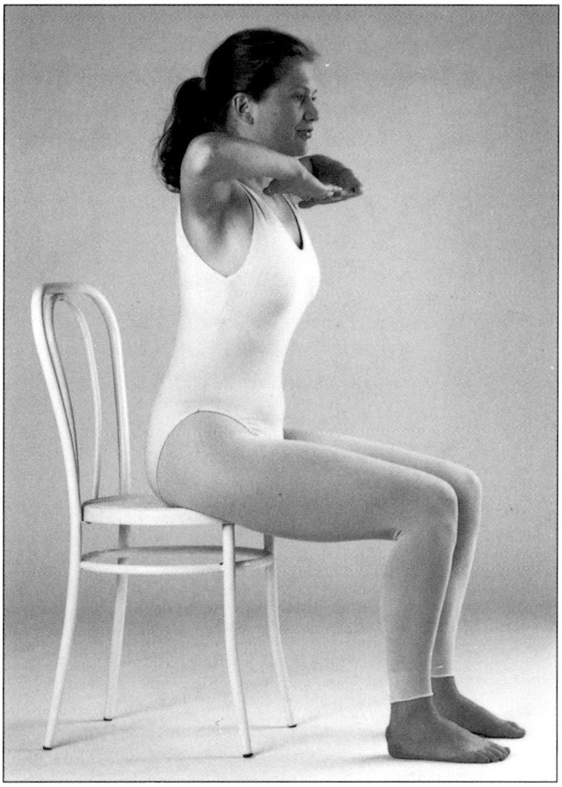

richtig

Machen Sie sich aber im Alltag nicht verrückt, indem Sie ständig nach irgendeiner besseren Haltung suchen. Sinnvoller ist es, regelmäßig zu üben und dadurch Haltung und Atmung für den Alltag so zu stabilisieren, daß Sie, ohne daran zu denken, mehr atmen und eine bessere Haltung einnehmen.

15.3 Spüren Sie Ihre Atmung

Eine dritte grundlegende Atemübung und ein weiterer Aspekt der Atmung ist die Atmungsbeobachtung, die oben schon kurz angedeutet wurde, die ich aber, weil sie sehr wichtig ist, noch eigens beschreiben will.

Die Atmung ist einerseits etwas Unwillkürliches, das ohne absichtliches Zutun und ohne Wahrnehmung abläuft. Wir atmen auch im Schlaf, atmen auch wenn unsere Aufmerksamkeit mit Arbeiten, anderen Tätigkeiten oder mit intensiven Wahrnehmungen beschäftigt ist. Sie funktioniert selbsttätig, wie die anderen inneren Organe auch. Andererseits können wir unsere Atmung als einziges inneres Organ leicht und direkt willkürlich steuern. Wir können die Luft anhalten oder schnell atmen.

Das macht den Umgang mit der Atmung so spannend und auch so schwierig. In dem Moment, in dem wir die Atmung steuern, ist das, was wir wahrnehmen, nicht mehr die Intensität und der Rhythmus, den sie bei selbsttätiger Steuerung haben würde. Wir nehmen dann also nicht mehr wahr, wie unser Körper die Atmung steuern würde, wir nehmen wahr, wie wir die Atmung jetzt gerade steuern. Daher ist es wichtig, die Atmung beobachten zu lernen, ohne sie dadurch zu verändern, aber auch ohne sich aus dem Prozeß der Beobachtung wegzudenken oder auszuschalten. Dies erreichen Sie, indem Sie versuchen, leicht und weich mit der Atmung in Kontakt zu treten und sich warm, mutig, offen und klug Ihrer Atmung zuzuwenden. Dieses Vorgehen bedingt eine besondere Mischung aus dem Wissen und den praktischen Erfahrungen, die Sie über die Atmung haben und die Sie einerseits einbringen, andererseits in den Hintergrund stellen und sich der aktuellen Atmungssituation ganz zuwenden sollen. Eine kleine aktuelle Spur muß Ihnen bedeutsamer sein als theoretische Überlegungen. Die Freude am Atmen, ähnlich der Bewegungslust, sollte Ihnen näher sein als distanzierte Beobachtungen.
Legen Sie sich, wie oben beschrieben, wieder auf die Decken. Spüren Sie, wie Luft durch die Nase fließt, den Hals hinuntergeht bzw. heraufkommt, spüren Sie die Luft und die Bewegung der Atmung im Brustraum und zuletzt auch im Bauchraum. Im Brustraum können sich mit der Atmung auch die Rippen auseinanderbewegen, und das Brustbein kann sich heben und senken. Besonders auf den Seiten des Brustkorbs bis in die Achselhöhlen hinauf kann diese Bewegung stattfinden. Vorne

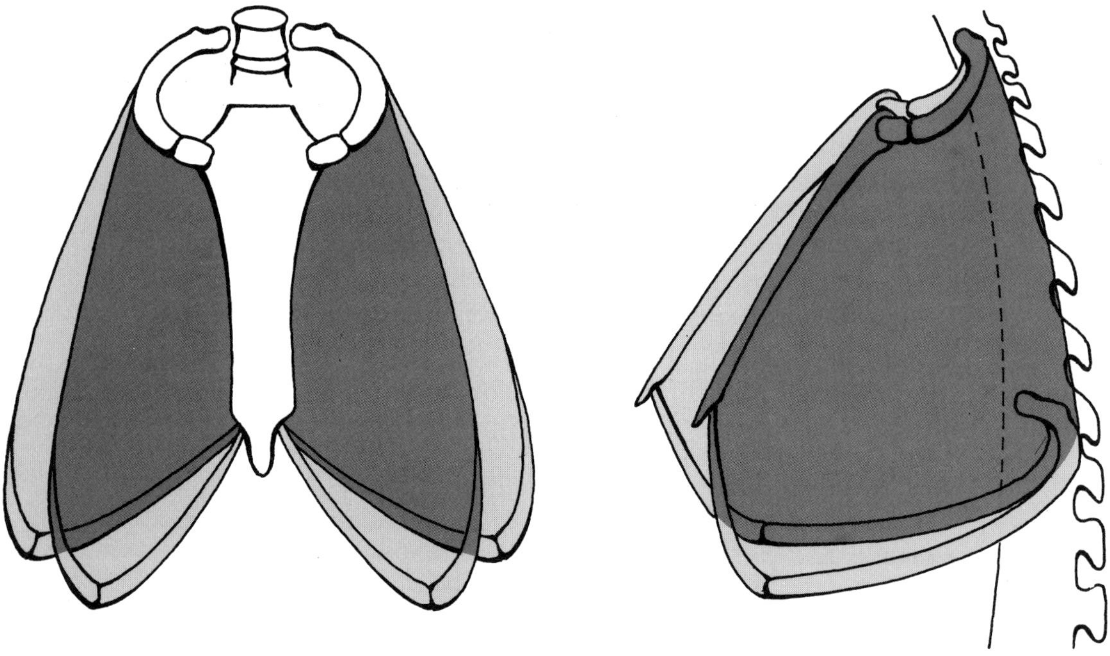

Schema über die Formveränderungen des Brustkorbs bei der Atmung in der Ansicht von vorn (links) und von der Seite (rechts).(Schematisch dargestellt)
Hellgrau = Einatemstellung, dunkelgrau = Ausatemstellung

kann sich der Brustkorb mit dem Brustbein nach oben bewegen. Durch die Haltung und die Decken werden diese Atmungsbewegungen unterstützt und erleichtert.
Die Bauchdecke hebt und senkt sich beim Einatmen und Ausatmen. Dies hat nichts mit Bauch- oder Brustatmung zu tun. Gehen Sie davon aus, daß die Atmung ganzheitlich abläuft und Sie an verschiedenen Orten Ihres Körpers Spuren der Atmung wahrnehmen können, die sich zu einem Gesamteindruck zusammensetzen lassen. Aus der Sicht von Yoga gehen Denken und Fühlen (Citta) mit der Steuerung des Nervensystems (Prana) Hand in Hand. Die Beruhigung, die durch Pranayama eintreten kann, ist eine bewußte Harmonisierung dieses Verhältnisses. Fließt Prana dann ruhig, so kann auch Citta ruhig werden. Atembeobachtung heißt daher nicht: neutrales, distanziertes Beobachten aus einer Außenposition heraus. Atembeobachtung ist vielmehr (an-)teilnehmende Wahrnehmung: Sie sind mit beteiligt und entspannen sich dabei mehr und mehr. Verzichten Sie auf Bewertungen wie richtig und falsch. Setzen Sie sich nicht mehr unter Druck, indem Sie das Muster Ihrer Atmung verändern wollen. Interessieren Sie sich jedoch lebhaft für Ihre eigene Atmung, und beteiligen Sie sich aktiv mit Beobachtung am Prozeß des Erspürens der eigenen Atmung.

15.4 Lassen Sie eine vertiefte Atmung zu

Willkürlich können Sie Ihre Atmung eigentlich nur behindern. Diese Behinderungen aufzulösen ist nicht einfach. Die Atmung nicht mehr zu unterbrechen, die Luft nicht mehr anzuhalten ist daher die vierte wichtige Atemübung. Konzentrieren Sie sich nicht darauf, ein- oder auszuatmen, sondern darauf, den Impuls zum Ein- und Ausatmen nicht zu unterbinden.
Lassen Sie es zu, daß Rhythmusveränderungen eintreten, daß Ihr Rhythmus schneller oder langsamer wird oder daß der gleichmäßige Rhythmus durch erleichtertes Aufatmen unterbrochen wird. Auch der Umfang Ihrer Atmung kann sich verändern. Wenn Sie sehr gebeugt sitzen, können Sie relativ viel Luft aus-, dagegen wenig Luft einatmen. Wenn Sie diese gebeugte Haltung verändern, atmen Sie mehr ein, aber nicht mehr den letzten Rest an Luft aus. Um solche Behinderungen der Atmung aufzulösen, üben Sie am besten folgendes:
Nehmen Sie noch eine Decke oder Unterlage mehr als in den vorangegangenen Übungen, so daß Ihr Brustkorb im Liegen deutlich angehoben und auch der Bauchraum unterstützt ist. Damit sind die Voraussetzungen für eine volle Atmung gegeben, ohne daß Sie sich anstrengen müssen. Legen Sie sich mit dem Rücken auf der Höhe des Brustkorbs auf die Decken, den Kopf auf das Kissen. Atmen Sie ganz normal, ohne die Atmung zu beeinflussen. Beobachten Sie die Atmung aufmerksam, ohne sie zu stören. Denken Sie nicht mehr daran, möglichst viel Luft ein- und auszuatmen. Es bleibt auch nach dem Ausatmen immer eine gewisse Menge Luft in den Lungen. Die Einatemkapazität kann sich bis

auf das Sechsfache vergrößern. Liegen Sie, und beobachten Sie Ihre Atmung während 5 bis 15 Minuten. Die passiv gestützte Haltung ermöglicht es Ihnen, den Umfang der Atmung, der zu Ihrem Körper paßt, zu erleben. Auch die Impulse, die das Ein- und Ausatmen, den Rhythmus und das Aufatmen steuern, können Sie so erleben.
Beobachten Sie, ob Sie folgende Merkmale, die auf eine volle Atmung hindeuten, spüren. Bewegt sich die Haut am Brustkorb? Spüren Sie, daß sich Ihre Rippen beim Atmen bewegen, daß auch Brustbein und Bauchraum in Bewegung kommen? Es ist zwar nicht bei vielen Menschen zu beobachten, wäre aber sinnvoll, daß die Rippen beim Atmen auseinander- und zusammengehen, besonders an den Seiten, bis hinauf in die Achselhöhlen. Beobachten Sie, ob es Ihnen gelingt, mit dem Ausatmen bei der obersten Rippe zu beginnen, langsam den Bauchraum zu lockern und erst gegen Ende der Ausatmung die unteren Rippen nach innen fallen zu lassen.
Verzichten Sie lieber auf eine Gleichmäßigkeit, bis es ohne Druck geht. Am Anfang bemerken Sie wahrscheinlich eine Reihe von »Störungen« oder »Fehlern«. Das ist ganz normal. Das darf auch über Wochen und Monate so bleiben. Werten Sie diese Eindrücke nicht als Fehler, sondern als Spuren und Orientierungshinweise, die wichtige Übergangsschritte auf dem Weg zu einer umfangreicheren und gleichmäßigeren Atmung sind. Eine solche Atmung wird in Yoga volle Atmung genannt. Sie ist das langfristige Ziel, das über den Weg dieser Übungen allmählich erreicht wird. Es ist wichtig, das Ziel zu kennen, dann aber steht der Weg im Vordergrund. Erst nach einigen Tagen und Wochen, möglicherweise erst nach Monaten oder Jahren, wird Ihre Atmung, angeregt durch die Übungen, an Umfang und Intensität gewinnen. Integrieren Sie die verschiedenen in diesem Kapitel angegebenen Aspekte der Atmung nach und nach in diese vierte Übung. Üben Sie während 10 bis 15 Minuten, und ruhen Sie sich danach 3 bis 10 Minuten aus.

15.5 Hören Sie Ihre Atmung

Sie können Ihre Atmung hören, wenn Sie kräftig pusten. Das meine ich aber nicht, denn dabei hören Sie die Atmung über das Ohr von außen. Hören Sie das Geräusch der Atmung, das von innen an Ihr Ohr gelangt. Horchen Sie mit dem inneren Ohr nach innen. Das können Sie ausprobieren, indem Sie die Ohren mit den Daumen leicht zuhalten, bis die Außengeräusche leiser und die Innengeräusche stärker werden. Es erinnert Sie vielleicht an das Geräusch, das Sie hören, wenn Sie sich eine Muschel ans Ohr halten, oder an das, was Sie wahrnehmen, wenn Sie in der Badewanne mit dem Kopf unter Wasser tauchen. So etwa ist der Unterschied zwischen den Geräuschen, die von außen kommen, und den Geräuschen der Atmung, die von innen kommen. Es ist durchaus möglich, sowohl Geräusche von innen wie von außen gleichzeitig zu hören.

Es gibt eine ganze Reihe von Menschen, denen es unangenehm ist, ihr eigenes Atmungsgeräusch zu hören. Teilweise ist es uns anerzogen worden, unhörbar zu atmen. Es gibt Situationen, in denen es als unangebracht oder zumindest unangenehm betrachtet wird, Atemgeräusche zu hören, etwa im Konzertsaal bei leisen Passagen. Manchen Menschen kommen deshalb ihre eigenen Atmungsgeräusche wie Lärm vor. Es verhält sich jedoch genau umgekehrt: Solange sich etwas bewegt, Sie etwas wahrnehmen, so lange gibt es keinen Anlaß zur Beunruhigung.
Den oben beschriebenen Hörkontakt zur Atmung können Sie auch im Alltag pflegen. Gewöhnen Sie sich daran, Ihre Atmung wahrzunehmen. Denken Sie z. B. in Gesprächen zwischendurch an Ihre Atmung. Ein einfacher Test ist es, sich zu beobachten, während Sie telefonieren: Atmen Sie, während Sie die Nummer wählen? Haben Sie Luft, wenn Sie zu sprechen beginnen? Wie ist es, wenn Sie angerufen werden? Teilen Sie Ihrem Gesprächspartner mit, daß Sie leicht außer Atem kommen, schon bevor Sie ein einziges Wort gesagt haben?
Integrieren Sie das Hören auf Ihre Atmung in die bisher erwähnten Übungen, Vorübungen und Asanas.

15.6 Steuern Sie Ihre Atmung

Als sechste Atemübung und weiteren wichtigen Aspekt der Atmung lernen Sie zu erkennen, ob und wie Sie Ihre Atmung steuern. Sie wissen schon, daß willkürliche Steuerung zu einer »künstlichen« Atmung führen kann: Wenn Sie z. B. innerlich unruhig sind und versuchen, ruhig und gleichmäßig zu atmen, und es Ihnen gelingt, so spüren Sie die innere Unruhe, die auch die Atmung beeinflußt, nicht mehr. Sie ist überlagert, aber dennoch vorhanden. Versuchen Sie daher, in der folgenden Übung die Atmung nur ganz wenig zu steuern.
Legen Sie sich hin. Beobachten, spüren, hören Sie Ihre Atmung während 5 Minuten. Erweitern Sie dann die Einatmung um etwa 5 Prozent. Versuchen Sie die Menge Luft, die Sie einsaugen, abzuschätzen und um 5 Prozent zu vergrößern. Probieren Sie das während 5 bis 10 Minuten. Ruhen Sie sich dann für 3 bis 5 Minuten aus.
Am Anfang werden Sie merken, wie schwer es ist, nur ein wenig mitzusteuern. Viele vergrößern beim ersten Mal die Einatmung um 30 oder 50 Prozent, manche gar um mehr als das Doppelte. Anderen fällt es sehr schwer, die Luftmenge abzuschätzen, die ohne Steuerung eingeatmet wird. Dazu braucht es Übung und Erfahrung. Bedenken Sie immer, daß Sie sich mit der Atmung auf einem Gebiet befinden, mit dem Sie sich möglicherweise noch nie beschäftigt haben. Wenn Sie zum erstenmal Kaffee brauen, ist es auch schwer abzuschätzen, wieviel Pulver Sie verwenden müssen, um einen guten Kaffee zu erhalten. Mit wachsender Erfahrung wird es immer leichter, wenig zu steuern und dadurch herauszufinden, wie Sie mitsteuern können und dennoch Ihre Atmung nicht unter Druck setzen. Auch das Abschätzen der Luftmenge und was es heißt, ein bißchen zuzulegen, wird dann leichter. Intellektu-

elle Beurteilung und Erspüren gehen mit der Zeit Hand in Hand. Üben Sie dasselbe auch bei der Ausatmung.

15.7 Atmen Sie entspannt

Entspannung bei der Ein- und Ausatmung ist ein siebter Aspekt der Atmung. Viele Menschen sind zu angespannt oder verspannt, auch wenn sie versuchen, entspannt zu atmen. Am besten gehen Sie davon aus – und stellen sich das auch einmal vor –, daß Sie noch deutlich entspannter atmen können. Machen Sie danach die Pranayama-Übung »Viloma Pranayama«: Sie atmen sozusagen gegen den Strich, wie wenn Sie Ihr Haar gegen den Strich kämmen. Einatmung bzw. Ausatmung werden in ihrem fortlaufenden Fluß durch Pausen rhythmisch unterbrochen. Es ist, wie wenn Sie eine Treppe Stufe für Stufe hinauf- oder hinuntersteigen und sich auf jeder Stufe ausruhen.
Legen Sie sich dazu hin, am besten wie oben beschrieben wieder auf die Decke. Beobachten Sie zuerst Ihre Atmung während 3 bis 5 Minuten, um einen Eindruck von Intensität und Umfang der Einatmung zu gewinnen. Teilen Sie das Einatmen dann in 5 bis 6 gleiche Portionen auf, und unterbrechen Sie nach jeder Portion jeweils für 2 bis 3 Sekunden: Einatmen, Pause, Einatmen, Pause, Einatmen, Pause, Einatmen, Pause, Einatmen, kontinuierliches Ausatmen. Üben Sie das während 5 bis 10 Minuten. Verändern Sie die 5 oder 6 Einatmungsportionen so lange, bis die Intensität der Einatmung, die Sie vorher beobachtet haben, darin Platz findet. Am Anfang geraten möglicherweise die ersten Teile zu groß, so daß Sie gegen Ende nur noch unter Schwierigkeiten einatmen können. Verkleinern Sie in diesem Fall die Portionen.
Manchen Menschen fällt es leichter, nach dem Ein- oder Ausatmen eine größere Pause zu machen. Versuchen Sie in diesem Fall, die entspannten Pausen in die Einatmung zu verlagern. Gestalten Sie den Rhythmus ganz frei. Die Pausen können nur eine halbe Sekunde dauern und die Einatemschritte 1 bis 2 Sekunden. Es geht auch nicht darum, daß Sie zählen, sondern darum, wie bei Musik ein Gefühl für den Rhythmus zu entwickeln. Wenn Sie merken, daß die Übung Sie anstrengt, hören Sie auf. Sie können auch 2 oder 3 normale Atemzüge machen und dann einen Einatemzug mit Pausen. Während der ganzen Übung sollten Sie sich wie bei den vorangegangenen Übungen nicht anstrengen müssen. Hören Sie sonst mit der Übung auf, oder variieren Sie so lange, bis die Aufgabenstellung, die Sie an Ihre Atmung herantragen, und die Reaktionen Ihrer Atmung harmonisch und entspannt zusammenpassen. Werten Sie jede Disharmonie nicht als Fehler, sondern als Orientierung. Wenn Sie öfters üben, werden Sie bemerken, daß die Reaktionen Ihrer Atmung variieren. Das sind Spuren auf dem Weg zur harmonischen Atemerfahrung. Ruhen Sie sich am Ende für 3 bis 10 Minuten aus.
Wenn Sie nach einigen Wochen des Übens den Eindruck haben, daß Sie gut damit zurechtkommen, versuchen Sie das Umgekehrte: normales Einatmen, Pausen in der Ausatmung.

Legen Sie sich dazu auch auf die Decken, beobachten Sie 5 Minuten Ihre Atmung, um Intensität und Umfang der Ausatmung kennenzulernen. Teilen Sie dann das Ausatmen in 5 bis 6 Portionen, und machen Sie dazwischen Pausen. Variieren Sie wie oben beschrieben, üben Sie nur, wenn Sie entspannt bleiben oder sogar noch mehr Entspannung in die Ausatmung bringen können. Hören Sie auf, wenn Sie das Gefühl haben, müde zu werden.
In beiden Übungen ist es wichtig, weder in den Pausen »heimlich« leicht ein- oder auszuatmen, noch sich anzuspannen.
Ein klares Zeichen für Entspannung in der Atmung ist es, wenn der Mundraum nicht trocken ist, sondern von dünnflüssigem Speichel angenehm befeuchtet.

15.8 Grundsätzliches zur Atmung während der Übungen

Atmen Sie, wenn immer es geht, nur durch die Nase. Als Notlösung, wenn Sie durch die Nase nicht genug Luft bekommen, können Sie durch den Mund atmen. Halten Sie Rumpf und Brustkorb so, daß die Atmung maximalen Raum hat und nicht behindert ist. Bei freier Atmung sind zwei Grundbewegungen wesentlich, die in vielen Übungen erlebt werden können, besonders im Stehen und im Sitzen: Das Becken zieht nach unten, der Brustkorb zieht nach oben.

Hautbewegungen

Der Übergang zwischen Bauchraum (Lendenwirbelsäule) und Brustkorb (Rippen- Brustwirbelsäule) ist weich und stabil.

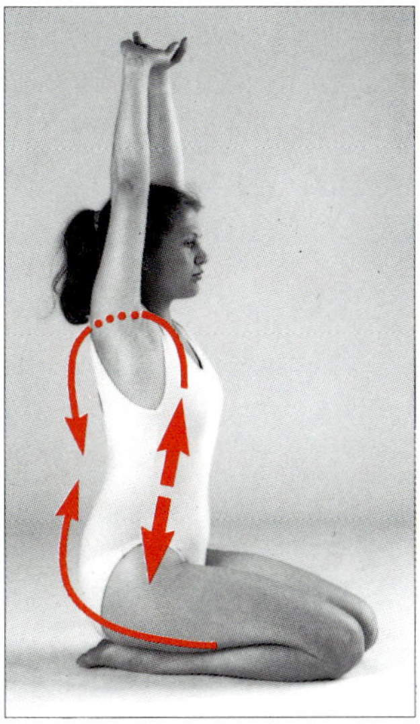

Die Achselhöhlen sind »leicht« und heben nach oben. Der Brustkorb öffnet sich zur Seite und zur Mitte des Brustbeins.

Das aufgerichtete Becken ist »schwer« und zieht nach unten. Vom Damm ausgehend wird das Becken breit.

Weil das Becken wegen des darauf lastenden Körpergewichts mit Schwerkraft belastet ist, wird es nach unten gezogen. Brustkorb und Brustbein dagegen sind vom Körpergewicht entlastet und werden nach oben gehoben.
Denken Sie daran, wenn Sie z. B. morgens aufstehen: Sie haben es vielleicht auch schon erlebt, daß der Brustkorb leicht ist und Sie Lust haben hochzukommen, aufzustehen. Umgekehrt sinkt der Brustkorb nach

unten, wenn Sie müde sind. Lernen Sie, diese beiden Bewegungstendenzen Ihres Körpers gleichzeitig wahrzunehmen und auch im Alltag adäquat darauf zu reagieren. Übergehen Sie diese aufschlußreichen Hinweise Ihres Körpers nicht!

Wenn Sie bei alltäglichem Stehen oder Sitzen Ihren Brustkorb als »schwer« oder Ihr Becken als »leicht« erfahren, so haben sich die Verhältnisse verkehrt, und Ihre Atmung geht entsprechend erschwert. In diesem Fall sprechen wir von einem ungenügenden oder nicht geglückten Ausgleich zwischen den Polen »schwer« und »leicht«. Die übermäßige »schwere« Tendenz bringt unnötige Anspannungen und Verspannungen mit sich. Im Extrem entstehen daraus übermäßige Belastungen mit Aufgaben, weil nichts abgegeben und keine Unterstützung von der Außenwelt herangeholt wird. Depressive und Schwermütige haben auch einen Mangel an der Erfahrung »leicht«. Die übermäßige »leichte« Tendenz ist an Überbeweglichkeit, etwa der Lendenwirbelsäule, zu erkennen. Im Extrem zeigt sich dies bei Menschen, die »überdreht« sind, Tag und Nacht wach sind, da sie zur angenehmen Schwere des Schlafs kaum mehr Zugang finden.

Eine volle Atmung braucht beide Tendenzen. Nur wenn Sie den Brustkorb ohne Anstrengung oben halten können, sind die Voraussetzungen dafür geschaffen, daß die Lungen sich beim Einatmen ausdehnen können. Durch die Anspannung des Zwerchfells und der Einatemhilfemuskeln entsteht in den Lungen ein Sog, der sich, wie wenn Sie den

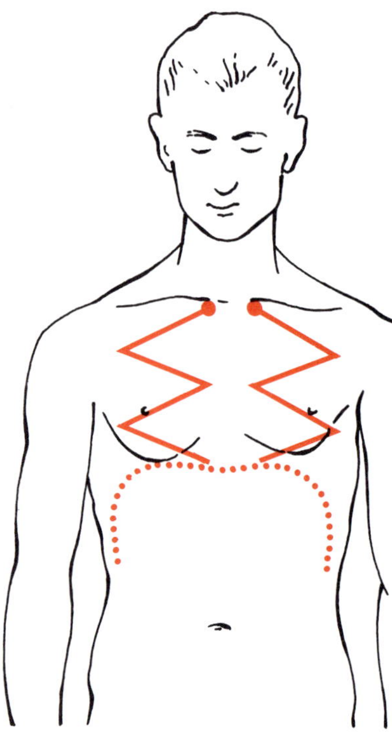

ausgeatmet: Zwerchfell entspannt, Lungen zusammengezogen

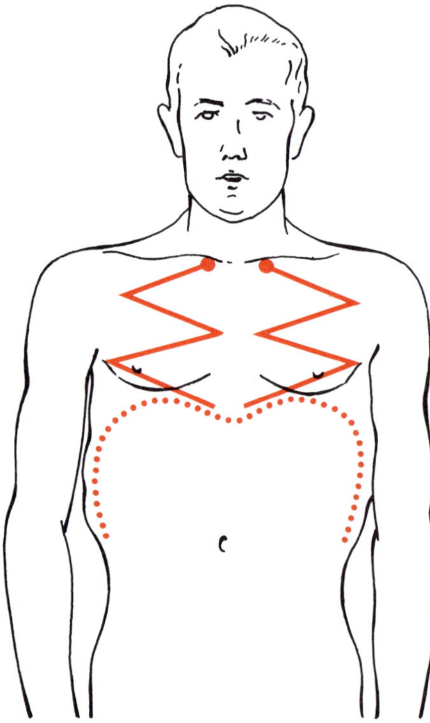

eingeatmet: Zwerchfell angespannt, Lungen auseinandergedehnt

Staubsauger einschalten, leicht verzögert aufbaut und nach einigen Sekunden, wie beim Ausschalten des Staubsaugers, geringer wird. Ebenso wichtig ist es, daß das Becken ohne Anstrengung schwer nach unten ziehen kann, so daß beim Ausatmen genügend Entspannung vom Bauchraum her möglich ist, damit sich die Lungen zusammenziehen können, wodurch die Luft hinausgeblasen wird. Der oben gehaltene Brustkorb unterstützt die Lungen ebenfalls beim elastischen Zusammenziehen. Bei locker gehaltenem Bauchraum kann sich das Zwerchfell beim Einatmen unbeengt und kräftig nach unten bewegen und dabei die Eingeweide massierend verschieben, ohne Widerstand der Bauchmuskulatur.
Die Atmung ist von einem weiteren wichtigen Kontrast, stabil – elastisch, begleitet: Das Becken ist stabil und unbewegt beim Atmen. Der Brustkorb, die Rippen, die Muskeln zwischen den Rippen und die Lungen dagegen bewegen sich elastisch.

15.9 Atmen heißt fühlen

Atmen heißt fühlen – das ist möglicherweise der allerwichtigste Aspekt der Atmung. Das ist aber etwas, was Sie nicht direkt üben können, denn Nichtfühlen ist ein eigentümlicher Zustand der Blockierung, des Nichtwahrnehmens. Sie können sich lediglich dafür entscheiden, sich mehr für Ihr Fühlen und Ihre Gefühle zu interessieren und sie mehr zuzulassen. Der Psychosomatiker Bräutigam schreibt dazu: »Der Mensch macht in den verschiedenen Lebenssituationen einen Gebrauch von seiner Atmung, der in der Physiologie nicht vorgesehen ist. Atmung wird zur Gebärde, sie tritt als Ausdrucksverhalten in den Dienst menschlicher Kommunikation, sie wird Repräsentant seiner inneren Befindlichkeit.[95] Aus der Kommunikationstheorie ist bekannt, daß nicht nichtkommuniziert werden kann. Nichtkommunikation ist auch eine bestimmte Form der Kommunikation, bei der der Kontakt zur Außenwelt zurückgehalten, gebremst, blockiert, abgebrochen wird. Dafür können Sie mitunter gute Gründe haben. Diese Gründe gibt es bei den Atemübungen nicht: Es macht keinen Sinn, sich selbst gegenüber die Kommunikation abzubrechen. Im Gegenteil, die Psychohygiene, wie sie Yoga vorschlägt, besteht gerade darin, die Blockierungen zu lösen. Es ist das Ziel der Atemübungen, nicht nur in westlich-physiologischer Sicht mehr Sauerstoff und CO_2-Austausch zu erlangen, sondern klarer und deutlicher mit sich selbst in Kontakt zu kommen und mehr inneres Erleben, innere Befindlichkeit zuzulassen. Es gilt nicht nur, atmen zu lernen, sondern auch anhand der Atmung etwas zu lernen. Bei der Atmung entscheidet sich noch einmal, wie schon bei den Asanas, ob Sie nur Ihren Körper manipulieren wollen – und das habe ich schon als das traditionelle Ziel der Übungen formuliert –, oder ob Sie ein Gleichgewicht zwischen sich und Ihrer Umwelt gestalten wollen. Der kummervolle Seufzer, der Atemstillstand aus Schrecken, Gefühlsregungen wie Ärger mit dem entsprechend veränderten Atem

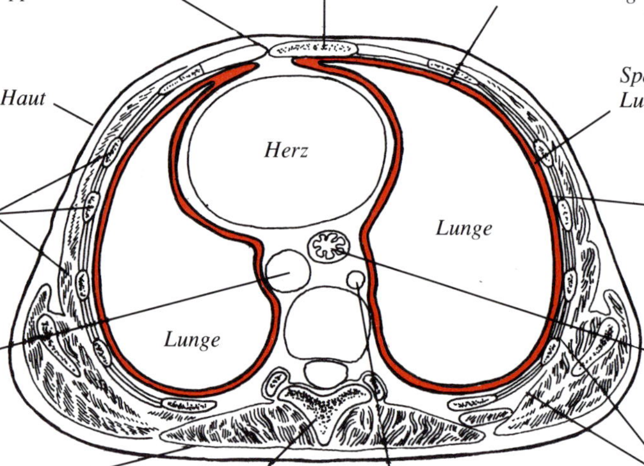

Querschnitt durch den Brustkorb in Höhe des Herzens, im rot eingezeichneten Spalt verschiebt sich die Lunge beim Atmen nach oben und unten

haben dann ihren Platz. »Atmen«, schreibt Bräutigam, »ist eine fundamentale Weise des Sich-Verhaltens, es ist eine Weise des Austauschens und des Gleichgewichtes zwischen Individuum und Welt.«[96] Deshalb sprechen wir bei Atemproblemen auch von nicht geglücktem Austausch und Gleichgewicht zwischen Individuum und seiner Mit- und Umwelt.

15.10 Atmen in unserer Luft

Bei der heutigen Luftverschmutzung und dem Smog in den Städten kann es schon fast als abwegig betrachtet werden, etwas für eine vollere Atmung zu tun, wenn wir dabei nur noch mehr Schadstoffe einatmen. Die Atemübungen in Yoga, Pranayama im engeren Sinne, sind dafür sicher keine Lösung. Pranayama, im ganzheitlichen Sinn von Yoga verstanden, heißt daher auch, aktiv zu werden und etwas zu tun, damit Sie saubere Luft zum Atmen haben. Ähnlich wie Sie sich eine Decke bereitlegen, um sich daraufzulegen, gehört dies meines Erachtens mit zu den Voraussetzungen, die Sie sich schaffen müssen, um Atemübungen sinnvoll ausführen zu können. In diesem Punkt manifestiert sich nochmals das ganzheitliche Verhältnis von Individuum zu Mitwelt und Umwelt, von dem Yoga ausgeht. Was zu tun ist, dafür ist Yoga nicht die zuständige Wissenschaft. Doch daß Zusammenhänge bestehen, war den Menschen, die Yoga machten, immer klar. Auch früher schon haben sie staubige, übermäßig trockene oder heiße Luft gekannt und erlebt, wie das die Atmung beeinflußt. Immer schon haben sich Yoga-Treibende der Luft verbunden gefühlt, ganz einfach, weil sie erlebten, wie

angenehm es ist, aus dem vollen zu schöpfen, voll einzuatmen und ohne äußere Begrenzung ausatmen zu können. Sie werden sicher selbst auch beobachtet haben, daß unangenehme Gerüche, etwa Autoabgase im Winter, Ihre Atmung tendenziell reduzieren.
Auf einer weit banaleren Ebene gebe ich Ihnen eine letzte einfache, aber dennoch nicht unbedeutende Anregung: Lüften Sie ab und zu! Besonders wenn Sie sich oft in geschlossenen Räumen aufhalten. Das gilt übrigens als wichtige Vorbereitung für die Übungen.

16

ALLGEMEINE HINWEISE UND EMPFEHLUNGEN

Als ich bei meiner letzten Indienreise einen befreundeten ayurvedischen Arzt besuchte, kam er, da er mein Interesse daran kannte, gleich auf Yoga zu sprechen. Eine Abbildung der Yoga-Heldenstellung, bei der man auf den Waden sitzt, hing deutlich sichtbar in seiner Arztpraxis. Diese Yoga-Stellung empfehle er allen Patienten, denn seiner Meinung nach sei diese Stellung sehr geeignet, damit man eine Zeitlang ruhig dasitzen könne, und das sei wichtig und tue allen Menschen sehr gut. »Ich weiß nicht, wie es in Deutschland ist«, meinte er weiter, »aber bei uns in Indien leben die Menschen oft in sehr engen Wohnverhältnissen und können sich für Yoga nicht extra umziehen und zurückziehen. Für die Frauen ist das besonders schwierig. Die Yoga-Heldenstellung aber läßt sich sogar im Sari machen. Und wenn ein Fremder kommt, stört es die Frau nicht so sehr, und man macht sich nicht lustig über sie.« Ich war verwundert über diese Aussagen. Als Europäer hatte ich vermutet, daß in Indien, im Land des Yoga, alle offen für Yoga seien. Doch dem ist nicht so. Die Worte des Arztes erinnerten mich an Schwierigkeiten, von denen mir im Westen lebende Menschen, die Yoga üben, berichteten: Ein paar einfache Bewegungen, die die Atmung fördern, würden sie lieber nicht an ihrem Arbeitsplatz machen, sondern auf der Toilette.
Wo die Unterstützung durch die Umwelt fehlt, erfordert es großes Selbstbewußtsein, trotzdem seine Yoga-Übungen auszuführen. Solange es in unserer Gesellschaft noch an objektivem Wissen über Yoga fehlt, so lange müssen Sie sich diesen Schwierigkeiten stellen. Möglicherweise reduziert das Ihren persönlichen Elan zu üben. Mitunter können Sie sogar der Lächerlichkeit preisgegeben werden: Als ich 1970 mein erstes Yoga-Seminar besuchte, wurde ich von vielen gefragt, ob ich denn mein Nagelbrett dabei habe. Heute ist das objektive Wissen über Yoga in unserer Gesellschaft schon größer, und ich hoffe, auch dieses Buch werde einen Beitrag dazu leisten; dennoch sind nach wie vor viele Fehlvorstellungen im Umlauf. Nicht immer werden Sie deshalb auf eine Umwelt treffen, die es wertschätzt, wenn Sie Yoga üben.

16.1 Zeit und Raum

Der erste Schritt ist deshalb, daß Sie sich Zeit und Raum für das Yoga-Üben schaffen. Das kann der Besuch eines fortlaufenden Kurses oder

eines Wochenendseminars sein. Es kann aber auch zu Hause oder am Arbeitsplatz geschehen, indem Sie sich 5 Minuten bis eine Dreiviertelstunde Zeit nehmen, um Ihre Yoga-Übungen zu machen.
Der Raum, den Sie wählen, sollte genügend Platz und Luft für die Übungen aufweisen. Sorgen Sie dafür, daß Sie ungestört sind. Ungestört heißt, daß nicht das Telefon klingelt oder Kinder rufen. Es kann aber auch heißen, daß Sie inmitten Ihrer Arbeitskollegen die Übungen ausführen können, ohne sich dadurch gestört zu fühlen. Dieser erste Schritt ist schon ein wichtiger Yoga-Lernschritt und nicht nur Voraussetzung. Gelingt es Ihnen nämlich, sich Zeit und Raum für Ihre Yoga-Übungen zu nehmen, so haben Sie gleichzeitig exemplarisch gelernt, sich Zeit und Raum zu nehmen für etwas, das Ihnen wichtig ist. Mit anderen Worten: Sie haben schon gelernt, Ihre eigenen leib-seelischen Bedürfnisse ganzheitlich zur Kenntnis zu nehmen und sich für deren Stabilisierung und Harmonisierung zu interessieren.

16.2 Das Erlernen der Übungen

Das Erlernen der Übungen, der zweite Schritt, dürfte Ihnen der geläufigste sein. Es geht darum zu lernen, wie in einer bestimmten Übung das eine Bein gehalten wird, ob gerade oder angewinkelt. Dazu gehört aber auch, und das ist nicht so geläufig, daß Sie das Ziel der Übung im Auge haben: z. B. den Kontrast zwischen linkem gestrecktem und rechtem angewinkeltem Bein zustande zu bringen und zu erleben. Wenn Sie die Zielsetzungen der Übung im Hinterkopf behalten, kommen Sie schneller voran, als wenn Sie absichtlich oder unabsichtlich andere Ziele in die Übungen hineintragen. Wenn Sie so etwas »Einfaches« ausführen können, wie das linke und das rechte Bein im Kontrast zu benützen und diesen Kontrast zu erleben, dann lernen Sie bei dieser Übung exemplarisch, zwei unterschiedliche Funktionssysteme klar auseinanderzuhalten, verschieden mit ihnen umzugehen und im Laufe der Zeit sie auch verschieden zu erleben. Dies birgt die Chance in sich, daß Sie lernen, auch im Alltag mit verschiedenen »Systemen« verschieden umzugehen, Verschiedenes zu erwarten und unterscheidbar zu erleben. Die Vermischung verschiedener »Systeme« ist einer der Faktoren, der zur Entstehung psychosomatischer Probleme führt. Sie essen z. B., obwohl Sie nicht hungrig sind, etwa aus Frust. Aus Ärger und Überforderung in der Arbeit ergeben sich statt Arbeitsprobleme Herz-Kreislauf-Probleme.

16.3 Lernen anhand der Yoga-Übungen

Nach und nach wissen Sie, wie die Yoga-Übungen vor sich gehen und aussehen. Im Verlauf der Ausführung lernen Sie, wie stark Sie den Fuß in dieser oder jener Stellung sinnvollerweise anziehen, um das Sehnen-Marma zu spüren, ohne sich zu verkrampfen. Bei mehrmaliger Ausführung der Übung lernen Sie auch, wie Sie den Fuß am besten anziehen, und Sie merken, wo genau das Marma liegt. Auch wenn die Aufgabenstellung einmal bekannt ist, erfordert es immer noch viel Kreativität und Konzentration, ein Marma von innen her in einer Yoga-Stellung zu treffen. Dies ist immer wieder ein neuer dynamischer Prozeß. Anfänger und Fortgeschrittene unterscheiden sich hierin dadurch, daß letztere darin geübt sind, immer wieder Kreativität und Konzentration in bezug auf die manchmal täglich neue, manchmal immer wieder gleiche Erlebnissituation in der Übung aufzubringen. Bei Fortgeschrittenen ist häufig die Dynamik, die dadurch entsteht, größer, und sie durchlaufen dann Phasen, die bei Yoga-Neulingen lange Wochen des Übens erfordern, in Bruchteilen von Sekunden.

16.4 Aha-Erlebnisse

Der nächste Schritt sind die wichtigen Aha-Erlebnisse, für die mehr oder weniger regelmäßiges Üben zwar eine unterstützende Voraussetzung ist, jedoch kein sicheres Mittel. Die Begleitung des Übungsprozesses durch einen guten Lehrer kann dabei hilfreich sein. Gut sind in diesem Zusammenhang Lehrende, die bemerken, wenn die Lernenden Fortschritte machen und sie auch darauf hinweisen. Eines der Lernprobleme in Yoga ist, daß Menschen Fortschritte machen, diese jedoch nicht oder kaum merken. In Anfängerkursen habe ich das schon oft beobachtet. Im Laufe von 5 bis 10 Unterrichtsstunden fielen mir Veränderungen in der Ausführung der Stellungen auf, die Ausführenden selbst nahmen diese jedoch nicht wahr und hielten sich für genauso »schlecht« wie am Anfang. In diesem Zusammenhang sei auf ein weiteres Lernziel von Yoga hingewiesen, nämlich das Erlernen der Fähigkeit, sich selbst solche Ziele zu setzen, die Sie in dem raum-zeitlichen Übungsrahmen, den Sie sich gesetzt haben, auch erreichen können – ein wichtiger Schritt zum Abbau selbsterzeugter Frustrationen. Nicht üben ist dabei das eine Extrem – damit kommen Sie aber nicht zu Aha-Erlebnissen in den Yoga-Übungen –, zuviel üben oder sich Ziele setzen, die nicht zum raum-zeitlichen Rahmen passen, ist das andere Extrem. In beiden Fällen ist das Mißerfolgserlebnis vorprogrammiert, und Sie erleben nur wieder das, was die amerikanische Psychotherapeutin Natalie Shainess »sweet suffering« nennt, sich im Leiden wohl zu fühlen.[97] Mit den Übungen, in denen Sie besonders schmerzempfindliche Marmas zu erreichen versuchen, lernen Sie, nur knapp an diesen Marmas vorbeizutreffen und sich süß in der Vorstellung zu wiegen, Sie hätten sie erreicht. Viel wichtiger ist es jedoch, daß Sie lernen, an diesen besonders interessanten Marmas mehr wahrzunehmen und schon bei leichten Schmerzen (und auch das Nichterreichen des Ziels, das man sich selbst gesetzt hat, ist aus der Yoga-Sicht ein Schmerz) Konsequenzen zu ziehen und eine konzentrierte und kreative Lösung zu initiieren.

16.5 Der Umgang mit Schmerzen

Wichtigste Grundregel dabei: Fühlen Sie sich jederzeit frei, bei Schmerzen die Übung zu reduzieren oder zu beenden. Versuchen Sie, so nahe wie möglich an die schmerzsensiblen Orte heranzukommen. Harren Sie nicht in einer Stellung aus, die Sie schmerzt, sondern gehen Sie z. B. bei einer Dehnung etwas zurück, und verbleiben Sie kurz vor der Intensität, mit der Sie Schmerzen auslösen würden. Ändern Sie auf diese Weise Ihr Konzept, das heißt das, was Sie persönlich aus der allgemeinen Aufgabenstellung der Übung gemacht haben, etwas ab.

Während andere Übungsformen, wie z. B. Bodybuilding, die Schmerzgrenze anstreben und an ihr arbeiten oder manche Atemtechniken versuchen, in den Schmerz hineinzuatmen, um ihn dadurch wegzubringen, geht es Yoga darum, den Schmerz als unspezifisches Warnsignal ernst zu nehmen und das Gefühl für Schmerzhaftes wach zu halten.

Yoga-Übungen sind für durchschnittlich gesunde Menschen gedacht. Es ist deshalb anzuraten, in allen Fällen, in denen Sie normalerweise zum Arzt gehen würden, weil Sie sich für krank halten, den Arzt auch aufzusuchen. Es ist möglich, wenn auch meiner Erfahrung nach sehr selten, daß bisher nicht wahrgenommene Erkrankungen durch die Yoga-Übungen ausgelöst werden. Eine Dame in einem meiner Kurse hatte nach recht einfachen Übungen in der ersten Kursstunde am nächsten Tag Schmerzen in der Halswirbelsäule. Der Arzt stellte fest, daß ihre Halswirbelsäule durch jahrelange Überlastung abgenützt war. Dieses Beispiel macht deutlich, daß zu unterscheiden ist zwischen Schmerzen, die im Alltag auftauchen und die Sie nach den gewohnten Alltagsregeln beurteilen sollen, und solchen Schmerzen, die Sie wahrnehmen, weil Sie in den Yoga-Übungen über Wochen immer wieder Ihre Aufmerksamkeit sich selbst zuwenden. Letztere und nur sie sind in Yoga sehr wichtig, da sie wichtige persönliche Lernprozesse in Gang setzen. Schmerz ist mitunter die erste Wahrnehmung einer Körpergegend, wenn Sie beginnen, sich für diese Gegend zu interessieren. Schmerz ist in diesem Fall eine Übergangswahrnehmung auf dem Weg zu angenehmeren und differenzierteren Wahrnehmungen. Es ist eines der wichtigsten Lernziele in Yoga, zwischen diesem »positiven« Schmerz, der zu mehr Wahrnehmung oder mehr Wohlbefinden führt, und dem »negativen« Schmerz, der zu Krankheit und Unzufriedenheit führt, unterscheiden zu lernen. Die Schmerzerlebnisse in Yoga haben den Sinn, Ihr Unterscheidungsvermögen darin zu fördern. Nahezu alle, die einen Yoga-Kurs besuchen, machen die Erfahrung, daß sie sich nach den Übungen ausgeruhter, wohler und kräftiger fühlen als vorher. Diese Erfahrung unterscheidet sich von so manchem, was Sie sonst in Ihrem Alltag tun oder tun müssen, und sie ist eine wichtige Voraussetzung, um das Unterscheidungsvermögen zu entwickeln. Wenn Sie die Übungsreihen dieses Buches ausführen und dieser Effekt nicht eintritt, so machen Sie etwas Grundlegendes verkehrt und sollten deshalb besser einen Kurs oder ein Seminar besuchen.

16.6 Yoga – eine Frage des Lebensstils

Im Unterschied zu vergangenen Zeiten, als Menschen viel stärker in weltanschauliche, religiöse, staatliche und/oder familiäre Lebens- und Verhaltensregeln eingebunden waren, ist Lebensführung heutzutage in weiten Bereichen zu einer Frage des persönlichen Lebensstils geworden. Wie wir uns z. B. kleiden, ist nicht mehr von der Herkunft abhängig; was und wie wir essen, wo und wie wir arbeiten, entscheiden wir selbst. Auch die Fragen, ob Sie sich für Yoga interessieren oder nicht, ob Sie Yoga üben wollen oder nicht, sind letztlich Fragen des Lebensstils. Genauso die Frage, ob und wie Sie die Erfahrungen, die Sie in den Yoga-Übungen machen, und die Überlegungen, die Sie ausgehend von Yoga anstellen, in den eigenen Lebensstil einbeziehen. Yoga krempelt nicht den eigenen Lebensstil komplett um, dazu beschäftigt sich Yoga mit einem zu kleinen Teilgebiet menschlichen Lebens. Möglich ist es aber, das für viele überwiegend neue Gebiet, das Yoga abdeckt, in den eigenen Lebensstil mit einzubeziehen, etwa indem Sie Ihr durch Yoga geschärftes Unterscheidungsvermögen auch auf anderen Gebieten einsetzen oder indem Sie Ihre körperlichen Wahrnehmungen auch in anderen Situationen berücksichtigen. Vieles, das Sie anhand der Yoga-Übungen exemplarisch lernen, können Sie auf andere Lebensbereiche übertragen.

16.7 Üben, aber wie?

Üben Sie zuerst die Marma-Gruppen einzeln, seien es Muskel-, Gelenk-, Knochen-, Sehnen- oder Blutgefäß-Marmas. Beschäftigen Sie sich am Anfang 1 bis 2 Wochen mit jeder Gruppe. So gewinnen Sie einen kleinen Einblick. Gehen Sie dann die Marma-Gruppen noch ein zweites Mal durch, und versuchen Sie dieses Mal, auch schwierige Übungen und diejenigen, die Ihnen beim ersten Mal schwergefallen sind, auszuführen. Das nimmt wieder je 1 Woche in Anspruch. Gehen Sie dann an die Übungsreihen »Begegnung mit der inneren Sonne« und »Begegnung mit dem inneren Mond« heran. Probieren Sie zuerst die einfachen Varianten aus, und üben Sie mit der Zeit die ganzen Zyklen. Danach können Sie mit der Reihe der Übungen im Stehen und im Sitzen beginnen, wozu Sie je eine Grundvariante im Buch finden. Wenn Sie soweit sind, haben Sie die Möglichkeiten dieses Buches ausgeschöpft. Spätestens dann sollten Sie sich fragen, weshalb Sie nicht einen Kurs oder ein Wochenseminar besuchen. Kurse bei guten Lehrern haben viele Vorteile. Unter Anleitung lernen Sie »die Aufträge, die Sie in den Übungen Ihrem Körper geben«, sehr viel genauer, als es mit einem Buch jemals möglich ist. Wenn Sie dieses Buch sehr genau durcharbeiten und üben, können Sie einen guten Teil von gängigen Fehlern vermeiden. Viel Mißverständnisse können aber nur im Gespräch, im Austausch mit einem kompetenten Lehrer, ausgeräumt werden.

Gleichzeitig bekommen Sie in einem Kurs die Erfahrung der anderen Teilnehmenden mit. Sie lernen aus den Fragen und Schwierigkeiten, den Erlebnissen und Wahrnehmungen der anderen, können sich aber auch am Erfolg und dem Fortschritt der anderen freuen. Das erweitert das Spektrum der Erlebnisfähigkeit zusätzlich.
Ohne sozialen Kontakt, den ein Buch nur begrenzt möglich macht, können Sie Yoga eigentlich nicht lernen. Dieses Buch ist deshalb als Information für Interessierte und vor allem als begleitende Lektüre für Teilnehmer eines Kurses gedacht. Sie können damit zu Hause nacharbeiten, die Abbildungen und Erklärungen dienen als Erinnerungsstütze. Die Lektüre ermöglicht es Ihnen, mehr Überblick und Einblick zu gewinnen und so schneller (nicht unbedingt schnell) voranzukommen. Mein Buch eignet sich auch für Menschen, die sich schon längere Zeit mit Yoga beschäftigt haben, sich aber einen noch genaueren und besseren Überblick verschaffen wollen. Es ist auch gedacht für solche, die sich für andere Übungsverfahren und -wege interessieren oder sie praktizieren – seien es asiatische Wege, wie Taekwon-Do, Judo, Karate, T'ai Chi, oder europäische, wie autogenes Training, alle Arten von Sport, oder sportähnliche Tätigkeiten, wie Tanz etc.

16.8 Das Übungstempo

Lernen Sie, jeweils sofort herauszufinden, welches Tempo des Vorwärtsgehens Ihrem Körper momentan zuträglich ist. Mitunter kann ein langsames Tempo sehr angebracht sein. Lernen Sie, langsam voranzugehen und auch dieses langsame Tempo wahrzunehmen und zu gestalten. Manchmal ist es aber auch wichtig, ungeduldig zu sein, das heißt, Ihr Körper erlaubt es Ihnen, schneller voranzukommen. Geben Sie den vitalen Orten ihre passende Bedeutung, und vieles kann sehr schnell, oft sofort möglich werden. Mit anderen Worten: Sie können in gewissen Übungen auch zu geduldig sein und einfach warten, bis irgendwann einmal ein wünschenswertes Ereignis eintreten wird. Wenn Sie jedoch den Marmas, die in diesen Übungen zentral sind, die ihnen entsprechende Bedeutung geben, so gelingt Ihnen die Haltung möglicherweise ohne jegliche Zeitverzögerung. Diese Prozesse, die Dynamik und das Tempo, das damit zusammenhängt, werden traditionellerweise im Bild von Reiter und Pferd gefaßt: Wenn das Pferd ganz langsam geht und der Reiter vorauseilt und das Pferd hinter sich herzerrt, so ist damit die Situation beschrieben, in der Sie zu »ungeduldig« sind, also ein schnelles Tempo von sich verlangen. Läuft dem Reiter das Pferd davon und er rennt, sich an den Zügeln festhaltend, hinterher, so entspricht das der Situation, in der Sie das Tempo beschleunigen können. Wenn der Reiter auf dem Pferd sitzt und beide im selben Tempo vorankommen, so ist das die ideale Situation.
Anfänglich erleben Sie es oft, daß Sie »Ihrem Pferd« weit voraus sind oder hinterhereilen. Der Soziologe und Philosoph Kamper hat diese Anfangsphase mit einem anderen Bild beschrieben: Körper und Seele

liegen, vom ständigen Kampf lädiert und angeschlagen, beide in einer Ecke.[98] Die Kontaktaufnahme zwischen Körper und Seele entwickelt sich nicht selten zu einer Kampfsituation, zu einer Schlägerei. Die Folgen sind etwa Muskelkater und Unverständnis, wie und warum man diese Übungen machen soll. Die Aufgabe ist es, Kontakt aufzunehmen und gleichzeitig wachsam zu bleiben, damit es nicht zu einem Kampf kommt, und einen Weg zu einer Kontaktaufnahme unter friedlichen Vorzeichen und mit angenehmen Folgen für Körper wie Seele zu finden. Das heißt, Sie sollten auch am Tag nach dem Üben noch spüren, daß es für Ihren Körper angenehm war, und erneut Lust zum Üben haben. Mit der Zeit fehlt Ihnen das Üben körperlich und seelisch.

16.9 Wie finden Sie einen guten Lehrer?

Fast in jedem Ort gibt es inzwischen Yoga-Angebote, die Qualität ist jedoch sehr unterschiedlich. An manchen Orten unterrichten Menschen, die sehr gut ausgebildet sind, an anderen Orten solche, die gerade selbst erst einen Kurs hinter sich haben. Aufgrund meiner Erfahrung läßt sich aber feststellen: Die Qualität ist im Steigen.
Ich gehe davon aus, daß diejenigen, welche einen Kurs besuchen, relativ genau wissen, was sie wollen. In diesem Fall dürfte es nicht schwer sein, ein entsprechendes Angebot zu finden, um einen Anfang zu machen. Im ersten Teil des Buches habe ich Ihnen den Unterschied dargelegt zwischen der brahmanisch-religiösen Yoga-Tradition mit ihrer Opferideologie und dem traditionellen Yoga schamanischen Ursprungs mit der Samkhya-Philosophie und der Grundidee, auch Schmerzen wahrzunehmen und gezielte Umgangsweisen zu finden, um sie zu einem Ende zu bringen. Wenn Sie die religiöse Yoga-Tradition vom »handfesten« Yoga-Übungsweg unterscheiden können, so fällt Ihnen die Wahl eines Kurses wesentlich leichter. Natürlich gibt es jede Menge Mischformen. Eine gute Yoga-Lehrerin, ein guter Yoga-Lehrer ist jedoch bereit, in einem Gespräch seine jeweiligen Standpunkte offenzulegen. Wo kein Gespräch stattfinden kann, empfehle ich Ihnen weiterzusuchen. Achten Sie darauf, ob der Lehrende präzise Kenntnisse hat und Ihnen geduldig und offen hilft, die Übungen zu erlernen. Direkte, konkrete Hilfestellung, Gespräche darüber, wie die Übungen für Sie persönlich praktikabel werden, halte ich bei einem guten Unterricht als unumgänglich. Es gibt aber auch Yoga-Arbeitskreise, die gemeinsam üben und von Zeit zu Zeit einen guten Lehrer einladen. Volkshochschulen und andere öffentliche Bildungseinrichtungen versuchen wann immer möglich, Kurse mit geeigneten Fachkräften anzubieten. Erkundigen Sie sich. Letztlich gelten jedoch bei der Beurteilung von Yoga-Unterrichtenden dieselben Kriterien wie bei allen anderen Lehrenden: kompetent, teilnehmerorientiert, offen, kommunikativ. Dann macht das Lernen Spaß!

16.10 Yoga bei der Arbeit

Einige der Übungen können problemlos während der Arbeit und in Arbeitskleidung gemacht werden. Häufig wird mir geantwortet: »Das geht nicht«, »Das wird mir nicht erlaubt« oder »Die Kollegen lachen mich aus«. Das mag zum Teil zutreffen. Mir sind Leute bekannt, die auf die Toilette gingen, um Übungen zu machen. Glücklicherweise ändert sich das langsam. Es gibt schon Chefs, denen Übungspausen lieber sind als Kaffeepausen und die sich um die Einrichtung eines Übungsraums bemühen. Immer mehr Menschen wissen, daß Sauerstoff, körperliche Aktivität und Entspannung die Arbeitsfähigkeit wesentlich erhöhen. Alle 2 Stunden »Luft zu holen« und den Körper in aktive Entspannung zu bringen, wäre optimal. Hierzu einige Übungen:

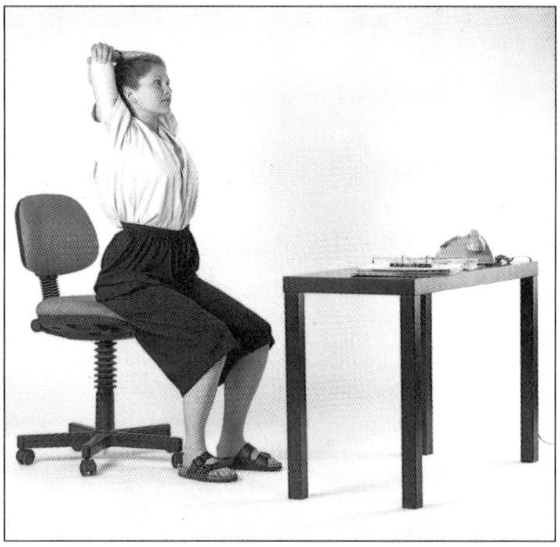
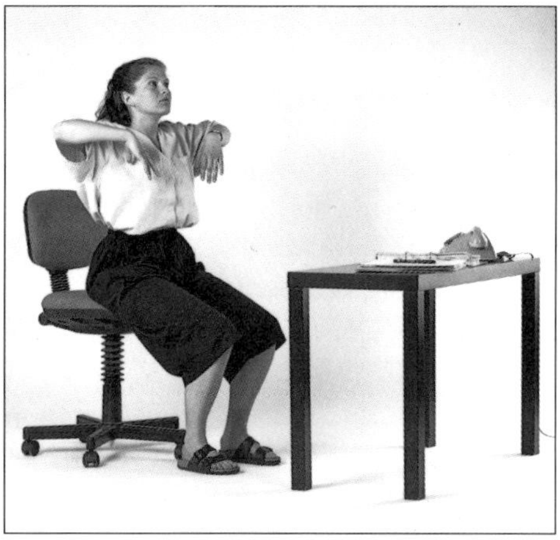
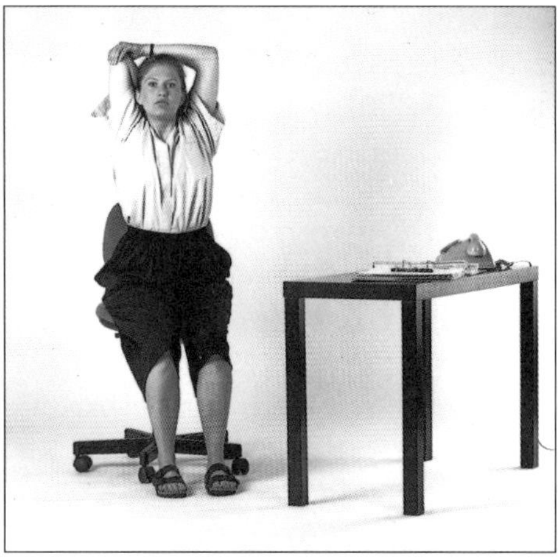
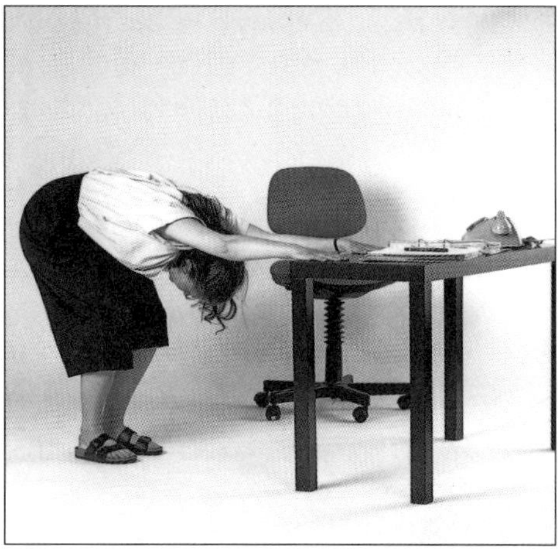

Alle diese Übungen können sie einzeln oder nacheinander ausführen. Bleiben Sie jeweils 1 – 2 Minuten in der Haltung und atmen Sie ganz frei, ohne Behinderung und willentliche Steuerung. Nehmen Sie Ihren Körper wahr. Wenn Ihnen das gelingt, können Sie nicht mehr gleichzeitig an die Arbeit denken. Das hilft Ihnen, Ihren Kopf zu entlasten und zu entspannen.

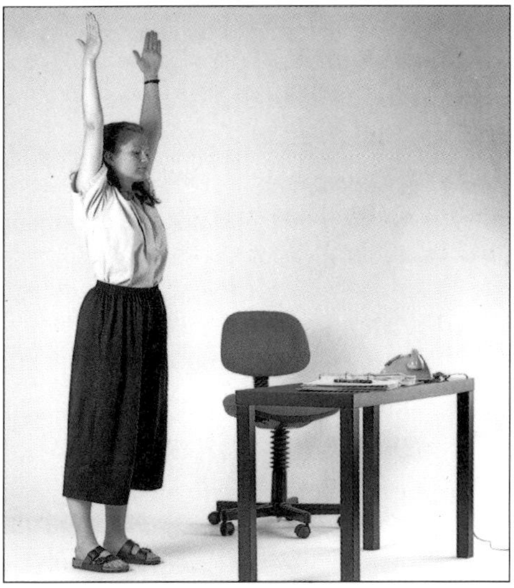
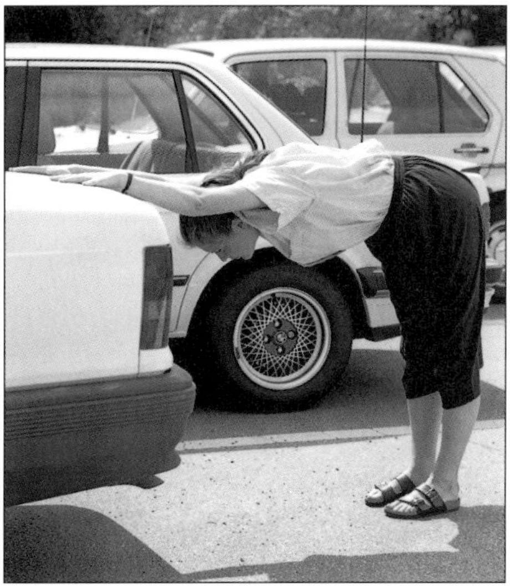

Alles beidseitig üben.

16.11 Yoga für ältere Menschen?

Immer wieder taucht aus dem Teilnehmerkreis die Frage auf, ob ältere Menschen noch Yoga lernen können. Eine 58jährige Dame in einem meiner Kurse erzählte, sie leide an einer Kniebehinderung und habe vor zwei Jahren mit Yoga begonnen. Jetzt gehe es ihr wesentlich besser und sie komme mit den Yoga-Übungen viel besser zurecht als am Anfang. Ihre Lehrerin sei über 70! Ich brauche dem nicht viel hinzuzufügen. Eine andere, über 70jährige Frau nahm an einem Yoga-Wochenseminar teil, weil sie einige Jahre T'ai Chi gemacht hatte, ihr das nun aber zu langweilig geworden war!
In meinen Kursen höre ich immer wieder von älteren Schülern, daß sie es bedauern, nicht früher mit Yoga in Kontakt gekommen zu sein. Einer meiner ersten Schüler, er ist heute fast 75, war vor zwei Jahren zu Besuch bei mir: Wenn ich aufstand, stand er morgens schon auf dem Kopf. B.K.S. Iyengar hat als nahezu 70jähriger gezeigt, daß er die Yoga-Übungen besser ausführt als zu der Zeit, in der er für sein Buch »Licht auf Yoga« fotografiert wurde.
Für ältere Menschen, die mit Yoga beginnen, ist ein Punkt, der auch für jüngere Menschen wichtig ist, möglicherweise bedeutsamer: Die Distanz zwischen dem, was sie in einer Übung erreichen wollen, und dem, was sie tatsächlich erreichen, kann nicht immer sofort überbrückt werden. Auf der anderen Seite besitzen ältere Menschen häufig die nötige Lebensweisheit, ihre Kreativität und den gesunden Menschenverstand einzusetzen, um die Distanz allmählich zu überbrücken. Verlassen Sie sich auf Ihr Körpergefühl, und haben Sie keine Scheu, sich mit Hilfsmitteln wie Bänder oder vorbereitenden Übungen den Weg zu erleichtern. Der Weg, also der Lern- und Übungsprozeß selbst, ist die einzige Möglichkeit, das Ziel zu erreichen. Bei allen Menschen und besonders auch bei älteren steht regelmäßiges Üben und allmähliches

Fortschreiten unter den Bedingungen und Möglichkeiten des eigenen Körpers im Vordergrund. Aufgrund ihrer Lebenserfahrung gelingt es älteren Menschen sogar leichter, die mitunter schmerzhafte Kluft zwischen den gesetzten Zielen und dem aktuellen Stand durch einen kreativen Prozeß individuell zu gestalten.

16.12 Yoga für sehr verspannte und steife Menschen

Verspannungen können von konträren Ursachen ausgehen, von zuwenig oder zuviel Aktivität herrühren. Viele Menschen sind verspannt, weil sie körperlich zuwenig tun. Dann sind aktive Übungen gut, wie z.B. Heben der Hände und Arme an der Wand, dynamische Übungen und Dehnübungen im Sitzen.

Wenn Sie verspannt und steif sind, müssen Sie vor allem lernen, die angespannten Muskeln wenig und ohne weitere Kraftanstrengung zu benutzen. Achten Sie darauf, daß Sie die Aufgabe, die Sie Ihrem Körper stellen, und die emotionale Intensität sehr leicht, weich und sanft gestalten. Das gilt für die Übungen im Stehen genauso wie für die Übungen im Sitzen. Lernen Sie, mit den Muskel-Marmas umzugehen und dem Körper einen guten Teil der Steuerung zu überlassen. Häufig machen verspannte Menschen zu viel. Ähnlich wie Sie sich zwar selbst um das Einkaufen, Kochen und Essen kümmern müssen, jedoch nicht um das Verdauen, müssen Sie sich um Zeit und Ort des Übens und um das Üben kümmern. Der Muskeleinsatz an sich braucht Sie aber nicht zu beschäftigen, das macht Ihr Körper schon selber. Überlegen Sie sich das einmal in Ruhe. Wenn Sie ständig den Muskeleinsatz willkürlich steuern müßten, so hätten Sie viel zu tun. Jeder Schritt, jede Bewegung würde Ihre Aufmerksamkeit gefangennehmen, und Sie kämen zu fast gar nichts mehr. Außerdem sind bei jeder kleinen Bewegung eine ganze Anzahl Muskeln beteiligt. Verzichten Sie darauf, und überlassen Sie das Ihrem Körper. Er kann es im übrigen auch genauer, mit weniger Aufwand und ohne die Atmung zu behindern.

16.13 Yoga für Frauen und Männer

Die Yoga-Übungen sind für Frauen und Männer dieselben. Frauen fallen die Übungen oft leichter, weil sie durch die regelmäßige Erfahrung der Menstruation ihrer körperlichen Erfahrung etwas näher sind als Männer. Traditionell wurde Yoga in Indien von Frauen wie Männern ausgeübt. Daß heute auch in Indien mehr Männer Yoga-Lehrer sind, ist durch den Kolonialismus, die Westorientierung Indiens und die Abwendung von matriarchalen Gesellschaftsformen bedingt.

Aus der Yoga-Sicht ist es für Frauen wie Männer wichtig, sowohl zu ihren harten als auch zu ihren weichen Anteilen Kontakt zu haben und mit ihnen umgehen zu können. Die harten Anteile des Körpers stammen nach Ayurveda vom Vater, die weichen von der Mutter. Jeder Mensch hat also beides in sich, und ein geglückter Ausgleich zwischen hart und weich ist für jede Person sinnvoll. Die Übungen im Stehen haben aus der Yoga-Sicht mehr mit den harten Anteilen zu tun, die Übungen im Sitzen mehr mit den weichen. Die Übungszyklen sind so aufgebaut, daß Steh- und Sitzübungen zusammen geübt werden. Sie beginnen mit Stehübungen, machen anschließend Sitzübungen und legen sich dann für einige Minuten auf den Rücken. Im Laufe der Zeit können Männer wie Frauen ein ausgewogenes Verhältnis zwischen beiden Übungszyklen erreichen. Schwierigkeiten im Steh- oder im Sitzübungszyklus lassen auf Einseitigkeiten schließen. Während der Menstruation können Frauen die Stehübungen in erleichterter Form mit einer Hand auf einen Stuhl gestützt üben.

Manche Frauen machen jedoch gerade während der Menstruation die sehr anstrengenden Übungen gerne. Aus Gesprächen mit Kolleginnen und den Erfahrungen mit meinen Schülerinnen rate ich Ihnen, die leichten Stehübungen mit einem Stuhl während der Tage der Blutung auszuprobieren. Besonders bei Frauen mit unregelmäßiger Menstruation hat sich das bewährt. Die dynamischen Übungen wirken vor Beginn der Blutung oft menstruationsunterstützend.

Auch Männer haben ihre »Tage« und können dann Phasen leichteren Übens in ihr Programm einbauen. Besonders für übermäßig steife Männer ist es besser, immer wieder mit einem Stuhl zu üben und sich mehr auf das Körpergefühl, das Fließen des Bluts, das Smoothing zu konzentrieren, als den Muskeln Leistung abzuverlangen. Männer neigen eher dazu, die weichen Anteile, das Gleitende und Flexible, besonders das Verletzliche und Schmerzempfindliche in ihnen, zugunsten von Härte und Durchstehvermögen in den Hintergrund zu rücken.

Oft wird davon ausgegangen, daß Männer körperlich kräftiger und robuster seien als Frauen. Experimentelle Untersuchungen haben jedoch gezeigt, daß Frauen sich ihres Körpers intensiver bewußt sind und ihn weniger angriffsbetont und weniger verletzlich erleben wie Männer. Männer fühlen sich in Situationen, in denen ihr Körper bedroht ist (z. B. Krankenhausaufenthalt), unsicherer und schenken ihrem Körper weniger selbstverständlich Aufmerksamkeit.[99] Yoga eignet sich also für Männer wie auch Frauen gleichermaßen, um persönliche Sozialisationsdefizite aufzuholen.

16.14 Yoga während der Schwangerschaft

Die Zeit der Schwangerschaft ist die ungünstigste Zeit, um mit Yoga anzufangen. Besser ist es, vorher damit zu beginnen. Wenn Sie dann schwanger sind, haben Sie schon Erfahrungen gesammelt und können diese während der Schwangerschaft anwenden. Es ist zu empfehlen, bereits vor der Zeugung den Zyklus »Begegnung mit dem inneren Mond« geübt zu haben. Sie lernen dabei vieles über Ihren Rücken, der in der Schwangerschaft sehr stark belastet ist. Ich empfehle Ihnen, während der Schwangerschaft diese Übungen nicht neu zu erlernen.
Die folgenden und ähnliche Übungen können Sie jedoch auch dann noch ausführen. Wichtig ist dabei, den Körper nur sehr leicht zu dehnen (Smoothing), die Atmung nicht zu behindern, sondern unwillkürlich fließen zu lassen.

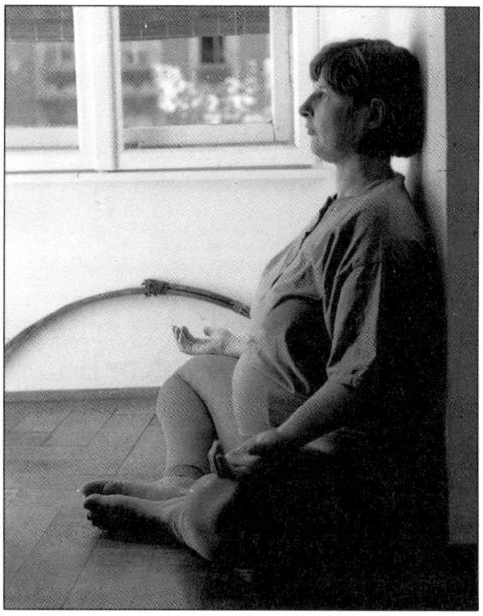

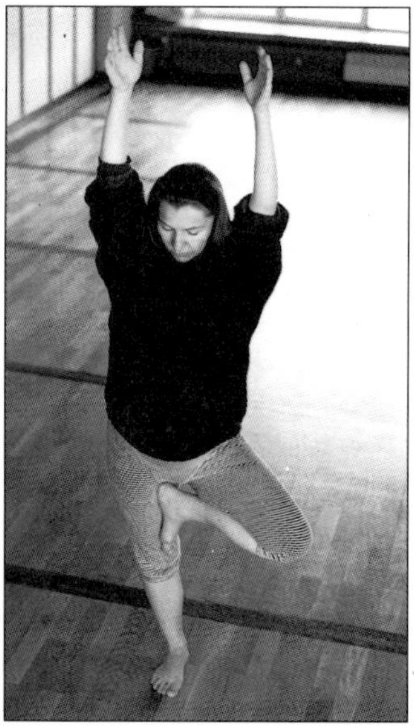

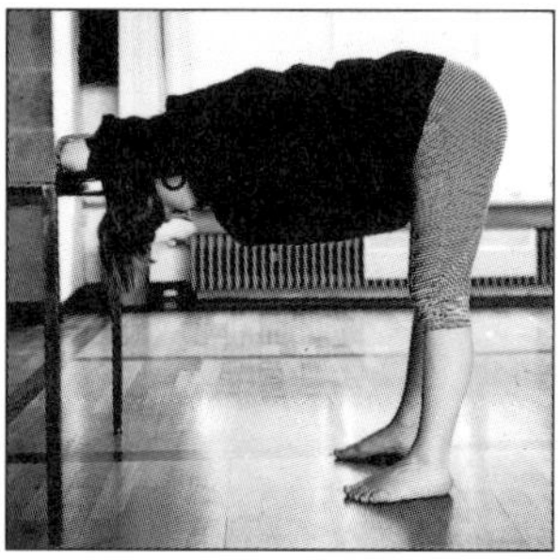

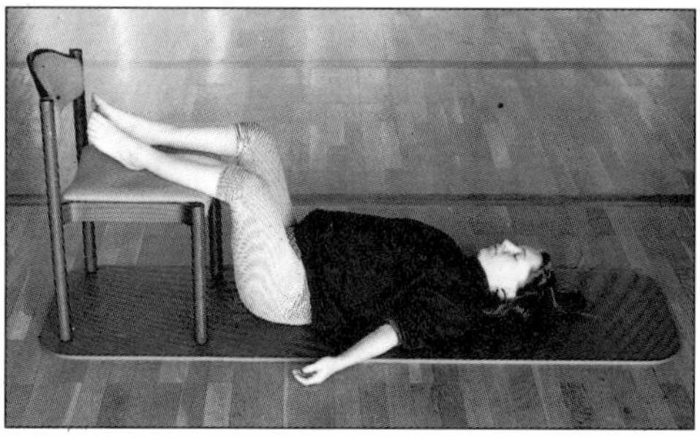

16.15 Yoga für Kinder

Traditionell wird Yoga erst nach Beginn der Pubertät erlernt, also etwa im Alter von 13 oder 14 Jahren. Vorher werden die Kinder, bis sie ca. 7 Jahre alt sind, massiert. Es wird davon ausgegangen, daß die kleinen Kinder zum Aufbau der Beweglichkeit und Gelenkigkeit Unterstützung von außen brauchen, bis sie anfangen können, selber zu üben. Buben wie Mädchen üben danach traditionsgemäß eher Techniken wie Malkambh oder Kalarippayat.

Malkambh ist eine Übungsform, bei der der ganze Körper wie eine Schlange um einen Baum gewunden wird. Es sind sehr schöne Bewegungsübungen, die auf Yoga vorbereiten. Sie kommen dem Bewegungsinteresse der Kinder entgegen, die so spielerisch die Yoga-Übungen erlernen. Kalarippayat ist eine traditionelle Kampftechnik, die früher besonders in Südindien von Buben und Mädchen geübt wurde. Auch dabei geht es darum, den Körper schlangenartig zu bewegen. Kalarippayat wie Malkambh sind ausgezeichnete Geschmeidigkeits-, Balance- und Schnelligkeitsübungsformen, die insbesondere die Wirbelsäule flexibel machen und kräftigen.

Yoga-Übungen in spielerischer und dynamischer Form können ohne weiteres von Kindern ausgeführt werden. Entweder gemeinsam mit den Eltern oder z. B. im Kindergarten.

In Indien werden pflegerische und spielerische Körperübungen schon von Kindesbeinen an kulturell unterstützt.

Der wichtigste Grund, weshalb Yoga ernsthaft erst von Erwachsenen ausgeübt werden kann, ist die adäquate Einschätzung von Schmerz, die dem Kind noch fehlt. In traditionellen Kulturen war dies immer sehr bedeutsam. Am Übergang vom Kind- zum Erwachsenendasein stehen oft »schmerzhafte« Rituale als Sinnbild dafür, daß der junge Erwachsene von nun an für den Umgang mit den eigenen Schmerzen und deren Beurteilung selbst verantwortlich ist. Dies ist auch in Yoga ein ganz zentraler Aspekt, und es wäre deshalb meiner Meinung nach falsch, Kinder damit zu überlasten. In spielerischer Form können sie jedoch alle Übungen – außer Kopfständen und anderen schweren Übungen – gut ausführen. Viele Schulkinder haben heutzutage Rücken- und Wirbelsäulenschwächen. Übende Pflege und die Entwicklung von Körperbewußtsein durch Yoga-Übungen können unter diesem Gesichtspunkt für gesunde, aber steife oder schwache Kinder sehr sinnvoll sein.

16.16 Yoga für Kranke

Es gibt eine ganze Reihe Yoga-Bücher, die spezielle Übungen gegen bestimmte Krankheiten oder Beschwerden angeben. Solange nicht gesicherte Untersuchungen vorliegen, bin ich in dieser Hinsicht zurückhaltend. Ich sehe wenig Sinn darin, Yoga-Übungen wie Medikamente einzusetzen. Yoga soll vielmehr der Pflege und Förderung des Körpers dienen. So wie wir uns täglich durch Essen und Trinken ernähren oder die Zähne putzen, so kann Yoga zum fest verankerten Regenerationsverhalten werden. Yoga ist im Prinzip ein Übungssystem für Gesunde. Auch in Indien ist für Krankheiten die traditionelle ayurvedische Medizin zuständig. Es gibt gewisse Übungen, die auch Kranke machen können, etwa die einfachen Ausruhübungen im Liegen.
Yoga-Übungen können zusätzlich, begleitend zur ärztlichen Behandlung, bei einer Reihe chronischer oder sogenannter nervöser Krankheiten als eine Art Heilgymnastik verwendet werden.

16.17 Yoga – eine Erweiterung anderer asiatischer Übungswege

All jenen, die über längere Zeit asiatische Übungswege praktizieren, empfehle ich, es auch einmal mit Yoga zu versuchen. Fortgeschrittene können in den ähnlichen Übungswegen ihre eigene Übungspraxis in einem neuen Licht betrachten und möglicherweise einige Verbesserungen erzielen. In Seminaren mit Chä-Yong Song (6. Dan/Taekwon-Do) und Josef Hartl (3. Dan/Taekwon-Do) beobachtete ich Ähnlichkeiten der beiden Übungswege über weite Strecken hinweg.[100] Da Yoga sehr viele langsame, präzise und klare Bewegungen und Haltungen in seinem Übungsprogramm aufweist und einer breiten theoretischen Basis entspringt, kann es das Üben verwandter Übungswege bereichern. Umgekehrt ist es langjährigen Yoga-Übenden zu empfehlen, sich auch mit anderen Übungsformen zu beschäftigen, um eventuell ein vergeistigtes und überentspanntes Üben durch das kraftvolle und schnelle Training etwa des Taekwon-Do zu verbessern.
Traditionell dürfte in Indien sowohl das, was heute unter Yoga bekannt ist, als auch das, was in den asiatischen Kampfkünsten betrieben wird, von denselben Menschen geübt worden sein. Noch heute existiert im Süden Indiens, der als von den verschiedenen Eroberungen wenig beeinflußt gilt, das traditionelle Kalarippayat: eine Mischung aus schnellen und langsamen Verteidigungs- und Angriffsbewegungen. Viele sind den Yoga-Haltungen, besonders den Stehübungen, sehr ähnlich. Daneben umfaßt es Fuß- und Fauststöße, wie wir sie aus dem Taekwon-Do oder von Karate kennen, sowie Haltegriffe und Würfe, wie sie aus dem Judo bekannt sind. Bei Kalarippayat wird besonders auf die Präzision der Bewegungen Wert gelegt, so daß die Waffe nur ein

verlängerter Teil des Körpers ist. Wesentlich sind der Fluß der Bewegung und jedes Detail der Haltung, das den Fluß behindern könnte. Deshalb werden die Bewegungen häufig sehr langsam gemacht, ähnlich wie in T'ai Chi, damit die Genauigkeit sichtbar wird. Kalarippayat gilt als historische Wurzel der asiatischen Kampfübungsformen. Von Südindien sollen sie über die Seidenstraße nach China und von dort nach Japan, Korea etc. gekommen sein.

16.18 Yoga für Sportler und Sportlerinnen

Sportler haben von Yoga häufig nicht ganz richtige Vorstellungen. Einerseits kennen sie aus dem Stretching und anderen Übungssystemen schon viele Yoga-Übungen, andererseits fällt es ihnen oft schwer, die verschiedenen Aspekte der Übungen zu erkennen und auszuführen, da sie meist stark auf Muskeltraining fixiert sind.
Für Sporttreibende beschreibe ich die Yoga-Übungen unter Muskelgesichtspunkten hier noch einmal kurz: In vielen Yoga-Übungen findet sich das eigentliche Stretching, das passive Ziehen oder »zähe Dehnen« der Muskeln, das heißt, die Bewegung in die Haltung führt zu einer Ausdehnung der Muskeln. In dieser ausgedehnten Haltung wird über einen Zeitraum von 40 Sekunden bis zum Teil 5 Minuten und länger verblieben (»Zeit geben«). Beim Stretching wird der »easy stretch«, das leichte Dehnen, vom »development stretch« unterschieden, einer zweiten Phase, in der zusätzlich etwas nach vorn gedehnt wird. Eine Überstreckung, ein »drastic stretch«, soll vermieden werden, da sie schädlich ist. In Yoga ist das »Zeit-Geben« ein aktiver, dynamischer Zustand, in dem die optimale Dehnung über einen Zeitraum hinweg gehalten wird und, wenn die Muskeln sich weiterdehnen lassen, jeweils zu diesem Zeitpunkt die Haltung optimiert wird. Dies wird »Öffnen«, »Entspannen in der Stellung« oder »Erreichen der spezifischen bogenartigen Spannung« genannt. »Öffnen« haben Sie sich vorzustellen, wie wenn ein geschlossenes Buch aufgemacht wird, also ein angespannter oder verspannter Muskel sich dehnt. Die elastischen Elemente im Muskel werden deutlicher erfahren, weil die Anspannungselemente im Muskel sich gelockert haben. Das Bild eines Bogens, der elastisch gespannt wird und beim Loslassen zurückschnellt, ist der Kontrast zum steifen angespannten oder ausgetrock-neten Ast, der bei Belastung starr ist oder zu brechen droht.
Der Streckreflex soll nicht aktiviert werden, es wird kurz vor der Schmerzgrenze geblieben. Gerade wenn Sie sich unruhig fühlen, sollten Sie weniger stark dehnen, und erst wenn Sie ruhiger sind und Ihr Körper Sie bei der Haltung unterstützt, stärker dehnen. Ungeübte werden es genau umgekehrt machen: Sie versuchen stark zu dehnen, wenn sie unruhig und steif sind, und lösen daher nur die Streckreflexe im Körper aus, wodurch die Dehnung erschwert wird. Dies entspricht der heute oft geübten Kritik an der herkömmlichen »Zerr«-Gymnastik. Der Sportarzt und Stretching-Vertreter Sölveborn schreibt: »Heute

weiß man, daß diese ruckartigen Schleuderbewegungen, auch ballistische Zerrungen genannt, kaum die Elastizität der Muskeln erhöhen. Im Gegenteil, sie können sogar steifere Muskeln zur Folge haben. Die Ursache hierzu ist, daß die ruckartige Schleuderbewegung einen Nervenreflex auslöst, der dem Muskel befiehlt, sich zusammenzuziehen.«[101] Daher ist etwa Federn und Ausführen der Übungen mit Schwung wertlos. Laut Prof. Schobert wird mit Stretching, der »systematischen Vordehnung«, die Dehnbarkeit, Beweglichkeit und Flexibilität der Muskeln trainiert, was die Verletzungsanfälligkeit der Muskeln senkt. Ähnlich wie bei Stretching geht es bei Yoga nicht primär um Fitness. Im Gegensatz dazu ist Yoga jedoch wegen der Genauigkeit der Haltungen komplexer und mit mehr Aufwand zu erlernen. Yoga bezieht sich nicht nur auf einen Muskel oder eine Muskelgruppe, sondern in allen Haltungen auf eine Vielzahl von Muskelgruppen, die von den Zehen und der Fußsohle bis hinauf zu den Handflächen und Fingern gehen. Yoga ist daher, salopp gesprochen, ein »Multimuskel-Superstretch«. Bekanntlich gibt es nicht nur den einfachen Reflexbogen, der die Muskeldehnung und -streckung beeinflußt. Über die sogenannten Gammanerven wird der Muskeltonus des Körpers gesamthaft gesteuert. Bei Schmerz, Nervosität, Unruhe und Angst ist er höher, bei Entspannung und innerer Ruhe niedriger. Es ist daher aus der Sicht von Yoga wichtig, über Art und Qualität der Muskeldehnung in dieses psychosomatische Wechselspiel einzusteigen. Bei Yoga geht es nicht nur um die Flexibilität einer Muskelpartie und um Beweglichkeit, sondern auch um

- die Koordination von Muskelguppen,
- die Verbesserung der Balance,
- die Ausbildung der Haltekraft, insbesondere im Brustkorb,
- die Ausbildung von Haltungen, die intensive Atmung ermöglichen,
- Schnelligkeit, Kraft, Ausdauer, Standvermögen und vieles mehr.

Aus meiner Erfahrung mit Sportlern, Übungsleitern, Sportstudenten und Sportdozenten ist Yoga wegen seiner Komplexität gerade für Profis, die mit dem Körper arbeiten, sehr interessant. Die Genauigkeit im Aufspüren von Verspannungen, im Umgang mit Gelenken, das Multi-Stretching und Smoothing (Blutgefäß-, Haut- und weiche Muskeldehnung), die Koordination großer Muskelgruppen über die Knochen und die Ausführung kraftvoller Bewegungen über die Sehnen, wie es in den vorstehenden Kapiteln beschrieben wurde, machen die Yoga-Übungen attraktiv.

Was mir bei Sportlern und Sportlerinnen immer wieder auffällt, ist die große Flexibilität der Frauen, die mit Mangel an Haltekraft gekoppelt ist, und die große Haltekraft der Männer, die mit Flexibilitätsmangel verknüpft ist. Hier können die Yoga-Übungen zu einem geglückten Ausgleich von Flexibilität und Haltekraft führen. Auch bei der Entlastung von Gelenken, der Koordination und der Flexibilität tieferer Muskelschichten können mit Yoga Verbesserungen erzielt werden. Gerade der Übergang von der Dehnung einzelner Muskelpartien zur Ganzkörperhaltung mit entsprechendem Spüren wichtiger Körperpartien unter gezielter Anleitung ist meiner Erfahrung nach erfolgreich.

16.19 Zum Übungsablauf

Zum Schluß noch eine Bemerkung zum Übungsablauf: Das Yoga-Übungsprogramm ist in Zyklen aufgebaut. Ein schönes Beispiel haben Sie kennengelernt: Sie beginnen mit der »Begegnung mit der inneren Sonne«, fahren mit der »Begegnung mit dem inneren Mond« fort, legen sich dann für 3 bis 10 Minuten in Shavasana. Das ist in etwa das Grundmuster. Ähnlich können Sie mit den anderen Übungen verfahren. Sie führen eine Folge von Übungen im Stehen aus, dann eine Folge von Übungen im Sitzen und dann wiederum Shavasana. Um Details zu üben, können Sie ohne weiteres alle angegebenen Übungen einzeln üben. Sie können auch problemlos vom zyklischen Üben zu Einzelübungen wechseln oder Shavasana allein üben. Ich hoffe, Sie haben damit einen Überblick gewonnen, und wünsche Ihnen eine erfahrungsreiche Zeit mit Yoga.

17

ANHANG

17.1 Stichwort: Yoga

Die wissenschaftliche Literatur über Yoga, Samkhya und Ayurveda ist bislang noch sehr dürftig, insbesondere die deutschsprachige. Lehrbücher auf Universitätsniveau fehlen. Eine weitere Begrenzung liegt darin, daß häufig Yoga-, Samkhya- und Ayurveda-Konzepte anderen indischen Konzepten wie etwa dem Brahmanismus vermischt oder mit westlichen Konzepten verglichen bzw. auf deren Grundlage diskutiert wurden. So bezeichnet Eliade[102] in seinem großen Werk Yoga als existentialistisch, Zimmer[103] hat als Hintergrund unter anderem eine psychoanalytische Sicht mit Jungschen Einflüssen, indische Fachleute wie Sharma[104] ordnen Yoga sehr westlich gedacht als Psychotherapie ein. Garbe[105] hat Samkhya als indischen Rationalismus bezeichnet. Die Übersetzung von Charaka durch Hilgenberg[106] hat als Basis die westliche Medizin. Dies alles macht Yoga zuwenig verständlich.
Yoga ist ein eigenständiger Weg im Sinne einer methodischen und methodologischen Vorgehensweise mit abgrenzbarem Gebiet und klaren Absichten und Zielen. Theorie und Praxis hängen oft so eng zusammen, daß es bis heute auf wissenschaftlicher Ebene erst ansatzweise gelungen ist, beide verständlich und umfassend darzustellen. Dabei sind die Grundlagen klar. Samkhya (die wichtige indische Erkenntnistheorie und Philosophie) und Ayurveda (die traditionelle indische Medizin, Biologie und Lebensphilosophie für gesundes Leben) sind die beiden Basisdisziplinen, die gebraucht werden, um Yoga (die praktische Anwendung für gesunde Menschen, der systematische praktische Übungs- und Lernweg) zu verstehen und zu betreiben. Nach Zimmer befassen sich Samkhya und Yoga »mit der Hierarchie der Prinzipien (Tattvas), die aus der Wirkung des Purusha auf die Prakriti hervorgehen und den Erfahrungen von Traum und Wachbewußtsein zugrunde liegen«.[107]
Zum Kern des Yoga (klassisches Yoga und Hatha-Yoga im weiteren Sinne) gehören die sechs Bereiche Asanas (systematische Bewegungs- und Haltungserfahrung und Erlernen optimaler Haltungen und Bewegungen nach der Logik des Körpers), Pranayama (systematische Atmungserfahrung und Erlernen optimaler Atmung), Pratyahara (systematischer Einbezug der Sinne des Kopfs in den Umgang mit Haltung und Atmung), Dharana (Reflexion und systematischer Umgang mit der

eigenen Konzentrationsfähigkeit). Damit ist der Teil des Übens charakterisiert (Hatha-Yoga im engeren Sinne). Dhyana (Yoga-Meditation) und Samadhi (Erkenntnis eigener Grenzen und Umgang damit) werden als erwünschtes Ergebnis der übenden Anteile verstanden (Raja-Yoga), als Erlebnis des geglückten Ausgleichs von Spannung und Entspannung, Leichtigkeit und Schwere, Härte und Weichheit, Wärme und Kühle etc. (der 20 Gunas des Ayurveda). Samkhya und Ayurveda liefern einen großen Teil des begrifflichen Instrumentariums, um die Ziele und Erfahrungen von Yoga verständlich zu machen.
Die Yoga-Tradition wird durch die Yoga-Sutren des Patanjali erstmals, wenn auch leicht brahmanisch beeinflußt, charakterisiert. T. K. V. Desikachar, der Sohn des berühmten südindischen Yoga-Lehrers Krishnamacharya, schreibt: »Nach Patanjali hat Yoga drei Elemente: Tapas, die Praxis (das Üben von Asanas und Pranayama), Svadhyaya, das Studium des eigenen Körpers, der Psyche und der anderen Komponenten menschlicher Systeme, Ishvara Pranidhana, die Qualität unserer Handlungen und der Einstellungen zu Handlungen und deren Ergebnisse im Alltag.«[108] Es geht um einen Lernprozeß, der nicht zu kurz greifen soll, sondern der dem einzelnen dazu verhelfen soll zu wissen, »daß er mehr ist als eine Geld verdienende Maschine«, als die er »seiner Fähigkeiten, über sich selbst zu reflektieren, und seiner Mittel, sein Handeln und die Qualität des Seins zu verbessern, beraubt ist«. In den mittelalterlichen Hatha-Yoga-Schriften (Hatha-Yoga im weiteren Sinn) wurde dies weiter präzisiert.
Die Praxis von Asana, Pranayama etc. gilt als Mittel, um unterscheidende Erkenntnis zu erlangen. So ist es z. B. wichtig, die Vorstellung »ich bin entspannt« von den körperlich wahrgenommenen Entspannungszuständen unterscheiden zu lernen. Dies ist eine wichtige Voraussetzung, um geeignete Regulationen und Steuerungen vorzunehmen. Modern gesprochen, geht es um Stärkung und Dämpfung von Prozessen, die Energie bereitstellen, um das Erlernen sinnvollerer Haltungs- und Atmungsmuster, um verbessertes Erlernen von Entspannung, um die Verbesserung und Präzisierung körperbezogener Wahrnehmungen und um Lernprozesse, die Über- oder Unterbewertungen körperlicher, psychischer und seelischer Informationen vermeiden helfen, wodurch auch die emotionalen Regulationen, das Denken und die Phantasie, besser auf die körperlichen Grundlagen abgestimmt werden. Die Übenden können lernen, autonomer mit diesen Prozessen umzugehen.
Samkhya und Yoga stellen eine klare und wichtige philosophische und praktische Tradition dar, neben der, wie es der Soziologe Max Weber[109] beschreibt, alles beherrschenden brahmanischen Tradition. So anerkennen, wie Campbell anmerkt, »Samkhya und Yoga die Autorität der Veden nicht an und stehen deshalb außerhalb der orthodoxen brahmanischen Tradition der Veden, Upanischaden und des Vedanta«.[110] Die Brahmanen selber beanspruchen paradoxerweise Yoga und Samkhya als Teil ihrer eigenen Tradition.
Der Weg »Yoga als übendes Verfahren« beinhaltet einen konkreten Weg, der in Ayurveda Madhyama Marga, mittlerer oder zentraler Weg,

genannt wird. Die Orte, die auf ihm liegen, heißen Marmas (vitale, schmerzempfindliche Stellen), an ihnen treffen sich Purusha (Selbst) und Prakriti (innere Natur) in besonders bedeutsamer und vitaler Weise für die eigene Erfahrung. Hier ist die Integration der verschiedenen Anteile des Menschen möglich, und Schritte in die Richtung auf die oben beschriebene Qualität können an diesen Orten gemacht werden.

Beginnend mit dem autogenen Training, wurden im Westen viele übende Verfahren vom Yoga und später auch von anderen asiatischen Übungsformen wie Karate, Taekwon-Do, T'ai Chi, Judo etc. inspiriert, bzw. es wurden Teile davon übernommen. Man denke etwa an Aerobics, Stretching, Bioenergetik, Feldenkrais, Rolfing, Wellness etc., auch verschiedene Gymnastikarten wie die Organgymnastik, Wirbelsäulengymnastik sowie die Krankengymnastik und die Schwangerschaftsgymnastik haben Yoga-Elemente aufgenommen. Von daher ist es nicht verwunderlich, daß man heute auch im Sport Yoga als Erlernen von Grundbewegungsmustern, Körperbewußtsein und Lebensqualität des Übens ernst zu nehmen beginnt.[111] Yoga selbst hat in der Erwachsenenbildung und Gesundheitsförderung einen Platz in der westlichen Welt gefunden.[112]

17.2 Die Erinnerung an den Körper

Einige Gedanken zum Verhältnis Yoga und Psychotherapie

Von Heinz Strauß*

Sie stehen noch nicht um 5 Uhr morgens auf und machen Ihr Jogging? Sie sind kein Anhänger eines Fitneßprogrammes, um den Körper zu trainieren – zu leiden – zu schwitzen – zu...
Trotz eines kleinen Lächelns haben wir doch eine leise Bewunderung für diese »Helden« der Körperkultur. Wir, die wir uns morgens aus dem Bett quälen, verschlafen unseren Kaffee schlürfen, Anlaufzeit – ohne Laufen, versteht sich – brauchen.
Es ist doch interessant, daß diese neuen »Körperkulturen« wie Aerobic, Jogging, Wogging und wie sie nur alle heißen, so kurzlebig sind. Da teilen sie ihr Schicksal mit der Mode. Und noch etwas verbindet sie damit, denn sie sind genauso äußerlich wie z. B. der letzte Schrei der Kleidung. Wird der Körper da nicht auch so behandelt? Wie eine Maschine, die man für »von außen fit« hält?
Kleidung und Körperhaltung – wie ist das doch verbunden! Nicht selten soll der Pomp der Kleidung oder die Uniform die Würde der Körperhaltung – des Körpers überhaupt – ersetzen. Besonders gut ist das immer dann zu sehen, wenn wir es mit körperfeindlichen Strukturen in der Gesellschaft zu tun haben. In der Psychotherapie wurde und wird gesehen, daß Charakterhaltung auch etwas mit Körperhaltung zu tun hat. Es dauerte allerdings einige Zeit, bis eine deskriptive, statische Typenlehre, in der der Körper seinen Platz im Reich der Psyche zugewiesen bekam, in eine dynamischere Betrachtungsweise transformiert wurde. Diese sah ihn nun eher als Mittel, die Seele zu beeinflussen. Sogar die Trennung Körper – Psyche wurde aufgegeben. Jetzt galt: »Du bist dein Körper.« Namen wie Groddek, Reich, Hewyer und andere wären da zu nennen. In der neueren Zeit stehen dafür F. und L. Perls, Lowen, Gendlin, Dürkheim und andere. Heute kann man fast den Eindruck gewinnen, als ob der ungeheure Nachholbedarf das Pendel in eine andere Richtung treibt. Viele Körpertechniken aus dem asiatischen Raum werden manchmal unkritisch als Formen der Therapie angeboten und wecken bei den Ausübenden falsche Erwartungen. Nicht nur, daß damit der Eigenwert dieser Disziplinen geschmälert wird. Menschen, die sich in ausgesprochener seelischer Not befinden, gehen hier dann einen Um- und manchmal sogar einen Irrweg.
Das vorliegende Buch hat mit dieser Tendenz nichts zu tun. Dem Verfasser ist es gelungen, sich dem Leser und der Leserin so zuzuwenden, wie er es als Kriterien für einen kompetenten Yogalehrenden selbst definiert: mit präzisen Kenntnissen, offen und geduldig helfend.

** Heinz Strauß ist Psychotherapeut und Leiter des Instituts für verdichtungsanalytische Psychologie (VAP) in München. Er ist Meister verschiedener asiatischer Kampfkünste.*

Zu der Kompetenz des Yogalehrenden zählt auch, daß er weiß, daß Yoga eine psychotherapeutische oder gar eine psychiatrische Behandlung nicht ersetzen kann und muß. Anders ist die Fragestellung, wenn es um eine begleitende Betreuung durch Yoga geht. Auch im Feld der Prophylaxe und der Modifikation leichter psychischer Störungen dürfte Yoga seinen Platz haben. Es steht außer Frage, daß Yoga auch eine positive Wirkung im Bereich der Psyche auf uns hat. Die folgenden Gedanken verwenden psychotherapeutische Erfahrungen als Hintergrund und sollen einige Aspekte der Beziehung zwischen Yogalehrenden und Schülern berühren. Zu Anfang sei nochmal an eine Aussage von R. Bögle erinnert: »Was das praktische Lernen anbelangt, so wäre es wiederum eine Reduktion auf den Körper, wenn man auf den sozialen Kontakt zwischen Lernendem und Lehrenden verzichten würde.«
Das finde ich schon eine bedeutsame und ungewöhnliche Aussage für Yoga. Denn fragt man einen Laien, wie er sich in der Phantasie wohl einen Yoga-Treibenden vorstellt, so beschreibt er ihn häufig als einsam, im Lotussitz mit geschlossenen Augen, vollkommen unabhängig und losgelöst von der Welt. Doch das Erlernen von Yoga ist eine soziale Situation, wie R. Bögle betont. Und da nun gibt es Berührungspunkte zu Formen der Körperpsychotherapie des Westens. Diese können auch für die Yogalehrenden/-lernenden interessant sein. Ganz wesentliche Körpererfahrungen, die jeder von uns macht, sind ja absolut an den anderen Menschen gebunden. Unsere Geburt ist z. B. so eine Erfahrung; auch die prägende Rolle der Mutter und des Vaters. R. Spitz und andere haben darauf hingewiesen, welche entscheidende Rolle die Berührung für die Körpererfahrung und das Körpererleben hat. Ja, daß sie sogar lebenswichtig für das kleine Kind ist. Unser späteres Verhältnis zu unserem Körper wird in dieser Zeit schon wesentlich geprägt. Der Ich-Psychologe H. Hartmann glaubt, daß Plastizität und Beweglichkeit des Körpers auf ein gesundes Ich hinweisen. Wir können dies bei unseren Kindern noch deutlich sehen, aber wo bleibt später dieses innige Verhältnis zum Körper? Unsere Kultur ist nicht körperfreundlich. Die Menschen werden steif, leiden unter Verspannungen und verlieren den Bezug zu ihrem Körper. Psychosoziale Gegebenheiten waren und sind ebenfalls Ursache dafür. So liegt es nahe, daß die Beziehung zwischen dem Lernenden und Lehrenden in Yoga von nicht unerheblicher Bedeutung ist. Soweit ich Yoga verstehe, ist es ein dynamisches und interaktives Vorgehen. Der Lernende wird zur Aktivität aufgefordert – für seine Gesundheit und sein Wohlbefinden aktiv einzutreten –, also weggeführt von dem passiven Dasein des Patienten, mit dem »gemacht« wird. Dies erfordert eine unterstützende Haltung sich selbst, seinem eigenen Körper gegenüber. Wo das nicht gelernt wurde, kann es jetzt mit Yoga erworben werden. Dem Lehrer kommt hierbei die wichtige Rolle des Unterstützenden zu – solange, bis es der Schüler verinnerlicht hat, es selbst leben kann. Dabei geht es eben nicht »nur« um Worte. Es passiert ganz direkt körperlich, wenn der Lehrende z. B. eine Haltung korrigiert. Wir wissen aus der Körperpsychotherapie, daß solche körperlichen Berührungen eine ziemliche Bedeutung haben können, manchmal zu starker

»Berührtheit« und Betroffenheit führen. Wenn Sie dies einmal stärker ermessen wollen, dann lassen Sie in Ihrer Phantasie noch einmal Situationen Ihrer Kindheit entstehen, wo Sie von Ihren Eltern körperlich berührt worden sind. Achten Sie auf die Situation, das Wie und welche Gefühle Sie dabei hatten. Jetzt prüfen Sie Ihr heutiges Umgehen mit Berührung; vergleichen Sie mit damals. Was hat sich verändert? Was möchten Sie noch ändern? Das sind Fragen, die auch im Gespräch mit dem Yoga-Lehrer Platz finden könnten. Bei dem Wort Berührtheit kann man an Gefühle denken. Gefühllosigkeit wird manchmal auch als Unberührtsein bezeichnet. Die Verbindung zu unserem Körper ist ein Gradmesser für die Gesundheit, auch die seelische. Die Zeitgeißel der psychosomatischen Krankheiten hat damit zu tun. Die »Gefühlsblindheit« des sogenannten Psychosomatikers wird diskutiert. Wo das wirkliche Körpererleben fehlt, fehlen auch die Gefühle. Zur »Gefühlsbewegung« brauchen wir den Körper! Dieser ist, was sein Erleben betrifft, eng mit sozialen Vorgängen verbunden. Will der Yoga-Lehrende hier helfen, wird er nicht der geheimnisvolle, mystifizierte und ansonsten menschenscheue Asket sein können. Er wird vielmehr jemand sein, der Lust an der eigenen Körperlichkeit verspüren kann, ohne das Leid zu leugnen, und der offen ist für die menschliche körperliche Existenz des anderen.

17.3 Yoga, ein Weg für dich

Von Dr. Roland Lüthi*

Ich nehme an, daß es zwei Gruppen von Interessenten für dieses Buch gibt. Die erste Gruppe besteht aus denjenigen, die sich in Yoga bereits auskennen und immer auf der Suche nach Neuem sind. In der zweiten Gruppe sind diejenigen, die vielleicht zufällig auf dieses Buch stoßen, es geschenkt bekommen oder sich vorgenommen haben, sich einmal mit Yoga zu befassen. Ich möchte beide Gruppen ansprechen. Denn das vorliegende Buch ist sowohl ein Einführungsbuch wie auch ein Buch für Fortgeschrittene.

»Körper« ist heute Mode. Wer sich in einer Buchhandlung umschaut oder das Programm der Volkshochschule durchblättert, wird dies bestätigen können. Aber obwohl alles mögliche angeboten wird, was zwischen der Körperwahrnehmung und dem Körpergefühl zu einer Verbesserung führen sollte, bleibt der Körper bei den meisten modernen Menschen ein »spanisches Dorf«, oder, wenn er für mehr als zum Gehen von 100 Schritten gebraucht wird, zum »roten Tuch«. Es gab in der Entwicklung des Menschen wohl kaum eine grössere Diskrepanz zwischen dem theoretischen Wissen über den Körper und dem Zustand der meisten Körper, genannt Menschen. Dies soll auch zum Maßstab gemacht werden, um das vorliegende Buch zu diskutieren.

Yoga als Möglichkeit, sich mit dem eigenen Körper zu befassen, ist heute, institutionell gesehen, dem Bereiche der Erwachsenenbildung zuzuordnen und hat in bezug auf Sinn und Zweck etwas mit Erhaltung und Förderung der Gesundheit bzw. Prävention von Krankheit zu tun. Moderne Erwachsenenbildung behandelt ein Thema als etwas kulturell Gesamtheitliches, stützt sich ab auf hieb- und stichfeste Modelle, Überlegungen und Theorien, ist sprachlich klar verständlich und von adäquater Einfachheit; vermittelt Wissen und schafft Möglichkeiten zum emotionalen und sozialen Erleben. Es spricht für den Autor, daß er versucht hat, diesen Kriterien entsprechend sein Buch aufzubauen:

Yoga sind Übungen,
Yoga ist eine Lebensphilosophie,
Yoga hat oder ist eine Theorie,
Yoga hat und ist eine Kultur.

Auch Reinhard Bögle hat als »moderner Mensch« seine Brille, um Yoga zu sehen und zu beschreiben. Er macht Yoga dadurch attraktiv, daß er es als Oberbegriff für Körperwahrnehmung und -erfahrung braucht und ähnlich einer Torte in verschiedene Stücke schneidet, die sich einzeln kosten lassen, aber gemeinsam eben ein Ganzes geben. Er erklärt und beschreibt, er macht Beispiele, er führt durch die Auseinan-

* *Dr. Roland Lüthi ist Wissenschaftler am Institut für Sozial- und Präventivmedizin der Universität Bern und WHO-Experte für Gesundheitsförderung.*

dersetzung mit dem eigenen Körper anhand des Vehikels »Yoga«, ohne in belehrender Weise die Meinung zu vertreten, Menschen müssten im Zusammenhang mit bestimmten Übungen etwas ganz Bestimmtes erleben. Er ermuntert zum Üben, Ausprobieren, Erleben, Wahrnehmen und weist darauf hin, daß Yoga keine Schmalspur-Psychosomatik für oder gegen bestimmte Symptome und Krankheiten ist. Dem modernen Verständnis von Erwachsenenbildung entsprechend, daß persönliche Betroffenheit, individuelle Auseinandersetzung mit dem Thema schrittweises, sensibles Experimentieren und Erleben der eigenen Empfindungen und Herstellung eines Bezuges zum eigenen Alltag ist, verkörpert dieses Buch beste Erwachsenenbildungsmethodik.

Kommen wir zu einem weiteren Punkt: Yoga als Wert für die Gesundheitsförderung. Gesundheitsförderung ist eine junge, eklektische Disziplin. Aus der Tradition der Verhütung von Krankheiten hat sich in den letzten Jahren auf interdisziplinäre Art und Weise eine Differenzierung in zwei Richtungen ergeben. Die eine Richtung befasst sich vor allem auf der Basis von Risikofaktorenkonzepten mit der klassischen Verhütung und Prävention von Krankheiten. Die Vorgehensweisen sind stark auf das Individuum gerichtet und werden mehrheitlich von Fachleuten innerhalb der traditionellen Gesundheitsdienste und -systeme vermittelt. Dabei werden in zunehmendem Maße auch Ärzte eingesetzt, und der Zeitpunkt der Einflußnahme nach klassischem medizinischen Modell geschieht immer früher: Waren es früher Krankheiten, bei denen ärztliche Hilfe und Kunst verlangt wurde, intervenieren Ärzte heute auch schon bei Signalen (z. B. bei hohem Blutdruck), die als Symptome auf gewisse krankmachende Umstände und Prozesse hinweisen. In den letzten Jahren haben sich Yoga und daraus abgeleitete vereinfachte Techniken wie z. B. das autogene Training eine gewisse Bedeutung erworben. Diese reduktionistische Sicht und Anwendung eines an sich komplexen Verfahrens zur »funktionalistischen Krankheitsbekämpfung« wird jedoch zunehmend kritisiert.

Parallel und bis zu einem gewissen Grad alternativ dazu hat sich der zweite Bereich der Gesundheitsförderung entwickelt. Der Schwerpunkt dieser Richtung besteht darin, bei gesunden Individuen dafür zu sorgen, daß sie sich die entsprechenden Kompetenzen und Ressourcen erwerben, um die Gesundheit zu erhalten und zu fördern. Gesundheit wird hier verstanden als Gleichgewicht zwischen den Anforderungen, denen ein Individuum in seinem Alltag ausgesetzt ist, und seinen Möglichkeiten, diese Anforderungen zu bewältigen. Gesundheitspflegende Modelle, Verfahren und Übungen haben sich aus dieser Sicht daher vor allem mit der Pflege und Erweiterung der Wahrnehmung und der Art und Weise, wie das Individuum Wahrnehmungen verarbeitet, zu befassen. Es stehen Fragen im Vordergrund wie: »Was nehme ich von der Umwelt wahr? Was nehme ich an und in mir selber wahr? Wie sind diese Wahrnehmungen zu bewerten und für die daraus folgenden Handlungen und Verhaltensweisen zugänglich zu machen?« Wer gesund bleiben will, muß zuerst wissen, was ihn gesund erhält. Dies gilt sowohl für die Signale, die wir von außen und von innen wahrnehmen, als auch für

die Art und Weise der Be- und Verarbeitung dieser Signale. Und damit sind wir genau an dem Punkt, wo nach Bögles Verständnis der sinnvolle Einsatz und Nutzen von Yoga liegt. Weil es sich durch Klarheit, Einfachheit, Individuumsbezogenheit, theoretische Transparenz und kulturelle Verständlichkeit auszeichnet, kann es als hervorragendes Mittel zur Gesundheitsförderung angesehen werden. Es entspricht in seiner Zielsetzung und seinem methodischen Vorgehen den Anforderungen, wie sie von modernen Gesundheitsförderungsverfahren und -programmen verlangt werden. Es geht nicht darum, etwas Bestimmtes zu erleben. Gesund bleibt, wer seine Stärken und Schwächen kennt, wer seine Werte kennt, wer präzise nach innen und außen wahrnehmen kann und dadurch in der Lage ist, eine Balance zwischen biopsychosozialen Anforderungen und internen wie externen Ressourcen herzustellen.
Damit sind wir wieder am Anfang meiner Einordnung: Der Anfänger wird durch das Buch in die Lage versetzt, in mehrfacher Hinsicht Einblick zu erhalten in ein komplexes Verständnis von Yoga, und es wird ihm möglich gemacht, sich ein Werkzeug zu erwerben, um sich besser kennenzulernen. Der Prozess der Erarbeitung des Werkzeugs wird zwar eine Weile dauern, aber dadurch, daß keine bestimmten Wahrnehmungen und Erlebnisse vorgeschrieben werden, wird es ein interessanter Prozess sein. Dem Fortgeschrittenen, der das Werkzeug Yoga bereits beherrscht, wird das Buch eine Erweiterung in Richtung Pflege, Erhaltung und Förderung der eigenen Gesundheit im weitesten Sinne bieten. Die einzelnen Übungen können zu einem erweiterten und vertieften Verständnis des eigenen Erlebens, der Wahrnehmung und der Informationsbearbeitung dienen. Wer das Werkzeug beherrscht, kann sich voll auf die damit provozierten inneren und äußeren biopsychosozialen Erlebnisse konzentrieren. Wer sich für noch mehr Details interessiert, der wird bald zu entsprechenden Fachbüchern aus dem Bereiche der Lern-, Wahrnehmungs-, Sozial- und Handlungspsychologie greifen. Nicht zuletzt wird er/sie sich dann auch für Kommunikationsprozesse innerhalb von vernetzten, offenen Systemen interessieren. Wir sehen: Yoga ist greifbar, begrifflich beschreibbar, theoretisch abstützbar und kann mit der bestehenden europäischen und angloamerikanischen Wissenschaftskultur in Beziehung gebracht werden.

17.4 Glossar

Bei den Sanskrit-Ausdrücken werden in diesem Buch die Spezialzeichen der Umschreibung weggelassen, und es wird die deutsche Groß- und Kleinschreibung angewandt. Das Glossar ist für an Yoga interessierte Leser gedacht, es richtet sich nicht an Indologen und Sanskrit-Gelehrte.
Das Bedeutungsfeld indischer Wörter ist oft nicht deckungsgleich mit dem deutscher Begriffe, deshalb finden Sie oft mehrere Übersetzungen für ein indisches Wort. Schwieriger ist es, den verschiedenen Verwendungs- und Bedeutungszusammenhängen in der deutschen und der indischen Sprache gerecht zu werden. Es wird daher weniger auf wörtliche als auf sinngemäße Übersetzung Wert gelegt und die unterschiedliche Verwendung ein und desselben Wortes in verschiedenen Konzepten und Theorien erwähnt. So bedeutet etwa Yoga im Brahmanismus etwas anderes als in Samkhya-Yoga. Ich beziehe mich auf die im Anhang erwähnte Literatur, meine im direkten Unterricht erworbenen Ayurveda-Kenntnisse und das Sanskrit-Englisch-Lexikon von M. Monier-Williams.

Ahamkara. Von aham = ich. Ahamkara ist das Ich oder die Vorstellung vom Ich, die ein Mensch hat, sein Ichbewußtsein. Es ermöglicht uns zu sagen: Ich höre, ich rieche etc. A. ist aus der Samkhya-Yoga-Ayurveda-Sicht nur von relativer und nicht von absoluter Bedeutung. Wird leicht mit Buddhi oder Purusha verwechselt (→ Kleshas, Viparyayas).

Apana → Prana(s)

Arier. Hellhäutiger Hirtenkriegerstamm aus der zentralasiatischen Steppe, eng verwandt mit Altiranern und Mesopotamiern, die ab 1500 v. Chr. Indien eroberten.

Asana(s). Von as = etwas ohne Unterbrechung tun, präsent sein, ruhig sitzen. Übungshaltungen und Übungsbewegungen beim Yoga. Die 107 Marmas sind die wichtigsten Orientierungspunkte für die Qualität der A. Erster der sechs Hauptbestandteile von Yoga.

Asthi → Marma(s)

Atman → Purusha

Autogenes Training. Von J. H. Schultz 1932 unter Einbezug von Yoga entwickelte Entspannungstechnik mit formelhaften Suggestionen wie: Ich bin ganz ruhig. Von Yoga her gesehen ist A. T. ein kleiner Ausschnitt aus dem Programm; es kann ein wichtiger Zwischenschritt auf dem Weg weitergehender Entspannungserfahrung in Yoga sein.

Avidya. Nicht-Wissen, Unwissenheit, Nicht-Begreifen, beharrliche Täuschung, Ursache von Mißverständnissen und Mißkonzeptionen. Wichtigstes Klesha. Das Gegenteil von A. ist die kritische Einsicht, das Verstehen, das klare Unterscheidungsvermögen, was Buddhi ermöglicht.

Avyakta. Das Noch-nicht-sichtbar-Gewordene, Noch-nicht-wahrnehmbar-Gewordene, das Noch-nicht-Entwickelte. A. ist Prakriti in produktiver, noch nicht in Erscheinung getretener Form.

Ayurveda. Traditionelles Medizinsystem Indiens. Von der Konzeption her mehr als eine Medizin: Ayus = Leben, vitale Kraft, Gesundheit, langes Leben. Veda = Lehre. A. ist die Lehre vom langen und qualitätsvollen Leben, von der Gesundheitspflege, der Krankheitserkennung und der Heilung. Noch heute werden zwei Drittel der Bevölkerung Indiens und Südostasiens mit A. behandelt. A. hat besonders die tibetische, aber auch die arabische, griechische und chinesische Medizin beeinflußt.

Bioenergetik. Von A. Lowen und J. C. Pierrakos, beides Schüler des Psychoanalytikers Wilhelm Reich, unter Einbezug von Yoga-Elementen entwickelte Übungstechnik. Schwerpunkt ist die körperliche Lokkerung von Blockaden, um psychotherapeutische Prozesse zu unterstützen.

Brahman. Göttliche, transzendente, kosmische Kraft, die im Mikro- und im Makrokosmos wirkt. B. ist das wahre, höhere Selbst im Gegensatz zum niederen Selbst (Atman oder Purusha). Höchstes Wesen, höchster Geist im Brahmanismus.

Brahmanen. Priester der arischen Eroberer, Gelehrte, Zauberer, Hüter des Brahman. Oberste der vier indischen Kasten.

Brahmanismus. Religion der Arier. Genaugenommen wird in der ersten Phase vom Vedismus (ca. 1200 – 900 v. Chr.), später vom Brahmanismus (ca. 900 – 400 v. Chr.) gesprochen. Reformreligionen gegen den Brahmanismus waren der Buddhismus und der Jainismus. Die dritte Phase wird Hinduismus genannt. Im Hinduismus ist der Brahmanismus mit vorarischem Volksglauben und schamanischem Yoga verschmolzen. Hinduismus von Hindu = Inder. Religion der Inder.

Buddha → Buddhismus

Buddhi. Von budh = erwachen, wach sein, wahrnehmen, verstehen, gewahr sein. B. ist Gewahrwerden, Geistesgegenwart, Absicht, Gefühl, Wissen, Scharfsinn, Intellekt, Intelligenz, Wissen, Unterscheidung, Urteil, Entschlossenheit, Intuition, vorreflektierter Wille, Spontaneität etc. B. geht über das Ich hinaus und unterliegt nicht der direkten Willenskontrolle. Wird auch Mahat = »groß«, »Große Kapazität« genannt, was großen Raum und Zeit hat und überblicken kann. Synonyme sind auch Ishvara, Brahma, Mati etc.

Buddhismus. Auf Buddha, den »Erweckten, Erleuchteten«, den Prinzen Gautama Shakyamuni, zurückgehende antibrahmanische Religion, die weniger ein Glaubensbekenntnis, mehr eine Heilmethode ist. Er übernahm die Vorgehensweise der ayurvedischen Ärzte und das Avidya-Konzept aus dem Samkhya-Yoga. Schon zu Lebzeiten Buddhas entstanden mönchische Organisationen. Der Buddhismus wurde in ganz Ostasien zu einer volkstümlichen Glaubenslehre. Die chinesische Variante, der Zen-Buddhismus, ist auch in Europa und Amerika bedeutsam geworden.

Charaka. Mediziner, Autor der Charaka Samhita, des ältesten der drei zentralen Ayurveda-Werke, ca. 200 – 100 v. Chr. verfaßt.

Chandramas (m.) = Mond. Kühlende Wirkung. Wird mit Kapha in Verbindung gebracht. C. ermöglicht Flexibilität in der Wirbelsäule und des Brustkorbs, geschmeidige Halsgegend mit lockerer Zungenwurzel und kühlendem Speichel, kühle Stirn etc.

Citta. Von cit = denken, gewahr werden, wahrnehmen, Überblick gewinnen, Aufmerksamkeit. Alles, was durch den »Geist« erfahren und getätigt wird. Beobachten, denken, wünschen, fühlen, kritische Einsicht. C. wird mitunter als Synonym für Buddhi verwendet, meist als Zusammenfassung von Buddhi, Ahamkara und Manas, als sogenanntes »inneres Organ«, das dem »äußeren Organ«, den Tat- und Wahrnehmungssinnen, gegenübersteht. Manchmal auch als Zusammenfassung der 18 Anteile des Sukshma-Sharira verwendet.

Dharana. Konzentration, Aufmerksamkeit, Gesammeltsein, Konzentriertsein. In Yoga: die quantitative und qualitative Erweiterung der Konzentration, die erforderlich ist, um die Marmas zu erreichen. Vierter der sechs Hauptbestandteile von Yoga.

Dhyana. Von dhyai = denken, vorstellen, ins Gedächtnis rufen, sich besinnen auf etwas, wieder zusammenbringen, kritisch aufmerksam sein, einsehen. In der Yoga-Meditation: das Erlebnis, wenn die Marmas dauerhaft und ohne Anstrengung erreicht werden. Das Denken hat dann seine Aufgabe erfüllt und ist in Ruhe. Fünfter der sechs Hauptbestandteile von Yoga.

Dosha(s). Die drei Grundgrößen des lebendigen Menschen in der ayurvedischen Biologie und Medizin. Aus den Mahabhutas zusammengesetzt: 1. Vata oder Prana steuert alles, was mit Bewegung zusammenhängt: Denkprozesse, Atmung, Augenlidbewegung, Herzschlag etc.

2. Pitta oder Agni steuert, was mit Umwandlungsprozessen zu tun hat: Verdauungsprozesse, Motivationsprozesse, Körpertemperatur etc. 3. Kapha steuert, was mit stabilisierenden Prozessen zu tun hat: Speichelfluß, Haltungsstabilität, Flexibiliät z. B. der Wirbelsäule, Beweglichkeit der Gelenke, Entspannung der Sinne etc. Die individuellen Ausprägungen der D. gelten in Ayurveda als wichtiger Bestandteil der Prakriti, des persönlichen, psychosomatischen Musters. Ein Gleichgewicht zwischen den drei D. ermöglicht Gesundheit.

drava. = flüssig, dünnflüssig. Eines der 20 → Guna(s).

duhkha. = schmerzhaft, frustrierend, unangenehm → suka. D.-Erfahrungen ermöglichen es, nach Samkhya die Ursachen ausfindig zu machen und die Mittel und Wege zu finden, den Schmerz zu einem Ende zu bringen.

Guna(s). = Qualität, Eigenschaft, Merkmal.
Die 20 wichtigsten Eigenschaften und Qualitäten. In Ayurveda nach Gegensätzen geordnet: guru - laghu, shita - ushna, snigdha - ruksha, manda - tikshna, sthira - sara, kathina - mridu, picchila - vishada, shlakshna - khara, sthula - sukshma, sandra - drava.
In Samkhya und Ayurveda: Die G.s sind die drei Hauptqualitäten, die wie Fäden ein Gewebe zusammensetzen und das Grundmuster der Prakriti ausmachen. G.s sind die Konstituenten, die durch alle subjektiven und objektiven Erfahrungen laufen; sie sind nicht unabhängig voneinander, sondern drei sich bedingende Anteile innerhalb eines kontinuierlichen Veränderungsprozesses im Fluß der Erfahrung. Rajas: spontane Aktivität, unreflektierte Wünsche und Bedürfnisse. Sattva: rationales Ordnen, Reflexion und Unterscheidung, Erfahrung der Welt als verständlich, durchschaubar, transparent. Tamas: Erfahrung der Welt als undurchschaubar, unklar, sich ständig verändernd, sich vergegenständlichend, verdinglichend. Mitunter werden die drei G.s fälschlicherweise als moralische Kriterien verwendet: Sattva: Reinheit, Harmonie, moralisch hochstehend. Rajas: Aktivität, emotionales Hin-und-hergerissen-Sein. Tamas: träge, dumpf und moralisch minderwertig. In der Bhagavadgita wird Sattva u. a. als fromme Opferhandlung, die nicht nach Lohn und Erfolg fragt, Rajas als Opfer, bei dem man nach Erfolg strebt oder es scheinheilig ausführt, und Tamas als Opfer, das nicht den orthodoxen Traditionen entspricht oder bei dem die Brahmanen nicht bezahlt werden, verstanden.
In Zusammenhang mit den Marmas: Tamas: keine Wahrnehmung, Rajas: Schmerz, unangenehme Wahrnehmung, Sattva: angenehme, unterstützende Wahrnehmung.
In Ayurveda haben alle drei G.s ihre je eigene Wichtigkeit: Tamas bringt z. B. den erholsamen und ruhigen Schlaf. Rajas ermöglicht u. a. spontane Aktivität und Phantasie. Sattva verhilft u. a. zu konzentrierter Wachheit. Es geht darum, ein persönliches Gleichgewicht zwischen den G.s zu finden.

guru = schwer, gewichtig, auch groß, ausgedehnt, bedeutsam. Eines der 20 → Guna(s).

Guru. Respektsperson. Z. B. Vater, Mutter, Lehrer. Im Brahmanismus: religiöser Lehrer, dem man sich hingibt und unterwirft.

Hatha-Yoga. Tradition, die Yoga im Mittelalter genauer beschrieben hat. Hatha = Kraft, Notwendigkeit (als Ursache alles Handelns) entschlossene Bemühung. Nach H.-Y. braucht es kraftvolle Anstrengung und Mut, sich mit den Ursachen des eigenen Handelns auseinanderzusetzen. Mit religiösen Ritualen können die Ziele von Yoga nicht erreicht werden. Ha und Tha werden oft mit »Sonne« und »Mond« übersetzt. Dies verweist auf die Balance zwischen innerer Sonne und innerem Mond, zwischen heiß und kalt, die es zu erstellen gilt. Raja-Yoga ist in den H.-Y.-Texten enthalten.

Hinduismus → Brahmanismus

Jainismus. Religiöse Bewegung, die um 600 v. Chr. in Indien als Gegenbewegung zum Brahmanismus entstand.

Kalarippayat. Altindische Kampf- und Selbstverteidigungskunst, die heute noch, besonders in Südindien, geübt wird. Das Verteidigen und Angreifen der 107 Marmas steht im Zentrum. Eng mit Yoga verwandt. Vermutlich hat K. via das zenbuddhistische Shaolin-Kloster die ganzen asiatischen Kampfkünste, Kung-Fu, Karate, Taekwon-Do etc., beeinflußt.

Kapha(s) K. steuert stabilisierende Prozesse im Körper. Ayurveda kennt fünf K.: 1. Bodhaka K. ist zuständig für Geschmack, Speichel etc. im Mundraum, 2. Kledaka K. hilft bei der Verdauung im Magen, 3. Avalambaka K. ist zuständig für Kraft und Belastbarkeit des Herzens, der Wirbelsäule und der Lungen, 4. Shlesaka K. für die Beweglichkeit der Gelenke und 5. Tarpaka K. für die Tätigkeit und Befriedigung der Sinne des Kopfes und des Gehirns. → Dosha(s)

Kapila. Ältester Samkhya-Autor, gilt als Begründer des Samkhya, Einzelheiten sind nicht bekannt.

Karate-Do. Japanische Kampfkunst, wörtlich: leere Hand, selbstlos.

kathina = hart, fest. Eines der 20 → Guna(s).

khara = locker, lose, rauh. Eines der 20 → Guna(s).

Klesha. Von klishta = bekümmert, Schmerzen leidend, verletzt, entwertet, geschwächt. K. sind Erschwernisse und Behinderungen. Yoga kennt fünf K.: Avidya ist das umfassendste und wichtigste: Fehlen der

Qualitäten, Bedeutungsverwechslung der 25 Anteile von Purusha und Prakriti. Asmita: falsche Vorstellungen über das eigene Ich. Raga: Verwirrung über angenehme Gefühle. Dvesha: Verwirrung über unangenehme Gefühle. Abhinivesha: Angst vor dem Tod, ewig leben wollen.

Kshatriyas. Könige, Stammesfürsten, Krieger. Zweitoberste Kaste der brahmanischen Ordnung.

Kumbhaka. Topf, Gefäß, Krug. Der Rumpf des Yoga-Treibenden wird durch das Üben der Asanas im Laufe der Zeit stabil, die Atmung und die Tätigkeit der anderen inneren Organe werden frei. Dieser Prozeß wird verglichen mit dem Formen eines Tontopfes. Die beiden Knochen-Marmas zwischen Wirbelsäule und Becken sind die Henkel des Topfes.

Kung-Fu. Moderner Name für T'ang shou tao, eine chinesische Kampfkunst.

laghu = leicht, schnell, aktiv, eilig, flüchtig. Eines der 20 → Guna(s).

Mahabhuta(s). Auch Sthula-Bhutani. Das, was groß geworden ist, was aus etwas zusammengesetzt ist, was greifbare, sichtbare, ertastbare Qualitäten hat. M. ist das grundlegende Konzept der objektiven, materiellen Welt in Samkhya und Ayurveda. Die fünf Mahabhutas sind spezifische Zusammenfassungen der 20 Gunas, wie sie in der äußeren Welt erlebt und vorgefunden werden:

1. Prithvi (»Erde«) ist guru (schwer), khara (rauh), kathina (hart), manda (träge), sthira (stabil), vishada (klar), sandra (halbfest), sthula (grob) und gandha (den Geruchssinn stimulierend).
2. Apas, Jala (»Wasser«) ist drava (flüssig), manda (träge), mridu (weich), picchila (gleitend), sara (fließend) und rasa (den Geschmackssinn stimulierend).
3. Tejas, Agni (»Feuer«) ist ushna (heiß), tikshana (scharf, eindringend), sukshma (subtil, komplex), laghu (leicht), ruksha (rauh), vishada (klar) und rupa (das Sehen stimulierend).
4. Vayu, Vata (»Wind«) ist laghu (leicht), shita (kühl), ruksha (rauh), khara (lose), sukshma (subtil, komplex), sparsha (den Tastsinn stimulierend).
5. Akasha (»Raum«) ist mrdu (weich), laghu (leicht), sukshma (subtil, komplex), shlakshna (sanft, weich) und shabda (das Gehör stimulierend).

Aus den M. entstehen die → Doshas: Kapha aus Prithvi und Jala, Pitta aus Agni, Vayu aus Vata und Akasha.

Mamsa → Marma(s)

Manas. Von man = denken. Wird als elfter Sinn verstanden, da M. wie die Tat- und Wahrnehmungssinne handelt und über Wissen um deren

Funktionen verfügt. M. ermöglicht, etwas Äußerliches oder Innerliches zu registrieren, wahrzunehmen und zu handeln; es plant und beabsichtigt, was in den zehn Sinnen geschieht. In Samkhya zusammen mit Buddhi und Ahamkara das »innere Organ«.

manda = langsam und weich. Eines der 20 → Guna(s).

Mantra. »Gedankeninstrument«, Gebetsformeln. Heilige Worte oder Silben, denen im Brahmanismus eine besondere Kraft zugeschrieben wird. Besonders wichtig ist Om oder Aum, wodurch sich das Mysterium des Brahman ausdrückt, der 4. Zustand des Vedanta. Auch Plan, Ratschlag, Geheimnis. Alle M. aus Worten oder Buchstaben, die gemurmelt (japa) werden, heißen Japa-M. Streng genommen kennt Yoga nur ein M.: wortlos, nicht gemurmelt (Ajapa-M.) und nicht religiös gedacht, ist es das Geräusch der eigenen Atmung. Dieses M. begleitet das ganze Leben und gilt als eines der Geheimnisse des Lebens. → Prana(s)

Marga. Von mrig = suchen, jagen, verfolgen, einen Weg einschlagen, einen Plan, eine Absicht verfolgen, Studien betreiben, beim Thema bleiben, Aufgaben erledigen. Spur, Straße, Weg. In Ayurveda: ein Weg, eine Passage, ein Kanal, speziell der äußere Weg (Bewegungsapparat), der innere Weg (Verdauungskanal) und der mittlere Weg (der Weg, auf dem die Marmas liegen). Yoga will den mittleren Weg erreichen und verstehen. Der Begriff M. hat im Samkhya-Yoga darüber hinaus kaum Bedeutung.

Marma(s). Von mr = sterben (vgl. lateinisch mors, mortis, germanisch Mord, morden). Allgemein: der Kern, das Herz von etwas, jeder verletzliche oder tödliche Punkt, jeder offene, schwache oder sensitive Ort des Körpers. In Ayurveda, Yoga, Kalarippayat: bedeutsame, vitale, sensitive und schmerzempfindliche Orte am lebendigen Körper von Mensch und Tier. Die Informationen, die an den M. wahrgenommen werden können, betreffen einen persönlich und sind besonders bedeutsam. M. sind die Orte, an denen die wesentlichen lebenswichtigen Funktionen (sieben Pranas) zusammentreffen. Die M. werden in den Asanas zentral erreicht, das ermöglicht die Erfahrung von Meditation (Dhyana). Die 107 M. des Menschen werden u. a. in fünf Gruppen eingeteilt: Mamsa-M. (Muskel-, Fleisch-M.), Snayu-M. (Sehnen, Bänder-M.), Asthi-M. (Knochen-M.), Sandhi-M. (Gelenk-M.) und Sira-M. (Blutgefäß-, Gefäß-M.).

mridu = weich, sanft, zart, mild. Eines der 20 → Guna(s).

Niyama. Regeln oder Gelübde der brahmanischen Priester(-Anwärter). Shauca: Reinhaltung von Körper und Gemüt; Santosha: Gleichmut gegenüber Angenehmem und Unangenehmem; Tapas: Gleichgültigkeit gegenüber Bedürfnissen, Freude und Schmerz; Svadhyaya: Studium der heiligen Texte; Ishvarapranidhana: Hingabe an den Herrn (das göttliche Wesen). Besonders wichtig im Vedanta: Hingabe an Brahman. Mitunter als weiterer Bestandteil von Yoga genannt, ist es, modern interpretiert, die Haltung sich selbst gegenüber. → Yama

Om → Mantra

Patanjali. Autor der Yogasutren, ca. in der Zeit 100 v. – 350 n. Chr.

picchila = gleitend, ölartig, glatt, zäh, schleimig. Eines der 20 → Guna(s).

Pitta(s). Oft synonym verwendet für Agni. Ayurveda unterscheidet 5 P.: 1. Pacaka P.: zuständig für die Verdauung und die Körperwärme; 2. Sadhaka P.: sitzt in Kopf und Herz, reguliert Wünsche, Ambitionen, Intelligenz, Begeisterung, Frische, Selbstvertrauen und andere »psychische« Funktionen; 3. Ranjaka P.: reguliert die Blutbildung und Röte; 4. Bhrajaka P.: zuständig für die Haut, die Färbung der Haut und den Kontakt der Haut zur Außenwelt; 5. Alocaka P.: zuständig für die Eindrücke der Augen und die Begeisterung und Lebensfreude, die sich in den Augen zeigt. → Dosha(s) und Mahabhuta(s)

Prakriti. Die »psychosomatische« Natur des Menschen (Purusha), die innere Natur. P. und Purusha sind die grundlegende Begriffsdyade des Samkhya; sie ergänzen sich gegenseitig. Die P. ist in 24 Bestandteile gegliedert: Buddhi, Ahamkara, Manas, 10 Tat- und Wahrnehmungssinne, 5 Tanmatras, 5 Mahabhutas, Avyakta. In Ayurveda ist die Analyse der P. eines Menschen die Grundlage für die individuelle Diagnose und Behandlung. Die Anteile der P. sind in Ayurveda noch weiter ausdifferenziert als in Samkhya. Im Vedanta wird anstelle von P. von Maya gesprochen. Während die P. als real gilt, ist Maya Illusion.

Prana(s). Von pra = vor, vorwärts beschleunigen und an = leben, bewegen, atmen, gehen. Das Leben, der Atem, die Vitalität, was voran und in Bewegung bringt, was das Leben erhält, mitunter auch als Lebensenergie übersetzt. In Ayurveda, Samkhya und Yoga ist P. oder Vayu eines der drei Doshas und fünffach unterteilt:

1. Prana: Sitzt im Kopf und im Herzen, reguliert die Einatmung, das Herz, die Sinne, Buddhi, das Schlucken, Spucken, Niesen und reguliert die Möglichkeit, seinen Wünschen Folge zu leisten und in Übereinstimmung mit der Außenwelt zu bringen.
2. Udana (ud = aufwärts + an) reguliert Stimme und Sprache, Gedächtnis, Gewissenhaftigkeit, Ausdauer, Enthusiasmus, Selbstvertrauen, Körperfarbe und das erleichternde und begeisternde Aufatmen etc.
3. Vyana (vi = differenziert + a = vom Zentrum zur Peripherie und umgekehrt + an): reguliert die Körperbewegungen, die Reflexe, Herzrhythmus und Kreislaufzirkulation, den Atemrhythmus, zuständig für das körperliche und emotionale Gleichgewicht und den Sinn für die Einheit mit der äußeren Natur.

4. Samana (sam = harmonisch, proportioniert, balanciert + a + an): zuständig für die Verdauung und die Ernährung der Körpergewebe, reguliert das Atemvolumen und die Fähigkeit zu sozialen Beziehungen.
5. Apana (ap = hinunter, abwärts, bremsend + an): reguliert die Ausscheidung von Darm und Blase, den Menstruationszyklus, den sexuellen Höhepunkt, die Entwicklung des Fötus und die Geburt, die Ausatmung und die Fähigkeit, den Lebensstil zu ändern. Die sieben P., die an den Marmas zusammentreffen, sind Purusha, die drei Doshas und die drei Gunas.

Pranayama. Atemübungen, die eine relative Balance der sieben sowie der fünf Pranas bereits voraussetzen und in denen eine Stabilisierung der Beziehung zu den fünf Pranas sowie eine Feinregulierung des Gleichgewichts angestrebt wird. Zweiter der sechs Hauptbestandteile von Yoga.

Pratyahara. Einbezug der Sinnestätigkeit in die durch Asana und Pranayama eingeleiteten Lernprozesse. Freimachen von Citta von dominierten Bindungen an äußere und innere Wahrnehmungen, um den Weg zu Konzentration und kreativen Lösungen zu öffnen. Dritter der Hauptbestandteile von Yoga.

Purusha. Mensch, Person, das persönlich und belebende Prinzip im Menschen, auch ein Name für den Berg Meru, Bild für die aufgerichtete Wirbelsäule. Oft synonym verwendet für Atman (Selbst). Verwirrenderweise wird P. sowohl in der Samkhya-Yoga-Tradition wie auch in der arisch-brahmanischen Tradition verwendet. In Samkhya-Yoga ist P./Prakriti das wichtigste Begriffspaar: Bei aller Verschiedenheit ihrer Natur (Prakriti) ist jeder doch ein Mensch (P.). Es gilt, den Unterschied zwischen P. und Prakriti zu erkennen. P. ist »Herr« im psychosomatischen Körper (Prakriti). In der brahmanischen Tradition ist P./Brahman das zentrale Begriffspaar. Es gilt, die Identität von P. und → Brahman zu erkennen.

Rajas. Von raj = gefärbt sein, betroffen oder bewegt sein. → Guna(s)

Raga → Klesha(s)

Rig-Veda. Ältester brahmanischer Text (ca. 1200 v. Chr.). In ihm ist u. a. die Lehre von den vier Kasten (Brahmanen, Kshatriyas, Vaishyas, Shudras) als gottgegebene soziale Ordnung beschrieben.

Rolfing. Von Ida Rolf in den sechziger Jahren unter Einbezug von Yoga-Erfahrungen entwickelte Technik, die mit einer speziellen Massage arbeitet und auf Haltungsverbesserungen abzielt.

ruksha = trocken, rauh. Eines der 20 → Guna(s).

Samadhi. Zusammensetzen, verbinden, kombinieren. In Samkhya und Yoga: inneres Gleichgewicht, Integration. Die fünf bis sieben Pranas resp. die 24 Anteile der Prakriti sind in einem Gleichgewicht, sind integriert. Die Verwechslungsbeziehungen und Mißkonzeptionen über die eigene Person (Purusha) und die eigene Natur (Prakr̀iti) sind aufgelöst. In Vedanta: Zustand, in dem alles in Brahman, dem All-Einen, aufgeht, wie Wasser sich in Salz auflöst.

Samana → Prana(s)

Samkhya. Philosophisches, psychologisches, erkenntnistheoretisches Gedankengebäude. Vorarisch, nicht- bzw. antibrahmanisch, später als brahmanisch akzeptiert. Theoretische Auslegung der menschlichen Natur und Erfahrung. Theoretische Ergänzung zu Yoga, das sich mit der praktischen Dynamik beschäftigt. Die brahmanische Tradition hat die Samkhya-Ideen im wesentlichen übernommen und in einen etwas anderen Rahmen gestellt.

Sandhi → Marma(s)

sandra = halbfest, viskös, zähflüssig. Eines der 20 → Guna(s).

sara = flüssig, fließend, beweglich, klar. Eines der 20 → Guna(s).

Sattva. Von sat = real sein, existent sein. → Guna(s)

Schamane. Von tungunsisch samman = bewegt, erregt sein. Sammelbegriff für die aus den Stammeskulturen bekannten weisen Männer und Frauen mit ihrem Wissen um Medizin, Pflanzenkunde, Psychotherapie, Traumdeutung, Yoga etc.

Sharira. Unterstützung, Unterstützer. Der Körper, der nach ayurvedischer Vorstellung auch die seelischen Funktionen beinhaltet. Nach Ayurveda ist S. in einem ständigen Auf- und Abbauprozeß, nach Samkhya in einem ständig sich verändernden Erlebensprozeß.
Der Sthula-S., der Körper mit Knochen, Blut, Fleisch, Sehnen etc., ist aus den fünf Mahabhutas zusammengesetzt. Sthula = greifbar, sichtbar, tastbar, von deutlich abgegrenzter Existenz.
Sukshma- oder Linga-S. aus Buddhi, Ahamkara, Manas, den zehn Indriyas und den fünf Tanmatras. Mitunter auch Purya shtaka, bestehend aus den fünf Pranas und Buddhi, Ahamkara und Manas. Sukshma = fein, komplex, alles, was erlebbar, aber nicht greifbar ist (z. B. Denkprozesse). Linga ist das wichtige Zentrum, das Herz der Person.
Karana-S. Karana = Ursache, Wurzel, Grund. Wurzel der körperlichen Existenz in der Prakriti (Avyakta), die verursachend, aber nicht verursacht ist. Prakriti ist jedoch nicht in ihrem Interesse, sondern im Interesse des Purusha tätig, der weder verursacht ist noch verursacht, dessen Nähe jedoch bedeutungsvoll ist. Am stärksten erlebbar in

Buddhi. Es ist die Ebene, auf der der Mensch die Ursachen und Grundlagen seines Handelns auf der Basis seiner inneren und äußeren Erfahrung erlebt.

Shavasana. Auch Mritasana. Übungshaltung, in der man einem Toten ähnlich auf dem Boden liegt: In den Marmas ist kaum Aktivität, die Körperfunktionen schalten auf niedrige Ruhewerte um, der Geist wird ruhig und entspannt.

Shiva. Der Gnädige, Freundliche, Huldreiche, der Rote. Gilt als mythischer Schöpfer des Yoga. S. ist Jäger, Yoga-Lehrer, Tänzer, Besieger des Todes, Brahmanenmörder etc. Vorarischen Ursprungs. Wird mit schamanischen Elementen wie der Sanduhrtrommel und mit Schwert, Schild etc. dargestellt. S. wurde später in die brahmanische Götterwelt übernommen. Ohne seine weibliche Partnerin Shakti oder Sati gilt er als nicht lebensfähig.

shlakshna = weich, sanft, glatt, klebrig, pappig. Eines der 20 → Guna(s).

Shudras. Arbeiter, Diener. Unterste Kaste in der brahmanischen Ordnung. Darunter gibt es nur noch die außerhalb der Kastenordnung stehenden Unberührbaren.

Sira → Marma(s)

sita = kühl, kühlend. Eines der 20 → Guna(s).

Smoothing. Geschmeidige, weiche, sanfte Vorgehensweise, die die Blutgefäß-Marmas in den Vordergrund stellt. Es geht um die Lockerung der Blutgefäß-Muskulatur und weiche Bewegungen der Haut. S. findet sich in Yoga, aber auch in anderen asiatischen Übungsformen. In wesentlichen Übungstechniken wird es oft nur am Rande oder wenig gezielt verwendet.

Snayu → Marma(s)

snigdha = ölig, weich, viskös, kontaktschaffend. Eines der 20 → Guna(s).

sthira = stabil, fest, kompakt, stark, ruhig, bewegungslos, nicht wakkelnd, dauerhaft. Eines der 20 → Guna(s). Eine der wichtigsten Qualitäten eines Asanas.

sthula = groß, dick, kräftig, stark, grob, einfach. Eines der 20 → Guna(s).

Sthula-Sharira → Sharira

Stretching. In den Sport übernommener Teilaspekt von Yoga, wobei auf die Dehnung und Streckung einzelner Muskeln oder Muskelgruppen Wert gelegt wird. Von Bob Anderson, Sven-A. Sölveborn u. a. entwickeltes Training zur Steigerung der Beweglichkeit. Für Sportler ein erleichternder Zwischenschritt zu den weitergehenden Yoga-Übungen.

sukha = angenehm, glückbringend, geglückt, gelungen. Eine der wichtigsten Eigenschaften eines → Asanas und von → Sattva.

sukshma = subtil, komplex, fein, eindringlich, dünn, schmal, schwach, zart, leicht beeinflußbar, leicht veränderbar. Eines der 20 → Guna(s).

Sukshma-Sharira → Sharira

Surya Namaskar. Surya = Sonne, Namaskara = Begrüßung. Name für eine schnelle Abfolge von Asanas (Vinyasa). Wird in Indien traditionell am frühen Morgen geübt. In Yoga wird Surya, auch Agni, Pitta, als inneres »Feuer« im Bauchraum verstanden.

Sushruta. Mediziner und Chirurg (ca. 200 – 300 n. Chr.), Autor der Sushruta-Samhita, eines der drei grundlegenden Werke des Ayurveda mit der frühesten Beschreibung der 107 Marmas.

Taekwon-Do. Taek = Hand, Won = Fuß, Do = System von Übungen, Weg. Koreanische Kampfkunst.

Tamas → Guna(s)
Zurückgehalten, eingepackt (im Dunkeln), gebremst. In Samkhya Hauptursache der Mißkonzeptionen und Verwechslungsbeziehungen, analog zu Avidya in Yoga.

Tanmatra. Matra = nur, tan = das. Nur eine Kleinigkeit, Grundlage der fünf Wahrnehmungssinne, unspezifische Voraussetzung der spezifischen Wahrnehmung (in Samkhya und Yoga).

tikshna = scharf, heiß, stechend, schnell. Eines der 20 → Guna(s).

Udana → Prana(s)

ushna = warm, heiß, enthusiastisch. Eines der 20 → Guna(s).

Vaishyas. Kaufleute, Handwerker, Bauern. Dritte Kaste in der brahmanischen Ordnung.

Vata, Vayu → Dosha(s) → Prana(s) → Mahabhuta(s)

Vedanta. Weiterentwicklung der vedisch-brahmanischen Tradition. Die letzte Wahrheit der Veden wird erörtert. Wichtigster Autor: Shankara, ca. 800 n. Chr. Der religiöse Schüler soll über sich hinaus gelangen zu Brahman, dem Ewig-Seienden (Sat), dem Bewußtsein (Cit) der Gückseligkeit (Ananda), dem höheren, wahren Selbst, das als einzige Wirklichkeit verstanden wird. Alles andere ist Täuschung (Maya).

Vinyasa. Bewegung, Position (der Glieder), psychologische Haltung, Arrangement. Vinyasana = etwas auf den Boden stellen. Verbindung von Asanas zu einer Folge oder Serie, die in schnellem Rhythmus mehrfach hintereinander geübt wird. → Surya Namaskara

Viparyaya. Umgestürzt, durcheinandergebracht, aus dem Gleichgewicht gebracht. Etwas, was durch eine spätere Erkenntnis verändert, umgeändert, ins Gegenteil verkehrt wurde. Die fünf grundlegenden Mißverständnisse, falschen Auffassungen in Samkhya, analog der → Kleshas in Yoga.
1. Tamas: fehlerhafte Unterscheidung von Purusha und Prakriti (Avyakta), Buddhi, Ahamkara und den Tanmatras. 2. Moha: Verwirrung, fälschliche Suche nach der eigenen Identität durch Erreichen übernatürlicher Fähigkeiten wie Unsichtbarmachen, Herr über Feuer werden etc. 3. Mahamoha: große Verwirrung. 4. Tamisra: Schwermut, Verdrießlichkeit, Frustration, Zynismus, Ärger, daß man keine übernatürlichen Fähigkeiten oder besonderen sozialen Beziehungen und materiellen Besitz hat. 5. Andhathmisra: die Angst vor dem Tod, Zynismus und übermäßiges Hängen am materiellen und sozialen Leben.

Virabhadra. Von vira = kraftvoll, stark, mächtig, führend. Kämpfer, Held, Führer. Wütender, kämpferischer Aspekt Shivas, der gegen den brahmanischen Schwiegervater und gegen soziale Ungerechtigkeit kämpft. Einige Asanas sind danach benannt.

vishada = klar, glänzend, aufgeweckt, freudig. Eines der 20 → Guna(s).

Vyana → Prana(s)

Yama. Disziplin, äußere Regeln der brahmanischen Priester(anwärter). Ahimsa: Gewaltlosigkeit; Satya: Wahrhaftigkeit; Asteya: Nichtstehlen; Brahmacarya: Enthaltsamkeit; Aparigraha: Besitzlosigkeit. Generell im Indischen und modern interpretiert: Überprüfen der Haltungen gegenüber der äußeren Welt.

Yoga. Von yuj = verbinden, einen Ochsen anschirren, anjochen, vorbereiten, fertig machen, arrangieren, benützen, Gedanken anwenden, konzentrieren, vereinigen, einen Pfeil in den Bogen spannen (vgl. deutsch Joch, englisch yoke). Der Akt des Verbindens, Verknüpfens, (richtig) Zusammenfügens, Integrierens, Anjochens, die Verbindung zwischen Mann und Frau. Von den Brahmanen entwickelter Name für die schamanische Tradition. Die anwendungsorientierte Hälfte von Samkhya-Y. besteht im Kern aus sechs Teilen: Asana, Pranayama,

Pratyahara, Dharana, Dhyana, Samadhi. Richtiges Verständnis der Verbindung der 25 Bestandteile des Menschen (Samkhya) speziell von Purusha und Prakriti. Im Brahmanismus/Vedanta: Verbindung von Purusha mit Brahman, religiöse Verehrung, Hingabe, Ritus. In der Mathematik: Addition, Summe. In Ayurveda: Heilmittel, Heilmethode, Heilungsprozeß. Im Mahabharata, dem indischen Heldenepos (ein Teil davon ist die Bhagavadgita): ein Mittel, ein Weg, eine Methode.

Yoga-Sutren. Ältester brahmanisch beeinflußter Text über Yoga. Entstanden in der Zeit 200 v. Chr. bis 500 n. Chr. Die Autorenschaft wird Patanjali zugeschrieben.

17.5 Literatur

Zur indischen Geschichte:
Fischer Weltgeschichte Band 17: Indien. Hrsg.: A. T.Embree und F. Wilhelm; Magnus Kulturgeschichte: Indien, von den Anfängen bis zum Kolonialismus, R. Thapar und P. Spear, Magnus Verlag Essen 1975; Indien: Reiche zwischen Indus und Ganges, Rowohlt, Hamburg 1976

Zur indischen Yoga-Philosophie und indischen Philosophie- und Religionsgeschichte:
Zimmer, Heinrich: Philosophie und Religion Indiens, Frankfurt, 1976; Eliade, Mircea: Yoga-Unsterblichkeit und Freiheit, Zürich 1960 (auch Suhrkamp Verlag), darin findet sich eine ausführliche Yoga-Bibliographie.

Völkerkundliche Werke, sozialer Rahmen:
Schmidbauer, Wolfgang: Jäger und Sammler, 1972, Planegg bei München (und andere Werke des Autors); Eliade, Mircea: Schamanismus und archaische Ekstasetechnik, Frankfurt 1975; Kamper, Dietmar und Rittner, Volker (Hrsg.): Zur Geschichte des Körpers, München, Wien 1976 (und andere Werke der Autoren); Collard, Andrée, mit Contrucci, Joyce: Die Mörder der Göttin leben noch, München 1988

Yogapraxisbücher und Yogatexte:
Iyengar, B. K. S.: Licht auf Yoga, Barth Verlag, Weilheim 1969 (und andere Werke des Autors); Tobias, Maxime und Steward, Mary: Stretch und Relax, München 1988; Luby, Sue: Hatha Yoga, München 1988, Sacharow, Boris: Das große Geheimnis (mit einer deutschen Übersetzung der Gheranda-Samhita), Stuttgart 1970; Bernhard, Theos: Hatha Yoga (mit einer deutschen Übersetzung von Teilen der Gheranda-Samhita, Hathayoga-Pradipika, Gheranda-Samhita und der Yoga-Sutren), Stuttgart 1970; Prasada, Rama: Patanjali's Yoga Sutras, with the commentary of Vyasa and the gloss of Vachaspati Misra, 1912, Neudruck Delhi 1982 (auch in Amerika erschienen)

Zum Thema Kommunikation:
Watzlawik, Paul: Anleitung zum Unglücklichsein, München 1983 (und andere Werke des Autors); Lüthi, Roland: Kinder sind auch Leute, Zürich 1989; Shainess, Natalie: Keine Lust zu leiden, Zürich 1987

Zur Psychosomatik/Medizin:
Faller, Adolf: Der Körper des Menschen, Stuttgart 1974; Lippert, Herbert: Anatomie, Text und Atlas, München 1975; Overbeck, Gerd: Krankheit als Anpassung: der sozio-psychosomatische Zirkel, Frankfurt 1984; Schmidt, Robert, F. und Struppler, Albrecht: Der Schmerz, Ursachen, Diagnose, Therapie, München 1982

Bücher von Schulen, die z. T. von Yoga gelernt haben, z. T. ähnliche Lernprozesse beschreiben:
Lowen, Alexander: Bioenergetik, Der Körper als Retter der Seele, Bern, München 1976 (und andere Werke des Autors); Schwind, Peter: Alles im Lot, Körperliches und seelisches Gleichgewicht durch Rolfing, München 1985 (sowie die Werke von Ida Rolf); Feldenkrais, Moshé: Die Entdeckung des Selbstverständlichen, Frankfurt 1985 (und andere Werke des Autors); Anderson, Bob: Stretching, Zürich 1980; Sölveborn, Sven-A.: Das Buch vom Stretching, München 1984; Hartl, J., Faber, U., Bögle, R.: Taekwon-Do, München 1989

Selber denken ist besser als denken lassen:
Dazu z. B.: Pestalozzi, Hans: Die sanfte Verblödung, Gegen falsche New Age Heilslehren und Ihre Überbringer, Frankfurt 1987

Zur Ernährung:
z. B. Fischer, Elisabeth: Die internationale vegetarische Küche, München 1987

17.6 Anmerkungen

1 Thapar, Romila and Spear, Percival: Indien, von den Anfängen bis zum Kolonialismus, Essen 1975 (aus dem Englischen: A History of India, I/II, Penguin Books), S. 12.
2 Weber, Max: Gesammelte Aufsätze zur Religionssoziologie, Bd. II, Tübingen 1921.
3 Thapar, S. 16.
4 Polo, Marco: Il Milione, Die Wunder der Welt, zuerst erschienen um 1300, Neuübersetzung, Zürich 1983, S. 311.
5 Ausstellungskatalog: Vergessene Städte am Indus, der einen Überblick über den Forschungsstand gibt, Mainz 1987, S. 146.
6 ebenda S. 151.
7 ebenda S. 146.
8 Eliade, Mircea: Yoga (aus dem Französischen: Le Yoga, Paris 1954), Frankfurt 1977, S. 356.
9 vgl. Goyal, S. R.: A Religious History of Ancient India, Vol. 1, Meerut (India) 1984.
10 über Nepal vgl. Oppitz, Michael: Schamanen im Blinden Land, Frankfurt 1981.
11 vgl. Eliade, Mircea: Schamanismus und archaische Ekstasetechnik (aus dem Französischen: Le chamanisme et les techniques archaiques de l'extase, Paris 1951), 1975 Frankfurt, ders.: Yoga (aus dem Französischen: Le Yoga, Paris 1954), Frankfurt 1977, bes. S. 301ff.
12 Lévi-Strauss, Claude: Strukturale Anthropologie (aus dem Französischen: Anthropologie structurale, Paris 1958) Frankfurt 1972 (2), bes.: Magie und Religion. S. 183ff.
13 Lommel, Andreas: Schamanen und Medizinmänner, München 1980 (2), S. 9.
14 ebenda S. 18.
15 Eliade, Mircea: Recent Works on Shamanism, a review article, In: History of Religions, Vol. 1, No. 1. Summer 1961, Chicago, S. 184f.
16 Riedl, Ruppert: Biologie der Erkenntnis, Hamburg 1980, vgl. auch Ausstellungskatalog: The Human Story, Hrsg. Commonwealth Institute, London 1985.
17 ebenda S. 88.
18 Schmidbauer, Wolfgang: Jäger und Sammler, Planegg bei München 1972, S. 89.
19 ebenda S. 91ff.
20 Riedl, s. o. S. 190.
21 vgl. dazu u. a. Goyal, Zimmer, Thapar.
22 Zimmer, Heinrich: Philosophie und Reliogion Indiens (aus dem Englischen: Philosophies of India, New York 1951), Frankfurt 1976, S. 255f.
23 Duerr, H.-P.: Traumzeit. Über die Grenze zwischen Wildnis und Zivilisation, Frankfurt 1980 (5), S. 119.
24 Schema in Anlehnung an das Schema von Zimmer, im Anhang, mit neueren Informationen erweitert und spezifiziert.
25 Yogasutra II. 53. Für die Übersetzung der Yoga-Sutren vgl. Desikachar, T. K. V., Patanjali's Yogasutras, New Delhi 1987, Prasada, Rama, Allahabad, 1912 (4), u. a.
26 u. a. Zimmer, s. o. S. 290f., vgl. Stichwörterverzeichnis.
27 Yogasutra III. 1.
28 Duerr, s. o. S. 119.
29 u. a. Zimmer, s. o. S. 265ff., vgl. Stichwörterverzeichnis.
30 Iyengar, B. K. S.: Licht auf Yoga, Weilheim 1969, (aus dem Englischen: Light on Yoga, London 1966) S. 32.
31 ebenda S. 12.
32 Yogasutra I. 2.
33 Lévi-Strauss, Claude: Das wilde Denken, vgl. Kap. 1: Die Wissenschaft vom Konkreten (aus dem Französischen: La pensée sauvage, Paris 1962), Frankfurt 1986.
34 Zimmer, s. o. S. 297f.
35 Yogasutra II. 2ff.
36 Desikachar, s. o. S. 2.
37 Garbe, Richard, Die Samkhya-Philosophie. Eine Darstellung des indischen Rationalismus, Leipzig 1917 (2), S. 295.
38 Zimmer, s. o. S. 289.
39 Cordes, J. C. Physiotheraphie, Berlin 1982, S. 15.
40 vgl. zusammenfassend: Stierlin, Helm: Psychosomatische Erkrankungen als Störung der Differenzierung – Integration..., in: Overbeck, Gerd und Annegret (Hg.), Seelischer Konflikt – Körperliches Leiden, Reinbek b. Hamburg 1978, S. 273 f.
41 Silbernagel, S., Despopoulos, A., Taschenatlas der Physiologie, Stuttgart, New York 1983, S. 284.
42 Schmidt, R. F., Struppler, A., Der Schmerz. Ursachen, Diagnose, Therapie, München 1982, S. 17f.
43 Hotz, A., Weineck, J., Optimales Bewegungslernen, Erlangen 1983, S. 22
44 Spitz, R. A., Vom Säugling zum Kleinkind, Stuttgart 1965, S. 153f.
45 Watzlawick, P., u. a., Menschliche Kommunikation, Bem, Stuttgart, Wien 1969, S. 61ff.
46 Schmidbauer, s. o. S. 99.
47 Childe, V. G., Soziale Evolution, Frankfurt 1975, S. 181.
48 Daniélou, A., The Gods of India, New York 1975, S. 40.

49 The Human Story, s. o. S. 26.
50 Horkheimer M., Adorno, Th. W., Dialektik der Aufklärung, Frankfurt a. M. 1969, S. 47 Anm.
51 ebenda S. 46 Anm.
52 ebenda S. 46.
53 Rittner, V., Handlung, Lebenswelt und Subjektivierung, in: Kamper, D., Rittner, V. (Hrsg.): Zur Geschichte des Körpers, München, Wien 1976, S. 13f.
54 Horkheimer/Adorno, s. o. S. 207.
55 Elias, N., Über den Prozeß der Zivilisation, Frankfurt a. M. 1976, S. LXI.
56 Berger, P. L., Luckmann, Th., Die gesellschaftliche Konstruktion der Wirklichkeit, Frankfurt a. M. 1977, S. 193.
57 Mitscherlich, A., Auf dem Weg zur vaterlosen Gesellschaft, München 1963, S. 31.
58 Kamper, D., in: Zur Geschichte des Körpers, s. o., Einleitung, S. 7.
59 Rittner,V., Krankheit und Gesundheit. Veränderungen in der sozialen Wahrnehmung des Körpers, in: Kamper, D., Wulf, Ch., Die Wiederkehr des Körpers, Frankfurt a. M. 1982, S. 41f.
60 Overbeck, G., Krankheit als Anpassung, Frankfurt a. M. 1984, S. 193.
61 Polhemus, T., Social Bodies, in: Benthall, J., Polhemus, T., The Body as a Medium of Expression, London 1975, S. 30.
62 ebenda S. 28.
63 ebenda S. 30.
64 Kamper, D., Wulf, Ch., Die Parabel der Wiederkehr. Zur Einführung, in: dies., Die Wiederkehr des Körpers, s. o., S. 9.
65 ebenda S. 18.
66 Overbeck, s. o., S. 140.
67 Wimmer, M., Der gesprochene Körper. Die Authentizität von Körpererfahrungen in Körpertherapien, in: Kamper, Wulf, s. o., S. 89.
68 Spitz, s. o., S. 154.
69 Rittner, 1976, s. o., S. 34.
70 Levi-Strauss, C., Das wilde Denken, s. o. S. 29.
71 Bäker, B. A., Gelenkerkrankungen, Düsseldorf 1986, S. 9.
72 Grey, s. o. S. 189.
73 Bräutigam, W., Pahl, Chr., Psychosomatische Medizin, Stuttgart 1981, S. 294.
74 Ganong, W. F., Lehrbuch der Physiologie, Berlin, Heidelberg, New York 1974, S. 95.
75 Ganong, s. o., S. 606.
76 Groddeck, G., Die Natur heilt..., Wiesbaden/München, Nachdruck 1976, S. 13.
77 Faller, A., Der Körper des Menschen, Stuttgart 1974, S. 35.
78 ebenda
79 Nourse, A. E., Der Körper, Reinbek b. Hamburg, S. 5l.
80 Ganong, s. o. S. 5l.
81 Williams, H. G., Perceptual and Motor Development, Englewood Cliffs, N. J., S. 207.
82 Männer Vogue, 5 (6), 1987, S. 143.
83 Faller, s. o. S. 31f.
84 Faller, s. o. S. 290.
85 Cordes, s. o. S. 18f.
86 Lippert, H., Anatomie, München, Berlin, Wien 1976, S. 110.
87 Silbernagel, S., Despopoulos, A., s.o., S. 74 ff.
88 Bräutigam, s. o. S. 108.
89 Uexkuell, T. V. (Hrsg.), Lehrbuch der Psychosomatischen Medizin, München, Wien, Baltimore 1979, S. 607.
90 vgl. Duden Bd. 7, Herkunftswörterbuch, Mannheim, Zürich, Wien 1963, S. 263.
91 vgl. Duden Bd. 2, Stilwörterbuch, Mannheim, Wien, Zürich 1989, S. 368.
92 Iyengar, s.o. S. 88.
93 Platzer, W., Bewegungsapparat, Stuttgart 1986, S. 63.
94 Overbeck, s.o. S. 44.
95 Bräutigam, s.o. S. 148.
96 ebenda S. 149.
97 Shainess, N., Keine Lust zu leiden. Der Ausweg aus dem Teufelskreis weiblicher Lebensängste, Zürich 1987.
98 Kamper, in: Zur Geschichte des Körpers, s. o. S. 7.
99 Vgl. Fisher, S., und Cleveland, S. E., Body Image and Personality, New York 1968.
100 Näheres dazu in: Hartl, J., Faber, U., Bögle, R., Taekwon-Do, München 1989.
101 Sölveborn, S.-A., Stretching. Beweglichkeitstraining durch Dehnen und Strecken, München 1983, S. l5f. Vgl. auch Anderson, B., Stretching, Zürich 1987, S. 6ff.
102 Eliade, 1977, s. o.
103 Zimmer, s. o.
104 Sharma, H. L., Yoga Technic of Psychotherapy, Delhi 1979.
105 Garbe, R., s. o.
106 Hilgenberg, L., Kirfel, W., (Übersetzer) Vagbhata's Astangahrdaya Samhita, Leiden 1929.
107 Zimmer, s. o., S. 507.
108 Desikasar, T. K. V., Vorwort, in: T. V. Ananthanarayanan, Learning Through Yoga, Madras 1983.
109 vgl. Max Weber, s. o.
110 Cambell, J., in: Zimmer, H., s. o., S. 65f., Anm. 2.
111 Haag, H., Bewegungskultur und Freizeit, Zürich 1986, S. 41, 823, 97.
112 Rahmenplan Gesundheitsbildung an Volkshochschulen, hrsg. v. d. Päd. Arbeitsstelle des Deutschen Volkshochschulverbands, Bonn 1985.